Erektile Dysfunktion

Springer
Berlin
Heidelberg
New York
Barcelona
Budapest
Hongkong
London
Mailand
Paris
Santa Clara
Singapur
Tokio

C. G. Stief
U. Hartmann
K. Höfner
U. Jonas (Hrsg.)

Erektile Dysfunktion

Diagnostik und Therapie

Unter Mitarbeit von

A. J. Becker, A. Chavan, H. Derouet, M. Gorek,
J. H. Hagemann, U. Hartmann, K. Höfner, U. Jonas,
W. H. Jost, K. P. Jünemann, B. Kellner, B. Kulzer,
D. Langer, S. A. Machtens, M. Manning, M. R. Meschi,
T. Pohlmann, G. Popken, R. Raab, H.-J. Schäfers,
P. Schmidt, I. Schroeder-Printzen, D. Schultheiss,
M. Sohn, C. G. Stief, M. C. Truß, S. Ückert, W. Weidner,
U. Wetterauer und M. Zamani

Mit 88 Abbildungen in 124 Teilabbildungen,
davon 9 in Farbe, und 17 Tabellen

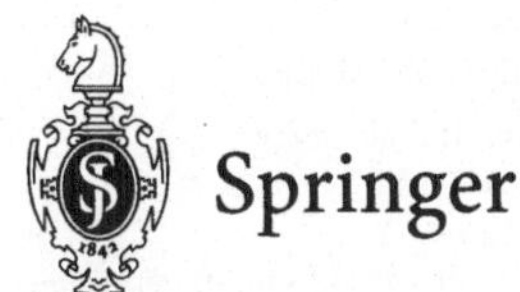

Springer

Professor Dr. med. C. G. Stief
Urologische Klinik

Prof. Dr. Dipl.-Psych. U. Hartmann
Arbeitsbereich Klinische Psychologie,
Zentrum Psychologische Medizin

Prof. Dr. med. K. Höfner
Urologische Klinik

Prof. Dr. med. U. Jonas
Urologische Klinik

Medizinische Hochschule
30623 Hannover

Die Deutsche Bibliothek – CIP-Einheitsaufnahme
Erektile Dysfunktion : Diagnostik und Therapie / Hrsg.: C. G. Stief ... -
Berlin ; Heidelberg ; New York ; Barcelona ; Budapest ; Hongkong ; London ;
Mailand ; Paris ; Santa Clara ; Singapur ; Tokio : Springer, 1997
ISBN-13: 978-3-642-64567-9   e-ISBN-13: 978-3-642-60815-5
DOI: 10.1007/978-3-642-60815-5

Einbandgestaltung: design & production GmbH, Heidelberg
Herstellung: ProduServ GmbH Verlagsservice, Berlin
Satz: Fotosatz-Service Köhler OHG, Würzburg
SPIN: 10539019   13/3020 – 5 4 3 2 1 0 – Gedruckt auf säurefreiem Papier

Vorwort

Mit dem vorliegenden Buch verbanden wir die Zielvorstellung, sowohl durch die thematische Konzeption als auch durch die inhaltliche Präsentation dem mit der Untersuchung und Behandlung von Patienten mit erektilen Dysfunktionen befaßten Kliniker eine ebenso umfassende wir praktisch nutzbare Unterstützung anzubieten.

Diese Grundidee spiegelt sich in der Gliederung des Buches wider, das sowohl einen Leitfaden für das praktische Vorgehen enthält als auch einen wissenschaftlich ausgerichteten Überblicks- und Nachschlagsteil. Darin findet der Leser zu allen Aspekten der erektilen Dysfunktion einen detaillierten, von einer/einem erfahrenen und international angesehenen Kollegin/Kollegen verfaßten Beitrag. Hier werden etabliertes Wissen, praktisches Vorgehen, neueste Forschungsergebnisse und zukünftigte Entwicklungen en detail beschrieben, wobei die durchgängige Illustration mittels schematischer Darstellungen das Verständnis zusätzlich erleichtert. So finden sich auch neueste Therapieoptionen wie die oral verfügbare Medikation oder die intraurethrale Applikation berücksichtigt.

Diesen in Kapiteln zusammengefaßten Beiträgen sind Übersichtsarbeiten vorgestellt, in denen ein mögliches Vorgehen in der täglichen Praxis beschrieben wird. Sie spiegeln die tägliche Erfahrung der Autoren mit diesem Krankheitsbild über einen langen Zeitraum wider und können damit als unmittelbarer Leitfaden verwendet werden.

Hannover, im Juni 1997   Die Herausgeber

Inhalt

Kapitel 4
Physiologische Aspekte

Becker, A. J., Dr. med.
Klinik für Urologie,
Zentrum Chirurgie der Medizinischen Hochschule
Carl-Neuberg-Str. 1, 30625 Hannover

Chavan, A., Dr. med.
Abt. Radiologie, Klinik für Urologie,
Medizinische Hochschule
Carl-Neuberg-Str. 1, 30625 Hannover

Derouet, H., Dr. med.
Klinik für Urologie der Universität des Saarlandes
66421 Homburg/Saar

Gorek, M., Dipl.-Ing.
Klinik für Urologie, Medizinische Hochschule
Carl-Neuberg-Str. 1, 30625 Hannover

Hagemann, J. H., Cand. med.
Klinik für Urologie, Medizinische Hochschule
Carl-Neuberg-Str. 1, 30625 Hannover

Hartmann, U., Prof. Dr. Dipl.-Psych.
Arbeitsbereich Klinische Psychologie,
Zentrum Psychologische Medizin
Medizinische Hochschule Hannover,
Carl-Neuberg-Str. 1, 30625 Hannover

Höfner, K., Professor Dr. med.
Klinik für Urologie, Medizinische Hochschule
Carl-Neuberg-Str. 1, 30625 Hannover

Jonas, U., Professor Dr. med.
Klinik für Urologie, Medizinische Hochschule
Carl-Neuberg-Str. 1, 30625 Hannover

Jost, W. H., Dr. med.
Neurologische Klinik der Universität des Saarlandes
66421 Homburg/Saar

Jünemann, K. P., Priv.-Doz. Dr. med.
Fakultät für Klinische Medizin,
Städtisches Klinikum Mannheim
Theodor-Kutzer-Ufer, 68167 Mannheim

Kellner, B., Dipl.-Ing.
Klinik für Urologie, Medizinische Hochschule
Carl-Neuberg-Str. 1, 30625 Hannover

Kulzer, B., Dipl.-Psych.
Diabetes Klinik Bad Mergentheim
Theodor Klotzbücher Str. 12, 97980 Bad Mergentheim

Langer, D., Professor Dr. med.
Zentrum für Psychologische Medizin,
Medizinische Hochschule
Carl-Neuberg-Str. 1, 30625 Hannover

Machtens, S. A., Dr. med.
Klinik für Urologie,
Zentrum Chirurgie der Medizinische Hochschule
Carl-Neuberg-Str. 1, 30625 Hannover

Manning, M., Dr. med.
Fakultät für Klinische Medizin,
Städtisches Klinikum Mannheim
Theodor-Kutzer-Ufer, 68167 Mannheim

Meschi, M. R., Dr. med.
Klinik für Urologie,
Zentrum Chirurgie der Medizinische Hochschule
Carl-Neuberg-Str. 1, 30625 Hannover

Pohlemann, T., Priv.-Doz. Dr. med.
Unfallchirurgie Klinik, Medizinische Hochschule
Carl-Neuberg-Str. 1, 30625 Hannover

Popken, G., Dr. med.
Klinik für Chirurgie,
Klinikum der Albert-Ludwigs-Universität
Hugstetter Str. 55, 79106 Freiburg

Raab, R., Priv.-Doz. Dr. med.
Klinik für Abdominal- und Transplantationschirurgie,
Medizinische Hochschule Hannover
Carl-Neuberg-Str. 1, 30625 Hannover

Schäfers, H.-J., Prof. Dr. med.
Klinik für Thorax- und Herz-Gefäßchirurgie
Universitätskliniken des Saarlandes,
66421 Homburg/Saar

Schmidt, P., Dr. med.
Fakultät für Klinische Medizin,
Städtisches Klinikum Mannheim
Theodor-Kutzer-Ufer, 68167 Mannheim

Schroeder-Printzen I., Dr. med.
Klinik für Urologie der Justus-Liebig-Universität
Klinikstr. 9, 35385 Gießen

Schultheiss D., Dr. med.
Klinik für Urologie,
Medizinische Hochschule Hannover
Carl-Neuberg-Str. 1, 30625 Hannover

Sohn, M., Priv.-Doz. Dr. med.
Klinik für Urologie, St.-Markus-Krankenhaus
Wilhelm-Epstein-Str. 2, 60431 Frankfurt am Main

Stief, C. G., Professor Dr. med.
Klinik für Urologie,
Medizinische Hochschule Hannover
Carl-Neuberg-Str. 1, 30625 Hannover

Truß, M. C., Priv.-Doz. Dr. med.
Klinik für Urologie,
Medizinische Hochschule Hannover
Carl-Neuberg-Str. 1, 30625 Hannover

Ückert, S., Dr. hum. biol. Dipl.-Biol.
Klinik für Urologie,
Medizinische Hochschule Hannover
Carl-Neuberg-Str. 1, 30625 Hannover

Weidner, W., Prof. Dr. med.
Klinik für Urologie der Justus-Liebig-Universität
Klinikstr. 29, 35385 Gießen

Wetterauer, U., Prof. Dr. med.
Klinik für Chirurgie,
Klinikum der Albert-Ludwig-Universität
Hugstetter Str. 55, 79106 Freiburg

Zamani, M., Dr. med.
Urologische Klinik
St.-Markus-Krankenhaus
Wilhelm-Epstein-Str. 2, 60431 Frankfurt am Main

Symptomatologie und Epidemiologie erektiler Dysfunktionen 1

U. HARTMANN

Die 8oer Jahre waren Zeuge eines enormen Aufschwungs in der Grundlagen- und klinischen Forschung zur erektilen Dysfunktion des Mannes. Innerhalb weniger Jahre wurden eine Fülle neuer Erkenntnisse zur Physiologie und Pathophysiologie der Erektion erarbeitet, zahlreiche diagnostische Methoden entwickelt oder verbessert und eine Reihe neuer Therapieoptionen erprobt. Die vielfältigen Aspekte und Facetten dieses äußerst dynamischen Prozesses können hier nur ausschnitthaft angesprochen werden.

Der Auftritt des Briten Brindley, der 1982 auf dem „Amerikanischen Urologenkongreß" dem staunenden Fachpublikum seine papaverininduzierte Erektion präsentierte, wird gern als Meilenstein und Initialzündung dieser Entwicklung zitiert. Doch tatsächlich dürfte Brindleys Auftritt nicht viel mehr als die passende Anekdote zu einem Prozeß sein, der bereits vorher in Gang gekommen war und sich in der Folgezeit stürmisch fortsetzte. In der 1981 von Wagner u. Green publizierten Monographie zur Impotenz [17] manifestiert sich bereits eine deutliche Abkehr von psychologischen Theorien und eine Hinwendung zu (den damals allerdings noch rudimentären) somatischen Methoden.

Zweifellos hat dann die Entdeckung, daß durch die Injektion bestimmter vasoaktiver bzw. muskelrelaxierender Substanzen direkt in das Corpus cavernosum penis eine Erektion induziert werden und dieser Mechanismus diagnostisch und therapeutisch genutzt werden kann [15], die weitere Entwicklung der somatischen Erektionsforschung maßgeblich beflügelt.

Innerhalb weniger Jahre wurde der Bereich *erektile Dysfunktion* ein fester Bestandteil des medizinischen Betriebs und eine wichtige Subspezialität der Urologie. Nationale und internationale Fachgesellschaften wurden ebenso gegründet wie die entsprechenden Zeitschriften, und die einschlägigen Kongresse ziehen bis heute immer mehr Interessierte an.

Nachdem die sexuellen Funktionsstörungen über Jahrzehnte nur geringes Interesse in der somatischen Medizin gefunden hatten und als Domäne der psychologischen Medizin und Sexualwissenschaft galten, kam es nun zu einer rasanten Medikalisierung der männlichen Sexualität, wobei – wie so oft in der Anfangsdynamik einer neuen Disziplin – überzogene Pendelschwünge in die andere Richtung nicht ausblieben. Die von vielen Autoren behaupteten 80 % und mehr organogener Erektionsstörungen entbehrten ebenso einer soliden Grundlage wie die zuvor gemeinhin angenommene Zahl von über 90 % psychogener Störungen.

Die über einige Zeit propagierte „Maximaldiagnostik" mit minutiös ausgearbeiteten (und aus heutiger Sicht weder rationalen noch rationellen) „Abklärungsalgorithmen" ist ebenso von der klinischen Realität – d.h. vor allem von den Bedürfnissen des Patienten – eingeholt worden wie die von einigen ihrer Verfechter als Universalheilmittel propagierten Schwellkörperinjektionen, die sogar jegliche Detaildiagnostik überflüssig machen sollten [16]. Inzwischen sind diese überzogenen Standpunkte an den führenden Forschungs- und Behandlungszentren von einer sehr viel nüchterneren Betrachtungsweise der Vor- und Nachteile der verschiedenen Methoden abgelöst worden. Die Medikalisierung der erektilen Dysfunktion hat zwar einerseits gezeigt, daß somatische Faktoren, gerade bei älteren Männern, eine erhebliche Rolle spielen; sie hat andererseits aber auch den enormen Stellenwert von psychischen und partner-bezogenen Einflüssen demonstriert, die das Erscheinungsbild auch der primär somatisch bedingten Erektionsstörungen nachhaltig prägen und vor allem die Akzeptanz und Compliance gegenüber den medizinischen Therapieoptionen determinieren bzw. begrenzen.

Eine bessere Erforschung des Ineinandergreifens organischer und psychischer Faktoren und eine klinische Zusammenarbeit der somatischen und psychologischen Disziplinen sind im Bereich erektiler Dysfunktionen kein besonderer „Luxus", der auf einige prestigeträchtige Vorzeigeprojekte beschränkt sein darf, sondern kennzeichnen eine zwingende Notwendigkeit, von deren Ausbau und Etablierung eine zukünftige Verbesserung der Therapieerfolge maßgeblich abhängen dürfte. Gewiß sind auf dem Wege dorthin noch eine Reihe von Vorurteilen abzubauen und die unterschiedlichen Auffassungen transparent zu machen und einander näher zu bringen. Dabei dürfte ein Gutteil gegenseitigen Unverständnisses auf den jeweils spezifisch selektiven Praxisausschnitt der somatischen und psychologischen Fächer zurückzuführen sein. So versteht der Urologe, der eine Anzahl von Patienten betreut, die mit Schwellkörperinjektionen oder anderen medizinischen Methoden gut klarkommen und zufrieden sind, nicht, warum der Psychotherapeut, Psychosomatiker oder Sexualtherapeut, bei dem die Patienten sind, die diese Verfahren ablehnen oder abgebrochen haben, der Selbstinjektionstherapie sehr kritisch oder ablehnend gegenübersteht – wobei sich bei umgekehrter Betrachtung das gleiche Resultat ergibt. Im Grunde sehen beide nur je eine Seite der Wirklichkeit. Dies zu akzeptieren und damit die Begrenztheit der eigenen Kompetenz in diesem komplexen Feld anzuerkennen, dürfte eine der wichtigsten Voraussetzungen für eine fruchtbare Kooperation der verschiedenen Disziplinen sein.

Der Aufschwung der Forschung und die Etablierung des ganzen Gebiets erektile Dysfunktion hat einige nachhaltige Veränderungen mit sich gebracht, die für die Stellung sexueller Störungen insgesamt große Bedeutung haben. So sind Erektionsstörungen nicht nur im medizinischen, sondern auch im öffentlichen Bewußtsein zu einem ernsthaften Gesundheitsproblem geworden. Sie wurden inzwischen auch als Krankheit im Sinne der RVO anerkannt (s. Kap. 6.6) und gelten nicht länger als bloße Störung der „Befindlichkeit".

Neben der Verfügbarkeit von besseren diagnostischen und therapeutischen Methoden ist wohl gerade diese Entwicklung dafür mitverantwortlich, daß die Inanspruchnahme professioneller Hilfe zugenommen hat. Deutlich mehr Patienten als früher haben den Mut, ihre sexuellen Probleme direkt anzusprechen, erwarten dann aber auch von ihrem Arzt, daß er ihre Beschwerden ernst nimmt und über entsprechende Kompetenz verfügt. Eine wichtige Facette dieser Veränderung ist die stärkere Beachtung sexueller Probleme bei älteren und chronisch kranken Männern, deren Recht auf ein befriedigendes Sexualleben endlich mehr berücksichtigt wird. So wird bei der Auswahl von Medikamenten den Nebenwirkungen auf die Sexualität mehr Beachtung geschenkt, und bei Operationen werden soweit wie möglich entsprechend schonendere Techniken angewendet.

Die veränderte Bedeutung erektiler Dysfunktionen manifestiert sich auch in der Tatsache, daß die US-amerikanischen „National Institutes of Health" (NIH)

1992 eine Konsensuskonferenz zum Thema „Impotenz" veranstaltet haben mit dem Ziel, den Stand der Kenntnisse zusammenzutragen und Standards festzulegen. Wenngleich das Ergebnis dieser Konferenz [10] gerade bezüglich der Berücksichtigung psychologischer und integrativer Aspekte nicht zufriedenstellen kann (vgl. auch Kap. 5.1), läßt sich allein der Umstand, daß eine solche Konferenz überhaupt einberufen wurde, als wichtiger Meilenstein werten.

Schließlich ist ein nicht unerheblicher Anteil an der skizzierten Dynamik des Feldes darauf zurückzuführen, daß die pharmazeutische Industrie die erektilen Dysfunktionen als wichtigen, potentiell lukrativen und zukunftsträchtigen „Markt" erkannt hat. Inbesondere durch die forschende Pharmaindustrie sind eine Reihe von Neuerungen eingeführt und Impulse gegeben worden, und in den nächsten Jahren dürfte es gerade im Bereich oraler Therapie interessante Neueinführungen geben. Das seit langem für die Schwellkörperinjektionen angewendete und erprobte Prostaglandin E_1 (Caverject) wurde 1995 von der amerikanischen FDA für die Indikation *erektile Dysfunktion* zugelassen; die Zulassung in Deutschland steht unmittelbar bevor.

Es ist davon auszugehen, daß es im Bereich der Therapieoptionen durch das Nebeneinander von mehr oder weniger erprobten Methoden mit jeweils spezifischen Vor- und Nachteilen für den Arzt nicht leichter werden wird, sich angemessen zu orientieren, um seinen Patienten kompetent informieren und mit ihm gemeinsam eine passende Behandlungsstrategie entwerfen zu können.

1.1
Symptomatologie erektiler Dysfunktionen

Das Erscheinungsbild und die Präsentation erektiler Dysfunktionen durch die betroffenen Männer kennzeichnet nach unseren Erfahrungen eine charakteristische Spaltung. Zum einen sind die Ursachenkonstellationen und die Phänomenologie der Störungen deutlich verschieden, zum anderen aber das Selbsterleben der Patienten sowie Art und Inhalt ihrer Problemberichte häufig gleichförmig und ähnlich. Für die meisten Patienten stehen das Erektionsversagen selbst und die damit verbundenen Gefühle von Angst, Peinlichkeit, Scham, Verzweiflung, Wut und Enttäuschung ganz im Vordergrund ihres Erlebens. Wenngleich der Umgang mit diesen Gefühlen individuell verschieden ist, sind die Auswirkungen einer wiederholt auftretenden oder chronifizierten Erektionsstörung auf das seelische wie körperliche Befinden des Mannes fast immer weitreichend und sehr belastend.

Das Selbstwertgefühl des Mannes, das in hohem Maße an sexuelle Funktionsfähigkeit und Potenz gekoppelt ist, wird regelmäßig und meist erheblich eingeschränkt. Es kann zu ausgeprägten Rückzugs- und Vermeidungstendenzen kommen, die ihrerseits, wie die Störung selbst, die Partnerbeziehung belasten, zu sozialen oder beruflichen Schwierigkeiten, zu Depressionen oder anderen psychischen bzw. psychosomatischen Beschwerden führen können. Da die sexuellen Maßstäbe der Männer nach wie vor und inzwischen auch bis ins höhere Lebensalter von einem ausgeprägten Leistungsgebot und von den Mythen und Verzerrungen des „Pornomodells" der Sexualität [18] geprägt sind, fühlt sich der erektionsgestörte Mann gegenüber diesem Bild hoffnungslos im Hintertreffen, als Versager und „looser". Bei Männern, die in festen Partnerbeziehungen leben, verschiebt sich die Balance, das sexuelle Equilibrium des Paares [9], selbst wenn die Partnerin verständnisvoll und kooperativ ist. Bei Männern ohne feste Partnerin kommt oft das Gefühl auf, keine neue Partnerbeziehung mehr eingehen zu können, da man die sexuellen Ansprüche der Frau ohnehin nicht erfüllen könne und sich ihr gegenüber wie ein „Betrüger" fühlen würde.

Die beschriebenen Gefühle und der Circulus vitiosus, der von der Erektionsstörung ausgelöst wird, sind so machtvoll, daß vielen Männern der Zugang zu den tieferliegenden Ursachen für ihre Problematik versperrt bleibt. Es ist in der klinischen Praxis immer wieder auffällig und manchmal geradezu verblüffend, daß Patienten zwischen belastenden Lebensereignissen oder schweren persönlichen bzw. partnerschaftlichen Konflikten oder Krisen und ihrer sexuellen Problematik keinerlei Beziehung herstellen wollen oder können, während dieser Zusammenhang für den Arzt geradezu auf der Hand liegt. Konfrontiert man den Patienten mit dieser Diskrepanz, dann werden die belastenden Faktoren nicht selten bagatellisiert, und es wird deutlich, daß der Mann von sich erwartet, seine Funktionsfähigkeit, sein Penis müsse „immun" gegen äußere Einflüsse sein und habe automatisch zu funktionieren.

Der Sexualtherapeut Zilbergeld weist ebenfalls auf diesen Umstand hin und geht noch weiter, wenn er sagt, daß viele Männer ihren Penis durch eine Art „Kaltstart" zum Laufen bringen wollen und ausblenden, daß eine Erektion etwas mit sexueller Erregung, Intimität, Sicherheit und der Erfüllung bestimmter persönlicher Bedürfnisse und Bedingungen zu tun hat [18]. Zahlreiche Patienten in unserer Sprechstunde berichten gar, daß es ihnen eigentlich gar nicht um ihre Sexualität und ihren sexuellen Genuß geht, sondern sie hier sind, um wieder in die Lage versetzt zu werden, die sexuellen Bedürfnisse und Wünsche ihrer Partnerin befriedigen zu können. Zu diesem Bild paßt schließlich auch noch die Erfahrung, daß die Mehrzahl der Patienten von einer somatischen Verursachung ihrer erektilen Dysfunktion überzeugt sind und nicht selten enttäuscht oder ungläubig reagieren, wenn die organische Diagnostik keine Befunde erbracht hat. Eine körperliche Verursachung paßt besser in das Konzept des „psychischen Automatismus" sexuellen Funktionierens, verspricht eine weniger aufwendige Behandlung und ist mit der Hoffnung verknüpft, sich nicht mit seelischen oder Partnerkonflikten auseinandersetzen zu müssen.

Entsprechend der eingangs angesprochenen Spaltung des symptomatologischen Erscheinungsbilds erektiler Dysfunktionen stellt sich für den klinisch tätigen Arzt oder Psychologen dieses Störungsbild tatsächlich sehr heterogen und vielfältig dar. So unterscheiden sich die Erektionsprobleme anhand einer Reihe verschiedenster Dimensionen, die es für die diagnostische Einschätzung zu berücksichtigen gilt. Eine nur auf den ersten Blick banale Frage betrifft den Sachverhalt, ob tatsächlich eine Erektionsstörung im Vordergrund der Probleme steht. Bei einer Reihe von Patienten besteht die sexuelle Funktionsstörung ganz oder überwiegend in einer Ejaculatio praecox, und nicht selten sehen wir Patienten, bei denen im Zentrum der Problematik eine Minderung der

Appetenz steht, was von den betroffenen Männern selbst aber fast nie als Kernschwierigkeit gesehen wird.

Neben der Dimension der Störungsart wird die Symptomatologie entscheidend durch die sog. formalen Beschreibungsmerkmale geprägt, die allein einen guten diagnostischen Leitfaden für eine Störungsanamnese abgeben können. Nach 3 formalen Kriterien lassen sich Erektionsstörungen unterscheiden, namlich nach

▼ Beginn (initial, primär und sekundär),
▼ Schweregrad (generalisiert oder situativ) und
▼ Verlauf (akut eintretend vs. chronisch einschleichend).

Eine ätiologische Kategorisierung allein aufgrund der Analyse der Symptomatologie ist zwar bei einer Reihe von Fällen möglich, sollte aber in der Regel erst nach einer genaueren Befunderhebung und Diagnostik vorgenommen werden, die in diesem Buch umfassend beschrieben ist. Einem Vorschlag von Levine [8] folgend kann man unter Beachtung der dichten Interaktion somatischer und psychischer Faktoren eine grobe Einordnung in 4 „generische Typen" erektiler Dysfunktionen vornehmen:

▼ den psychogenen Typus,
▼ den organogenen Typus,
▼ den gemischten Typus und
▼ den idiopathischen Typus.

Diese Grobklassifizierung ist dann weiter zu untermauern und zu differenzieren durch die Identifizierung der spezifisch wirksamen Ursachen, wobei 3 Gruppen von Daten zu integrieren sind: das individuelle Erektionsmuster, die psychosozialen Ereignisse, die dem Störungsbeginn vorausgegangen sind und die Ergebnisse von Labor- und somatischen Untersuchungen. Der klinische Grundprozeß umfaßt also 3 Stufen:

▼ die symptomatologische Evaluation,
▼ die diagnostische Gruppierung und
▼ die ätiologische Spezifizierung.

Damit läßt sich nicht nur das individuelle Störungsbild des Patienten genau bestimmen, sondern in den meisten Fällen auch ein passender Behandlungsplan erstellen.

1.2
Epidemiologische Daten

Die Frage nach der Häufigkeit einer bestimmten Erkrankung ist in vielerlei Hinsicht bedeutsam, u. a. zu Zwecken der Legitimation des eigenen Tuns, aus gesundheitspolitischen Überlegungen, zur Begründung verstärkter Forschungsbemühungen, zur Einwerbung von Drittmitteln bzw. Fördergeldern etc. Für den Patienten kann es eine gewisse Entlastung bedeuten, wenn er erfährt, daß sehr viele Männer von den gleichen Problemen betroffen sind.

Bei der Betrachtung der entsprechenden Zahlen ist die Prävalenz erektiler Dysfunktionen in der Allgemeinbevölkerung zu unterscheiden von Zahlen, die anhand klinischer Stichproben erhoben wurden und den Anteil verschiedener Störungsbilder an der Klientel unterschiedlicher professioneller Einrichtungen kennzeichnen. Hinsichtlich der Prävalenz sexueller Störungen waren über Jahrzehnte die Ergebnisse der berühmten Kinsey-Studien aus den 40er Jahren die einzig zuverlässigen Datenquellen. In Kinseys Stichprobe betrug die Prävalenz erektiler Dysfunktionen weniger als 1% bei den unter 30jährigen, weniger als 3% bei den unter 45jährigen, knapp 7% bei den 45- bis 55jährigen, 25% bei den 65jährigen und bis zu 75% bei den 80jährigen, wobei die Respräsentativität der Kinsey-Daten aufgrund der geringen Zahl der Befragten bei den über 55jährigen eingeschränkt ist [2]. Spector u. Carey [14] untersuchten 1990 insgesamt 23 Studien zur Prävalenz sexueller Dysfunktionen und fanden Prävalenzzahlen zwischen 4 und 9% für Erektionsstörungen. Leñdorf [7] befragte eine Gruppe von 272 dänischen Männern im Alter von 30–79 Jahren nach verschiedenen Dimensionen erektilen Versagens und fand Impotenz (definiert als Unfähigkeit, den Geschlechtsverkehr zu beginnen oder vollenden) bei insgesamt 4% seiner Stichproben, 11% bei den über 60jährigen und 10% bei den über 70jährigen; ein subjektives Gefühl erektiler Insuffizienz im Vergleich zu ihrer Altersgruppe hatten im übrigen 20%. Bei einer Studie an 331 niederländischen Männern im Alter von 20–65 Jahren kam Diemont [3] auf 2,7% Erektionsstörungen in der gesamten Stichprobe.

Die am häufigsten zitierte und ergiebigste neuere Untersuchung zur Prävalenz von Erektionsstörungen ist die „Massachusetts Male Aging Study" (MMAS [4]), eine groß angelegte Studie zum Zusammenhang von Alter und Gesundheit bei Männern, in deren Rahmen sich verschiedene Items eines Fragebogens auf die sexuelle Aktivität und Funktion bezogen und von 1290 Männern beantwortet wurden. Mit Hilfe einer „Kalibrierungsstichprobe" von 303 in einer urologischen Klinik untersuchten Patienten mit erektilen Dysfunktionen wurde der Grad der Erektionsstörung in der nichtklinischen Hauptstichprobe berechnet. Die Ergebnisse zeigen, daß 52% der 40- bis 70jährigen eine zumindest leichtgradige Störung der Erektionsfähigkeit aufwiesen, und zwar 17% eine minimale, 25% eine moderate und 10% eine komplette Impotenz. Die Ergebnisse der MMAS bestätigten die starke Altersabhängigkeit erektiler Dysfunktionen: zwischen dem 40. und 70. Lebensjahr verdreifachte sich der Prozentsatz kompletter Impotenz von 5 auf 15%, die Wahrscheinlichkeit moderater Impotenz stieg von 17 auf 34%, während der Anteil minimaler Impotenz mit 17% konstant blieb. Nur 32% der 70jährigen beschrieben sich als frei von Erektionsstörungen.

In den bezüglich des Faktors Alter kontrollierten Daten zeigten sich im Vergleich zur Gesamtstichprobe (9,6%) signifikant höhere Prozentsätze kompletter erektiler Dysfunktionen bei Männern, die wegen Diabetes (28%), Herzkrankheit (39%) und Bluthochdruck (15%) in Behandlung waren. Entsprechend waren die Prozentsätze für komplette Impotenz bei Männern, die hypoglykämische Substanzen (26%), antihypertensive Medikamente (14%), Vasodilatatoren (36%) und Kardiaka (28%) einnahmen, ebenfalls signifikant erhöht.

Aus ihren Daten errechneten die Autoren, daß ca. 18 Mio. US-amerikanischer Männer im Alter von 40–70 Jahren unter Erektionsstörungen leide, die daher ein ernsthaftes und quantitativ erhebliches Gesundheitsproblem darstellen.

Versucht man diese Daten auf bundesdeutsche Verhältnisse zu übertragen, müßte man von Zahlen ausgehen, die zwischen 4 und 6 Mio. aller Männer liegen dürften.

Bei der abschließenden Betrachtung einiger Zahlen, die anhand klinischer Stichproben erhoben wurden und Aussagen zur Inanspruchnahme professioneller Hilfe und zur Verteilung der verschiedenen Störungsbilder erlauben, ist der gerade bei sexuellen Dysfunktionen ausgeprägte Unterschied zwischen einem als Problem beklagten Zustand und einer Störung zu beachten, für die tatsächlich professionelle Hilfe gesucht wird. Diese Diskrepanz ist bei Erektionsstörungen beträchtlich, noch ausgeprägter aber bei der Ejaculatio praecox. In einer dänischen Untersuchung [13] an Männern um die 50 Jahre berichteten 40 % über sexuelle Funktionsprobleme verschiedener Art, aber nur 7 % fanden diese Probleme für ihr Alter ungewöhnlich, und nur 5 % waren bereit, sich behandeln zu lassen. Bei der Interpretation dieser Daten sind wir weitgehend auf Mutmaßungen angewiesen; sie reichen von der Annahme, daß es sich bei Erektionsstörungen um ein ungenügend diagnostiziertes und therapiertes Gesundheitsproblem handele [12], bis hin zu der Hypothese, daß es vielen Männern und ihren Partnerinnen gelinge, sich mit minimalen oder moderaten Beeinträchtigungen der sexuellen Funktion zu arrangieren.

Zahlen aus den USA zur Inanspruchnahme professioneller Hilfe zeigen, daß 1985 525000 ambulante Arztkontakte wegen erektiler Dysfunktionen berechnet wurden, das waren 0,2 % aller ambulanten Arztbesuche. Aus diesen Zahlen und den Prävalenzdaten der MMAS ergibt sich [12], daß jährlich zwischen 2,6 und 5,2 % der betroffenen Männer professionelle Hilfe suchen. Schließlich läßt sich verschiedenen Veröffentlichungen entnehmen, daß Erektionsstörungen in den speziellen Behandlungseinrichtungen zur Diagnose und Behandlung sexueller Störungen den höchsten Anteil bei den männlichen Störungen, oft sogar der männlichen und weiblichen Störungen insgesamt, ausmachen [11]. In der Sexualambulanz der Hamburger Abteilung für Sexualforschung waren Erektionsstörungen sowohl Mitte der 70er Jahre als auch Anfang der 90er Jahre mit 67 % bzw. 60 % jeweils das häufigste Symptom bei den männlichen Ratsuchenden [1]; auch in der sexualmedizinischen Sprechstunde des Universitätsspitals Zürich waren erektile Dysfunktionen mit 46 % das häufigste Hauptsymptom, gefolgt von der Ejaculatio praecox mit 34 % [5].

Alle heute verfügbaren Daten lassen somit erkennen, daß erektile Dysfunktionen sowohl in der Allgemeinbevölkerung als auch im klinischen Bereich sehr häufig sind und tatsächlich ein signifikantes Gesundheitsproblem darstellen.

LITERATUR

1. Arentewicz G, Schmidt G (Hrsg) (1993) Sexuell gestörte Beziehungen. Konzept und Technik der Paartherapie, 3. Aufl. Enke, Stuttgart
2. Benet AE, Melman A (1995) The epidemiology of erectile dysfunction. Urol Clin North Am 22:699–709
3. Diemont WL, Vruggink PA, Doesburg W, Meuleman E (1996) Prevalence of sexual dysfunction in the Dutch population. Paper presented at the 22nd Meeting of the International Academy of Sex Research, Rotterdam

4. Feldman HA, Goldstein I, Hatzichristou DG, Krane RJ, McKinlay JB (1994) Impotence and its medical and psychosocial correlates: results of the Massachusetts Male Aging Study. J Urol 151:54–61
5. Gnirss-Bormet R, Sieber M, Buddeberg C (1995) Sexualmedizinische Diagnostik und Therapie von Erektionsstörungen in einer Spezialsprechstunde. Z Sexualforsch 8:12–23
6. Langer D, Hartmann U (1992) Psychosomatik der Impotenz. Enke, Stuttgart
7. Lendorf A, Juncker L, Rosenkilde P (1994) Frequency of erectile dysfunction in a Danish subpopulation. Nord Sexol 12:118–124
8. Levine SB (1992) Sexual life. A clinician's guide. Plenum, New York
9. Levine SB (1992) Intrapsychic and interpersonal aspects of impotence: psychogenic erectile dysfunction. In: Rosen RC, Leiblum SR (eds) Erectile disorders. Assessment and treatment. Guilford, New York
10. NIH (1993) NIH Consensus Conference: impotence. NIH Consensus development panel on impotence. JAMA 270:83
11. Rosen RC, Leiblum SR (1995) Treatment of sexual disorders in the 1990s: an integrated approach. J Consult Clin Psychol 63:877–890
12. Shabsigh R (1996) Impotence on the rise as a urological subspecialty. J Urol 155:924–925. (Editorial)
13. Solstad K, Hertoft P (1993) Frequency of sexual problems and sexual dysfunction in middle-aged Danish men. Arch Sex Behav 22:51
14. Spector IP, Carey PM (1990) Incidence and prevalence of the sexual dysfunctions: a critical review of the empirical literature. Arch Sex Behav 19:389–408
15. Virag R (1982) Intracavernous injection of papaverine for erectile failure. Lancet 2:938. (Letter to the editor)
16. Virag R, Shoukry K, Floresco J et al. (1991) Intracavernous self-injection of vasoactive drugs in the treatment of impotence: 8-years experience with 615 cases. J Urol 145:287–293
17. Wagner G, Green R (1981) Impotence. Plenum, New York
18. Zilbergeld B (1994) Die neue Sexualität der Männer. DGVT, Tübingen

KAPITEL 2

Therapieoptionen 2

2.1
Praktisches Vorgehen und kritische Wertung

C. G. STIEF und U. HARTMANN

2.1.1
Allgemeiner Überblick

Viele Patienten, die sich wegen einer erektilen Dysfunktion erstmals in einer ärztlichen Sprechstunde vorstellen, erwarten, daß Ihnen ohne größeren diagnostischen Aufwand eine einfach durchzuführende, nebenwirkungsfreie und effektive Behandlungsmethode der Erektionsstörung angeboten wird, die zudem einen dauerhaften Erfolg sicherstellt. Um diesen ebenso weitverbreiteten wie irrigen Wunsch – ob ausgesprochen oder nur gedacht – in die richtige Perspektive zu rücken, sollte jedes Erstgespräch eine kurze und verständliche Einführung in mögliche Ätiologien der erektilen Dysfunktion beinhalten; anschließend werden die wichtigsten therapeutischen Optionen aufgezeigt. So wird der Patient einsehen, daß in Anbetracht der großen Anzahl möglicher Ursachen wie auch der zur Verfügung stehenden Behandlungsmöglichkeiten einige Basisuntersuchungen unabdingbar sind, um die geeignete Therapieform zu finden (vgl. Kap. 3, Diagnostik).

Aufgrund der intensivierten Forschungsanstrengungen zum Grundlagenwissen und zu den klinischen Anwendungen, die innerhalb der letzten Jahrzehnte auf dem Gebiet des normalen und des gestörten Erektionsmechanismus unternommen worden sind, steht dem Arzt und dem Patienten ein breitgefächertes, wenn auch noch keineswegs zufriedenstellendes Angebot von Behandlungsmöglichkeiten zur Verfügung (s. S. 33). Diese vielfältige Palette therapeutischer Optionen erlaubt in zahlreichen Fällen, weitgehend auf die Wünsche und individuellen Gegebenheiten des Patienten einzugehen.

Da eine erektile Dysfunktion oft ein multifaktorielles Geschehen ist, erlauben diese Optionen aber auch, sich die Kompensationsfähigkeit des Organismus zunutze zu machen: Zumindest theoretisch kann z. B. eine arterielle Einflußstörung oder eine kavernös-venöse Insuffizienz wettgemacht werden durch eine geeignete, oral einzunehmende Substanz mit ausreichend selektiv relaxierender Wirkung auf die glatte Muskulatur des Schwellkörpers. Oder es läßt sich durch die erhöhte zentrale Erregung erektionsinduzierender Zentren mittels oraler α_2-Rezeptoren-Blocker eine Erektionsschwäche beheben, die durch Versagensangst oder Streß verursacht ist. In gleicher Weise kann eine psychologische Beratung oder eine Sexualtherapie einen „milden" organischen Faktor kompensieren.

Die zweite wichtige Konsequenz aus diesem deutlich erweiterten Therapiespektrum in der Behandlung der erektilen Dysfunktion besteht für die behandelnden Ärzte darin, sich mit diesen Alternativen – sei es allein oder (besser) im Team – vertraut zu machen, um sie dann dem Patienten anbieten zu können. In Analogie zu vielen anderen komplexen Krankheitsbildern genügt es nicht mehr, nur ein oder auch zwei Rezepte zur Hand zu haben; wer 1997 seinen Patienten immer noch fast ausschließlich Sexualtherapie oder SKAT anbietet, genügt dem vorauszusetzenden Standard nicht mehr. Vielmehr ist zu fordern, daß ein mit diesen Patienten befaßter Psychologe oder Psychiater grundlegende Kenntnisse in den eher organogen orientierten Therapiestrategien besitzt. Umgekehrt ist von Urologen zu erwarten, daß sie über ausreichende Kenntnisse psychologisch orientierter Behandlungsmaßnahmen verfügen. Dieses komplementäre Wissen ist Voraussetzung für das Verständnis der diagnostischen und allgemeinpersönlichen Besonderheiten des einzelnen Patienten und somit zur erfolgreichen ganzheitlichen Therapie.

Die dritte Konsequenz, die sich bei kritischer Betrachtung der enormen Fülle wissenschaftlicher Erkenntnisse der letzten Jahre und dem im Vergleich zu klassischen medizinischen Indikationen (immer noch) eher bescheidenen therapeutischen Angebot aufdrängt, ist die Erkenntnis, daß zum jetzigen Zeitpunkt der therapeutische Standard bei erektilen Dysfunktionen als gering einzustufen ist. Dies wird überdeutlich, wenn wir das pharmazeutische Behandlungsangebot „klassischer" Indikationen, wie z.B. bei Hypertonie oder Infektionskrankheiten, betrachten. Hier stehen zur differenzierten Therapie eine Fülle verschiedener pharmakologischer Substanzen zur Verfügung, die auf unterschiedliche Mechanismen eine spezifische Wirkung ausüben. Überdies ist der Wirkmechanismus vieler z.B. in der Hypertoniebehandlung eingesetzter Medikamente bezüglich ihres Eingreifens in den Pathomechanismus der Erkrankung rational belegt. Demgegenüber sind die meisten in der Therapie der erektilen Dysfunktion eingesetzten Pharmaka eher „Zufallsentdeckungen" als das Resultat einer gezielten wissenschaftlichen Forschung für diese Indikation. Dies erklärt zum einen die hohe Nebenwirkungsrate dieser, zum anderen die geringe Erfolgsrate jener Medikamente.

Die „Entdeckung" der erektilen Dysfunktion durch die forschende Pharmaindustrie führte in den letzten beiden Jahren zu verschiedenen attraktiven medikamentösen Therapieansätzen, von denen einige sicher innerhalb der nächsten Jahre zugelassen werden. Durch die wahrscheinliche Zulassung oral wirksamer Substanzen ist aber auch damit zu rechnen, daß Patienten mit erektiler Dysfunktion in Zukunft weniger einen Spezialisten aufsuchen werden, sondern eher einen Praktiker, ähnlich wie z.B. bei der BPH. So besteht die Gefahr, daß zahlreichen Patienten, die sich wegen einer Erektionsstörung beim Hausarzt vorstellen, möglicherweise unkritisch und ohne weitere fachgerechte Abklärung eine orale Medikation verordnet wird.

Aus didaktischen Gründen unterteilen wir die heute zur Verfügung stehenden Therapieoptionen zur Behandlung der erektilen Dysfunktion in psychotherapeutische und in organogen ausgerichtete Ansätze.

2.1.2
Sexualtherapie

Mit der Sexualtherapie verfügen wir bei überwiegend psychogen bestimmten erektilen Dysfunktionen über eine der wenigen kausalen Therapiemöglichkeiten im heutigen Behandlungsrepertoire. Die moderne Sexualtherapie ist ein psychotherapeutisches Verfahren, das symptomzentriert, erfahrungs- und paarorientiert ist und aus einer Kombination von therapeutisch strukturierten sexuellen Erfahrungen („Übungen" als verhaltensmodifikatorische Komponente) mit der psychotherapeutischen Bearbeitung der intrapsychischen und partnerschaftlichen Verursachungsfaktoren der Erektionsstörung besteht.

Das sexualtherapeutische Grundkonzept hat sich seit nunmehr 25 Jahren gut bewährt, ist mehrfach ergänzt und erweitert worden und hat seine Effektivität auch in einer Reihe kontrollierter Studien unter Beweis gestellt. Dennoch ist in der Entwicklung und Erforschung der Sexualtherapie seit geraumer Zeit eine Stagnation zu verzeichnen, die in der ersten Phase mit ihrem „Erfolg" und ihrer weitgehenden Monopolstellung erklärbar sein dürfte, in den vergangenen 10 Jahren aber eher auf das Konto der rasanten Medikalisierung der Behandlung erektiler Dysfunktionen zurückzuführen ist. Nur vereinzelt sind bislang Ansätze zur Integration somatischer Behandlungsmethoden versucht worden, die von der Sexualtherapie meist mit großen Vorbehalten betrachtet und deren Wert als eher negativ oder mit psychotherapeutischen Ansätzen nicht vereinbar angesehen werden.

Den Vorbehalten seitens der Sexualtherapie stehen vergleichbare Ressentiments auf seiten der somatischen Mediziner und vieler Patienten gegenüber, nach deren Empfinden es sich bei der Sexualtherapie um ein eher „wolkiges", zeitaufwendiges, schlecht einzuschätzendes Unterfangen mit unsicherem Ausgang handelt, dem bisweilen gar Wissenschaftlichkeit und Seriosität abgesprochen werden. Die offenbar immer noch weite Verbreitung derartiger Vorurteile ist bedauerlich, weil dadurch viele Patienten nicht das Therapieangebot erhalten, das für sie adäquat wäre. Tatsächlich braucht sich die Sexualtherapie trotz der kritisierten Stagnationstendenzen im Kanon der Behandlungsoptionen erektiler Dysfunktionen wahrlich nicht zu verstecken, und wir haben oft dafür plädiert, daß die Vorzüge dieser Methode offensiver vertreten werden sollten.

Für viele Patienten liegt der „appeal" somatischer Therapien darin, daß sie sich eine Art „quick fix" versprechen, eine schnelle Symptombeseitigung, ohne sich mühsam um die Veränderung etwaiger psychosozialer oder Partnerprobleme kümmern zu müssen. Diese verständlichen Hoffnungen haben sich in zahlreichen Fällen jedoch nicht erfüllt, da die somatischen Ansätze jeweils über erhebliche Nachteile verfügen (nicht ausreichend wirksam, invasiv, schmerzhaft, umständlich, schwer mit Intimität und Erotik vereinbar). Inzwischen werden die Vor- und Nachteile dieser Optionen allenthalben realistischer gesehen, und es ist Zeit, auf beiden Seiten eine Neubestimmung der Positionen vorzunehmen.

In der Praxis sollte die Sexualtherapie die erste Behandlungsoption für alle Patienten sein, bei denen die erektile Dysfunktion überwiegend auf psychosozialen und paarbezogenen Ursachenfaktoren beruht. Eine Sexualtherapie sollte in Verbindung mit einer entsprechenden somatischen Behandlung auch bei den Patienten in Betracht gezogen werden, die nachweisbare Faktoren im psychischen und somatischen Bereich aufweisen. Schließlich kann eine Sexualtherapie oder eine begrenzte Sexualberatung (s. S. 29) auch bei solchen Männern die Prognose und Effektivität der eingesetzten somatischen Behandlungsverfahren verbessern, bei denen die erektile Dysfunktion eindeutig auf organischen Ursachen beruht. Dabei sollte der behandelnde Arzt den Patienten über die Indikation, die Ziele und das praktische Vorgehen der Sexualtherapie informieren, und nach Möglichkeit sollte bereits ein konkreter Kontakt zum Sexualtherapeuten hergestellt werden.

Schwieriger, als den Patienten zu motivieren, ist es in der Realität aber meist, einen (psychologischen oder ärztlichen) Psychotherapeuten zu finden, der über die entsprechende Kompetenz zur Behandlung von Patienten mit Sexualstörungen verfügt. Zwar wird die Behandlung sexueller Störungen in den gängigen Psychotherapieausbildungen „am Rande" mitgelehrt, doch gibt es in Deutschland nach wie vor keinen etablierten sexualmedizinischen bzw. sexualtherapeutischen Ausbildungsgang; erst in jüngster Zeit sind Initiativen entstanden, Weiterbildungs- und Qualifizierungsmöglichkeiten im Bereich Sexualmedizin/Sexualtherapie zu installieren.

Inzwischen gibt es von der Akademie für Sexualmedizin eine Initiative zur Einführung einer ärztlichen Zusatzbezeichnung „Sexualmedizin"; ein entsprechender Gegenstandskatalog und eine Ausbildungsordnung sind im Entwurf vorgelegt worden. Es existieren Überlegungen, dieses zunächst auf Ärzte zugeschnittene Curriculum durch eine entsprechende Qualifikationsmöglichkeit für Psychologen zu ergänzen. In jüngster Zeit hat auch die Deutsche Gesellschaft für Sexualforschung Überlegungen bezüglich einer sexualtherapeutischen Ausbildung angestellt, die zweigeteilt sein soll. Diese Initiativen sind im Interesse der zahlreichen Patienten mit sexuellen Störungen sehr zu begrüßen, wobei es angesichts der begrenzt vorhandenen Ausbildungskompetenz und des letztlich wohl auch begrenzten Interesses seitens der Ärzte und Psychologen wünschenswert wäre, die Kräfte zu bündeln.

Ähnliche Bestrebungen zur Qualitätsverbesserung der urologisch-andrologischen Ausbildung werden vom „Arbeitskreis Andrologie der Deutschen Gesellschaft für Urologie" angestrebt. Inzwischen wurden hier Weiterbildungsinhalte formuliert, die den betreffenden Berufsgremien vorliegen und Voraussetzung zur fakulatativen Weiterbildung im Bereich der urologischen Andrologie sein könnten.

2.1.3
Somatische Therapieoptionen

Zur somatischen Behandlung von Erektionsstörungen können aus parmakologischer Sicht prinzipiell oral wirksame Medikamente, die Substitution von Testosteron sowie lokal applizierte Pharmaka angewendet werden. Daneben werden apparative Verfahren wie die Vakuumsysteme oder die Applikation von transkutanem Strom (FEMCC) eingesetzt. Weiterhin steht die rekonstruktive arterielle und venöse Chirurgie sowie die prothetische Chirurgie in spezialisierten Zentren zur Verfügung.

Pharmakotherapie

Orale Medikation

Zum jetzigen Zeitpunkt steht zur Behandlung von Erektionsstörungen als orale Medikation lediglich der α_2-Rezeptoren-Blocker Yohimbin (Yohimbin-„Spiegel"-Tabletten) zur Verfügung. Über einen zentralen Angriffspunkt bewirkt diese Substanz eine Erhöhung von erektionsfördernden Efferenzen, ohne daß signifikante Veränderungen der Libido induziert werden. Dies hat zur Folge, daß Therapieerfolge unter Yohimbin nur bei einer im wesentlichen intakten somatischen Erektionsachse zu beobachten sind. Nicht zu schwerwiegende organogene Störungen können ggf. durch die vermehrte autonome Innervation, die durch Yohimbin ausgelöst wird, kompensiert werden.

Hierbei ist anzumerken, daß es sich bei Yohimbin zwar um ein nebenwirkungsarmes, aber auch nicht allzu stark wirksames Medikament zur Behandlung von Erektionsstörungen handelt. Dies führt bei mangelnder Patientenselektion dazu, daß die Ansprechraten (durch die falsche Indikation) nur gering über einer Plazebowirkung liegen oder sogar mit dieser gleichzusetzen sind. Wir selbst standen bis 1990 einer möglichen, über einen Plazeboeffekt hinausgehenden Wirkung von Yohimbin skeptisch gegenüber. Einerseits aus dieser Skepsis heraus, andererseits aus dem praktischen Bedarf einer oralen Medikation für einen Teil unserer Patienten führten wir eine Doppelblindstudie von Yohimbin vs. Plazebo durch. Hier zeigte sich ein eindeutiger Vorteil von Yohimbin, so daß wir diese Substanz seither mit akzeptablem Erfolg bei unseren Patienten einsetzen.

Aus praktischer Sicht kann ein Yohimbin-Behandlungsversuch dann unternommen werden, wenn sich in der ersten Stufe der Abklärung (s. oben) keine Hinweise auf eine gravierende psychogene oder endokrinologische Ätiologie ergeben, weitere schwerwiegende organogene Faktoren aufgrund der Anamnese und Befunderhebung eher unwahrscheinlich erscheinen und der Patient anderen Therapieoptionen als der oralen Medikation ablehnend gegenübersteht. Da viele dieser Patienten ein unzuverlässiges Tabletteneinnahmemuster aufweisen, sollten sie unbedingt darauf hingewiesen werden, diese regelmäßig und (beim Ausbleiben von Nebenwirkungen) mindestens über einen Zeitraum von 6 Wochen einzunehmen. Unsere Erfahrung zeigte auch, daß die üblicherweise empfohlene Dosierung von 3mal 5 mg/Tag zu niedrig gewählt ist; wir empfehlen eine einschleichende Dosierung von 3mal 5 mg/Tag über 3 Tage und dann 3mal 10 mg/Tag. Als Nebenwirkungen werden gelegentlich Nervosität, Händezittern und/oder eine Rhinitissymptomatik angegeben, die je nach Ausprägung einen Therapieabbruch erzwingen.

Weitere Substanzen (Sildenafil, Phentolamin, Apomorphin) mit einem interessanten parmakologischen Ansatz, einer im Vergleich zu Yohimbin erhöhten Wirksamkeit und/oder nur bedarfsweisen Einnahme befinden sich z. Z. in klinischer Erprobung (vgl. Kap. 2.3). Da diese Studien noch nicht abgeschlossen sind, ist eine endgültige Beurteilung der oral wirksamen Medikamente in der Therapie der erektilen Dysfunktion zum jetzigen Zeitpunkt nicht möglich. Es kann aber schon jetzt festgestellt werden, daß diese Substanzen zwar offensichtlich stärker wirksam sind als Yohimbin und damit eine deutliche Ausweitung des Indikationsrahmens für die orale Medikation bei erektiler Dysfunktion eintreten wird. In Anbetracht der signifikant höheren Nebenwirkungsrate und der (teilweise) ausgeprägteren Begleitsymptome heißt dies aber nicht notwendigerweise, daß diese neuen Substanzen bei jedem Patienten dem Yohimbin vorzuziehen wären.

Testosteronsubstitution

Vor Beginn der 8oer Jahre mit ihrer wissenschaftlichen Betrachtungsweise und dem daraus folgenden erweiterten Verständnis der erektilen Dysfunktion wurden Erektionsstörungen ohne weitere Diagnostik oftmals probatorisch mittels einer Testosterongabe therapiert. Diese mangelnde Patientenselektion führte zu dem Eindruck, daß Testosteron zur Therapie der erektilen Dysfunktion nicht geeignet sei. Des weiteren ging man bis etwa 1994 davon aus, daß dem Testosteron nach Eintritt der Pubertät nur noch eine untergeordnete Rolle beim Erektionsgeschehen zukommt (zu neuen experimentellen und klinischen Erkenntnissen über die zentrale und periphere Wirkung von Testosteron vgl. S. 49). Heute wissen wir, daß Testosteron eine zentrale Rolle beim Aufrechterhalten der normalen zentralen und peripheren Innervation des Erektionsmechanismus spielt. Weiterhin ist bekannt, daß ein Testosteronmangel mit der Induktion einer Apoptose („programmierter Zelltod") des kavernösen Gewebes einhergeht.

In großen nichtselektionierten Patientenkollektiven mit erektiler Dysfunktion finden sich bei ca. 6,5–8,5 % der Patienten erniedrigte Testosteronwerte (vgl. Kap. 2.4). Wahrscheinlich findet sich neben diesen Patienten mit signifikant erniedrigtem Testosteron (< 3 ng/ml; hier kann von einer endokrin (mit)-verursachten erektilen Dysfunktion ausgegangen werden) noch eine Gruppe unbekannter Größe, die zwar noch einen grenzwertigen Testosteronspiegel aufweist, der aber zur Aufrechterhaltung der testosterongesteuerten Homöostase bezüglich der erektilen Funktion nicht ausreichend ist.

Ähnlich wie bei einem Behandlungsversuch mit Yohimbin kann der Versuch einer Testosteronsubstitution unter bestimmten Voraussetzungen (kein Hinweis auf eine gravierende psychogene oder endokrinologische Ätiologie, keine schwerwiegenden organogenen Faktoren aufgrund der Anamnese und Befunderhebung, Patient ablehnend gegenüber anderen Therapieoptionen) schon nach der ersten Diagnostikstufe unternommen werden. Im Falle eines signifikant erniedrigten Testosteronspiegels sollte vor Initiierung einer Substitutionstherapie eine möglicherweise ursächliche endokrinologische Erkrankung ausgeschlossen werden. Weiterhin sollte ein Therapieversuch mittels Testosteron nur nach ausführlicher Unterrichtung und Aufklärung des Patienten erfolgen.

Obwohl die Studien im Rahmen der amerikanischen Zulassung eines Testosteronpflasters keine signifikante Zunahme des Risikos einer vermehrten Häufigkeit eines Prostatakarzinoms zeigten (ein kausaler Zusammenhang zwischen Testosteronspiegel und Prostatakarzinom ist bislang nicht belegt), sollte ein Prostatakarzinom *vor Behandlungsbeginn* mittels einer *rektalen Untersuchung* und der Bestimmung des *PSA-Werts* (ggf. weitere Untersuchungen, falls indiziert) ausgeschlossen werden. Während der Testosteronsubstitution sollten diese Untersuchungen im Abstand von 6 Monaten erfolgen.

Bezüglich der Applikationsweise der Testosteronsubstitution sind grundsätzlich die orale, die transkutane und die i. m.-Darreichung möglich. Da die orale Form mit erheblichen (insbesondere hepatischen) Nebenwirkungen belastet ist, sollte sie nicht angewendet werden. Somit stehen heute die transkutane und die i. m.-Applikation zur Auswahl. Bei der Entscheidung zwischen den beiden unterschiedlichen Ansätzen sollte neben der Preisgestaltung (teures Pflaster!) auch die Physiologie Beachtung finden: Testosteron wird zirkadian ausgeschüttet, wobei (vereinfachend) der Testosteronspiegel morgens hoch ist und im Laufe des Tages abfällt. Diese Rhythmik der Testosteronausschüttung wird von der transkutanen Applikationsweise gut imitiert. Unter der Testosteronbehandlung sollte nach einigen Wochen mittels Bestimmung des Testosterons im Serum überprüft werden, ob entsprechende Substitutionserfolge erreicht wurden.

Da weiterhin nur fragmentarische Daten über eine Langzeitsubstitution von Testosteron bei erektiler Dysfunktion vorliegen, sollten die Patienten unter dieser Behandlungsform, auch im Falle eines Therapieerfolgs, regelmäßig nachuntersucht werden.

Lokale penile und/oder kavernöse Pharmakotherapie

Die Mitte der 80er Jahre eingeführte intrakavernöse Injektion vasoaktiver Substanzen, die Schwellkörper-Autoinjektionstherapie (SKAT), erlaubte erstmals die nichtprothetische Behandlung organogener, nichtendokriner Erektionsstörungen. Die direkte Injektion in das Kompartiment Corpus cavernosum penis mit hohen Wirkstoffkonzentrationen im Zielorgan erlaubte zum einen die Induktion einer Erektion bei vielen Patienten bei minimalen systemischen Nebenwirkungen. Zum anderen gestattete diese Applikationsform durch ihre Imitation der physiologischen intrakavernösen Mechanismen eine signifikante Verbesserung der Untersuchungsmöglichkeiten in der Differentialdiagnose der erektilen Dysfunktion.

Die SKAT stellt zum heutigen Zeitpunkt (1997) die Standardbehandlung der organogenen erektilen Dysfunktion dar. Es ist aber möglich und wahrscheinlich, daß die Entdeckung selektiver zentraler oder peripherer kavernöser Regulationsmechanismen mit konsekutiver Entwicklung neuer hochselektiver, oraler Wirksubstanzen die Häufigkeit dieser Behandlungsform in naher Zukunft reduzieren wird.

Trotz dieser erfreulichen Perspektive muß angemerkt werden, daß die SKAT einige grundsätzliche Vorteile besitzt: Die lokale Applikation ermöglicht hohe lokale Wirkstoffkonzentrationen bei geringer systemischer Belastung, was zu einer guten Wirkungs-Nebenwirkungs-Relation führt. Weiterhin handelt es sich bei den am häufigsten verwendeten Substanzen Prostaglandin E_1 (Caverject) und Papaverin plus Phentolamin um Stoffe, die seit mehreren Dekaden in der Medizin eine breite Anwendung erfahren und somit auch in der Langzeitanwendung als eher unbedenklich einzustufen sind. Insbesondere dieser Punkt scheint uns wichtig, handelt es sich bei der erektilen Dysfunktion doch um eine zwar schwerwiegende, aber nicht vital gefährdende Erkrankung, so daß bei den Behandlungsstrategien auf therapeutische Sicherheit erhöhten Wert gelegt werden muß.

Mit einer SKAT sollte u. E. nicht, wie von einigen Kollegen stark simplifizierend vorgeschlagen, ohne jede Diagnostik bezüglich der Ätiologie der erektilen Dysfunktion begonnen werden. Vor der Initiierung der SKAT müssen die Basisuntersuchungen abgeschlossen und gravierende psychologische oder endokrinologische Ursachen ausgeschlossen sein. Bis auf wenige Ausnahmefälle sollte auch die Diagnostik der kavernösen Kompetenz abgeschlossen sein, um gegenüber dem Patienten fundierte Aussagen über die Ursachen seiner Erkrankung und hieraus abgeleitete therapeutische Optionen machen zu können.

Keinesfalls sollte es so sein, daß „eine Behandlungsmöglichkeit nach der anderen" versucht wird (z. B. orale Medikation, gefolgt von topischer Applikation, gefolgt von intraurethraler Applikation, gefolgt von SKAT, gefolgt von FEMCC, gefolgt von Venenchirurgie und endlich von Vakuum- oder prothetischer Versorgung; die Reihenfolge kann, je nach „Gusto", auch verändert werden). Diese Haltung führt neben der nicht fachgerechten Behandlung des Patienten zu einer nicht akzeptablen Erhöhung der Gesamtkosten für die Allgemeinheit (und ggf. für den Patienten) einerseits und zur „Ausschöpfung" sämtlicher Nebenwirkungen für den betroffenen Patienten andererseits.

Bis vor ca. 1 Jahr hatten wir bei unseren Patienten in der Schwellkörper-Autoinjektionstherapie PGE_1 (Caverject) und die Papaverin-Phentolamin-Mischung gleichberechtigt eingesetzt. Nachdem sich die Preise der beiden Produkte aber angeglichen haben, ist der finanzielle Vorteil von Papaverin plus Phentolamin geschwunden, und es bleibt u. E. der Vorteil der deutlich geringeren Rate an prolongierten Erektionen bei PGE_1. Aus diesem Grund verwenden wir heute als Medikament der ersten Wahl – sowohl in der Diagnostik als auch in der SKAT – Prostaglandin E_1 (PGE_1).

Bevor der Patient „mit dem Rezept in der Hand nach Hause geschickt" werden kann, sollte er, neben richtiger Indikationsstellung, Dosisanpassung und mindestens 3maliger Unterweisung in die Injektionstechnik (vgl. S. 60), nochmals über mögliche prolongierte Erektionen und deren sofortigen Behandlungsbedarf unterrichtet werden. Es ist weiterhin unabdingbar, daß der betreuende Arzt eine Behandlung dieser potentiell gefährlichen Komplikation zu jeder Zeit (auch an Sonn- und Feiertagen oder im Urlaub!) sicherstellt und den Patienten entsprechend unterrichtet. Weiterhin muß der Patient auf die Notwendigkeit regelmäßiger Nachkontrollen hingewiesen werden, um Nebenwirkungen (*kavernöse Fibrose!*) oder Schwierigkeiten mit der Methode frühzeitig erkennen und ggf. beheben zu können. Keinesfalls sollten Wiederholungsrezepte ohne Gespräch und Untersuchung ausgefüllt werden. Es hat sich auch gezeigt, daß eine eher enge Patientenbetreuung zu einer signifikanten Reduktion der Abbrecherrate der SKAT im Vergleich zu schlecht betreuten Patienten führt.

Intraurethrale Instillation

1993 erstmals vorgestellt und damals überaus kritisch und eher negativ bewertet, hat sich die intraurethrale Applikation vasoaktiver Substanzen heute einen festen Platz bei den Vorträgen auf nationalen und internationalen Kongressen sowie in einschlägigen Publikationen verschafft. Seit Beginn des Jahres 1997 ist diese Therapieoption in der USA von der FDA zugelassen und gilt dort schon nach kurzer Zeit als etablierte Alternative in der Behandlung der erektilen Dysfunktion.

Diese rasant verlaufende Entwicklung bedingt, daß trotz zahlenmäßig großer Patientengruppen die Beobachtungszeiträume zumeist sehr kurz (meist 6 Monate; eine Studie bis 24 Monate) sind. Obwohl wir dieser Therapieoption grundsätzlich durchaus positiv gegenüberstehen, warnen wir doch vor deren unkritischem Gebrauch und empfehlen eine sorgfältige Selektion der Patienten (insbesondere sollte auf eine gewisse manuelle Geschicklichkeit zur Vermeidung von Urethraverletzungen geachtet werden) sowie eine, zumindest bis ausreichende Langzeitdaten publiziert sind, regelmäßige und engmaschige Nachkontrolle.

Sollten sich keine urethralen Fibrosen nach intraurethraler Dauer-Applikation finden (dafür gibt es zur Zeit keine Hinweise oder Berichte), so stellt diese für viele Patienten eine interessante Alternative zur nadelgebundenen SKAT dar. Üblicherweise führt der Patient nach der Miktion und konsekutiver Benetzung der Harnröhre mit Flüssigkeit zur Erleichterung der Applikation einen kurzen, (2 bis 3 cm), dünnen und elastischen, rüsselähnlichen Schlauch in die Urethra ein. Nach vollständiger Einführung wird dann entweder ein Mikropellet (ca. 1 × 3 mm), das je nach Rezeptur 125 bis 1000 µg PGE_1 enthält, in die Harnröhre gegeben und vom Patienten über 15 Sekunden einmassiert.

Trotz der ca. 50 bis 100-fach erhöhten Dosierung im Vergleich zur SKAT scheint die Wirksamkeit bezüglich der Erektionsantwort etwas geringer. An Nebenwirkungen herrschen, ähnlich der intracavernösen Injektion von PGE_1, Schmerzen, die hier oft im gesamten Genitale verspürt werden, bei etwa 30 der Patienten vor. Kreislaufnebenwirkungen wurden selten (ca. 1,5 %) beobachtet, waren aber Anlaß zu der Empfehlung in den USA, mindestens die erste Applikation in der ärztlichen Praxis oder Klinik unter Aufsicht durchzuführen, um gravierende Nebenwirkungen unter häuslichen Bedingungen so zu vermeiden.

Neben der intraurethralen Applikation von PGE_1 werden zur Zeit verschiedenste Substanzen und deren Kombinationen auf deren Wirksamkeit und Nebenwirkungen untersucht. Eine abschließende Beurteilung ist zum jetzigen Zeitpunkt auf Grund der ungenügenden Daten und kurzen Beobachtungszeiträume nicht möglich.

Transkutane Applikation

Schon Anfang der 80er Jahre wurde von mehreren Autoren berichtet, daß es bei der Anwendung von Nitrospray, auf die Glans und die distale Penisschafthaut aufgesprüht, zu penilen Tumeszenzzunahmen und mit entsprechender Stimulation bei einigen wenigen Patienten zu einer vollen Erektionsantwort kam. Diese Behandlung konnte sich aber wegen ihrer nur geringen Erfolgsquote und der zusätzlich häufig beobachteten Kreislaufnebenwirkungen nicht durchsetzen.

Berichte über die transdermale Anwendung verschiedenster Substanzen, die grundsätzlich attraktiv wäre, sind noch zu sporadisch und zu vorläufig, um eine auch nur vorläufige Bewertung abzugeben. So wurde auf dem Weltkongreß für erektile Dysfunktion 1996 in San Francisco die transdermale Applikation bis 4 mg (d.h. ungefähr 400mal mehr Substanz als bei intrakavernöser Injektion) vorgestellt, die bei einigen Patienten zu Tumeszenzen geführt haben soll. Aufgrund der nicht reproduzierbaren Datenlage sollten diese Alternativen deswegen zum jetzigen Zeitpunkt nur in kontrollierten klinischen Studien untersucht werden.

Apparative Verfahren

Die nichtmedikamentösen, nichtoperativen Behandlungsoptionen Vakuumsystem und funktionelle Elektromyostimulation (FEMCC) sind grundsätzlich bei den meisten Formen von organogener erektiler Dysfunktion einsetzbar. Trotz der vielseitigen und komplikationsarmen Verwendbarkeit sei nochmals erwähnt, daß auch diese therapeutischen Optionen nicht ohne die Basisabklärung der erektilen Dysfunktion angewendet werden sollten.

Vakuumerektionshilfen

Das Prinzip der Vakuumsysteme besteht in der Erzeugung eines Unterdrucks in einem Hohlkörper, der relativ luftdicht über die Pars pendulans penis gestülpt wurde. Dieser Unterdruck führt zu einem starken Einstrom von venösen Blut in die Corpora cavernosa und somit zu Tumeszenz und Rigidität. Nachdem ein Spannring an der Penisbasis plaziert wurde, kann der Hohlkörper entfernt werden, und das in den Schwellkörpern befindliche Blut bleibt in diesen „gefangen". Bei den meisten Patienten wird so ein erektionsähnlicher Zustand induziert, der zum GV befähigt.

Vakuumerektionshilfen sind schon seit über 100 Jahren bekannt und in Gebrauch, doch erst die apparativen Verbesserungen der letzten 20 Jahre lassen diese Therapiealternative akzeptabel erscheinen. Auf dem Markt werden eine große Vielzahl von verschiedenen Modellen der unterschiedlichsten Hersteller angeboten. Da wir aus Praktikabilitätsgründen mit nur einem Produkt auskommen wollten, haben wir alle uns zugänglichen Systemalternativen ausgewählten Patienten (Kollegen und Bioingenieure, die aufgrund einer erektilen Dysfunktion ein Vakuumsystem benützen oder benützen wollten) für einen Zeitraum von mindestens 3 Monaten zur Verfügung gestellt und uns ausführliche Berichte über den Gebrauch, Vor- und Nachteile und spezifische Besonderheiten erbeten. Da der ganz überwiegende Teil dieser Patienten ein System (Osbon Classic, Fa. Heise, Dortmund) mit Abstand favorisierte, verschreiben wir dieses seit 1989; auch Neuerungen des Herstellers erschienen unseren Testpatienten eher als Verschlechterungen, so daß wir bis heute das ursprüngliche Modell empfehlen.

Die Patienten, die einen Therapieversuch mit einem Vakuumsystem unternehmen wollen, sollten vor der Anwendung unter häuslichen Bedingungen ausführlich instruiert werden. Man muß sie darauf aufmerksam machen, daß in den meisten Fällen die Benutzung mehrfach (bis zu mehreren Wochen) geübt werden muß, bevor ein zufriedenstellendes Ergebnis erzielt wird. Diese Therapieoption wird von ca. 10–15% unserer Patienten mit organogener erektiler Dysfunktion und ihren Partnerinnen akzeptiert und längerfristig erfolgreich angewendet. Insbesondere ältere Patienten in einer stabilen Partnerschaft scheinen für diese Alternative geeignet.

Funktionelle Elektromyostimulation des Corpus cavernosum penis (FEMCC)

In der Behandlung von Störungen der Skelett- oder quergestreiften Muskulatur durch Rehabilitationsmediziner stellt die Anwendung von transkutan verabreichtem Strom, die sog. funktionelle Elektromyostimulation, eine Standardmethode dar. Da es sich bei organogenen Erektionsstörungen oft um eine (primäre oder sekundäre) Erkrankung der glatten Muskelzellen des Schwellkörpers mit konsekutiven Funktionsstörungen des gesamten Organs handelt, erschien es naheliegend, dieses Verfahren auch bei dem leicht zugänglichen glattmuskulären kavernösen Gewebe anzuwenden. Die funktionelle Elektromyostimulation des Corpus cavernosum hat in Pilotstudien zwar schon erste erfolgversprechende Ergebnisse gezeigt, ist aber zum heutigen Zeitpunkt noch als experimentelle Methode anzusehen. Sollte man einem Patienten diese Methode empfehlen, so ist er unbedingt auf den experimentellen Charakter und die ungewissen Ergebnisse hinzuweisen.

Prinzipiell bleibt festzuhalten, daß es sich bei FEMCC um eine interessante und vielversprechende Methode zur Behandlung der erektilen Dysfunktion handelt. Sollten sich die Ergebnisse der Pilotstudien reproduzieren lassen, dann wird die FEMCC eine wertvolle Bereicherung der grundsätzlich zur Verfügung stehenden therapeutischen Optionen sein.

Die FEMCC erfolgt mittels eines Stimulators über auf den Penisschaft aufgeklebte Oberflächenelektroden. Wir empfehlen unseren Patienten, die FEMCC mindestens 3mal täglich über 20 min durchzuführen. Einige unserer Patienten stimulierten während der (gesamten) Nacht, was ebenfalls zu guten Behandlungsergebnissen führte.

Auch hier erfordert die Behandlungsmethode eine eingehende Unterweisung des Patienten. Weiter müssen die Patienten darauf hingewiesen werden, daß eine mögliche Regeneration glatter kavernöser Muskelzellen (und damit entweder die Rückkehr von Spontanerektionen oder das Ansprechen auf SKAT) nur nach einem längeren Behandlungszeitraum (ca. 6–9 Monate!) und nur bei regelmäßiger Anwendung zu erwarten ist.

Chirurgisch-rekonstruktive Verfahren

Die chirurgisch-rekonstruktiven Verfahren, die penile Revaskularisaton und die penile Venenchirurgie, sind für die betroffen Patienten grundsätzlich attraktive chirurgische Behandlungsmöglichkeiten, versuchen sie doch beide, die spontane Erektionsfähigkeit mittels eines einmaligen Eingriffs wiederherzustellen. Da die wissenschaftliche Diskussion über beide Verfahren noch nicht abgeschlossen ist (s. unten), müssen die Patienten, denen man eine solche Therapie anrät, über den ungewissen Ausgang der Operation aufgeklärt werden.

Revaskularisationschirurgie

Die penil-kavernöse Revaskularisationschirurgie hat, ungefähr analog zur kardialen Bypassoperation, das Ziel, ein peripher intaktes Muskelorgan, das durch eine vorgeschaltete Stenose inadäquat arteriell versorgt wird, wieder ausreichend mit arteriellem Blut zu versorgen. Hierzu wird eine Muskelarterie, die A. epigastrica inferior (diese zeigt im Vergleich zu anderen nicht in oder an einem Muskel verlaufenden Arterien deutlich weniger Verkalkungstendenzen), mittels mikrochirurgischer Techniken an die A. dorsalis penis und/oder die V. dorsalis penis profunda anastomosiert. Hierdurch soll über einen retrograden venösen Blutfluß und/oder Anastomosen zwischen A. dorsalis und A. cavernosa eine verbesserte kavernöse Durchblutung erreicht werden.

Trotz gut dokumentierter, relativ großer Serien von Patienten besteht aufgrund der Tatsache, daß plazebokontrollierte Multicenteruntersuchungen fehlen, keine Einigkeit darüber, ob und wie dieses operative Verfahren Wirkung zeigt. In Anbetracht der invasiven Methode und ihrer nicht unerheblichen Komplikationsrate (bis zu 60%!) sowie fehlender allgemein akzeptierter Selektionskriterien sollte diese Behandlungsoption nur in spezialisierten Zentren (z. B. Urologische Universitätskliniken Mannheim und Köln), die zur profunden wissenschaftlichen Auswertung der Ergebnisse fähig sind und diese auch selbstkritisch genug publizieren, angeboten werden.

Venenchirurgie

Ebenso wie die arterielle Revaskularisationschirurgie zielt die penile Venenchirurgie auf das Wiedererlangen der spontanen Erektionsfähigkeit. Nach einem Boom dorsaler Venenresektionen Anfang der 8oer Jahre kam es durch enttäuschende Ergebnisse (ca. ein Drittel Erfolge) Mitte der 8oer Jahre zu einer Erweiterung der Radikalität des Eingriffes in dem Glauben, daß die zusätzliche Ligatur der kavernösen Venen zu einem verbesserten Operationserfolg führe. Da diese erweiterten Eingriffe ebenso schlechte Erfolge, aber erheblich mehr Nebenwirkungen und Komplikationen hatten, werden sie heute nicht mehr durchgeführt. Nach diesen Ergebnissen sollten bei peniler Venenchirurgie die Resektion der tiefen dorsalen Vene und die Ligatur sämtlicher oberflächlichen dorsalen Venen vorgenommen werden.

Heute wissen wir, daß nur bei einem kleinen Teil der Patienten mit sog. venösen Leck eine echte venöse Abflußstörung (und nur diese kann durch eine gezielte Ligatur/Resektion behandelt werden) vorliegt (deswegen besser: *kavernös-venöse Okklusionsstörung*). Bei den meisten Patienten mit kavernös-venöser Okklusionsstörung findet sich als morphologisches Substrat eine glattmuskuläre Degeneration (Differentialdiagnose durch CCEMG oder Biopsie), die durch venenchirurgische Verfahren natürlich nicht therapierbar ist. Hieraus folgt, daß (wie auch sonst in der Medizin) heute in bezug auf die penile Venenchirurgie die Präselektion der Patienten ausschlaggebend für den postoperativen Erfolg ist. Wird die Präselektion sorgfältig durchgeführt, dann sind mit diesem relativ wenig aufwendigen operativen Verfahren ansehnliche Erfolge (> 50%) zu erzielen.

Penisprothesen

Die Penisprothese wird heute als Ultima ratio in der Therapie der erektilen Dysfunktion angesehen; sie führt durch die Implantation des alloplastischen Materials in die Schwellkörper zu einer irreversiblen Destruktion des kavernösen Gewebes. Damit ist der betroffene Patient von allen neu entwickelten und zukünftigen nichtprothetischen Therapieoptionen ausgeschlossen. Aus diesem Grund sollten nur noch Patienten mit kavernös-venöser Okklusionsstörung (d.h. kein Ansprechen auf pharmakologische Optionen) aufgrund einer Degeneration des kavernösen Gewebes (Diagnose durch CCEMG oder Biopsie), die eine Therapie mit einem Vakuumsystem ablehnen, einer Penisprothesenimplantation zugeführt werden.

Neben der Endgültigkeit des Eingriffs ist der Patient über die grundsätzlich verschiedenen Prothesentypen, die semirigiden und die hydraulischen, aufzuklären. Beiden Prothesetypen sind ganz spezifische Vor- und Nachteile zu eigen, die den Patienten detailliert dargelegt werden sollten. Wie bei allen therapeutischen Angeboten bei erektiler Dysfunktion grundsätzlich wünschenswert, so ist die ausführliche Information auch der Partnerin insbesondere bei dieser Behandungsmethode unabdingbar.

Anhang:
Ursachen und Behandlungsmöglichkeiten von Erektionsstörungen – Ein kurzer Überblick für Patienten

Urologische Klinik, MHH Hannover

Erektionsstörungen, d.h. Störungen der Versteifungsfähigkeit des männlichen Gliedes, werden von den meisten Männern im Laufe ihres Lebens beobachtet. Durch Streß oder hohe Belastungen verursacht, verschwinden sie meist innerhalb weniger Tage und bleiben so ohne Krankheitswert. Erst wenn Erektionsstörungen über 6 Monate dauernd bestehen bleiben, spricht man von einer „chronischen" Erektionsstörung oder „erektilen Dysfunktion". Diese Erektionsstörung kann zu schweren Störungen des Selbstbewußtseins des Patienten und zu schwerwiegenden Konflikten mit seiner Partnerin führen.

Grundsätzlich kann man zwischen angeborenen (primären) und erworbenen (sekundären) Erektionsstörungen unterscheiden. Angeborene Störungen sind eher selten und z.B. auf eine fehlende Blut- oder Nervenversorgung der Schwellkörper zurückzuführen. Erworbene Erektionsstörungen treten überwiegend nach dem 35. Lebensjahr auf, meist zwischen 50 und 65 Jahren. Oft werden sie durch Schadstoffe wie das Zigarettenrauchen (Sollten Sie Raucher sein, hören Sie sofort damit auf!) oder Erkrankungen wie Zuckerkrankheit (Diabetes) oder Bluthochdruck (Hypertonie) verursacht oder sehr ungünstig beeinflußt. Die Zahl der Erektionsstörungen nimmt mit steigendem Alter stetig zu; so werden bei mindestens 25% der 65jährigen Männer Erektionsstörungen berichtet. Insgesamt wird die Zahl von Patienten mit Erektionsstörungen in Deutschland auf 3–4 Millionen Männer geschätzt.

Untersuchungen

Der wichtigste Schritt der gesamten Untersuchungsreihe ist das ausführliche Gespräch mit einem mit diesem Krankheitsbild vertrauten Arzt und die körperliche Untersuchung durch diesen. In diesem Gespräch ist es wichtig klarzustellen, wie sich die Erektionsstörung äußert: Fehlt nur die Härte oder Prallheit (Rigidität) bei der Erektion, oder wird schon eine optimale Größenzunahme ohne Härte (Tumeszenz) nicht erreicht? Oder wird eine Rigidität zwar kurzfristig erreicht (Sekunden), fällt dann aber sofort wieder ab? Es sollte erwähnt werden, wie die Erektionen während des Schlafens und beim Wachwerden sind oder ob eine Verbesserung unter bestimmten Situationen (z. B. Urlaub oder Wochenende) oder mit verschiedenen Partnerinnen oder bei der Selbstbefriedigung auftritt. Eventuelle Erkrankungen, Operationen, Unfälle oder die Einnahme von Medikamenten sollten dem Arzt mitgeteilt werden. Der Arzt veranlaßt auch die nötigen Blutuntersuchungen. Um mögliche psychogene Verursachungen der Erektionsstörung abzuklären, wird ein für diese spezielle Problematik besonders geschulter Psychologe oder Psychiater in die Untersuchungen einbezogen.

Spezielle Untersuchungen

Die erste wichtige Basisuntersuchung, *CC-EMG* genannt, beurteilt die Nervenversorgung der Schwellkörper und die Funktion der kleinen Muskelzellen innerhalb der Schwellkörper; sie wird mit Hilfe zweier feinster Nadeln im Schwellkörper durchgeführt. Die Schwellkörper bestehen aus einer großen Zahl von kleinsten Muskeln. Dehnen sich diese Muskeln aus, so füllen sich deren Zwischenräume, und eine Erektion kommt zustande. Da diese Muskeln der eigentliche „Motor" der Erektion sind, ist diese Untersuchung außerordentlich wichtig. Was die Nervenversorgung des Penis betrifft, so kann diese beeinträchtigt sein, ohne daß andere Organe davon betroffen sind. Dies kann z. B. bei bestimmten Wirbelsäulenerkrankungen oder nach Operationen der Fall sein.

Einen orientierenden Überblick über die Durchblutungssituation (Bluteinstrom, Blutabstrom) des Penis und die Ausdehnungsfähigkeit der Schwellkörper selbst ermöglicht die sogenannte *SKAT-Testung*. Hierbei wird durch eine sehr feine Nadel ein Medikament in die Schwellkörper gespritzt. Die Reaktion auf diese und weitere Injektionen, die nicht oder nur gering schmerzhaft sind, hilft dem Arzt auch bei der Auswahl weiterer notwendiger Untersuchungen.

Gegebenenfalls wird diese Untersuchung vor und nach der Demonstration eines anregenden Videofilmes durchgeführt (Rigiscan-real-time-Messung). Als schwerwiegendste Nebenwirkung kann hier eine „verlängerte Erektion" auftreten, die über 4 Stunden anhält und die sofort mit einem Gegenmittel behandelt werden muß. Aus diesem Grund dürfen Sie unsere Klinik erst dann verlassen, wenn die nach der Einspritzung aufgetretene volle Rigidität für mindestens 30 Minuten abgeklungen ist. Sollte sie unerwarteterweise nach dem Verlassen der Klinik nochmals auftreten und über 4 Stunden anhalten, müssen Sie sofort und unverzüglich zu uns (über die Notfallaufnahme der MHH) zurückkommen!

Bei den meisten Patienten ist auch die Kenntnis der die Schwellkörper versorgenden Gefäße (Arterien) erforderlich; dies kann mit Hilfe einer Ultraschalluntersuchung der Gefäße *(Doppleruntersuchung)* geschehen.

Je nach Ausfall der vorgenannten Untersuchungen sind jetzt noch weitere Spezialuntersuchungen nötig. Zum Beispiel werden die Gefäße, die das Blut aus den Schwellkörpern abtransportieren (Venen), mittels einer *Cavernosometrie* (Druckmessung innerhalb des Schwellkörpers) genannten Untersuchung geprüft und auf Röntgenbildern dokumentiert *(Cavernosographie).* Eine weitere Untersuchungsmöglichkeit der Arterien besteht in der Röntgenuntersuchung dieser Gefäße *(Angiographie);* diese ist aber nur selten nötig. Darüber hinaus bestehen noch eine große Anzahl von weiteren Untersuchungen, die aber nur im Einzelfall durchgeführt werden.

Behandlungsmöglichkeiten

Grundsätzlich kann zwischen einer psychogenen und einer organogenen (körperlichen) Verursachung der Erektionsstörung unterschieden werden. In der Praxis überlappen sich diese Ursachen der Erektionsstörungen oft. Nach Einholung aller für Sie notwendigen Untersuchungen entscheidet Ihr Arzt, je nach den Ergebnissen dieser und nach Ihren eigenen Wünschen, welche Behandlungsmöglichkeiten für Sie in Frage kommen. Allen Therapieformen ist zu eigen, daß eine engmaschige Nachbetreuung von ihnen durch den behandelnden Arzt notwendig ist.

Die Behandlung von *psychogenen* Erektionsstörungen oder von überwiegend psychogen verursachten Störungen muß in Zusammenarbeit mit einem in diesem Krankheitsbild erfahrenen Psychologen, Psychotherapeuten oder Psychiater vorgenommen werden. In Abhängigkeit von der Art der psychogenen Ursachen, stehen verschiedene Behandlungsmöglichkeiten zur Verfügung.

Für die Behandlung *organisch* bedingter Erektionsstörungen stehen eine Vielzahl von Methoden zur Auswahl. Im folgenden sollen nur die wichtigsten wissenschaftlich untersuchten Therapiemöglichkeiten erwähnt werden.

Die Gabe von *Medikamenten* (orale Therapie) ist die älteste der Behandlungsmethoden von Erektionsstörungen. Diese Medikation ist nur von relativ geringen Nebenwirkungen begleitet; sie findet aber auch nur bei einem kleineren Teil der Patienten mit Erektionsstörungen Anwendung.

Bei der Schwellkörper-Autoinjektionstherapie *(SKAT)* wird vor dem Verkehr eine vorher genau festgelegte Menge eines Medikaments mittels einer sehr feinen Nadel in den Schwellkörper gespritzt. Diese Injektion führt dann zu einer vorübergehenden Versteifung der Schwellkörpers durch eine Erhöhung des Blutstromes in die Schwellkörper und eine Weitstellung der Schwellkörperräume. Diese Behandlung beinhaltet die Gefahr von verlängerten Erektionen (über 4 Stunden) mit möglicher Folge der endgültigen Schwellkörperschädigung sowie das Risiko von ausgedehnten Verhärtungen innerhalb der Schwellkörper. In einem solchen Falle müssen Sie uns nach höchstens 4 Stunden sofort aufsuchen, auch nachts, am Wochenende oder an Feiertagen! Ein großer Vorteil besteht darin, daß mit Absetzen dieser Behandlungsform bei der großen Mehrzahl der Patienten keine Veränderungen des Schwellkörpers zurückbleiben.

Die *wiederherstellende Chirurgie* an den Schwellkörpern hat die Wiedergewinnung der Erektionsfähigkeit durch eine Operation zum Ziel. Dies wird, je nach Befunden, durch eine erhöhte Blutzufuhr (ähnlich einer Herzbypassoperation) zu den Schwellkörpern, mit Hilfe eines zusätzlichen Gefäßes, erreicht. Bei anderen Patienten, bei denen der Abfluß aus den Schwellkörper zu ausgeprägt ist, können die abführenden Gefäße unterbunden werden (Venenligatur). Der große Vorteil dieser Behandlungsmethoden, die nur für einen relativ kleinen Teil der Patienten in Frage kommen, besteht in der Möglichkeit der Wiedererlangung der sponatanen Erektionsfähigkeit. Beide Operationen haben längerfristig eine relativ hohe Mißerfolgsrate.

Die *prothetische Versorgung* (Penisprothese) stellt die älteste und auch heute noch erfolgreiche Behandlung der organischen Erektionsstörung dar. Hierbei wird in beide Schwellkörper je ein der Form der Schwellkörper angepaßter Kunststoffstab bzw. -schlauch eingebracht, die zu einer Versteifung des Gliedes führen. Hier müssen sich der Patient, seine Partnerin und der behandelnde Arzt ausführlichst unterhalten, da diese Operation die Schwellkörper endgültig zerstört.

Die *Vakuumpumpe* wird ebenfalls schon Jahrzehnte angewendet, erfordert aber auch eine sich über Wochen erstreckende Einübung.

2.2
Sexualberatung und Sexualtherapie bei erektilen Dysfunktionen

U. Hartmann

Bei erektilen Dysfunktionen, die ganz oder überwiegend auf psychischen und/oder partnerschaftlichen Faktoren beruhen, ist die Sexualpsychotherapie die Behandlungsmethode der Wahl. Sie stellt – bei psychogenen Erektionsstörungen – eine der wenigen kausalen Therapiemöglichkeiten dar, über die wir im Bereich der Erektionsstörungen überhaupt verfügen. Für die Psychotherapie der gesamten sexuellen Funktionsstörungen hat sich der Begriff Sexualtherapie eingebürgert, mit dem ein Therapieansatz und ein Bündel an Therapietechniken bezeichnet werden, die maßgeblich auf der Pionierarbeit von Masters und Johnson beruhen [24], seitdem aber eine Reihe von Modifikationen und Ergänzungen erfahren haben [2, 12, 13, 27].

Mit der von Masters und Johnson entworfenen eklektischen Rezeptur waren bei den bis dahin als psychotherapeutisch kaum beeinflußbar geltenden sexuellen Funktionsstörungen erstmals gute Erfolgsquoten möglich. Da in der klinischen Praxis heute neben der Sexualtherapie weder die Verhaltenstherapie noch die Psychoanalyse als Monoverfahren nennenswerte Bedeutung haben, wird sich dieser Beitrag allein auf die Sexualtherapie konzentrieren.

2.2.1
Sexualberatung – Sexualtherapie

Keineswegs jeder Patient mit einer psychogenen Erektionsstörung benötigt eine intensivere Psychosexualtherapie, da sich weniger schwerwiegende Verursachungsfaktoren häufig bereits durch wenige Beratungsgespräche günstig beeinflussen lassen. Auf der anderen Seite zeigt die Erfahrung, daß praktisch jeder erektionsgestörte Mann, unabhängig von den Ursachen seiner Erektionsproblematik, von einer kompetenten Sexualberatung profitieren kann. Fast in jedem Fall führt eine wie auch immer verursachte erektile Dysfunktion reaktiv zu erheblichen intrapsychischen und partnerschaftlichen Belastungen, nicht selten sogar zu krankheitswertigen psychischen oder körperlichen Folgeproblemen. Diese für erektile Dysfunktionen so typische Verquickung von primären Ursachen und sekundären Auswirkungen läßt sich oftmals nicht durch eine somatische Behandlung allein auflösen.

So zeigen etwa die internationalen Erfahrungen mit der intrakavernösen Selbstinjektionstherapie, daß die mit dieser Methode mögliche zuverlässige Herstellung von Erektionen die durch die Erektionsstörung entstandenen Folgeprobleme (aber auch die zugrundeliegenden Konflikte) in vielen Fällen nicht auflösen konnte und es zu Behandlungsabbrüchen kam, da die letztlich von allen Patienten angestrebte sexuelle Zufriedenheit und Befriedigung sich nicht einstellte.

Es gibt somit gute Gründe, den Stellenwert der Sexualberatung im Behandlungsspektrum erektiler Dysfunktionen hoch anzusetzen. Dabei gibt es keine klare Grenzlinie zwischen Sexualberatung und -therapie, da in der Praxis die Übergänge fließend sind und von den individuellen Gegebenheiten des einzelnen Patienten abhängen. Keineswegs gerechtfertigt ist es, Sexualberatung als mehr oder minder wertbegrenzte Schlichtform der Sexualtherapie anzusehen, als Notbehelf, für dessen Ausübung es keine besonderen Regeln und keine speziellen Kompetenzen braucht. Demgegenüber hat Langer eindringlich darauf hingewiesen [17, 18], daß Sexualberatung genuines psychotherapeutisches Handeln ist und eine Reihe von Voraussetzungen seitens des Beraters beschrieben, die heute noch gültig sind.

Nach unseren eigenen Erfahrungen erfordert kompetente Sexualberatung ein hohes Maß an psychotherapeutischen Fertigkeiten, an Flexibilität und Einfallsreichtum und an den entsprechenden sexualmedizinischen Kenntnissen. Eine so verstandene Sexualberatung ist gleichsam eine verdichtete und sehr kompakte Form der Sexualtherapie und muß wie diese gelernt sein. Eine gute Beratung erfordert ein beträchtliches Maß an therapeutischem Geschick, Einfühlungsvermögen sowie an Kommunikations- und Überzeugungsfähigkeit, um in der zur Verfügung stehenden Zeit eine vertrauensvolle Beziehung herzustellen, die die Vermittlung von Informationen, das Ansprechen von Konflikten und ursächlichen Faktoren sowie vorgeschlagene korrigierende Verhaltensanleitungen in einer Weise möglich werden läßt, die von dem Patienten oder dem Paar auch akzeptiert und angenommen werden kann. Wir betonen diese Gesichtspunkte hier nicht, um interessierte und engagierte Kollegen von der Ausübung von Sexualberatung abzuschrecken, sondern um einige verzerrte Ansichten zu korrigieren.

Sexualberatung darf nicht verwechselt werden mit der Offenheit für psychosoziale Aspekte von Erektionsstörungen und deren adäquater Berücksichtigung in (primär somatisch orientierter) Diagnostik und Behandlung, deren Wichtigkeit wir immer wieder betont haben und die u. E. unerläßlich ist, um zu einer Therapie zu finden, die dem Patienten und seiner individuellen Problematik gerecht wird. Wer eine weitergehende Sexualberatung machen will, benötigt diese Grundeinstellung, eine Grundausbildung in Psychotherapie/Psychosomatik und nach Möglichkeit eine spezielle sexualmedizinische Weiterbildung (s. Kap. 3.2).

Die Praxis der Sexualberatung besteht im wesentlichen in einer Kombination der Vorgehensweisen, die wir im Kapitel über die psychologische Diagnostik – speziell zur Gestaltung des Erstgesprächs – beschrieben haben (s. unter 3.2), mit den Prinzipien der Sexualtherapie, denen wir uns jetzt zuwenden wollen.

2.2.2
Grundzüge der Sexualtherapie

Das wesentliche Merkmal der Sexualtherapie besteht in der Integration von systematisch aufgebauten, therapeutisch strukturierten und angeleiteten sexuellen Erfahrungen mit der psychotherapeutischen Bearbeitung der intrapsychischen und partnerschaftlichen Verursachungsdimensionen der sexuellen Störung. Sie verfolgt das psychotherapeutische Grundprinzip der Veränderung durch korrigierende emotionale Erlebnisse und setzt dafür neben einem variablen und flexiblen psychotherapeutischen „Standardinventar" ein bewährtes Repertoire von Interventionen und Verhaltensanleitungen ein.

Diese weithin populär gewordenen *sexualtherapeutischen Hausaufgaben* oder *Übungen* dienen als Katalysator der korrigierenden emotionalen Erfahrungen und erfüllen darüber hinaus vielfältige therapeutische Funktionen. So sollen sie dem Patienten(paar) einen neuen Zugang zu einem von Leistungsdruck, Verkrampfung und Versagensängsten befreiten, lustvoll-zärtlichen Umgang mit Körperlichkeit und Sexualität eröffnen und sind von eminenter Bedeutung für den diagnostischen und therapeutischen Prozeß, weil sie fast immer die entscheidende Dynamik der sexuellen Störung offenlegen und für die therapeutische Bearbeitung zugänglich machen. Durch die direkte körperliche Erfahrung wird die sexuelle Problematik mit ihren innerseelischen und paarbezogenen Dimensionen oft viel klarer und unmittelbarer für die Therapie verfügbar als durch jede noch so gründliche Anamnese oder verbale Intervention.

Wichtig ist jedoch, diese Übungen, die vom Patienten(paar) zwischen den Therapiesitzungen zu Hause durchgeführt werden, nicht schon mit der Sexualtherapie gleichzusetzen, wie es häufig in der Laienpresse und in Selbsthilfeanleitungen, bisweilen aber auch von Sexualtherapeuten selbst vertreten wurde. Der praktische Einsatz der Verhaltensanleitungen bei erektilen Dysfunktionen wird unten ausführlicher dargestellt.

Der Grundansatz der Sexualtherapie ist erfahrungsorientiert, zielgerichtet und zeitbegrenzt. Entsprechend dem Konzept von Kaplan [12, 13] werden – nach einer gründlichen Diagnostik und funktionalen Bedingungsanalyse (s. Kap. 3.2) – zunächst die Faktoren therapeutisch bearbeitet, die unmittelbar während des sexuellen Reaktionsablaufs zur Manifestation der sexuellen Störung führen. Fast immer sind dabei Versagensängste, negative Erwartungen, Leistungsdruck, ablenkende Gedanken, Selbstbeobachtung, ungünstige situative Bedingungen und destruktive Paarinteraktionen entscheidend beteiligt. Unmittelbar bedeutet dabei im übrigen keineswegs leichtgradig oder oberflächlich, sondern kennzeichnet lediglich den Umstand, daß diese Faktoren direkt pathogenetisch wirken, als Endglieder einer ganz verschieden langen Verursachungskette. Nur wenn es gelingt, die unmittelbar wirkenden Faktoren günstig zu beeinflussen, kann die sexuelle Problematik verbessert werden. Inwieweit dies möglich ist, ist abhängig von den intrapsychischen und/oder paardynamischen Konfikten, die der Sexualstörung zugrunde liegen, und – oft noch stärker – von der funktionalen Bedeutung des Symptoms für den Patienten selbst und die Partnerschaft.

Ein alter Leitsatz der Sexualtherapie besagt, daß nicht jede sexuelle Funktionsstörung auf derart tiefer liegenden Faktoren beruht, sondern daß es sexuelle Störungen gibt, die tatsächlich eher „oberflächlich" verursacht sind – wenn etwa nach einem einmaligen alkohol-, streß- oder krankheitsbedingten Rückgang der Erektion durch die oben aufgeführten Mechanismen eine Selbstverstärkung und Chronifizierung eintritt.

Die klinische Erfahrung zeigt allerdings, daß die meisten Männer mit einer derartigen Erfahrung mehr oder weniger leicht fertig werden, es zur Ausbildung einer Funktionsstörung also doch wieder nur kommt, wenn bestimmte Rahmenbedingungen existieren, die eine Störungsentstehung zulassen.

Diese simple Überlegung relativiert zwar die Annahme einer „oberflächlichen" Verursachung sexueller Störungen, doch es bleibt festzuhalten, daß tatsächlich eine erhebliche Bandbreite bezüglich der Verwurzelung bzw. der „Tiefe" der ursächlichen Faktoren existiert. Es ist ein großer Vorteil des sexualtherapeutischen Behandlungsformats, sich diesem Umstand flexibel anpassen zu können.

Diese flexible Anpassungsfähigkeit an die individuellen Gegebenheiten der Störung drückt sich in einem weiteren Leitsatz der Sexualtherapie aus, der besagt, daß grundsätzlich immer an den unmittelbar wirksamen pathogenetischen Faktoren angesetzt wird. Nur wenn die entsprechenden Interventionen und Behandlungsschritte nicht ausreichen bzw. auf Widerstände und Hemmnisse stoßen, die einer Symptomverbesserung im Wege stehen, muß mehr „in die Tiefe" gearbeitet werden. Inwieweit dies notwendig wird, läßt sich am Anfang einer Behandlung oft nicht abschätzen, ein Umstand, der vom Therapeuten ein waches Auge und weitreichende psychotherapeutische Kompetenzen erfordert, um mit dem sich oft – vor allem im *paartherapeutischen Setting* – dynamisch entwickelnden Therapiegeschehen umgehen zu können.

Das *Basisvorgehen* der Sexualtherapie in ihrer Kombination von verhaltensorientierten und aufdeckenden, konfliktbearbeitenden Elementen läßt sich schematisch so darstellen: Der Vorgabe einer für die individuelle Problematik angemessenen Verhaltensanleitung und ihrer praktischen Umsetzung folgt die Analyse der Erfahrungen des Paares bzw. des Patienten, in der die Hindernisse und unmittelbaren Ursachen der Störung fokussiert werden sollten. Der entscheidende (psycho)therapeutische Schritt besteht dann in der Hilfestellung bei der Modifizierung bzw. Reduzierung dieser Hindernisse, bevor die nächste Verhaltensanleitung gegeben werden kann. Von diesem Hauptweg zweigen zahlreiche Seitenwege ab, die u. U. spezifische Interventionen notwendig machen.

In der Praxis umfaßt die Sexualtherapie eine Reihe von *Wirkfaktoren*, darunter verhaltensmodifizierende Komponenten, die vor allem in den „Übungen" zur Anwendung kommen, ein gezieltes Einwirken auf Kommunikationsstrukturen, kognitive, edukative („aufklären" und Informationen geben), paartherapeutische und psychodynamische Elemente. Sexualtherapie lege artis ist jedoch alles andere als ein „Technikmix", sondern verwendet diese Komponenten gezielt und überlegt im Rahmen einer psychotherapeutischen Gesamtstrategie.

2.2.3
Sexualtherapeutische Praxis bei erektilen Dysfunktionen

Im folgenden sollen einige praktische Hinweise zum sexualtherapeutischen Vorgehen bei erektilen Dysfunktionen gegeben werden. Ein regelrechter Therapieleitfaden würde jedoch den gegebenen Rahmen deutlich sprengen und dürfte angesichts der Unterschiedlichkeit und Individualität der Patienten und ihrer Störungsbilder auch kaum zu erstellen sein. Es kann daher nur das Ziel sein, einige Punkte, die wir für besonders bedeutsam oder auch problematisch halten, hervorzuheben und zu illustrieren. Dabei stützen wir uns vorwiegend auf die eigenen langjährigen Erfahrungen.

Viele Anregungen verdanken wir aber auch den exzellenten Beiträgen von Althof [1], LoPiccolo [22] und Rosen et al. [27]. Dem Leser, der sich umfassender und systematischer informieren möchte, möchten wir auf die Bücher von Kaplan [14] und Arentewicz u. Schmidt [2] zur Sexualtherapie im allgemeinen sowie von Langer u. Hartmann [18] zum Vorgehen bei Erektionsstörungen im speziellen hinweisen.

Verändern durch Verstehen

Dieses Grundprinzip der Gesprächspsychotherapie [3] kennzeichnet nicht nur einen der mächtigsten Wirkmechanismen psychotherapeutischer Arbeit überhaupt, sondern ist für uns gerade auch in der Behandlung von Erektionsstörungen von eminenter Bedeutung. Zu häufig wird bei erektilen Dysfunktionen therapeutisch gehandelt, ohne daß die Störung in ihrer Ätiopathogenese, ihrer Geschichte, ihren Rahmenbedingungen, vor allem aber in ihrer funktionalen Bedeutung ausreichend verstanden wurde. Diese Tendenz finden wir bei der Anwendung somatischer Therapiemethoden, aber durchaus auch in der Sexualtherapie, wenn viel zu schnell zu einem „Standardvorgehen" gegriffen wird und zur Unzeit Verhaltensanleitungen gegeben werden.

Der Sog zur therapeutischen Umtriebigkeit entsteht dabei in der Regel durch eine zumeist unreflektierte, stillschweigende Koalition zwischen Patient und seinem (meist ebenfalls männlichen) Behandler, die sich darin einig sind, daß die Störung so rasch wie möglich beseitigt werden muß. Bei den in der Regel mit einer Erektionsstörung verbundenen erheblichen psychischen Belastungen erscheint es beiden in dieser Koalition geradezu absurd und quälerisch, funktionale oder gar *positive* Aspekte des Erektionsversagens zu betrachten und zu berücksichtigen. Der Handlungszwang, der durch die Existenz effektiver somatischer Methoden ohne Zweifel deutlich zugenommen hat, beraubt sich damit der Chance, die „Botschaft" der Störung zu verstehen und führt gerade deshalb oft nicht zum Erfolg, zumindest nicht zu einem dauerhaften.

Die hohe Rate von Behandlungsabbrüchen bei allen Therapiemethoden erektiler Dysfunktionen dürfte zu einem Gutteil darauf zurückzuführen sein, daß die stabilisierenden „Haltekräfte" der Störung nicht verstanden und nicht berücksichtigt wurden.

Vor diesem Hintergrund sollte die Maxime in der Sexualtherapie von Erektionsstörungen lauten: *Kein Verändern ohne Verstehen, aber häufig Verändern allein durch Verstehen.* Verstehen bedeutet dabei allerdings nicht in einem landläufigen Sinn „Verständnis haben", sondern kennzeichnet einen mitunter mühseligen und langwierigen Prozeß, in dem der Therapeut sich soweit als möglich in den inneren Bezugsrahmen des Patienten einfühlen muß, um die vielfältigen, komplex ineinander greifenden psychosozialen und psychosomatischen Aspekte der Störung zu erkennen. Wird es im therapeutischen Prozeß dann dem Patienten möglich, diese Aspekte für sich selbst zu entdecken und zu erfahren, so ist oft bereits ein entscheidender Schritt zur Symptomverbesserung getan. Ist die Störung in diesem Sinne verstanden, dann können andere Behandlungsmethoden – psychotherapeutische wie somatische – gezielt eingesetzt werden. So fallen etwa die sexualtherapeutischen Verhaltensanleitungen und Übungen dann auf einen viel fruchtbareren Boden und rufen deutlich weniger Widerstand beim Patienten hervor.

Es spricht also viel dafür, in der Sexualtherapie erektiler Dysfunktion nicht in einen raschen Aktionismus zu verfallen, der zwar kurzfristig Patient und Therapeut entlasten kann, da etwas zu „passieren" scheint, langfristig aber fast immer kontraproduktiv ist.

Funktionale Symptombedeutung

Das Verstehen ist das therapeutische Werkzeug, um die *funktionale Symptombedeutung* erkennen und berücksichtigen zu können. Obwohl daher beide Punkte nicht voneinander zu trennen sind, soll die funktionale Symtombedeutung wegen ihres enormen Stellenwertes für die Therapiepraxis hier noch einmal gesondert betrachtet werden.

Hinter diesem formal und technisch klingenden Begriff verbirgt sich ein gerade in der Therapie sexueller Störungen höchst bedeutsames und lebendiges Geschehen. Vor allem von den systemischen Therapierichtungen ist die Funktion von psychischen oder psychosomatischen Symptomen für die intrapsychische Balance einerseits und für interpersonale Beziehungen andererseits herausgestellt worden. Nach der Funktion oder dem „Sinn" eines auf den ersten Blick so störenden, negativen, keine Vorteile mit sich bringenden Symptoms wie der erektilen Dysfunktion zu fragen ist für viele Ärzte oder Therapeuten ungewohnt, fremd oder gar unsinnig.

Eine kleine Fallvignette soll verdeutlichen, daß eine solche Suchhaltung tatsächlich unverzichtbar ist.

Ein 35jähriger Patient wird aus der urologischen Sprechstunde zur psychologischen Abklärung angemeldet. Er kommt zum Gespräch ohne Aufforderung gemeinsam mit seiner etwa gleichaltrigen Ehefrau (was sehr selten ist), und es ist für beide selbstverständlich, daß das Gespräch zu dritt stattfindet. Der Patient berichtet, schon seit jeher labil in seiner Erektionsfähigkeit gewesen zu sein. So sei er leicht störbar, und häufiger sei es beim Verkehr zu einem Rückgang der Erektion gekommen. Sehr rasch sei er dann in einen Selbstverstärkungsmechanismus aus Versagensängsten und Vermeidungsverhalten geraten, aus dem er nur mühsam und mit Hilfe seiner Frau wieder herausgefunden habe. Seit einem Jahr nun hätten sich diese Probleme verstärkt und chronifiziert. Regelmäßig gehe während des Koitus seine Gliedsteife zurück, er könne jedoch mit einiger Anstrengung noch zum Orgasmus kommen. Die während des Vorspiels fast immer entstehende, wenn auch nicht harte und pralle Erektion würde inzwischen von beiden sehr rasch dazu „benutzt", wenigstens eine gewisse Zeit Geschlechtsverkehr ausüben zu können.

Der Patient erzählt sehr wortreich und scheinbar ohne Hemmungen, überspielt dabei aber merkbar eine Unsicherheit und ein Unbehagen. Die Ehefrau erscheint eher ernst und wortkarg, schildert dann aber sichtlich bewegt und engagiert ihr Erleben. Sie sei für ihre sexuelle Lust zwar nicht allein vom Koitus abhängig, doch habe dieser schon einen wichtigen, gerade auch emotionalen Stellenwert für sie. Sie genieße dabei vor allem das Gefühl des Ausgefülltseins vom steifen Penis ihres Mannes und spüre sofort, wenn dessen Erektion schwächer wird. Obwohl sie das nicht wolle, sei für sie die sexuelle Situation dann schlagartig beendet und sie müsse gegen die Enttäuschung ankämpfen. Inzwischen sei bei beiden schon eine Art „Negativprogrammierung" eingetreten, ein unverkrampftes Zusammensein sei kaum noch möglich. So, als wolle sie sich selbst „zur Ordnung rufen", betont sie dann aber nachdrücklich, daß dies alles nicht so schlimm sei, man könne sich ja anders behelfen, und Sexualität sei ja auch nicht das Wichtigste in einer Beziehung.

Im Gespräch wird deutlich, daß das zurückliegende Jahr für den Patienten von erheblichen beruflichen und krankheitsbedingten Belastungen geprägt war. Er habe sich selbständig gemacht und zuerst gar keine und danach zu viele Aufträge gehabt. Er habe unter ständig wiederkehrenden Sinusitiden gelitten, die in absehbarer Zeit eine Nasenoperation notwendig machen würden. Am schlimmsten sei aber eine sehr schmerzhafte Analfistel gewesen, die schlecht zu behandeln gewesen sei und ihn ein halbes Jahr gequält habe.

Hinzu kommt, daß das Paar in sehr beengten Verhältnissen lebt. Er hat sein „Büro" im Schlafzimmer, die 3 schulpflichtigen Kinder befinden sich direkt nebenan. Daher, so die Ehefrau, sei man fast nie ungestört; Sexualität könne höchstens am späten Abend stattfinden, wo sie dann aber meist zu müde sei. Im übrigen sei seine sexuelle Appetenz auch deutlich gesunken, und sie wolle ihn nicht mit ihrer Initiative unter Druck setzen.

Beide sind sich darin einig, daß seiner Problematik wahrscheinlich eine organische Ursache zugrunde liegt, vielleicht eine hormonelle Störung oder ein erhöhter venöser Abfluß. Beide betonen auch, daß sie sich durch sein Problem viel näher gekommen seien, sehr viel miteinander gesprochen haben und jetzt auch ohne Schwierigkeiten über Sexualität sprechen können. Die zum Abschluß des Gesprächs ausführlich vorgestellten Therapieoptionen werden von beiden eher verhalten oder ablehnend aufgenommen. Man sei sich einig, nicht „alles" mitmachen zu wollen.

Nicht immer wird die funktionale Bedeutung einer erektilen Dysfunktion so deutlich wie bei diesem Paar. Die Erektionsstörung hat beide eng zusammengeführt; er konnte sich so in einer für ihn sehr schwierigen und belastenden Zeit ihrer Zuneigung und Loyalität vergewissern. Es scheint eine neue und sehr stabile Balance hergestellt, und der für die Konfliktverarbeitung offenbar typische Ausdruck in körperlichen Symptomen spiegelt sich auch in der somatischen Erklärung der Störung wider, über die sich beide einig sind. Die Veränderungsmotivation erscheint bei beiden hochgradig ambivalent, die stabilisierende Funktion der Störung dagegen sehr ausgeprägt. Jeder Therapeut, der diese funktionale Konstellation nicht berücksichtigt, wird hier mit hoher Wahrscheinlichkeit Schiffbruch erleiden und am Widerstand des Paares scheitern.

Die Kasuistik verdeutlicht, daß die Beziehung von der Störung strukturiert wird und umgekehrt. In vielen Fällen ist das sexuelle Symptom entscheidend an der emotionalen Homöostase des Paares beteiligt, es bestimmt die Machtverhältnisse mit und regelt Nähe und Distanz. LoPiccolo [22] verweist darauf, daß die Bearbeitung der funktionalen Bedeutung der sexuellen Störung vom Therapeuten nicht nur den entsprechenden Durchblick, sondern auch viel Fingerspitzengefühl verlangt. Keinesfalls darf bei dem Patienten oder dem Paar der Eindruck entstehen, der Therapeut meine, die Störung werde irgendwie „absichtlich" herbeigeführt oder es bestehe ein aktives Interesse, daß die Störung nicht verschwindet.

Nur sehr behutsam und unter Betonung des im Vordergrund stehenden Leidensdrucks können die sekundären Auswirkungen der Störung und die konstruktiven Aspekte der Anpassung an sie thematisiert werden. Ähnlich wie beim „Verändern durch Verstehen" gilt auch hier: Erst wenn die funktionale Symptombedeutung zumindest in ihren Grundzügen durchschaut, die Störung gleichsam dechiffriert wurde, können Verhaltensanleitungen oder andere therapeutische Interventionen erfolgversprechend eingesetzt werden.

Paardynamik

Die zentrale Bedeutung der Paardynamik in der Sexualtherapie erektiler Dysfunktionen braucht heute, mehr als 25 Jahre nach Masters und Johnson, kaum noch besonders hervorgehoben zu werden. Wenngleich, anders als bei Masters und Johnson, nicht mehr in jedem Fall „das Paar als Patient" betrachtet wird, ist der Grundansatz der Sexualtherapie ein paardynamischer und das bevorzugte und am ehesten erfolgversprechende Setting die Paartherapie. An vielen erektilen Dysfunktionen sind paarbezogene Aspekte ursächlich beteiligt; zumindest durch ihre sekundären Auswirkungen nimmt aber auch jede Erektionsstörung Einfluß auf die Paardynamik, und zwar nicht nur im sexuellen Bereich. Da paardynamische Aspekte im Beitrag von Langer (s. Kap. 5.2) abgehandelt werden und einige Gesichtspunkte hier bereits angeklungen sind, können wir uns mit einem knappen Abriß begnügen.

Hat der erektionsgestörte Patient eine Partnerin und ist diese bereit, an der Behandlung mitzuwirken, so sollte eine Paartherapie durchgeführt werden. Ausnahmen von dieser Regel gibt es nur bei einigen Patienten mit primärer erektiler Dysfunktion. Primäre psychogene Erektionsstörungen beruhen häufig auf tief verwurzelten Ängsten, einer unsicheren Geschlechtsidentität, traumatischen biographischen Erfahrungen oder stehen im Zusammenhang mit sexuellen Deviationen. Diese Faktoren sind dem Patienten nicht bewußt oder werden vor der Partnerin verborgen. Für die psychisch labilen, nur mühsam seelisch ausbalancierten Männer wäre eine direkte Bearbeitung der Erektionsstörung, die psychodynamisch oft dem Schutz vor schwerwiegenderen psychischen Konflikten dient, im Rahmen einer Paartherapie eine Überforderung. In diesen Fällen raten wir erst zu einer Einzeltherapie, behalten die Ergänzung und Weiterführung der Behandlung durch ein paartherapeutisches Setting aber immer im Blick.

Die Praxis der Paartherapie bei sexuellen Funktionsstörungen wurde an anderer Stelle ausführlich beschrieben [2, 12, 14] und kann hier nicht im Detail dargestellt werden. Wir wollen uns daher auf einige Kernpunkte konzentrieren, die aus der Paardynamik und Paarinteraktion in die Sexualtherapie hinein spielen. Grundsätzlich muß bei jeder therapeutischen Intervention deren Auswirkung auf die Paardynamik oder, wie Althof [1] und Levine [19] es ausdrücken, das „sexuelle Equilibrium" des Paares mitbedacht und registriert werden. Ebenso wie die Störung selbst die Paarbalance strukturiert und ihrerseits von dieser geprägt wird, wird jede therapeutische Veränderung dieses sensible und komplexe Gleichgewicht beeinflussen.

Die bewußten und unbewußten Anteile und Interessen beider Partner können zu schwer einschätzbaren, überraschenden Konsequenzen führen, deren deutlichste die Symptomverschiebung von einem Partner auf den anderen ist. Dieses „hot potato syndrome" [1] kann dann so aussehen, daß die Partnerin, die bis dahin offensiv, drängend, und auf einwandfreien Erektionen bestehend auftrat, bei einer Symptomverbesserung ihres Partners „plötzlich" ihr sexuelles Begehren verliert. Dieser Prozeß kann in den unterschiedlichsten Gestalten auftreten und ist um so stärker, je mehr die Paardynamik von unbewußten Verclinchungen bzw. Kollusionen [31]geprägt ist. Doch auch bei weniger dramatischen Konstellationen gilt der Satz, daß jede Veränderung bei einem Partner eine Veränderung beim anderen Partner bewirkt.

Leiblum u. Rosen [20] haben aus ihren Erfahrungen in der Paartherapie die folgenden 4 Problembereiche der Paardynamik herausgefiltert, die sie regelmäßig mit der Entwicklung und Aufrechterhaltung der Erektionsstörung verknüpft sahen:

1. Status und Dominanz,
2. Intimität und Vertrauen,
3. sexuelle Attraktivität und sexuelles Verlangen,
4. sexuelle Skripts.

Diese Bereiche müssen in der Paartherapie besonders berücksichtigt und bearbeitet werden. Der Begriff „sexuelle Skripts" geht auf die Arbeit der Soziologen Gagnon u. Simon [4] zurück und bezeichnet die inneren Drehbücher, die unser sexuelles Verhalten und Erleben organisieren und bestimmen. Dieses Konzept ist auch in der therapeutischen Arbeit nützlich, für die Leiblum u. Rosen [20] eine Unterscheidung in die offenen und bewußten *Verhaltensskripts* und die eher verdeckten, nicht bewußten *kognitiven Skripts* vorschlagen. Letztere umfassen unsere sexuellen Einstellungen, Leitbilder, Ideale und unser „Phantasiemodell" von Sexualität. Diese Skripts können in einer Partnerschaft sehr ähnlich, aber auch sehr unterschiedlich sein, was gerade in der Sexualtherapie deutliche Auswirkungen hat.

Die sexuellen Skripts in einer sexuell gestörten Beziehung sind häufig rigide, unflexibel, gleichförmig und lassen nur wenige Befriedigungsmöglichkeiten zu. Oft läßt sich dies an den Einstellungen zu und am Umgang mit sexueller Stimulation ablesen. Das Konzept der inneren sexuellen Drehbücher kann vom Patientenpaar meist gut akzeptiert werden und bietet der Therapie einen fruchtbaren Rahmen, um nach destruktiven, aber auch förderlichen Aspekten der sexuellen Interaktion zu suchen.

Sexualtherapie versus Paartherapie

Die in der Literatur oder in der Weiterbildung häufig aufgeworfene Frage, wann bei einer sexuellen Störung doch eher eine nicht sexualbezogene Paartherapie angezeigt ist, stellt sich in der Praxis tatsächlich nur sehr selten. Der Verfasser erinnert sich in langjähriger Praxis an weniger als eine Handvoll Fälle, in denen allgemeine Paarkonflikte so eindeutig im Vordergrund standen und die sexuelle Problematik praktisch nur einen weiteren (wenn auch hervorragend geeigneten) Schauplatz für die Austragung dieser Konflikte darstellte. In diesen Fällen war ein therapeutischer „Einstieg" über die sexuelle Störung aufgrund der destruktiven Interaktionen und der völlig polarisierten Positionen der Partner unmöglich, und es wurde zunächst eine Paar-Psychotherapie empfohlen.

In der großen Mehrzahl der Fälle, bei denen sich eine enge, bezüglich ihrer Kausalität nicht mehr entwirrbare Verknüpfung von sexueller Störung und Paarkonflikten vorfindet, ist ein sexualtherapeutischer Ansatz durchaus lohnend. Unsere Erfahrungen stimmen mit denen Vandereyckens [30] überein, daß bei diesen Patienten ein sexualtherapeutischer Zugang sogar erfolgversprechender ist als ein allgemein paartherapeutischer. Folgt man dem hier vorgeschlagenen Vorgehen, bei dem verhaltensmodifizierende Interventionen auf der Basis eines Verstehens des Symptoms und dessen funktionaler Bedeutung gegeben werden, so wird die gezielte Behandlung der sexuellen Störung ohnehin die Paarkonflikte nicht ausblenden können, wird diese aber oft durch die Verbesserung der sexuellen Interaktion günstig beeinflussen.

Verhaltensanleitungen und Übungen

Nach den oben beschriebenen Leitlinien gibt es kein psychotherapeutisches Verändern ohne Verstehen, doch andererseits ist gerade bei sexuellen Funktionsstörungen wie erektilen Dysfunktionen dies allein nicht ausreichend. Um die Problematik wirkungsvoll zu verbessern, verfügt die Sexualtherapie über ein erprobtes Repertoire an erfahrungsorientierten, verhaltensmodifikatorischen Komponenten, die gleichsam ihr zweites Standbein bilden. Diese „Übungen", die in therapeutisch angeleiteten und strukturierten sinnlich-sexuellen Erfahrungen bestehen, werden heute meist nicht mehr als zeitlich und inhaltlich fest geschnürtes Standardpaket eingesetzt, sondern jeweils individuell bezüglich des Zeitpunktes ihres Einsatzes und ihrer therapeutischen Zielrichtung ausgewählt.

Während die Verhaltensanleitungen in der Anfangszeit der Sexualtherapie hauptsächlich als Mittel zum Abbau von Versagensängsten und Aufbau sexueller Fertigkeiten gesehen wurden, hat man später im Zuge einer erweiterten „Techniktheorie" der Sexualtherapie erkannt, daß das Funktionsspektrum der Übungen viel breiter ist und quasi den Rahmen für eine Fülle verschiedener psychotherapeutischer Intentionen abgeben kann [21, 29]. Im Kontext der Behandlung erektiler Dysfunktionen benennt Althof [1] die folgenden Ziele und Effekte der Übungen:

- Versagensängste bewältigen,
- Diagnose und Klärung der zugrundeliegenden Dynamik unterstützen,
- das vorliegende destruktive sexuelle System verändern,
- jeden Partner mit seinen Widerständen konfrontieren,
- die Angst des Paares vor körperlicher Intimität mildern,

- Mythen korrigieren und die Patienten bezüglich sexueller Funktion und Anatomie „aufklären",
- einem negativen Körperbild entgegensteuern,
- die Sensualität erhöhen.

In der eigenen Praxis werden die Verhaltensanleitungen primär zur Erreichung von 2 Hauptzielen der Therapie eingesetzt:

1. Reduzierung von Ängsten und negativen Kognitionen,
2. Maximierung sexueller Erregung.

Im Zuge der Erfahrungen, die der Patient mit den Übungen macht, können mangelnde sexuelle Fertigkeiten, verzerrte Vorstellungen, rigide Verhaltensskripts, ungünstige Paarinteraktionen, negative Erwartungen, innere Monologe und andere Dinge aufgedeckt, korrigiert und modifiziert werden. In der Therapie der Erektionsstörung werden zumeist die Sensualitätsübungen („sensate focus") und das absichtliche Zurückgehenlassen der Erektion eingesetzt. Die Sensate-focus-Übungen sollen von Versagensangst und Leistungsdruck entlasten, eingefahrene destruktive Interaktionszirkel unterbrechen und einen neuen Zugang zu körperlich-sinnlicher Erfahrung und (im zweiten Schritt) sexueller Erregung ermöglichen. Das Zurückgehenlassen der Erektion soll den Patienten bewußt erleben lassen, daß Erektionen „nichts weiter" als die genital-physiologische Manifestation sexueller Erregung sind, die sich einstellen, wenn die Rahmenbedingungen erfüllt sind und die sexuelle Stimulation ausreichend ist – natürlich unter der Voraussetzung, daß keine signifikanten organischen Faktoren dies unmöglich machen.

Die Erfahrung, daß Erektionen unter diesen Bedingungen kommen, bei einem Stop der Stimulation zurückgehen und bei einer erneuten Stimulation wiederkehren können, ist für beide Partner oft sehr wichtig, da sich im Gefolge einer Erektionsstörung oft ein destruktives Verhaltensmuster einstellt, bei dem – mit erheblicher Verkrampfung und mehr vom Willen als von der Lust inspiriert – jede sich noch einstellende Erektion sofort „ausgenutzt" wird. Die Übungen können hier zu einem neuen Vertrauen in die sexuelle Funktion und vor allem in die aktive Steuerung durch den Mann und seine Partnerin führen.

Ein weitere wichtige Erfahrung, die den Patienten anhand der Übungen verdeutlicht werden kann, ist die Notwendigkeit, „egoistisch" zu sein, d. h., sich neben der Befriedigung der Partnerin auch – und zeitweise sogar überwiegend – der eigenen Erregung und Lust zuzuwenden. Dabei geht es mitnichten um eine Rückkehr zur alten „Macho-Seeligkeit", die nur die eigene Befriedigung im Auge hatte, sondern um die Korrektur eines Verhaltens, das wir bei einer großen Zahl von Patienten vorfinden und das möglicherweise mit der Entstehung der Störung assoziiert ist, zumeist aber in deren Gefolge zu seiner vollen Ausprägung gekommen ist. Durch die eigene sexuelle Problematik gerät der Mann immer mehr in die Defensive und kompensiert dies, indem er sich mehr und mehr auf die Befriedigung der Partnerin konzentriert, die das meist aber nur eingeschränkt genießen kann, da sie spürt, daß es sich um ein reaktives Verhalten handelt.

Zilbergeld [32] betont nachdrücklich die Bedeutung, die das Erfüllen der individuellen sexuellen Rahmenbedingungen für jeden Mann haben und verweist darauf, daß viele Männer Schwierigkeiten damit haben, ihre Wünsche in persönliche Beziehungen einzubringen und zu erfüllen. Im Zuge einer erektilen Dysfunktion werden die Rahmenbedingungen zunehmend weniger erfüllt, woran die skizzierte Konzentration auf die Befriedigung der Partnerin einen nicht unerheblichen Anteil hat. In der Therapie müssen die notwendigen Rahmenbedingungen erkundet werden, und es muß erprobt werden, wie sie konkret in der sexuellen Situation realisiert werden können. Dabei wird der Patient angeleitet, auf sein eigenes Empfinden zu achten und zu registrieren, wann z. B. Ängste, negative Gedanken oder Ablenkungen auftreten. „Egoistisch" sein in diesem Sinn bedeutet auch, die Verantwortung für die eigene Erregung zu übernehmen und diese mit Hilfe der Partnerin zu optimieren.

Grenzen und Probleme der Übungen

Nach einer anfänglich euphorischen Phase in ihrer Frühzeit ist die Sexualtherapie seit den 8oer Jahren viel bescheidener geworden, was gerade auch die Effektivität und universelle Einsetzbarkeit der Übungen betrifft. Die sexuellen Störungen scheinen insgesamt komplexer geworden zu sein und bei den sehr häufigen Appetenzproblemen lassen sich die Übungen oft gar nicht einsetzen.

Doch auch bei den Erektionsstörungen gibt es einige Punkte zu beachten, auf die insbesondere LoPiccolo [22] hinweist. Er hat bei seinen erektionsgestörten Patienten gerade bei den Sensualitätsübungen die Erfahrung gemacht, daß es zu paradoxen Reaktionen im Sinne einer „Meta-Versagensangst" kommen kann, wenn die Patienten in einer entspannten, sinnlichen, erotischen Situation, wo sich doch „eigentlich" eine Erektion einstellen müßte, in Selbstbeobachtung und Erwartungsdruck geraten. Die wirkliche Intention dieser Übungen wird so ins Gegenteil gekehrt, was demoralisierend wirken und sehr ungünstige Langzeitauswirkungen haben kann.

Ein zweiter Grund, der die Anwendung der Übungen bei erektilen Dysfunktionen problematisch machen kann, ist die in der Praxis (auch in der sexualtherapeutischen) so häufig vorkommende Kombination von psychischen und somatischen Verursachungsfaktoren. Bei diesen oft älteren Männern reicht es nicht aus, mit Hilfe der Übungen Ängste zu reduzieren und eine entspannte Situation zu schaffen, da es durch den Wegfall der hemmenden Faktoren allein nicht zu einer Erektion kommt. Vielmehr muß diesen Männern vermittelt werden, daß sie gezielte, direkte genitale Stimulation benötigen und wie sie diese bekommen können. Dazu bedarf es häufig erheblicher Einstellungsänderungen, da dies gerade bei Männern, die zeitlebens ein quasi „automatisches" Funktionieren gewohnt waren, im eigenen sexuellen Verhaltensmuster (und dem der Partnerinnen) nicht vorgesehen ist. Ein wichtiger therapeutischer Schritt ist der Aufbau und Ausbau von gegenseitigen Stimulationstechniken, die auch ohne einen steifen Penis Erregung und Befriedigung bringen können. Die Akzeptanz solcher Techniken, und zwar als Ergänzung, nicht als Ersatz oder Notbehelf, ist nach unserer Erfahrung ein bedeutsamer Prädiktor für einen Therapieerfolg.

Angesichts der beschriebenen Grenzen und Probleme der Verhaltensanleitungen und Übungen plädieren verschiedene Autoren für eine stärkere Berücksichtigung kognitiver Aspekte und Techniken in der Sexualtherapie [27, 32]. Rosen et al. führen eine Reihe „kognitiver Irrtümer" auf, die sie bei erektionsgestörten Patienten oft vorgefunden haben [27], die u. E. aber nichts Neues bringen und in der sexualtherapeutischen Praxis seit langem bekannt sind. Wir haben darauf hingewiesen, daß es in jeder Therapie darum geht, die innere Welt, das innere Erleben des Patienten inklusive seiner „Skripts" zu erfassen. Dazu gehören natürlich auch die Kognitionen, die aber mit Emotionen und Affekten so eng verknüpft sind, daß eine isolierte Betrachtung wenig sinnvoll erscheint. Ähnlich wie Althof [1] halten wir die emotionalen und Beziehungsfaktoren im Zweifelsfall für ätiopathogentisch und therapeutisch bedeutsamer.

Nützlicher erscheint uns ein anderer Hinweis von Rosen et al. [27], in dem die Bedeutung eines „Rückfall-Vermeidungs-Trainings" im Rahmen der Sexualtherapie betont wird. Im Sinne eines Selbstmanagmentansatzes [11] sollten dem Patienten Mechanismen vermittelt werden, mit deren Hilfe er selbst es schaffen kann, sich vor einem Rückfall in destruktive Verhaltensweisen und Ängste zu bewahren. Mit diesem interessanten Ansatz sollten in der Zukunft weitere, systematische Erfahrungen gemacht werden.

Kombination mit somatischen Therapiemethoden

Die Kombination sexualtherapeutischen Vorgehens mit somatischen Therapieoptionen entspricht dem psychosomatischen Charakter erektiler Dysfunktionen, dürfte in vielen Fällen weniger invasive somatische Interventionen notwendig machen, könnte die Sexualtherapie verkürzen und die Prognose aller Behandlungsansätze verbessern – und wird in der Praxis doch kaum angewendet. Wir haben seit etlichen Jahren auf die Möglichkeiten und die Notwendigkeit eines kombinierten Vorgehens hingewiesen, entsprechende Ansätze in der Praxis erprobt und über unsere Ergebnisse und Erfahrungen berichtet [8, 15, 16, 18]. Die Gründe dafür, daß kombinierte Ansätze auch international ein Schattendasein fristen [28], sind vielfältig und offenbar nur schwer zu verändern. Da eine ausführlichere Darstellung den hier vorgegebenen Rahmen übersteigen würde, sei der Leser, der sich für Möglichkeiten und Probleme eines integrativen Ansatzes interessiert, auf die angegebenen Publikationen verwiesen.

An dieser Stelle wollen wir uns auf einige Aspekte beschränken, die aus der *Perspektive der Sexualtherapie* von praktischer Bedeutung sind. Bei aller Kritik an einer vorschnellen und unüberlegten Anwendung der in der Mehrzahl invasiven somatischen Methoden haben wir immer auch für eine Prüfung der Möglichkeiten dieser Behandlungsoptionen im Hinblick auf eine integrative Therapie plädiert [6–8]. Im Rahmen unserer gemeinsamen urologisch-psychologischen Sprechstunde besteht die Aufgabe meist darin, den Patienten, die in der Mehrzahl von einer körperlichen Verursachung ihrer Problematik überzeugt sind, psychische oder paarbezogene Gesichtspunkte nahezubringen und sie von den Chancen einer Sexualberatung oder Sexualtherapie zu überzeugen. Dies gelingt nur oder doch sehr viel besser, wenn der Sexualberater bzw. Sexualtherapeut über die Vor- und Nachteile der medizinischen Behandlungsoptionen gut informiert ist, diese mit dem Patienten erörtert und seine Bereitschaft signalisiert, bestimmte Methoden – wenn die Untersuchungsbefunde es sinnvoll erscheinen lassen und der Patient es wünscht – zu erproben.

Kann der Therapeut dem Patienten vermitteln, daß es nicht darum geht, ihm bestimmte somatische Optionen wie die Selbstinjektionen „vorzuenthalten", sondern daß er deren Möglichkeiten und Grenzen gerade auch im Hinblick auf die Paarbeziehung gemeinsam ausloten möchte, dann gelingt vielfach der Aufbau eines tragfähigen Arbeitsbündnisses, das auch die Bearbeitung psychischer und partnerschaftlicher Probleme ermöglicht. Der Sexualtherapeut kann so mit einem integrativen Vorgehen Patienten „erreichen", die er mit einem rein psychotherapeutischen Ansatz nicht erreichen würde, was im übrigen keineswegs mit einer Verleugnung der psychotherapeutischen Identität und der Hauptziele der Sexualtherapie zu verwechseln ist. Viele Patienten, mit denen wir zum Teil intensiv und langfristig psychotherapeutisch gearbeitet haben, kamen quasi auf der „somatischen Schiene" zu uns und waren für psychologische Aspekte erst zu gewinnen, nachdem sie gründlich somatisch untersucht worden waren, alle medizinischen Optionen genau besprochen wurden und sie vielleicht sogar die Schwellkörperinjektionen einmal ausprobiert hatten.

Wir haben darauf hingewiesen, daß wir es für ein legitimes und selbstverständliches Therapieprinzip halten, daß der Therapeut sich zunächst mit den Zielen des Patienten verbünden und seinen initialen Bezugsrahmen akzeptieren muß, um eine tragfähige Beziehung aufzubauen [8]. Erst dadurch öffnet sich oftmals die Aufnahmebereitschaft des Patienten für therapeutische Interventionen, die die ursprünglichen Ziele und Vorstellungen dann modifizieren können. Weder die Sexualtherapie noch die somatischen Therapien sollten den Patienten in das Prokrustesbett ihrer Erklärungsmodelle und Vorgehensweisen pressen, sondern in einem „joint venture", in einem gemeinsamen und offenen Kurs, wie auch Lue [23] es mit seinem „Patient's goal directed approach" versucht, eine Verbesserung der Problematik anstreben.

2.2.4
Prognostische Faktoren und Effektivität der Sexualtherapie

Wir wollen abschließend einen kurzen Blick auf die vorhandenen Daten zur Effizienz der Sexualtherapie und zu den prognostischen Kriterien werfen. Entgegen der in der Literatur [z. B. 26] mitunter vertretenen Ansicht, daß keine verläßlichen Kontrollstudien zur Sexualtherapie vorliegen, verfügen wir sehr wohl über eine Reihe von Untersuchungen, in denen Effizienz und prognostische Kriterien dieses Ansatzes unter die Lupe genommen wurden.

In der Pionierarbeit von Masters und Johnson selbst lagen die Erfolgsquoten bei 69 % für sekundäre und bei 59 % für primäre Erektionsstörungen [24]. Die Resultate der großen Hamburger Untersuchung zur Sexualtherapie, die in der zweiten Hälfte der 70er Jahre durchgeführt wurde, sind bei den erektilen Dysfunktionen mit 79 % signifikanten Verbesserungen ebenfalls sehr gut und nach Therapieende relativ stabil [2]. In einer Untersuchung von Hawton u. Catalan [9] lag die Erfolgsquote bei 68 % und war ebenfalls katamnestisch recht stabil, und in einer weiteren Studie vonHawton et al. [10] an 36 Paaren war die Besserungsquote mit 69% sehr ähnlich und lag 3 Monate nach Therapieende noch bei 56%, wobei allerdings nicht alle Paare nachverfolgt werden konnten.

Gerade der Brite Hawton hat mit seinen methodisch anspruchsvollen Studien wichtige Ergebnisse zur Effektivität und zu den Prognosekriterien der Sexualtherapie geliefert. Aus seinen statistischen Auswertungen ergaben sich die folgenden prognostischen Faktoren für einen Therapieerfolg:

- der sozioökonomische Status,
- die Qualität der Paarbeziehung,
- das sexuelle Interesse der Partnerin,
- eine frühe Mitarbeit an der Therapie.

Die Erfolgsaussichten für das klassische sexualtherapeutische Vorgehen sind demnach am günstigsten bei einem höheren sozioökonomischen Status, bei einer basal guten und tragfähigen Partnerbeziehung, wenn bei der Frau ein eigenmotiviertes sexuelles Interesse vorhanden ist und es beiden Partnern möglich ist, sich frühzeitig (nach 4–5 Sitzungen) auf den therapeutischen Prozeß einzulassen.

Diese Kriterien stimmen mit unseren eigenen Erfahrungen recht gut überein und sind im übrigen den Faktoren, die wir bei der Anwendung somatischer Therapieverfahren errechnet haben [7], nicht unähnlich. Festzuhalten bleibt, daß – auch nach der Übersichtsarbeit von Mohr u. Beutler [25] – ca. 2 Drittel der sexualtherapeutisch behandelten erektionsgestörten Männer signifikante Verbesserungen der Symptomatik am Therapieende zeigen, die katamnestisch zumindest in einem mittleren Zeitraum (bis zu einem Jahr) recht stabil sind. Bemerkenswert ist dabei noch, daß die Sexualtherapie die sexuelle Zufriedenheit langfristig zu verbessern scheint, selbst wenn die sexuelle Funktionsfähigkeit sich wieder leicht verschlechtert. Dies mag darauf hindeuten, daß es der Sexualtherapie gelingt, sexuelle Verhaltensmuster und Skripts dauerhaft zu verändern und so vielleicht in einer Reihe von Fällen einen Rückfall zu vermeiden.

Auch in der großen Psychotherapieevaluation von Grawe et al. [5] wird der Sexualtherapie eine recht gute, aber ausgesprochen differentielle Wirksamkeit bescheinigt. Dies korrespondiert mit den beschriebenen Prognosekriterien und zeigt, daß die Sexualtherapie bei einem Teil der Patienten sehr gute, bei einem anderen Teil aber nur unbefriedigende Effekte hat.

Für die Praxis der Sexualtherapie folgt daraus, daß es zukünftig darum gehen wird, auf der Basis des bewährten und effektiven Vorgehens flexibel und unvoreingenommen Strategien für die bislang nur schwer erreichbaren Patienten zu entwickeln. Gerade für diese älteren Patienten, bei denen somatische Störungsursachen die erektile Dysfunktion mitbestimmen und das sexualtherapeutische Vorgehen komplizieren, dürfte eine weitere Erprobung integrativer Ansätze sehr lohnend sein.

LITERATUR

1. Althof SE (1989) Psychogenic impotence: treatment of men and couples. In: Leiblum SR, Rosen RC (eds) Principles and practice of sex therapy: Update for the 1990's. Guilford, New York

2. Arentewicz G; Schmidt G (Hrsg) (1993) Sexuell gestörte Beziehungen, 3. Aufl. Enke, Stuttgart

3. Biermann-Ratjen EM, Eckert J, Schwartz HJ (1979) Gesprächspsychotherapie. Kohlhammer, Stuttgart

4. Gagon JH, Simon W (1973) Sexual conduct. Aldine, Chicago

5. Grawe K et al. (1993) Psychotherapie im Wandel. Hogrefe, Göttingen

6. Hartmann U (1992) Quo vadis, Sexualtherapie? Die Medizinalisierung sexueller Störungen und ihre Konsequenzen. In: ProFamilia (Hrsg) Zwischen Lust und Unlust: Unsicherheiten mit dem Sexuellen. ProFamilia, Frankfurt/M

7. Hartmann U (1994) Diagnostik und Therapie der erektilen Dysfunktion. Theoretische Grundlagen und Praxisempfehlungen aus einer multidisziplinären Spezialsprechstunde. Lang, Frankfurt/M

8. Hartmann U (1995) Die kombinierte psycho-somatische Behandlung erektiler Dysfunktionen. Psycho 21:651–657

9. Hawton K, Catalan J (1986) Prognostic factors in sex therapy. Behav Res Ther 24:377–385

10. Hawton K, Catalan J, Fagg J (1992) Sex therapy for erectile dysfunction: characteristics of couples, treatment outcome, and prognostic factors. Arch Sexual Behav 21: 161–175

11. Kanfer FH, Reinecker H, Schmelzer D (1996) Selbstmanagment-Therapie, 2. Aufl. Springer, Berlin Heidelberg New York Tokyo

12. Kaplan HS (1974) The new sex therapy. Brunner/Mazel, New York

13. Kaplan HS (1979) Disorders of sexual desire. Simon & Schuster, New York

14. Kaplan HS (1995) Sexualtherapie. Ein bewährter Weg für die Praxis, 4. Aufl. Enke, Stuttgart

15. Langer D (1988) Erektionssprechstunde für Soma und Psyche Sexualmedizin 17:672–676

16. Langer D (1988) Ein integriertes Konzept zur Behandlung von Erektionsstörungen. Niedersächsisches Ärztebl 7

17. Langer D (1989) Sexualberatung ist Psychotherapie! Sexualmedizin 18:520–524

18. Langer D, Hartmann U (1992) Psychosomatik der Impotenz. Enke, Stuttgart

19. Levine SB (1992) Sexual life. A clinician's guide. Plenum, New York

20. Leiblum SR, Rosen RC (1991) Couples therapy for erectile disorders: conceptual and clinical considerations. J Sex Marit Ther 17:147–159

21. Linsenhoff A (1990) „Übungen" in der Psychotherapie sexueller Funktionsstörungen. Z Sexualforschung 3:231–241

22. LoPiccolo J (1991) Post-modern sex therapy for erectile failure. Nordisk Sexol 9:205–225

23. Lue TF (1993) Erectile dysfunction: problems and challenges. J Urol 149:1256–1257

24. Masters WH, Johnson VE (1970) Human sexual inadequacy. Little & Brown, Boston (Deutsch: Impotenz und Anorgasmie. Goverts, Frankfurt/M 1973)

25. Mohr DC, Beutler LE (1990) Erectile dysfunction: a review of diagnostic and treatment procedures Clin Psychol Rev 10:894–896

26. National Institutes of Health (1992) Consensus Development Conference Statement on Impotence. NIH, Bethesda

27. Rosen RC, Leiblum SR, Spector IP (1994) Psychologically based treatment for male erectile disorder: a cognitive-interpersonal model. J Sex Marit Ther 20:67–85

28. Rosen RC, Leiblum SR (1995) Treatment of sexual disorders in the 1990s: an integrated approach. J Consult Clin Psychol 63:877–890

29. Schmidt G (1996) Paartherapie bei sexuellen Funktionsstörungen. In: Sigusch V (Hrsg) Sexuelle Störungen und ihre Behandlung. Thieme, Stuttgart

30. Vandereycken W (1996) Verhaltenstherapie bei sexuellen Funktionsstörungen. In: Meermann R, Vandereycken W (Hrsg) Verhaltenstherapeutische Psychosomatik, 2. Aufl. Schattauer, Stuttgart

31. Willi J (1975) Die Zweierbeziehung. Rowohlt, Reinbek

32. Zilbergeld B (1994) Die neue Sexualität der Männer. DGVT, Tübingen

2.3
Orale pharmakologische Therapieoptionen

C. G. STIEF und K. HÖFNER

Eine oral verfügbare Medikation zur Therapie der erektilen Dysfunktion ist nach Berichten aus der Literatur und Erfahrungen mit unseren eigenen Patienten für die meisten Betroffenen die bevorzugte Behandlungsalternative. Im Vergleich zu anderen Verfahren ist dieser Methode zu eigen, da? die Spontanität der Sexualität nicht beeinträchtigt und diese Therapie der Partnerin nicht notwendigerweise offenbar wird (wie z. B. bei SKAT oder bei Anwendung eines Vakuumsystems). Des weiteren erscheinen mögliche Nebenwirkungen wie Hypotonie oder eine verstopfte Nase vielen Patienten eher akzeptabel als eine prolongierte Erektion oder eine kavernöse Fibrose mit konsekutiver peniler Deviation nach SKAT.

Zwar stehen mit der rekonstruktiven Chirurgie und der prothetischen Versorgung grundsätzlich Methoden zur Verfügung, die ebenfalls eine spontane Sexualität ermöglichen, doch sollten diese Optionen aufgrund ihrer wesentlich höheren Invasivität und ihrer unsicheren Erfolgsaussichten (rekonstruktive Chirurgie) bzw. der irreversiblen Zerstörung des kavernösen Gewebes (Prothese) nur noch sehr selektiv eingesetzt werden.

Grundsätzlich können orale Wirkstoffe zur Behandlung der erektilen Dysfunktion zum heutigen Zeitpunkt je nach Wirkmechanismus in 2 unterschiedliche Gruppen eingeteilt werden (s. Übersicht). Auf der einen Seite finden sich Substanzen mit zentralem Angriffspunkt wie z. B. Yohimbin, Apomorphin, Trazodon oder neuere Serotoninwiederaufnahme-Hemmer, auf der anderen Seite Medikamente mit peripheren Effekten wie Phentolamin oder Sildenafil (diesem kommt wohl auch eine zentrale Wirkung zu).

Übersicht 1

Angriffspunkte oral wirksamer Substanzen

- Zentraler Mechanismus
  - Yohimbin (α_2-Rezeptoren-Blocker)
  - Apomorphin (Dopaminrezeptoragonist sowie Wirkung an μ-, δ- und κ-Rezeptoren)
  - Trazodon (Antidepressivum, Serotoninwiederaufnahme-Hemmer)

- Peripherer Mechanismus
  - Phentolamin (nichtselektiver α-Rezeptoren-Blocker) Sildenafil (Phosphodiesterase-Isoenzym-V-Inhibitor)

2.3.1
Zentral wirkende Medikamente

Yohimbin

Yohimbin (Yohimbin „Spiegel" oder „Yocon") ist die zum jetzigen Zeitpunkt einzige zugelassene oral wirksame Substanz zur Therapie der erektilen Dysfunktion. Da die Registrierung dieses Wirkstoffs noch mit Dokumentationsmaterial erfolgte, das heutigen Zulassungskriterien nicht mehr genügt, muß nun, wie bei vielen anderen Medikamenten, eine Nachzulassung mit heute als Standard akzeptierten Studien erfolgen; diese werden in Kürze abgeschlossen sein. Fallen diese prospektiven, plazebokontrollierten Untersuchungen positiv aus, so wird Yohimbin auch weiterhin in der oralen Therapie der erektilen Dysfunktion zur Verfügung stehen.

Yohimbin wurde aus der Rinde eines in Zentralafrika beheimateten Baumes (Corynanthe yohimbe K. Schum) isoliert, der auch heute noch als Ausgangsmaterial zur Herstellung des Medikaments Yohimbin-HCl) dient. In der Literatur finden sich doppelblind angelegte, plazebokontrollierte Studien bezüglich der Wirksamkeit der Substanz bei erektiler Dysfunktion [6, 8, 9, 11 13]. In diesen Arbeiten sowie bei unseren eigenen Patienten [3] zeigte sich, daß die Indikationsstellung zur Yohimbintherapie ausschlaggebend für den Erfolg ist: Während die Gabe bei nichtselektionierten Patienten nur in einem marginalen Prozentsatz zu einer signifikanten Verbesserung der erektilen Antwort führte, wurden bei Patienten mit überwiegend psychogen oder grenzwertigen organogenen Befunden zufriedenstellende Ergebnisse erzielt.

An Nebenwirkungen wurden haupsächlich eher gering einzustufende Phänomene beobachtet, wie z.B. Unruhe verschiedenen Ausmaßes, Händezittern, verstopfte Nase und Schlafstörungen. Während in der Literatur gelegentlich über Blutdruckerhöhungen nach Yohimbin berichtet wurde, zeigen unsere eigenen Erfahrungen das Gegenteil, nämlich eine Senkung des Blutdrucks. Da hier offensichtlich ein abschließendes Urteil nicht möglich ist, sollte bei Nachsorgeterminen eine Kontrolle des Blutdrucks vorgenommen werden; diese Termine sind bei gefährdeten Patienten entsprechend eng zu wählen.

Bei Abwesenheit von Nebenwirkungen hat sich folgende Dosierung als empfehlenswert herausgestellt: Während der ersten 3 Einnahmetage werden 3mal 5 mg verordnet, die dann auf 3mal 10 mg Erhaltungsdosis gesteigert werden. Dem Patienten sollte von vornherein mitgeteilt werden, daß ein Wirkungseintritt üblicherweise erst nach ca. 14 Tagen eintritt und die Einnahme mindestens über 6 Wochen erfolgen sollte.

Apomorphin

Apomorphin wirkt als Dopaminrezeptoragonist sowie an μ, δ- und κ-Rezeptoren des zentralen Nervensystems. Heaton et al. [4] beobachteten bei der Gabe von 4 und 6 mg Apomorphin in einer sublingual applizierbaren Form, daß ein positiver Effekt auf das Erektionsvermögen in einer Dosierung zu beobachten war, bei der bei einem Großteil der Patienten noch keine Emesis auftrat. Bei Patienten mit wahrscheinlich psychogener erektiler Dysfunktion wurde von einer GV-fähigen Erektion unter Rigiscankontrolle oder häuslichen Bedingungen nach Apomorphin in über 70 % der der Fälle berichtet [4].

Obwohl der Wirkmechansimus attraktiv erscheint und diese ersten Ergebnisse einen positiven Trend aufzeigen, muß bei einer Plazeborate von ca. 40 % und insgesamt erst relativ wenigen Patienten noch eine gößere Studie, auch an organogen erkrankten Patienten, abgewartet werden, bevor das Potential dieser Substanz abgeschätzt werden kann.

Trazodon

Trazodon ist ein Triazolpyridin mit u. a. Serotoninwiederaufnahme-Hemmerwirkung und erfährt als Antidepressivum weite klinische Anwendung. In dieser Indikation sind in der Literatur als Nebenwirkung häufig über eine erhöhte erektile Aktivität sowie prolongierte Erektionen berichtet worden [10]. In einer prospektiven, plazebokontrollierten Untersuchung an Patienten mit erektiler Dysfunktion konnte aber kein besserer Therapieeffekt als Plazebo beobachtet werden [5], so daß ein Einsatz in dieser Indikation (außerhalb kontrollierter Studien) z. Z. nicht befürwortet werden kann.

Phentolamin

Phentolamin ist ein nichtselektiver α-Rezeptoren-Blocker, der seit mehreren Dekaden in verschiedenen Indikationen Anwendung findet. Zorgniotti, Gwinup und Wagner berichteten von jeweils verschiedenen Studien, in denen sublingual verabreichtes Phentolamin zu einer signifikanten Verbesserung des Erektionsvermögens führte. In einer prospektiven, plazebokontrollierten Studie konnten auch wir in unserem Zentrum bei 40 Patienten mit organogener erektiler Dysfunktion eine signifikante Verbesserung des Erektionsvermögens nach Einmalgabe von schnell resorbierbarem Phentolamin feststellen [12], während die Ergebnisse der Gesamtstudie (n = 177) nicht signifikant unterschiedlich zu Plazebo waren [7]. Hier bleibt abzuwarten, was weitere z. Z. laufende Studien in Amerika ergeben. Grundsätzlich wäre (wenn sie sich als wirksam erweist) eine weitere orale Therapieoption mit einer Substanz, die eine große Arzneimittelsicherheit am Menschen schon über Jahrzehnte bewiesen hat, zu begrüßen.

Sildenafil

Sildenafil ist ein selektiver Inhibitor der Phosphodiesterase V, eines intrazellulären Enzyms, das die zyklischen Nukleotide cAMP und (vor allem) cGMP abbaut. Durch die Hemmung dieser Phosphodiesterase (PDE) kommt es zu einem Anstieg der intrazellulären Botenstoffe, der dann über eine komplexe Kaskade zur Relaxation der glatten Muskelzelle führt (Abb. 2.1).

Erste Ergebnisse [1, 2] zeigten eine starke Wirksamkeit von oral verabreichtem Sildenafil bei Patienten mit psychogener erektiler Dysfunktion. Grundsätzlich ist der Wirkmechanismus von Sildenafil attraktiv, wenn auch erste eupho-

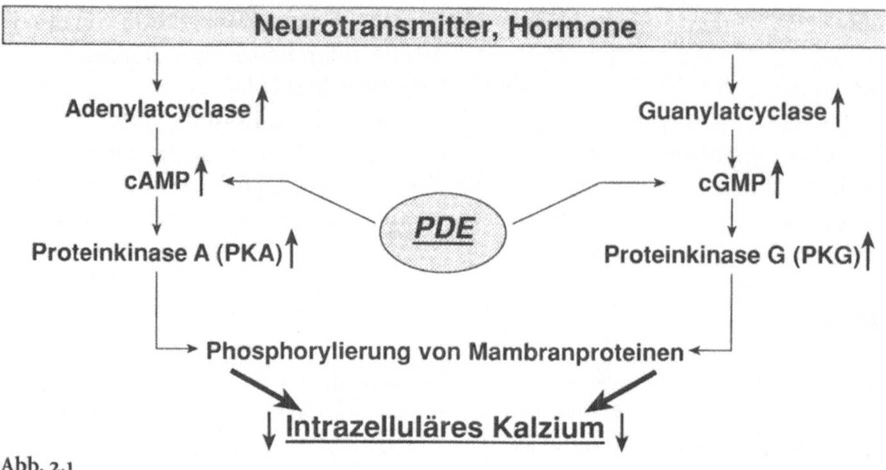

Abb. 2.1

rische Ansprechraten von 88 % weit überhöht erscheinen. Des weiteren ist aufgrund des Vorkommens der PDE V im Gehirn eine zusätzliche zentrale Komponente von Sildenafil zu postulieren.

Insgesamt deuten die z. Z. zur Verfügung stehenden Daten aus kontrollierten Studien darauf hin, daß mit diesem Wirkmechanismus eine attraktive Therapieoption zur Behandlung der erektilen Dysfunktion zur Verfügung stehen wird.

LITERATUR

1. Boolell M, Allen MJ, Ballard SA et al. (1996) Sildenafil: An orally active type 5 cyclic GMP-specific phosphodiesterase inhibitor for the treatment of penile erectile dysfunction. IJIR 8:47–52
2. Gingell CJC, Jardin A, Olsson AM (1996) UK-92480, a new oral treatment for erectile dysfunction. J Urol 155:495A
3. Hartmann U, Stief CG, Djamilian M et al. (1991) Therapieversuch der erektilen Dysfunktion mit oraler Medikation bei selektionierten Patienten. Urologe [B] 31:204–207
4. Heaton JP, Adams, MA, Morales A, Brock G, Shabsigh R, Lue TF (1996) Apomorphine SL is effective in the treatment of non-organic erectile dysfunction. Int J Impotence Res 8:115
5. Meinhard W, Kropman R, Fuente R F, Lycklama GAB, Zwartendiek J (1996) Trazodone versus placebo for erectile dysfunction. J Urol 155:497A
6. Morales, A, Condra, M, Owen, JA, Surridge DHC, Fenemore J, Harris C (1987) Is yohimbine effective in the treatment of organogenic impotence? J Urol 137:1168–1172
7. Porst H, Derouet H, Idzikowski M et al. (1996) Oral phentolamin in erectile dysfunction. Int J Impotence Res 8:117
8. Reid K, Surridge DHC, Morales A (1987) Double-blind trial of yohimbine in the treatment of psychogenic impotence. Lancet 2:421–423
9. Riley AJ, Goodman RE, Kellet JM, Orr R (1989) Double blind trial of yohimbine hydrochloride in the treatment of erection inadequacy. J Sex Martial Ther 4:17–26
10. Sikora R, Sohn M, Bosshardt R, Jakse G (1992) Trazodone in diagnosis and therapy of erectile dysfunction. Int J Impotence Res 4:A100

11. Sondra LP, Chancellor MB, Mazo R (1990) Treatment of erectile impotence with yohimbine. J Sex Martial Ther 16:15–21
12. Stief CG, Schultheiss D, Hartmann U, Jonas U (1996) Oral phentolamin as a treatment for erectile dysfunction. Int J Impotence Res 8:148
13. Susset JG, Tessier CD, Wincze J, Bansal S, Malhotra C, Schwacha MG (1989) Effect of yohimbine hydrochloride on erectile impotence. J Urol 141:1360–1363

2.4
Androgensubstitution bei erektiler Dysfunktion

D. SCHULTHEISS

2.4.1
Geschichte

Der Zusammenhang zwischen männlicher Sexualität und einer intakten Hodenfunktion ist seit der Antike bekannt und hat immer wieder praktische Anwendung in Form von Aphrodisiaka gefunden, die z.B. Tierhodenextrakt enthielten.

Die moderne Androgentherapie wurde im letzten Jahrhundert durch den französischen Physiologen und Neurologen Charles Edouard Brown-Séquard (1817–1894) eingeleitet. Nachdem er mit 72 Jahren deutliche Anzeichen des Alterns an sich selbst feststellte, führte er 1889 erstmals eine subkutane Injektion von Tierhodenextrakt im Selbstversuch durch. Zwar umging er damit das Problem einer ungenügenden Hormonresorption und des First-pass-Effekts bei oraler Anwendung, die von ihm verabreichte Testosteronmenge lag dennoch weit unter der nötigen therapeutischen Dosis, so daß die von ihm beschriebene Verbesserung seiner Körperfunktionen nur einem Plazeboeffekt zugeschrieben werden kann [5].

Auch der Wiener Physiologe Eugen Steinach (1861–1944) beschäftigte sich seit 1894 mit der hormonellen Funktion der Gonaden und führte u.a. zahlreiche Hodentransplantationen im Tierexperiment durch. Weltberühmt wurde er jedoch durch seine Theorie der „autoplastischen Altersbekämpfung". Er nahm an, daß durch operative Unterbindung der Samenwege nach Versiegen der sekretorischen Leistung der Gonaden eine vermehrte inkretorische Hormonproduktion stattfände. Mit seinen Theorien erlangte er große Popularität und löste in den 20er Jahren eine regelrechte Vasektomiewelle aus [18].

Zur dieser Zeit führte der in Paris lebende russische Arzt Serge Voronoff (1866–1951) Transplantationen von Gewebe aus Affenhoden in menschliche Keimdrüsen durch. Bereits nach 5 Jahren hatte er diesen Eingriff an 300 Patienten aus Gründen der Verjüngung vorgenommen [20].

Mit der Einführung der künstlichen Synthese von Testosteron 1935 wurden diese fragwürdigen operativen Behandlungen zur Verjüngung des Körpers und Steigerung der Vita sexualis endgültig obsolet.

2.4.2
Pathophysiologie

Die Androgenproduktion und -freisetzung erfolgt zu über 95% in den Leydig Zellen des Hodenparenchyms in Form von Testosteron und obliegt der Steuerung durch das pulsatil in der Hypophyse freigesetzte luteinisierende Hormon (LH). Diese zirkadiane Rhythmik hat ihren Höhepunkt in den Morgenstunden, weswegen eine Androgenbestimmung im Serum immer zu diesem Zeitpunkt erfolgen sollte. In der Blutbahn liegen nur 2% des Testosterons in freier Form vor; 44% sind an das sexualhormonbindende Globulin (SHBG) und 54% an Albumin gebunden [4]. Entscheidend für die periphere Wirkung am Rezeptor des Erfolgsorgans ist zumeist die Umwandlung des Testosterons in die aktive Form als Dihydrotestosteron (DHT).

Das Wirkunksspektrum der Androgene zeigt eine weite Spannbreite von psychischen Faktoren (Wohlbefinden, Leistungsfähigkeit und Stimmung) sowie somatischen Effekten (z. B. an der Körpermuskulatur, Fettverteilung, Knochendichte oder Körperbehaarung). Bezüglich der Sexualfunktionen werden Libido, Erektionsfähigkeit, Spermiogenese und Funktion der akzessorischen Geschlechtsdrüsen, Prostata und Samenblasen, beeinflußt.

Für die regelrechte Entwicklung der männlichen Geschlechtsorgane und deren Funktion ist die Anwesenheit der Androgene bereits intrauterin und bis zum Ende der Pubertät obligat. Ein Hormonmangel oder Defekt während dieser Phase führt zu Fehlanlage oder irreversiblem Funktionsverlust in diesem Bereich. Für den geschlechtsreifen Mann sind die Androgene dann zur Aufrechterhaltung dieser Funktionen notwendig.

Die Erektionsfähigkeit wird hierbei sowohl über zentrale als auch über periphere Effekte beeinflußt. Im Hypothalamus und im limbischen System konnten für Testosteron z. B. eine aktivierende Wirkung auf das sexuell stimulierende dopaminerge System und ein hemmender Einfluß auf das inhibitorische serotinerge System nachgewiesen werden [8]. Diese Mechanismen sind v. a. für eine ungebrochene Libido von Bedeutung.

Peripher bestehen Angriffsorte an proerektilen postganglionären parasymphatischen Neuronen [9] und an Androgenrezeptoren im Corpus cavernosum penis selbst [16, 19]. Die genaue Bedeutung dieser unterschiedlichen Wirkorte ist bisher nicht eindeutig geklärt und z. T. nur im Tiermodell nachgewiesen. Von besonderer Bedeutung für die Erektilität scheint jedoch die testosteronabhängige Modulation von Erregungsausbreitungen über das autonome Nervensystem und der daran beteiligten Neurotransmittersysteme zu sein [1, 9, 12].

Für Androgenrezeptoren im Schwellkörpergewebe selbst steht fest, daß sie vor der Pubertät in größerer Dichte vorliegen und somit für die regelrechte Gewebeentwicklung von wesentlicher Bedeutung sein dürften. Im geschlechtsreifen Alter ist diese Rezeptorendichte jedoch deutlich reduziert [16], was ihre Bedeutung unklar erscheinen läßt. In Untersuchungen an der Ratte konnte jedoch nachgewiesen werden, daß Androgenentzug zum programmierten Zelltod (Apoptose) des Schwellkörpergewebes führt [17]. Sollten diese experimentelle Ergebnisse auf den Menschen übertragbar sein, was anzunehmen ist, so könnte bei Patienten mit manifestem Testosterondefizit in der speziellen Diagnostik eine neurogene und eine kavernös-myopathische Ätiologie festgestellt werden.

Klinische Erfahrungen zeigen, daß chirurgische oder chemische Kastration nicht obligat zu einem totalen Verlust der Erektionfähigkeit führt [1, 6]. Daneben führt die Androgensubstitution bei Hypogonadismus zwar zu einer Steigerung der Libido und einer häufigeren Frequenz von nächtlichen Erektionen, das Auftreten von visuell induzierten Erektionen wird jedoch nicht gesteigert [1, 6, 14]. Diese Sachverhalte machen klar, daß nicht alle für die Erektilität wichtigen Mechanismen einer Hormonabhängigkeit unterworfen sind.

2.4.3
Diagnostik und Indikation

Das klinische Erscheinungsbild eines Androgenmangels oder Hypogonadismus hängt stark vom Ausmaß des Hormondefizits und dem Zeitpunkt des Auftretens ab. Schwerwiegende oder angeborene Störungen lassen sich bereits anamnestisch eruieren, gehen mit typischen somatischen Veränderungen einher und werden nicht primär durch eine Erektionsstörung klinisch auffällig. In diesen Fällen ist die spezielle Diagnostik und möglichst kausale Behandlung einzuleiten, auf die hier im einzelnen nicht näher eingegangen werden soll.

Neben der Anamneseerhebung und der körperlichen Untersuchung stellt sich immer wieder die Frage, welche endokrinen Laborparameter in der Routineabklärung der erektilen Dysfunktion notwendig sind [13]. Als erste Screeninguntersuchung kann hierbei unter Berücksichtigung der Kosteneffektivität nur die Bestimmung des Gesamttestosterons in den Morgenstunden empfohlen werden [4]. Einige Autoren sehen einen Vorteil in der Bestimmung des freien Testosterons, da nur dieses biologisch aktiv ist und bei Störungen der Proteinbindung (SHBG, Albumin) das Gesamttestosteron allein nicht aussagekräftig ist [4, 11]. Erst wenn sich bei der wiederholten Testosteronbestimmung erniedrigte Werte zeigen oder der Patient schon zuvor anamnestisch eine reduzierte Libido angibt, sollte die komplette endokrinologische Diagnostik mit LH, FSH und Prolaktin durchgeführt werden. Hierdurch kann dann erst zwischen einem hypergonadotropem Hypogonadismus, also einem Defekt der Androgenproduktion im Endorgan Hoden (z. B. nach Orchitis, Bestrahlung oder kongenitaler Störung), oder einem hypogonadotropem Hypogonadismus und damit einer übergeordneten Störung unterschieden werden. Auch eine Hyperprolaktinämie, ob nun durch einen Hypophysenprozeß ausgelöst oder, was wesentlich häufiger der Fall ist, durch Medikamente oder Streß induziert, wird dann erkannt. Bei einer Prolaktinstörung geben die Patienten zudem oft eine Libidostörung an.

Zu sekundären Störungen des Androgenstoffwechsels und somit auch Einschränkung der sexuellen Funktion kann es aber v. a. bei Schilddrüsenerkrankungen (sowohl Hyper- als auch Hypothyreoidismus) und allgemeinen Streßsituationen kommen. In diesen Fällen ist die Behandlung der auslösenden Noxe vorrangig und eine alleinige Androgensubstitution ohne Erfolg.

Umstritten ist die Androgensubstitution zur Behandlung einer Erektionsstörung bei älteren Männern mit mäßiger bis grenzwertiger Testosteronernied-
rigung, unter Umständen in Verbindung mit weiteren andropausalen Symptomen [10]. Dies ist in den Komplex des männlichen Klimakteriums, neuerdings
auch PADAM (partial androgen deficiency of aging male) genannt, einzuord-
nen. Es konnte bisher nicht geklärt werden, ob die Ursache in der Hypophyse,
den Gonaden oder z. B. einer veränderten Hormonempfindlichkeit der Erfolgsorgane liegt. Der therapeutische Nutzen einer Testosteronbehandlung ist hier
erst noch in größeren Studien nachzuweisen; auf jeden Fall sollten gerade bei
diesen Patienten die möglichen Auswirkungen auf das kardiovaskuläre System
und die Prostata beachtet werden. Da in der Regel noch eine eigene Androgenproduktion besteht, ist eine hochdosierte Substitution nicht nötig, so daß die
orale oder transdermale Applikation als geeignet anzusehen ist.

2.4.4
Applikationsformen

Für die Androgensubstitution stehen 3 verschiedene Applikationswege zur Verfügung: oral, intramuskulär und transdermal. Aus Resorptionsgründen ist
dabei das Testosteronmolekül jeweils in bestimmter Form modifiziert. Ein
wichtiger Punkt bei der Wahl der richtigen Medikation ist die Compliance des
Patienten, da bei der oralen und transdermalen Anwendung bereits durch geringe Abweichungen von den täglichen Verabreichungsvorschriften der Wirk-
spiegel unter den Normbereich abfallen kann. Auf der anderen Seite bieten aber
gerade diese Applikationen bei korrekter Anwendung den Vorteil einer kon-
stanten Wirkstoffabgabe; bei der transdermalen Form wird sogar bis zu einem
gewissen Maße die physiologische zirkadiane Rhythmik imitiert. Eine Übersicht der am häufigsten eingesetzten Substanzen gibt Tabelle 2.1.

Orale Applikation

Natürliches Testosteron unterliegt nach Resorption im Darm komplett dem
First-pass-Effekt der Leber und gelangt daher nicht in den systemischen Kreis-
lauf. Bei den vom Markt genommenen Substanzen Methyltestosteron und
Fluoxymesteron wurde durch eine zusätzliche Methylgruppe am Molekül eine
Metabolisierung in der Leber weitgehend verhindert und somit eine befriedi-

Tabelle 2.1. Die häufigsten Applikationsformen des Testosterons

Applikation	Generic name	Handelsname	Dosierung
Oral	Testosteron-Undecanoat	Andriol®	2mal 40 mg bis 3mal 80 mg
	Mesterolon	Proviron®	1mal 25 mg bis 3mal 25 mg
	Testosteron-Enanthat	Testoviron®Depot	50–250 mg alle 2–3 Wochen
Intramuskulär	Testosteron-Propionat	Testoviron®	10–50 mg alle 2–3 Tage
Transdermal	Testosteron	Androderm®	1mal 5 mg

gende systemische Wirkung erzielt. Für beide Stoffe hat sich jedoch eine deutliche Hepatotoxizität erwiesen.

Als Mittel der Wahl gilt derzeit Testosteron-Undecanoat (Andriol®), das durch seine lipophilen Eigenschaften bevorzugt über die Lymphe resorbiert wird und somit einen Metabolismus in der Leber umgeht. Dieser Resorptionsmechanismus kann jedoch erheblichen Schwankungen unterliegen, was bei der Behandlung beachtet werden muß. Je nach vorliegendem Hormondefizit ist eine Dosierung von 2mal 1 bis 3mal 2 Kapseln à 40 mg notwendig.

Weiterhin steht zur oralen Anwendung noch Mesterolon (Proviron®) zur Verfügung, ein dem Dihydrotestosteron entsprechendes Molekül. Demzufolge weist es auch nur dies begrenzte Wirspektrum des aktiven Testosteronmetaboliten auf und ist für eine komplette Testosteronsubstitution nicht ausreichend, da z.B. direkte Testosteronwirkungen oder der Umbau zu Östrogenen nicht erfolgen können.

Intramuskuläre Applikation

Die i.m.-Gabe von Androgenen stellt immer noch die am weitesten verbreitete Behandlungsform dar. Hierbei werden in der Regel 250 mg Testosteron-Enanthat (Testoviron®-Depot 250 mg) alle 2–3 Wochen appliziert. In den ersten Tagen liegen die Testosteronserumspiegel dabei über den physiologischen Normwerten, um dann bei einer Halbwertszeit von 4,5 Tagen nach ca. 2 Wochen unter die Norm zu fallen. Diese Pharmakokinetik wird von den meisten Patienten als Stimmungs- und Antriebsschwankung wahrgenommen, was einen wesentlichen Nachteil dieser Behandlungsform ausmacht.

Testosteron-Propionat (Testoviron®) ist mit einer Halbwertszeit unter einem Tag und dem daraus resultierendem kurzen Verabreichungsintervall für eine Dauersubstitution nicht geeignet.

Substanzen, die ein günstigeres Wirkspiegelprofil aufweisen, sind in verschiedenen Studien erprobt worden, stehen aber noch nicht dem freien Markt zur Verfügung.

Transdermale Applikation

Dieses neue Verfahren wird in Kürze auch in Deutschland zur Verfügung stehen. Die Pflaster werden entweder an der Skrotalhaut (Testoderm®) oder an anderen Stellen des Körpers (Androderm® 5 mg) täglich, am besten vor der Nachtruhe, neu angebracht. Bei einem Resorptionsmaximum in den Morgenstunden läßt sich hiermit die physiologische zirkadiane Rhythmik am besten imitieren, und unerwünschte Schwankungen des Wirkspiegels lassen sich bei zuverlässiger Anwendung sicher vermeiden. Als Vorteil der skrotalen Anwendung gilt die bessere Resorptionsleistung der Haut in diesem Areal und ihr hoher Gehalt an 5α-Reduktase. Hierdurch wird eine großer Prozentsatz des aufgenommenen Testosterons sofort in die aktive Form des DHT metabolisiert [15]. Neuere Studien haben jedoch zeigen können, daß auch die Applikation an anderen Hautarealen zu einer Wiederherstellung der sexuellen Funktionen, vergleichbar der etablierten intramuskulären Anwendung, führt [2].

2.4.5
Nebenwirkungen und Risiken

Zumeist wird eine Behandlung bei älteren Männern mit andropausalen Symptomen und leicht erniedrigten Testosteronwerten durchgeführt. Gerade in dieser Altersgruppe muß die Wirkung der Androgene auf das kardiovaskuläre System sowie auf die Prostata berücksichtigt werden.

Durch Veränderungen des Blutlipidstoffwechsels, Induzierung einer Insulinresistenz und vasokonstriktorische Eigenschaften können Androgene die Rate von kardiovaskulären Zwischenfällen erhöhen [10]. Eine manifeste Herzinsuffizienz oder andere relevante kardiale Risikofaktoren gelten daher als absolute bzw. relative Kontraindikation.

Für die regelrechte Entwicklung der Prostata ist die Gegenwart von Androgenen obligat. Durch die Hormongabe bei Hypogonadismus wird eine unterentwickelte Drüse auf ihr Normalvolumen vergrößert und dadurch auch der PSA-Wert in den Normbereich angehoben [3]. Die gehäufte Ausbildung einer benignen Prostathyperplasie konnte dabei auch unter Langzeitsubstitution nicht beobachtet werden. Auch bei Patienten ohne Hypogonadismus kam es nur zu minimaler Zunahme des Prostatavolumens bzw. PSA-Wertes [10].

Von großer Bedeutung ist hingegen die Problematik des Prostatakarzinoms. Liegt ein solches in einem klinischen Stadium vor, so ist z. Z. nicht ausgeschlossen, daß durch eine externe Testosterongabe ein Wachstum und somit eine Metastasierung stimuliert werden kann. Hieraus resultiert, daß vor und unter jeder Androgenbehandlung ein Prostatakarzinom mittels rektaler Untersuchung und PSA ausgeschlossen werden muß. Ob ein primär latentes Karzinom durch langfristige Androgengabe in ein klinisches Stadium überführt werden kann, ist bis dato nicht nachgewiesen [10]. Die Induzierung einer malignen Transformation in einer benignen Drüse erscheint als extrem unwahrscheinlich.

Bei hypogonadalen Patienten konnte nachgewiesen werden, daß unter der Testosteronsubstitution eine deutliche Zunahme der Knochendichte zu verzeichnen ist und somit die Frakturgefährdung reduziert ist [7]. Inwieweit dieser Effekt auch im übrigen Patientengut eine Rolle spielt, ist bisher nicht eindeutig belegt [10].

Den oralen Testosteronderivaten Methyltestosteron und Fluoxymesteron konnte eine Hepatotoxizität nachgewiesen werden, weswegen diese methylierten Substanzen nicht mehr auf dem deutschen Markt sind [15]. Die derzeit im Handel verbreiteten Androgene, insbesondere das oral applizierte Testosteron-Undecanoat und Mesterolon, haben noch kein leberschädigendes Potential gezeigt.

LITERATUR

1. Andersson KE, Wagner G (1995) Physiology of penile erection. Physiol Rev 75:217–218
2. Arver S, Dobs AS, Meikle AW, Allen RP, Sanders SW, Mazer NA (1996) Improvement of sexual function in testosterone deficient men treated for 1 year with a permeation enhanced testosterone transdermal system. J Urol 155:1604–1608

3. Behre HM, Bohmeyer J, Nieschlag E (1994) Prostate volume in testosterone-treated and untreated hypogonadal men compared to age-matched normal subjects. Clin Endocrinol 40:341–349

4. Broderick GA (1996) Editorial: impotence. J Urol 155:549–550

5. Brown-Séquard CE (1889) The effects produced on man by subcutaneous injections of a liquid obtained from the testicles of animals. Lancet 137:105

6. Everitt BJ, Bancroft J (1991) Of rats and men: the comparative approach to male sexuality. Ann Rev Sex Res 2:77–117

7. Finkelstein JS, Klibanski A (1990) Effects of androgens on bone metabolism. In: Nieschlag E, Behre HM (eds) Testosterone – action, deficiency, substitution. Springer, Berlin Heidelberg New York Tokyo, pp 204–215

8. Frajese G (1990) Neurotransmitter, opiodergic system, steroid-hormone interaction and involvement in the replacement therapy of sexual disorders. J Steroid Biochem Mol Biol 37:411

9. Giuliano F, Rampin O, Schirar A, Jardin A, Rousseau JP (1993) Autonomic control of penile erection. J Neuroendocrinol 5:677–683

10. Gooren LJG (1996) The age-related decline of androgen in men: clinically significant? Br J Urol 78:763–768

11. Govier FE, Mcclure RD, Weissman RM, Kramer-Levien D (1995) Endocrine screening for sexual dysfunction utilizing free testosterone determinations. J Urol 153:330A

12. Holmquist FK, Persson K, Boedker A, Andersson KE (1994) Some pre- and postjunctional effects of castration in rabbit isolated corpus cavernosum and urethra. J Urol 152:1011–1016

13. Johnson AR III, Jarow JP (1992) Is routine endocrine testing of impotent men necessary? J Urol 147:1542

14. Mulligan T, Schmitt B (1993) Testosterone for erectile failure, clinical review. J Gen Intern Med 8:517–521

15. Nieschlag E, Behre HM (1996) Therapie mit Testosteron. In: Nieschlag E, Behre HM (Hrsg) Andrologie. Springer, Berlin Heidelberg New York Tokyo, pp 315–329

16. Rajfer J, Namkung PC, Petra PH (1980) Identification, partial characterization and age-related changes of cytoplasmatic androgen receptor in the rat penis. J Steroid Biochem Mol Biol 13:1489

17. Shabsigh R (1997) The effects of testosterone on the cavernous tissue and erectile dysfunction. World J Urol 15:21–26

18. Steinach E (1920) Verjüngung durch experimentelle Neubelebung der alternden Pubertätsdrüse. Springer, Berlin

19. Takane KK, Husmann DA, McPhaul MJ, Wilson JD (1991) Androgen receptor levels in the rat penis are controlled differently in distinctive cell types. Endocrinology 128:224

20. Voronoff S (1926) Verhütung des Alterns durch künstliche Verjüngung. Eigenbrödler, Berlin

2.5
Schwellkörper-Autoinjektionstherapie (SKAT)

M. C. Truss

Der Einfluß verschiedener Neurotransmitter, Prostaglandine und Peptide (z. B. Acetylcholin, Norepinephrin, Histamin, Dopamin, Substanz P, vasoaktives intestinales Polypeptid) sowie α Rezeptoren-Blocker auf isoliertes kavernöses Muskelgewebe wurde schon früh untersucht. Die Möglichkeit einer intrakavernösen Applikation von vasoaktiven Substanzen wurde jedoch erst durch die aufsehenerregenden Erstbeschreibungen durch Virag (Papaverin) und Brindley (Phentolamin) wahrgenommen [6, 46]. Später waren es Zorgniotti und Lefleur, die die Kombination aus Papaverin und Phentolamin als Therapieoption bei der erektilen Dysfunktion einführten [51]. Über die intrakavernöse Injektion von Prostaglandin E_1 zur pharmakologischen Induktion von Erektionen berichteten 1986 erstmals Ishii et al. [18].

2.5.1
Pharmakologie gebräuchlicher Substanzen

Papaverin ist ein Opiumalkaloid aus *Papaver somniferum* und wird allgemein als nichtselektiver Phosphodiesterase-(PDE-)Inhibitor bezeichnet. Im Gegensatz zu α-Rezeptoren-Blockern wirkt es daher intrazellulär auf der Ebene der Second-messenger-Botenstoffe zyklisches Adenosinmonophosphat (cAMP) und zyklisches Guanosinmonophosphat (cGMP). Eine intrazelluläre cAMP- und cGMP-Erhöhung führt über eine komplexe Regulationskaskade zu einer Aktivierung von intrazellulären Proteinkinasen und hierdurch zu einer Phosphorylierung von membranständigen Proteinen. Hierdurch wird ein Kalziumausstrom in intrazelluläre Kalziumspeicher bzw. in den Extrazellulärraum und damit eine intrazelluläre Kalziumverarmung mit konsekutiver Relaxation glatter Muskulatur bewirkt. Zusätzlich zu der erwähnten nichtselektiven PDE-Inhibition hat Papaverin möglicherweise direkt kalziumantagonistische Eigenschaften. In vitro verursacht Papaverin eine dosisabhängige Relaxation humaner, kavernöser Muskulatur.

Im Gegensatz dazu entfalten α-Rezeptoren-Blocker wie Phenoxybenzamin und Phentolamin ihre Wirkung auf Rezeptorebene. Phenoxybenzamin kann eine langanhaltende Erektion durch eine irreversible Bindung an α_1- und α_2-Rezeptoren hervorrufen und ist deshalb eine außerordentlich priapismogene Substanz nach intrakavernöser Applikation.

Phentolamin ist ein nichtspezifischer α-Rezeptoren-Blocker mit einer sehr kurzen Plasmahalbwertszeit von 3–5 min und induziert per se keine ausreichende Rigidität. In Kombination mit Papaverin besteht jedoch ein überadditiver Effekt in vitro und in vivo.

Prostaglandin E_1 (PGE$_1$) ist ein körpereigenes Prostanoid, das aus Arachidonsäure synthetisiert wird. Prostanoide kommen in den meisten Geweben vor und sind Mediatoren vielfältiger physiologischer Prozesse. Der Prostaglandin-E_1-Effekt wir über spezifische Rezeptoren an der Zellmembran vermittelt. Nach Bindung an den Rezeptor kommt es zu einer Aktivierung der membranständigen Adenylatcyclase und dadurch zu einer intrazellulären cAMP-Akkumulation. Hierdurch wird, wie zuvor beschrieben, eine komplexe intrazelluläre Regulationskaskade aktiviert, die letztlich zu einer Kalziumverarmung und damit zu einer glattmuskulären Relaxation führt. Ein weiterer Wirkmechanismus von PGE$_1$ besteht möglicherweise auch in einer präsynaptischen Inhibition der Noradrenalinfreisetzung aus adrenergen Nervenendigungen. PGE$_1$ hat eine sehr kurze Plasmahalbwertszeit von weniger als 1 min und wird zu ca. 70 % während der ersten Lungenpassage metabolisiert.

2.5.2
Applikation und Ansprechraten

Papaverin

1982 berichtete Virag über die ersten 15 Patienten, die intrakavernöse Injektionen von Papaverin zur Behandlung einer erektilen Dysfunktion erhalten hatten [43]. In den Folgejahren wurden Langzeitergebnisse von mehreren tausend Patienten publiziert. Hohe Ansprechraten wurden in einigen Serien erreicht, z. B. in einer Gruppe mit 109 Patienten mit überwiegend neurogener oder psychogener erektiler Dysfunktion (Ansprechrate 75 % bei einer Papaverindosis von 26 mg) [44]. Andere Untersuchungen ergaben ausgezeichnete Ergebnisse mit Ansprechraten von 60 bis über 90 % [4, 22, 23]. Signifikant schlechter waren die Ergebnisse bei Patienten, bei denen eine in erster Linie vaskulär bedingte erektile Dysfunktion bestand [9].

In einer der größten Untersuchungen mit 1748 Patienten und 163 042 Injektionen in einem Zeitraum von 14 Jahren berichteten Virag et al. ihre Langzeitergebnisse mit der intrakavernösen Anwendung von Papaverin [45]. Nach erfolgter Schwellkörper-Injektionstestung wurden Responder in die Langzeitstudie aufgenommen. Bei 106 Patienten (6 %) wurden insgesamt 235 prolongierte Erektionen (0,14 % der Injektionen) induziert. Bei 187 Patienten (10,96 %) wurden lokale Veränderungen (kavernöse Fibrosen, Schwellkörperdeviationen und -verhärtungen) diagnostiziert. Die lokale Toxizität von Papaverin als Monosubstanz mit Ausbildung von Schwellkörperfibrosen wurde auch im Tiermodell bei Primaten dokumentiert [1].

In verschiedenen Serien betrug die Induktion prolongierter Erektionen 0,5–3 % während einer Schwellkörper-Autoinjektionstherapie. Lokale Schwellkörperaffektionen wurden bei 1–10 % der Patienten gefunden [7, 9, 19, 22, 31, 34] (Tabelle 2.2).

Papaverin plus Phentolamin

Die Mischung aus Papaverin und Phentolamin wurde 1985 zuerst von Zorgniotti u. Lefleur propagiert [51]. Die Autoren verwendeten eine Standardmixtur

Tabelle 2.2. Komplikationen der Schwellkörper-Autoinjektionstherapie (nach Austestung der individuellen Dosis)

	Papaverin	Papaverin/ Phentolamin	Prostaglandin E_1
Prolongierte Erektionen			
– Patienten [%]	0,5–7	0,3–7	0–3
– Injektionen [%]	< 1	< 1	< 1
Schwellkörperfibrosen,			
Deviationen etc. [%]	1–10	1–7	1–9
Schmerzen [%]	0–4	0–4	3–40

aus 30 mg/ml Papaverin und 1 mg/ml Phentolamin und berichteten über eine Ansprechrate von 72%. Als Standard gilt heute die Kombination aus 15 mg/ml Papaverin und 0,5 mg/ml Phentolamin. Zahlreiche Untersuchungen belegen hiermit Ansprechraten von etwa 60–90%, wobei die besten Ansprechraten bei Patienten mit neurogener oder psychogener erektiler Dysfunktion erreicht werden [5, 12, 20, 24, 27, 33, 35, 37, 39, 40, 50]. Weniger gute Ergebnisse werden bei Patienten mit überwiegend vaskulär bedingter erektiler Dysfunktion erreicht.

Die Kombination aus Papaverin und Phentolamin hat einen überadditiven Effekt im Vergleich zu den Wirkungen der Einzelsubstanzen und entspricht in etwa der Wirksamkeit von PGE1. Prolongierte Erektionen werden insgesamt weniger häufig gesehen als mit der Papaverin-Monotherapie. Nach erfolgter Austestung und Festlegung der individuellen optimalen Dosis werden prolongierte Erektionen im Rahmen der Schwellkörper-Autoinjektionstherapie in ca. 3–5% der Fälle und bei weniger als 1% der Injektionen gesehen. Lokale Komplikationen (Schwellkörperfibrosen, Penisdeviationen, Hämatome, Schmerzen) werden in 1–7% der Fälle gesehen [20, 50] (s. Tabelle 2.2).

Prostaglandin E₁

1986 wurde erstmals über die Verwendung von PGE_1 (Caverject®) in Diagnostik und Therapie der erektilen Dysfunktion berichtet [18]. In den folgenden Jahren berichteten zahlreiche Gruppen über ihre Erfahrungen mit der intrakavernösen Anwendung von PGE_1. Mit zunehmender Erfahrung wurde deutlich, daß PGE_1 nebenwirkungsarm und bei den meisten Patienten wirksam ist. In verschiedenen Serien wurden Ansprechraten mit bis zu 40 µg PGE_1 von 70 bis über 90% berichtet [17, 28, 29, 36, 49]. Im Vergleich zu Papaverin oder der Mischung Papaverin/Phentolamin zeigte sich ein sehr geringes Risiko der Induktion von prolongierten Erektionen.

1994 wurden die Ergebnisse einer prospektiven Multicenterstudie an 162 Patienten mit 2 Jahren Follow-up publiziert [30]. In dieser Patientenpopulation zeigte sich eine Ansprechrate von über 90%, prolongierte Erektionen wurden bei 3% der Patienten und 0,007% der Injektionen gesehen. Bei 9,3% der Patienten wurden nach 2 Jahren lokale Schwellkörperveränderungen (Fibrosen, Deviationen, Verhärtungen) gefunden. Über signifikante, durch PGE_1 induzierte Schmerzen berichteten lediglich 3,5% der Patienten. Andere Untersuchungen belegen ähnlich gute Ansprechraten sowie über ein ebenfalls geringes Risiko der Induktion prolongierter Erektionen. Intrapenile Schmerzen wurden allerdings in etwa 10 (bis zu 40% der Fälle) beobachtet [17, 25] (s. Tabelle 2.2).

PGE_1 (10–20 µg, z.B. Caverject®) kann heute trotz der relativ hohen Therapiekosten (s. unten) als Mittel der Wahl zur intrakavernösen Pharmakotherapie der erektilen Dysfunktion angesehen werden.

Drei- und Vierfachkombinationen

Die Mischung aus Papaverin, Phentolamin und Prostaglandin E_1 wurde von verschiedenen Autoren untersucht. Es wurden exzellente Ansprechraten von über 90% selbst bei Nonrespondern auf PGE_1 oder Papaverin/Phentolamin erreicht.

Des weiteren erlaubt die Kombination der 3 Substanzen eine Minimierung der Einzeldosierungen und damit möglicherweise auch eine Reduzierung der Inzidenz der mit den Einzelsubstanzen verbundenen Nebenwirkungen [3, 10, 11, 15, 32].

Einzelne Gruppen untersuchten eine Viererkombination aus Papaverin, Phentolamin, PGE_1 und Atropin. Montorsi berichtete über eine Ansprechrate mit dieser Kombination von 96% bei 94 Patienten mit erektiler Dysfunktion überwiegend vaskulärerer Genese [26].

Alternative Substanzen

Grundlagenwissenschaftliche Untersuchungen belegten eine mögliche Rolle des Neuropeptids CGRP (calcitonin gene-related peptide) in der Regulation der Kontraktilität glatter kavernöser Muskulatur [38]. Erste klinische Ergebnisse mit dem Substanzgemisch aus CGRP (5 µg) und PGE_1 (10 µg) zeigten höhere Ansprechraten als mit PGE_1 oder der Kombination aus Papaverin/Phentolamin bei hoch selektionierten Patienten mit erektiler Dysfunktion. Prolongierte Erektionen oder lokale kavernöse Veränderungen wurden nicht beobachtet [42].

In den letzten Jahren wurde Stickoxid als prinzipieller Mediator der kavernösen Relaxation beim Menschen und im Tiermodell identifiziert. Folglich scheinen Stickoxiddonoren eine sinnvolle und vielversprechende Alternative zu etablierten Substanzen zu sein. Linsidomin (SIN-1), der aktive Metabolit der antianginösen Substanz Molsidomin, wurde als erste Substanz untersucht. Linsidomin generiert Stickoxid auf nichtenzymatischem Wege, stimuliert so die zytosolische Guanylatcyclase in glatter Muskulatur und führt dadurch zu einem intrazellulärem Anstieg des Botenstoffes cGMP.

Bei Patienten mit erektiler Dysfunktion wurde in einer Untersuchung mit 113 Patienten bei 69% ausreichende Erektionen nach intrakavernöser Applikation von 1 mg Linsidomin induziert. Im Rahmen einer häuslichen Schwellkörper-Autoinjektionstherapie wurden keine signifikanten Nebenwirkungen nach 10–150 Injektionen pro Patient gesehen. Insbesondere wurden keine prolongierte Erektionen beobachtet, auch nicht bei Patienten, die zuvor auf Papaverin plus Phentolamin oder PGE_1 mit prolongierten Erektionen reagierten und somit diesbezüglich ein hohes Risiko trugen [41].

Die gute Verträglichkeit beruht möglicherweise auf einer physiologischeren, da stickoxidabhängigen Induktion der Erektion. Interessanterweise wurden keinerlei lokale kavernöse Veränderungen im Tierversuch nach Langzeitapplikation bzw. in der klinischen Anwendung beobachtet [47]. Somit ist Linsidomin eine extrem nebenwirkungsarme und zugleich effektive Alternative zu den etablierten Substanzen.

Moxixylyt ist ein kompetitiver α_1-Rezeptoren-Blocker. Weiterhin besteht möglicherweise ein antihistaminerger Wirkmechanismus. Erste klinische Ergebnisse bei Patienten mit erektiler Dysfunktion ergaben bei der Mehrzahl der Patienten eine nicht ausreichende kavernöse Relaxation [8]. Obwohl Moxixylyt als Einzelsubstanz nicht geeignet erscheint, könnte diese Substanz als Teil eines Substanzgemisches in Zukunft Verwendung finden.

Das vasoaktive intestinale Polypeptid (VIP) ist ein potenter Dilatator glatter Muskulatur. Es führt zu einer Stimulation der membranständigen Adenylatcy-

clase und dadurch zu einer Erhöhung des intrazellulären cAMP. Grundlagenwissenschaftliche Untersuchungen zeigen eine mögliche Rolle als (Ko-)Neuro-
transmitter von VIP in kavernöser Muskulatur auf [2]. Die intrakavernöse Applikation von VIP alleine führt zwar zu einer Tumeszenzzunahme, allerdings
nicht zu einer ausreichenden Rigidität auch nach Gabe von hohen Dosen [48].
In Kombination mit Papaverin führt VIP jedoch zu Erektionen vergleichbar denen nach Injektion von Papaverin plus Phentolamin [21].

Die Kombination aus VIP und Phentolamin wurde in einer kleinen Serie mit
exzellenten Ergebnissen untersucht. Signifikante Nebenwirkungen wurden
nicht beobachtet [13]. Wie für Moxixylyt gilt für VIP, daß diese Substanz möglicherweise als Teil eines Substanzgemisches Anwendung finden könnte. Einer
breiten Anwendung stehen allerdings die hiermit verbundenen Therapiekosten
entgegen.

Forskolin ist ein natürlich vorkommendes Diterpen und ein direkter Stimu-
lator der Adenylatcyclase. Forskolin führt somit über eine intrazelluläre cAMP-
Erhöhung zu einer glattmuskulären Relaxation. Theoretisch könnte Forskolin
somit Anwendung in der Diagnostik und Therapie dere erektilen Dysfunktion
finden. Hierzu existieren aber lediglich grundlagenwissenschaftliche und keine
klinischen Untersuchungen.

Eine weitere Substanzgruppe, die lediglich grundlagenwissenschaftlich untersucht wurde, sind die sog. Kaliumkanalöffner. Diese führen durch eine direkte Modulation von Kaliumkanälen zu einer Relaxation glatter Muskulatur.
Im Tiermodell wurde eine sehr gute Effektivität nach intrakavernöser Applikation belegt [14, 16].

2.5.3
Technik

Der Patient sollte durch einen erfahrenen Therapeuten in der Handhabung der
intrakavernösen Selbstinjektion unterrichtet werden. Die im Rahmen der diagnostischen Abklärung ermittelte optimale individuelle Dosis der vasoaktiven
Substanz bzw. des Substanzgemisches wird vom Patienten unter Anleitung
während eines ambulanten Vorstellungstermins selbst injiziert.

Hierzu wird der Penis zunächst gestreckt. Nach Hautdesinfektion wird dann
ein Schwellkörper mit einer Insulinnadel in voller Länge von dorsolateral punktiert und die Substanz injiziert. Hierbei ist zu beachten, daß sich die Nadelspitze
sicher im Schwellkörpergewebe und nicht im subkutanen Gewebe oder in der
Urethra befindet (s. Abb. 3. und 3.). Die Punktionsstelle wird anschließend für
1–2 min komprimiert.

2.5.4
Allgemeine Hinweise zur intrakavernösen Applikation vasoaktiver Substanzen

Trotz hoher therapeutischer Effektivität bricht ein überraschend hoher
Prozentsatz von Patienten eine Schwellkörper-Autoinjektionstherapie ab (bis

zu 65%). Gründe hierfür sind die relative Invasivität des Verfahrens („Umgang mit Nadeln"), das Wiederauftreten von ausreichenden Spontanerektionen, schwere Begleiterkrankungen sowie partnerschaftliche Akzeptanzprobleme.

Bei der intrakavernösen Anwendung vasoaktiver Substanzen handelt es sich um eine rein elektive Behandlungsform. Eine wichtige Voraussetzung hierfür ist die sorgfältige Untersuchung und Indikationsstellung sowie die ausführliche Aufklärung des Patienten über Risiken und mögliche Nebenwirkungen der Behandlung und deren *schriftliche* Dokumentation. Wichtige Punkte zur Patientenaufklärung und -einwilligung vor geplanter intrakavernöser Anwendung vasoaktiver Substanzen sind beispielsweise

- eine eventuelle Nichtzulassung des Medikamentes in Deutschland,
- fehlende Langzeitbeobachtung,
- Schmerzen,
- Infektion,
- Blutung/Hämatom,
- prolongierte Erektion,
- Schwellkörperfibrose,
- endgültige erektile Dysfunktion,
- Penisdeviation,
- systemische Nebenwirkungen (z.B. Kreislaufreaktion),
- therapeutische Alternativen.

Des weiteren sind eine engmaschige Nachkontrolle und eine zeitliche und räumliche Erreichbarkeit des Therapeuten zu gewährleisten.

ZUSAMMENFASSUNG

Die intrakavernöse Applikation vasoaktiver Substanzen hat in den letzten 15 Jahren zu einem besseren Verständnis der Physiologie der erektilen Funktion sowie der Pathophysiologie der erektilen Dysfunktion geführt. Durch die klinische Anwendung intrakavernös applizierter vasoaktiver Substanzen wurden Diagnostik und Therapie der erektilen Dysfunktion revolutioniert. Die Schwellkörper-Autoinjektionstherapie (SKAT) kann heute als Therapie der Wahl für die meisten Patienten mit überwiegend organisch bedingten erektilen Dysfunktion angesehen werden.

Die intrakavernöse Applikation ermöglicht eine hohe lokale Konzentration der therapeutischen Substanz im Endorgan und ermöglicht so eine gute systemische Verträglichkeit. Als etabliert gelten heute Prostaglandin E_1 (Caverject®), die Kombination aus Papaverin und Phentolamin und, mit Abstrichen, Papaverin als Monosubstanz.

Bei Therapieversagern ermöglicht die Kombination aller 3 genannten Substanzen einen Therapieerfolg in der Mehrzahl der Fälle. In Zukunft werden sicher weitere Substanzen und/oder Applikationsformen die therapeutischen Möglichkeiten des Urologen erweitern und somit die Effektivität und Akzeptanz dieser Therapieoption weiter verbessern.

LITERATUR

1. Aboseif SR, Breza J, Bosch R et al. (1989) Local and systemic effects of chronic intracavernous injection of papaverine, prostaglandin E1 and saline in primates. J Urol 142:403–408
2. Andersson KE, Holmquist F (1994) Regulation of tone in penile cavernous smooth muscle. Established concepts and new findings. World J Urol 12:149–261
3. Bennett AH, Carpenter AJ, Barada JH (1991) An improved vasoactive drug combination for pharmacological erection program. J Urol 146:1564–1568
4. Beretta G, Zanollo A, Fanciullacci F, Catanzaro F (1986) Intracavernous injection of papaverine in paraplegic males. Acta Eur Fertil 17:283–284
5. Bodner DR, Lindan R, Leffler E, Kursh ED, Resnick MI (1987) The application of intracavernous injection of vasoactive medications for erection in men with spinal cord injury. J Urol 138:310–311
6. Brindley GS (1983) Cavernosal alpha-blockade: a new technique for investigating and treating erectile impotence. Br J Psychiatry 143:332
7. Brindley GS (1986) Maintenance treatment of erectile impotence by cavernosal unstriated muscle relaxant injection. Br J Psychiatry 149:210–215
8. Buvat J, Lemaire A, Buvat HM, Marcolin G (1989) Safety of intracavernous injections using an alpha-blocking agent. J Urol 141:1364–1367
9. Buvat J, Lemaire A, Marcolin G, Dehane JL, Buvat-Herbaut M (1987) Intracavernous injection of papaverine (ICIP). Assessment of its diagnostic and therapeutic value in 100 impotent patients. World J Urol 5:150–155
10. Collins J, Thijssen A (1993) Experience with intracorporal prostaglandin E_1, papaverine and phentolamine in patients with erectile dysfunction., J Urol 149:345A
11. Dilworth JP, Lewis RW (1991) The use of multicomponent injection agents in the diagnosis and treatment of impotence. J Urol 145:232A
12. Gall H, Sparwasser C, Bahren W, Scherb W, Holzki G, Irion R (1992) Long-term results of corpus cavernosum auto-injection therapy in treatment of patients with chronic erectile dysfunction. Urologe [A] 31:31–36
13. Gerstenberg TC, Metz P, Ottesen B, Fahrenkrug J (1992) Intracavernous self-injection with vasoactive intestinal polypeptide and phentolamine in the management of erectile failure. J Urol 147:1277–1279
14. Giraldi A, Wagner G (1990) Effect of pinacidil upon penile erectile tissue in vitro and in vivo. Pharmacol Toxicol 67:235–238
15. Goldstein I, Borges FD, Fitch WP et al. (1990) Rescuing the failed papaverine/phentolamine erection: a proposed synergistic action of papaverine, phentolamine and prostaglandin E1., J Urol 143:304A
16. Hellstrom WJG, Wang R, Kadowitz PJ, Domer FR (1992) Potassium channel agonists cause penile erection in cats., Int J Impotence Res 4:35–43
17. Hwang TI, Yang CR, Wang SJ et al. (1989) Impotence evaluated by the use of prostaglandin E1. J Urol 141:1357–1359
18. Ishii N, Watanabe H, Irisawa C, Kikushi Y (1986) Therapeutic trial with prostaglandin E_1 for organic impotence. 2nd World Meeting on Impotence, Prague 1986
19. Jantos C, Krause W, Kauss E, Weidner W (1988) Long-term experiences with autoinjection therapy of papaverine in erectile dysfunction. Urologe [A] 27:18–21
20. Juenemann KP, Alken P (1989) Pharmacotherapy of erectile dysfunction: a review. Int J Impotence Res 1:71–93
21. Kiely EA, Bloom SR, Williams G (1989) Penile response to intracavernosal VIP alone and in combination with other vasoactive agents. Br J Urol 64:191
22. Kirkeby HJ, Johannesen NL (1989) Pharmacologically induced prolonged erections produced by papaverine. Follow-up of injection therapy. Scand J Urol Nephrol 125 [Suppl]: 97–100
23. Kirkeby HJ, Petersen T, Poulsen EU (1988) Pharmacologically induced erection in patients with multiple sclerosis. Scand J Urol Nephrol 22:241–244

24. Levine SB, Althof SE, Turner LA et al. (1989) Side effects of self-administration of intracavernous papaverine and phentolamine for the treatment of impotence. J Urol 141:54–57
25. Linet OI, Neff LL (1994) Intracavernous prostaglandin E1 in erectile dysfunction. Clin Investig 72:139–149
26. Montorsi F, Guazzoni G, Bergamaschi F et al. (1993) Effectiveness and safety of multidrug intracavernous therapy for vasculogenic impotence. Urology 42:554–558
27. Padma-Nathan H, Goldstein I, Payton T, Krane RJ (1987) Intracavernosal pharmacotherapy: the pharmacologic erection programme. World J Urol 5:160–165
28. Porst H (1989) Prostaglandin E_1 in erectile dysfunction. Urologe [A] 28:94–98
29. Porst H (1988) Value of prostaglandin El in the diagnosis of erectile dysfunction in comparison with papaverine and papaverine/phentolamine in 61 patients with erectile dysfunction. Urologe [A] 27:22–26
30. Porst H, Buvat J, Hauri D et al. (1994) Self-injection therapy with prostaglandin E_1. Long-term results of an international multicenter study accoeding to the GCP-standard. Int J Impotence Res 6:D108
31. Rajmil O, Garcia F, Fabian E, Bassas L, Pomerol JM (1991) Prolonged erections after diagnostic injection of papaverine chlorhydrate. Arch Esp Urol 44:179–182
32. Richter S, Nissenkorn I (1994) Three years, 200 patients, 10,000 intracavernous self-injections with a triple-drug combination for the treatment of erectile dysfunction. Int J Impotence Res 6:D133
33. Robinette MA, Moffat MJ (1986) Intracorporal injection of papaverine and phentolamine in the management of impotence. Br J Urol 58:692–695
34. Rudnick J, Jantos C, Kaub E, Herrmann D, Krause W, Weidner W (1988) Autoinjection of papaverine: experience with a pharmacological erection program in patients with erectile dysfunction. 3rd Biennial World Meeting on Impotence, Boston 1988, p 173
35. Sidi AA, Chen KK (1987) Clinical experience with vasoactive intracavernous pharmacotherapy for the treatment of impotence. World J Urol 5:156–159
36. Stackl W, Hasun R, Marberger M (1988) Intracavernous injection of prostaglandin E_1 in impotent men. J Urol 140:66–68
37. Steffens J, Postma H, Steffens L (1988) Ergebnisse und Akzeptanz der Schwellkörper-Autoinjektionstherapie (SKAT) bei organischer erektiler Dysfunktion. Urologe [A] 27:14–16
38. Stief CG, Benard F, Bosch R, Aboseif S, Wetterauer U, Lue TF, Tanagho EA (1993) Calcitonin gene-related peptide: possibly neurotransmitter contributes to penile erection in monkeys. Urology 41:397–401
39. Stief CG, Gall H, Scherb W, Bahren W (1988) Mid-term results of autoinjection therapy for erectile dysfunction. Urology 31:483–485
40. Thon WF, Hartmann U (1993) Effectiveness and safety of cavernous body auto-injection therapy with papaverine/phentolamine. Urologe [A] 32:466–469
41. Truß MC, Becker AJ, Djamilian MH, Stief CG, Jonas U (1994) The role of the nitric oxide donor linsidomine chlorhydrate (SIN-1) in the diagnosis and treatment of erectile dysfunction. Urology 44:553–556
42. Truß MC, Becker AJ, Thon WF, Kuczyk M, Djamilian MH, Stief CG, Jonas U (1994) Intracavernous calcitonin gene-related peptide plus prostaglandin E_1: possible alternative to penile implants in selected patients. Eur Urol 26: 40–45
43. Virag R (1982) Intracavernous injection of papaverine for erectile failure. Lancet 2: 938
44. Virag R, Daniel C, Sussmann H, Bouilly P, Virag H (1986) Self-intracavernous injection of vasoactive drugs for the treatment of psychogenic and neurologic impotence (late results in 109 patients). 5th Conference on Vasculogenic Impotence and Corpus Cavernosum revascularization. 2nd World Meeting on Impotence, Prague 1986
45. Virag R, Nollet F, Greco E, Floresco J (1994) Long term evaluation of local complications of self intracavernous injections (SICI). Int J Impotence Res 6:A37
46. Virag R, Virag H (1983) Trial of intracavernous papaverine in the treatment of impotence. Therapeutic prospects. J Mal Vasc 8:293–295
47. von Heyden B, Brock GB, Lue TF (1995) No SIN1 toxicity found in monkeys following long term intracavernous administration. J Urol 153 [Suppl]:440A

48. Wagner G, Gerstenberg T (1988) Vasoactive intestinal polypeptide facilitates normal erection. 3rd Biennial World Meeting on Impotence, Boston 1988, p 146
49. Waldhauser M, Schramek P (1988) Efficiency and side effects of prostaglandin E_1 in the treatment of erectile dysfunction. J Urol 140:525–527
50. Wetterauer U (1991) Intracavernous pharmacotherapy for erectile dysfunction. In: Jonas U, Thon WF, Stief CG (eds) Erectile dysfunction. Springer, Berlin Heidelberg New York Tokyo, pp 221–235
51. Zorgniotti AW, Lefleur RS (1985) Auto-injection of the corpus cavernosum with a vasoactive drug combination for vasculogenic impotence. J Urol 133:39–41

2.6
Intraurethrale Applikation vasoaktiver Substanzen

K. HÖFNER und C.G. STIEF

Obwohl Tudoriu venöse Verbindungen zwischen Corpus spongiosum und Glans einerseits und Corpora cavernosa andererseits schon vor über 20 Jahren beschrieb, wurde die intraurethrale Applikation vasoaktiver Substanzen zur Behandlung einer erektilen Dysfunktion erstmals 1992 vorgestellt [3]. Die hier zur Anwendung gekommenen Dosierungen von 20 und 40 µg PGE_2 waren aber zu gering gewählt, um ausreichende Tumeszenzen oder gar Rigiditäten zu induzieren. Grundsätzlich konnte aber hier funktionell gezeigt werden, daß eine Diffusion von urethral applizierten Pharmaka, wenn auch nur in geringen Mengen, in die Corpora cavernosa stattfindet.

1997 wurde bei 1511 Patienten erhobene Daten der transurethralen Applikation von 125 bis 1000 µg PGE1 publiziert [2]. Die Akzeptanz des sterilen Einmalsystems bei diesen Patienten erscheint mit 89,5 % gut, die Wirkungsraten mit ca. 70 % der Anwendungen in der urologischen Ambulanz, bzw. in der sich anschließenden plazebo-kontrollierten Phase, erstaunlich hoch. An lokalen Nebenwirkungen traten bei 32,7 % der PGE_1-Anwender (bei 10,8 % der Applikationen) penile Schmerzen auf; diese wurden bei 3,3 % der Plazebogruppe ebenfalls beobachtet. Systemische Nebenwirkungen waren dosisabhängig und nur bei wenigen Patienten (Schwindel bei 1,9 %) zu beobachten. Blutdruckabfälle, Priapismen und Fibrosen wurden in dieser Studie nicht berichtet.

Bei 5,1 % der Patienten wurde eine Mikrohämaturie diagnostiziert, was am ehesten durch eine wahrscheinlich unsachgemäße Handhabung des Systems und einer dadurch induzierten Urethraverletzung erklärt werden kann. In einer Langzeitbeobachtung an über 2500 Patienten bis zu 2 Jahre belegten eine hohe Akzeptanz des transurethralen Systems bei guter Verträglichkeit und Sicherheit [3]. Urethrale Strikturen wurde bislang nicht beschrieben.

Die Erstapplikation und die individuellen Dosisadaptation (125, 250, 500 und 1000 µg-Applikationen verfügbar) sollte unter Anleitung und Aufsicht eines Urologen in der Klinik bzw. der Praxis erfolgen.

Insgesamt ist festzustellen, daß es sich bei der transurethralen Applikation vasoaktiver Substanzen um eine attraktive Therapieoption zur Behandlung der erektilen Dysfunktion handelt.

LITERATUR

1. Wolfson B, Pickett S, Scott N, deKernion J, Rajfer J (1992) Intraurethral prostaglandin E-2 cream. Int J Impotence Res 4 : A101
2. Padma-Nathan H, Hellstrom W, Kaiser FE et al. (1997) Treatment of men with erectile dysfunction with transurethral alprostadil. N Engl J Med 336 : 1
3. Spivack AP, Peterson CA, Cowley C et al. (1997) Long-term safety profile of transurethral alprostadil for the treatment of erectile dysfunction. J Urol 157 : 203 A

2.7
Funktionelle Elektromyostimulation des Corpus cavernosum penis (FEMCC)

M.R. Meschi und S.A. Machtens

Die teilweise schlechte Akzeptanz der z. Z. zur Verfügung stehenden Maßnahmen zur Behandlung der organogen bedingten erektilen Dysfunktion (SKAT, Penisprothese, Vakuumpumpe) führte zur Suche nach alternativen therapeutischen Konzepten.

In elektronenmikroskopischen Studien wurde bei vielen Patienten mit erektiler Dysfunktion eine Degeneration der kavernösen glatten Muskelzellen gesehen [12]. Ein therapeutischer Ansatz, der dieser Situation Rechnung trug, wurde deduktiv von der Behandlung und Prophylaxe von Atrophien der quergestreiften Skelettmuskulatur hergeleitet. Die transkutane Reizstromapplikation ist als Standardtherapie für Patienten, die atrophische Veränderungen quergestreifter Muskeln zeigen, etabliert [4]. Hier werden stimulierende Effekte auf den Kohlenwasserstoffstoffwechsel sowie auf oxidative Stoffwechselvorgänge neben evtl. vasodilatativen Reaktionen und sekundärem Mehrangebot an Blut als potentielle Wirkmechanismen der Elektrostimulation diskutiert [2, 5, 10, 11]. Dagegen existieren nur vereinzelte Berichte über Reaktionen glatter Muskelzellen auf eine externe Elektrostimulation, was einerseits durch die schlechte Zugänglichkeit der meisten glattmuskulären Organe für eine kutane Reizstromapplikation und andererseits durch die differierende Erregungsphysiologie glatter Muskelzellen bedingt ist.

Für die glatte Muskulatur des Corpus cavernosum wird angenommen, daß nicht die zwischen den Muskelzellen existierende elektrotonische Kopplung über Nexus den Hauptmechanismus der Erregungsleitung darstellt, sondern daß die myogenen Zellen über einen direkten Impuls eines innervierenden vegetativen Nervs stimuliert werden [1, 3, 6].

Elektronenmikroskopische Untersuchungen stützen diese Annahme, da die kavernösen Muskelzellen nur spärlich durch Nexus gekoppelt sind und häufig über einen direkten neuromuskulären Kontakt zu den innervierenden Nervenfasern verfügen [7]. Diese strukturellen Gegebenheiten und die unmittelbar subkutane Lage lassen das Schwellkörpergewebe als günstiges Organ zur Anwendung von perkutanen Reizstrombehandlungen erscheinen.

In unserer ersten Pilotstudie wurde in einem Frequenzbereich von 10 – 35 Hz (niederfrequente Ströme) mit einer Stimulationsdauer von 100 – 200 μs elektrostimuliert. Diese Parameter wurden gewählt, um die in In-vitro-Studien gemessene phasische Aktivität des Corpus-cavernosum-Gewebe von ca. 20 Hz zu simulieren und da In-vivo-Studien die beste Erektionsantwort in diesem Wertebereich zeigten [8, 9].

Mit diesen Parametern wurde vermutlich eine Stimulation der postganglionären Synapsen mit Neurotransmitterausschüttung und somit eine indirekte oder „sekundäre Muskelantwort" erreicht.

Wir änderten die Stimulationsparameter in einer Folgestudie auf eine Frequenz zwischen 0,5–2 Hz und eine Impulsdauer von 1–50 ms, da wir uns in diesem Wertebereich einen noch stärkeren regenerativen Reiz auf die glatte Muskelzelle durch Steigerung der Neurotransmittersekretion erhofften.

2.7.1
Technik

Über 2 oder 4 auf der Penisschafthaut aufgeklebte Oberflächenelektroden, die so plaziert werden, daß bei 2 Elektroden ein diagonaler Stromfluß möglich ist (Abb. 2.2), erfolgt eine Stimulation mit den folgenden Parametern:

- nulliniensymmetrische, trapezförmige Impulse mit einer Anstiegszeit von 33%,
- Impulsdauer 1–50 ms,
- Impulspausen 0,5–2 s,
- Frequenzbereiche 0,5–2 Hz,
- Stromstärke 12–25 mA [2].

Im Rahmen mehrerer ambulanter Vorstellungen des Patienten werden die Stimulationsparameter an die individuelle Reizempfindlichkeit angepaßt. Dabei werden die Parameter so eingestellt, daß der Patient kein „unangenehmes Gefühl" angibt.

Ein „brennendes Gefühl" weist meistens auf nicht optimal angelegte Elektroden hin. Die Reizstromapplikation erfolgt 3–5mal täglich für 20 min. Die Therapiekontrolle erfolgt im ersten Jahr alle 2 Monate und danach im Abstand von 3 Monaten. Der Therapieerfolg sollte nicht vor Abschluß einer 6monatigen Behandlungsdauer beurteilt werden.

Abb. 2.2.
Elektrodenplazierung bei FEMCC

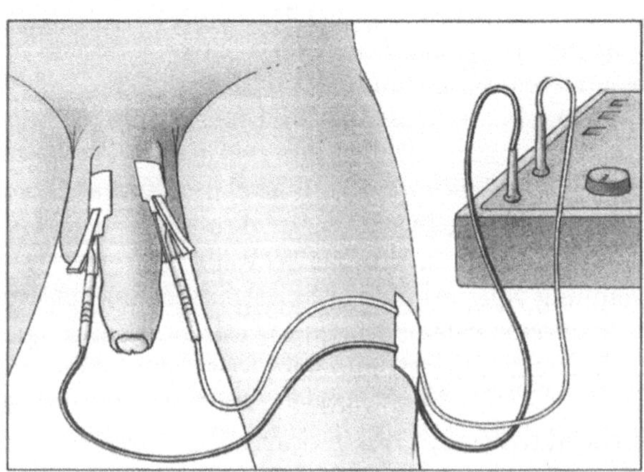

2.7.2
Kontraindikationen

Die FEMCC-Behandlung ist wie jede Art von Strombehandlung grundsätzlich zu unterlassen bei Patienten mit Herzschrittmachern, bei anderen elektronisch gesteuerten Implantaten oder externen Funktionshilfen, bei offenen Wunden oder Ulzera am Stimulationsort und bei frischem Thrombosen an unteren Extremitäten. Die Behandlung ist nur bei Patienten durchführbar, die aus medizinischer Sicht dazu in der Lage sind, das Gerät zu bedienen.

2.7.3
Nebenwirkungen

Eine mögliche Nebenwirkung der niederfrequenten Reizstöme sind Verätzungen, die durch Elektrolyseprodukte (chemische Radikale) bei längerer Applikation oder Gerätedefekt verursacht werden können.

Bei Benutzung des Gerätes ist auf folgendes zu achten: Wegen individueller Überempfindlichkeit können Hautirritationen und Hautschäden auftreten. Allergien oder Wundheilungsstörungen (z.B. bei Diabetes) lassen sich zum größten Teil durch gutes Elektrodenmaterial und die Verwendung biphasischer Signale (d.h. Impulse ohne Gleichstromanteile) vermeiden.

2.7.4
Studienergebnisse

Eine erste Pilotstudie wurde zwischen 1992 und 1994 mit einem selektionierten Patientengut von SKAT-Nonrespondern durchgeführt, die über einen Zeitraum von mindestens 6 Monaten mit FEMCC behandelt wurden. Dabei wurde ein Frequenzbereich von 10–35 Hz mit einer Stimulationsdauer von 100–200 μs verwendet. Von den 22 Patienten in dieser Studie erreichten 5 (23%) eine Wiederkehr der vollen spontanen Erektionsfähigkeit und weitere 3 (14%) ein Ansprechen auf SKAT. Die spontane Erektionsfähigkeit blieb bei 3 der 5 Patienten auch nach Abschluß der Therapie bestehen [9].

Eine weitere Pilotstudie mit einem unselektionierten Patientengut (48 Patienten) wurde zwischen 1994 und 1996 durchgeführt. Von dieser Gruppe erfüllten 32 Patienten die Bedingungen des Studienprotokolls. Unter der Annahme, daß die Stimulationsparameter in der ersten Pilotstudie eher zu einer moderaten postsynaptischen Neurotransmitterausschüttung geführt hatten, variierten wir die Frequenz der Stimulation auf 0,5–2 Hz und die Impulsbreite auf 1–50 ms, um damit eine Steigerung der Neurotransmittersekretion zu erzielen. Das Alter der Patienten lag zwischen 30 und 69 Jahren. Die durchschnittliche Zeit des Bestehens der erektilen Dysfunktion betrug 9,4 Jahre.

Bei 26 (81%) Patienten wurde eine organische Ursache (pathologische CCEMG, pathologischer Dopplerbefund, „cavernös-venöse Okkulsionstörung") diagnostiziert. Bezüglich des Schwellkörper-Autoinjektionstests (SKIT) waren 14 (44%) Patienten SKAT-Responder, 17 (53%) Patienten SKAT-Teilresponder und 1 Patient SKAT-Nonresponder.

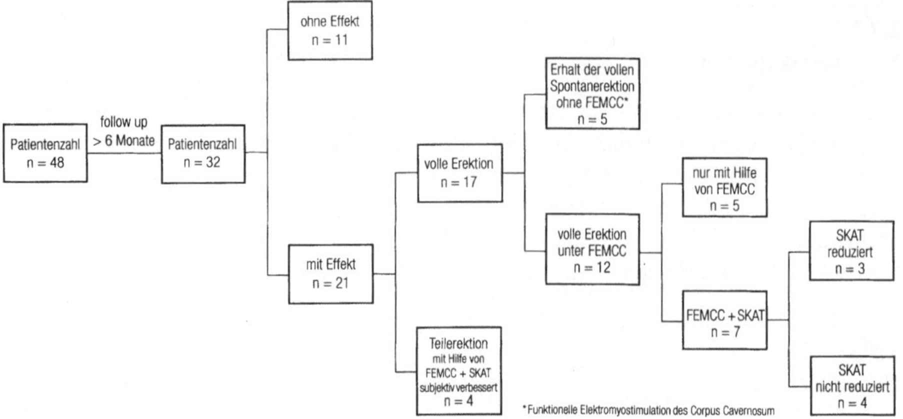

Abb. 2.3. Ergebnisse der Behandlung von Patienten mit erektiler Dysfunktion unter FEMCC

Nach 6–21 Monaten Behandlung wurde in 17 Fällen (53%) eine volle Erektion erlangt. Davon blieb in 5 Fällen (16%) die volle Erektion, auch nach Abschluß der FEMCC-Therapie, erhalten. Die anderen 12 Fälle (38%) zeigten bei Therapieunterbrechung eine Verschlechterung des initialen Erfolges, so daß sie die Behandlung fortführen mußten.

Diese 12 Fälle konnte man wiederum in 2 Gruppen unterteilen: 6 Fälle (19%) hatten allein durch FEMCC eine volle Erektion, bei den anderen 6 war zusätzlich eine SKAT-Behandlung notwendig, wobei in 3 Fällen (9%) eine Reduzierung der zusätzlich verabreichten SKAT-Dosis erreicht wurde.

In 4 Fällen (13%) wurde nach dem Behandlungszeitraum über eine subjektive Besserung des Erektionszustandes ohne Fähigkeit zum GV berichtet. In 11 Fällen (34%) blieb die Therapie ohne jeglichen Effekt.

Eine deutliche Besserung der Erektion durch kontinuierliche FEMCC-Therapie wurde im Durchschnitt nach 8,5 Monaten erreicht, wobei die kürzeste Therapiezeit 6 und die längste 21 Monate betrug.

PRAKTISCHE SCHLUSSFOLGERUNG

Unsere Ergebnisse legen nahe, daß durch transkutan applizierten niederfrequenten Strom eine Regeneration der glatten Muskulatur der Corpora cavernosa penis, die klinisch mit einer deutlichen Verbesserung der Erektionsfähigkeit einhergeht, erreicht werden kann. Damit wäre FEMCC eine nichtinvasive und nebenwirkungsarme Alternative, die bei Patienten mit organisch bedingter erektiler Dysfunktion (Ausnahme: endokrinologisch bedingte ED) anwendbar wäre. Allerdings sind die optimalen Stimulationsparameter und auch die Selektionskriterien für diese Therapieform bisher nicht fest definiert. Weitere prospektive Studien über die FEMCC sind nötig, um die Stimulationsparameter zu optimieren, die Präselektionskriterien zu präzisieren und den Plazeboeffekt zu quantifizieren bzw. auszuschließen.

Die Therapie ist sowohl für den Patienten als auch für den Arzt mit einem größeren zeitlichen Aufwand verbunden. Die Patienten sollten über die längere Behandlungsdauer, die Notwendigkeit der intensiven Anwendung des Gerätes und wie bei anderen Therapieoptionen über eine mögliche Erfolglosigkeit aufgeklärt werden.

Die tragbaren Stimulationsgeräte werden voraussichtlich Mitte/Ende 1997 von der Fa. Heise zur Verfügung gestellt (Medizintechnik Dipl. Ing. Heise, Berghoferstr. 201, 44269 Dortmund, Tel.: 0231/48 05 33).

Für spezifische Fragen sollten sich die Interessenten an Herrn Dr. med. Weller wenden (Facharzt für Physikalische und Rehabilitative Medizin, Wurzenerstr. 4, 01127 Dresden, Tel. 0351/8 58 42 31).

LITERATUR

1. Dail WG, Evan AP (1974) Experimental evidence that the penis of the rat is innervated by short adrenergic neurons. Am J Anatomy 141:203–218
2. David E, Jayasree V, Ramakrishna O, Govindappa S (1983) Effect of in vivo electrical stimulation on the carbohydrate metabolism of control and denervation atrophied muscle of dog, canis domesticus. Indian J Physiol Pharmacol 27:289–297
3. Felten DL, Felten SLY, Melman A (1983) Noradrenergic innervation of the penis in control and streptozotocin-diabetic rats: evidence of autonomic neuropathy. Anat Rec 206:49–59
4. Gillert O (1970) Niederfrequente Reizströme in der Therapeutischen Praxis. Pflaum, München
5. Gutmann R, Gutmann L (1994) Effect of galvanic exercise on denervated and reinnervated muscles in the rabbit. J Neurol Neurosurg Psychiat 7 (7):7–17
6. Hedlund P, Larsson B, Alm P, Andersson KE (1995) Distribution and function of nitric oxide-containing nerves in canine corpus cavernosum and spongiosum. Acta Physiol Scan 155:445–455
7. Rüegg JC (1985) Muskel. In: Schmidt RF, Thews G (Hrsg) Physiologie des Menschen, 22. Aufl. Springer, Berlin Heidelberg New York Tokyo, S 34–53
8. Stief CG, Höppner C, Jonas U, Mandrek K, Noak T, Golenhofen K (1992) Electrical and mechanical activity of isolated strips from rabbit penile corpus cavernosum. Int J Impotence Res 4 [Suppl 2]:A36
9. Stief CG, Weller E, Noack T, Djamilian MH, Meschi MR, Truß M, Jonas U (1995) Functional electromyostimulation of the corpus cavernosum penis (FEMCC): a new therapeutic option for erectile dysfunction. Urologe [A] 35:321–325
10. Taylor PN, Ewins DJ, Fox B, Grundy D, Swain ID (1993) Limb blood flow, cardiac output and quadriceps muscle bulk following spinae cord injury and the effect of training for the Odstock functional electrical stimulation standing system. Paraplegia 31:303–309
11. Trimble MH, Enoka RM (1991) Mechanisms underlying the training effects associated with neuromuscular electrical stimulation. Phys Ther 71:273–281
12. Wetterauer U, Stief CG, Kulvelis F, Staubesand J, Sommerkamp, H (1990) The electron microscopic ultrastructure of cavernous tissue in erectile dysfunction. J Urol 143:509A

2.8
Vakuumerektionshilfen

U. Wetterauer und G. Popken

Penisimplantate, die intrakavernöse Pharmakotherapie und gefäßchirurgische Verfahren haben die Behandlung von organisch bedingten Erektionsstörungen grundlegend verändert. Diese Verfahren stellen effektive Behandlungsformen der erektilen Dysfunktion dar, beinhalten aber als invasive Verfahren auch entsprechende Komplikationen.

Die Anwendung von Vakuumsaugpumpensystemen ist bei vergleichbarer Effektivität das am wenigsten invasive Verfahren zur Behandlung der erektilen Dysfunktion [8, 10, 11]. Bereits Anfang des Jahrhunderts wurden erste Vakuumpumpen zur Therapie der erektilen Dysfunktion zum Patent angemeldet. 1974 brachte Osbon ein kommerziell hergestelltes System auf den amerikanischen Markt. Seit Einführung kommerziell hergestellter Vakuumsaugpumpensysteme wurden bis heute weltweit mehrere hunderttausend Patienten auf diese Weise erfolgreich therapiert [1, 12, 14, 22].

Wegen der hohen Patientenzufriedenheit und der einfachen Handhabung und Konstruktion der Vakuumsaugpumpen bieten inzwischen eine Vielzahl von Unternehmen diese Systeme an. Im Gegensatz zu den meisten anderen Verfahren läßt sich das Vakuumsaugpumpensystem bei jeder Ursache von Erektionsstörungen anwenden [4–6, 21].

2.8.1
Wirkungsmechanismus

Bei der Therapie der erektilen Dysfunktion mit einem Vakuumsaugpumpensystem wird ein durchsichtiger Kunststoffzylinder über den Penis bis zur Penisbasis gebracht. Durch Druck gegen das Schambein und mit Hilfe einer Gleitcreme erfolgt dort ein luftdichter Verschluß. Die Schambehaarung kann hierbei hinderlich sein und sollte mit Hilfe der Gleitcreme nach außen gestrichen oder mit einem Rasierer entfernt werden. Der gesamte Penisschaft sollte ebenfalls mit Gleitcreme eingerieben werden, um eine ungehinderte Ausdehnung im Kunststoffzylinder zu gewährleisten. Mit einer elektrischen oder manuellen Saugpumpe wird im Zylinder ein regelbarer Unterdruck erzeugt. Die unterschiedlichen angebotenen Systeme sind ein- oder zweihändig zu handhaben. Es kommt zu einer Ausdehnung und zu einem vermehrten Bluteinstrom in das Schwellkörpergewebe.

Effektive Unterdruckwerte variieren stark und liegen im Schwellkörpergewebe unter 20 mm Hg und im Kunststoffzylinder unter 250 mm Hg. Bei maximaler Ausdehnung und ausreichender Rigidität des Penis wird ein am proximalen Zylinderende aufgebrachter Gummiring auf die Penisbasis abgeschoben, um einen Blutabstrom aus den Schwellkörpern und einen Rückgang der erzielten Rigidität nach Entfernen des Vakuums im Zylinder zu verhindern (Abb. 2.4). Die Stärke des Vakuums zum Erlangen der Erektion sowie die Stärke des Gummirings zur Aufrechterhaltung der Erektion können individuell gewählt werden. Ebenso kann die Zeit des angelegten Vakuums bis zum Erreichen der vollen Rigidität individuell differieren.

Das verwendete Vakuum verursacht neben einer Ausdehnung des Schwellkörpergewebes ebenso eine Ausdehnung des extrakavernösen Gewebes, was (im Vergleich zur normalen Erektion) zu einer Vergrößerung des Penisumfangs führt. Bedingt durch einen sinkenden arteriellen Bluteinstrom kann über den Zeitraum der durch den Gummiring aufrechterhaltenden Erektion die Hauttemperatur des Penis um 1 °C abfallen [13, 15].

Zur Beendigung der Erektion wird der auf der Penisbasis aufgebrachte Gummiring mittels zweier Halteschlaufen durch Zug von der Penisbasis entfernt. Die Dauer der Erektion unter anliegendem Gummiring sollte 30 min nicht überschreiten, da es sonst zu petechialen Blutungen und einer Minder-

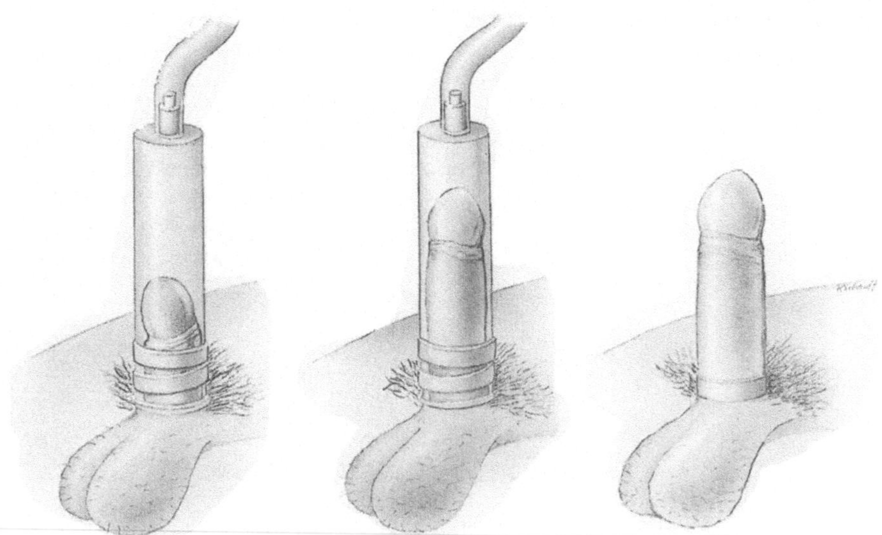

Abb. 2.4. Der auf die Penisbasis geschobene Gummiring verhindert den Blutabstrom aus den Schwellkörpern

versorgung des Schwellkörpergewebes kommen kann. Entscheidend bei der Vakuumsaugpumpentherapie ist, daß ein Unterdruck im Zylinder von bis zu 250 mmHg erreicht wird. Dies wird oft durch die im Versandhandel angebotenen Systeme nicht gewährleistet, so daß zu einer wirkungsvollen Therapie organischer Störungen auf Systeme des medizinischen Fachhandels zurückgegriffen werden sollte (Abb. 2.5.).

2.8.2
Effektivität und Akzeptanz

Zahlreiche klinische Studien haben gezeigt, daß unter klinischen Bedingungen und fachlicher Anleitung in über 90 % der Fälle Erektionen erzeugt werden können, die zur Durchführung eines Geschlechtsverkehrs ausreichend sind. Lediglich anatomische Anomalien im Bereich der Penisbasis oder des Penisschafts können hinderlich bei der erfolgreichen Anwendung des Vakuumzylinders sein. Zu beachten ist, daß es bei Anwendung des Vakuumsaugpumpensystems zu keiner Rigidität der proximalen Schwellkörperanteile kommt und somit eine Elevation des Penis ausbleibt. Dies kann eine manuelle Hilfe bei der vaginalen Penetration nötig machen.

Bei Patienten mit erektiler Dysfunktion unterschiedlicher Ätiologie haben zahlreiche klinische Untersuchungen gezeigt, daß die Akzeptanz des Vakuumsaugpumpensystems mit der anderer Therapieoptionen vergleichbar ist und zwischen 50 % und 90 % liegt [2, 3, 5, 7, 9, 18].

Abb. 2.5.
Vakuumsaugpumpensystem

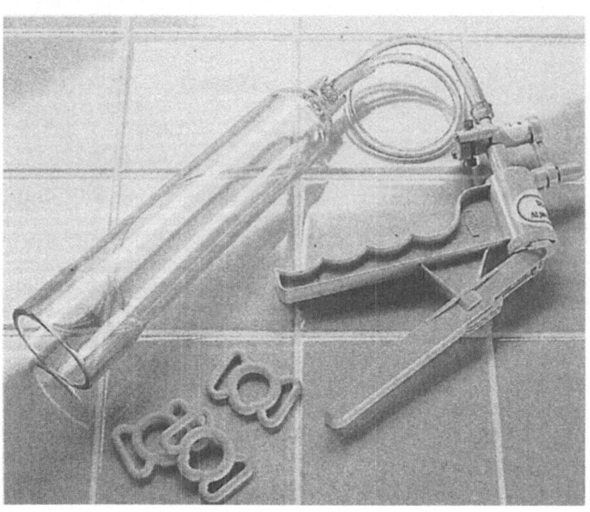

Auffallend ist eine höhere Ablehnungsrate bei jüngeren Patienten und solchen, die nicht in einer dauerhaften Lebensbeziehung stehen. Ebenso ist die Ablehnungsrate bei den Patienten erhöht, deren Partnerin dieser Therapieform gegenüber negativ eingestellt ist. Entscheidend hierfür ist offensichtlich der mechanische Aspekt zur Auslösung einer Erektion und der während des GV zu tragende Gummiring um die Penisbasis [2]. Vom Patienten selbst werden die ausbleibende oder tröpfelnde Ejakulation sowie Mißempfindungen durch den Gummiring oder ein Kältegefühl im Bereich des Penisschaftes oder der Eichel angegeben.

Eine höhere Akzeptanz wurde bei Patienten gefunden, die bereits erfolglos wegen ihrer Erektionsstörung behandelt wurden oder an gravierenden Grunderkrankungen wie arterieller Hypertonie, Diabetes mellitus, arterieller Verschlußkrankheit oder chronischem Nierenversagen litten.

Im Gegensatz dazu wurde bei Rauchern ohne andere Erkrankungen eine besonders hohe Ablehnungsrate gefunden.

Klinische Untersuchungen haben gezeigt, daß es unter Anwendung des Vakuumsaugpumpensystems bei einigen Patienten (30–40 %) zu einer Zunahme der Spontanerektionen kommen kann, die in seltenen Fällen zu einem GV ausreichen. Dies ist möglicherweise auf einen Trainingseffekt der glattmuskulären Strukturen des kavernösen Gewebes zurückzuführen [14, 17, 19, 20, 22].

2.8.3
Nebenwirkungen

Begleiterscheinungen bzw. Nebenwirkungen der Vakuumsaugpumpentherapie können Schmerzen im Penis und speziell Spannungsschmerzen durch den Ring an der Penisbasis sein. Diese treten bei etwa 15 % der Patienten auf und können durch eine langsame Steigerung des Unterdrucks im Zylinder oder durch ein längeres Belassen eines konstant wirksamen Unterdrucks vermieden werden.

Selten wird ein Kälte- bzw. Spannungsgefühl der Eichel als störend empfunden. Da der Gummiring an der Penisbasis auf das Corpus spongiosum drückt und die Harnröhre komprimiert, kommt es bei der Mehrzahl (70–80%) der Patienten zu einer tröpfelnden oder fehlenden Ejakulation.

Im Gegensatz zu anderen Therapieformen der erektilen Dysfunktion wurden bis heute im Zusammenhang mit der Vakuumsaugpumpentherapie weder Schwellkörperfibrosen, Urethrastrikturen, Gangräne oder Penishautnekrosen beobachtet.

ZUSAMMENFASSUNG

Die Therapie der erektilen Dysfunktion mit einem Vakuumsaugpumpensystem ist eine effektive, einfache und sichere Alternative zu anderen Behandlungsformen. Bei ausgewählten Patienten ist eine hohe Akzeptanz zu erwarten.

Der Preis für kommerziell angebotene Vakuumsaugpumpensyteme liegt zwischen 600 und 800 DM. Teilweise wird eine lebenslange Garantie mit Ersatzteilleistung bei Defekten der Pumpe angeboten. Ebenso besteht eine Rückgabemöglichkeit und Erstattung des Kaufpreises innerhalb von 3 Monaten, wenn eine Akzeptanz nicht gewährleistet ist.

Im folgenden werden die Vor- und Nachteile der Vakuumsaugpumpentherapie noch einmal zusammengefaßt:

- *Vorteile:*
  - Anwendbarkeit bei jeder Indikation,
  - geringes Nebenwirkungspotential,
  - einfache Handhabung,
  - preiswert.
- *Nachteile:*
  - retrograde oder tröpfelnde Ejakulation durch den Gummiring an der Penisbasis,
  - petechiale Hautblutungen bei zu hohem Unterdruck,
  - Kältegefühl und livide Penisverfärbung,
  - nachlassende Erektion beim Geschlechtsverkehr.

LITERATUR

1. Aloui R, Iwaz J, Kokkidis MJ, Lavoisier P (1992) A new vacuum device as alternative treatment for impotence. Br J Urol 70:652–655
2. Althof SE, Turner LA, Levine SB, Bodner D, Kursh ED, Resnick MI (1992) Through the eyes of women: the sexual and psychological responses of women to their partner's treatment with self-injection or external vacuum therapy. J Urol 147:1024–1027
3. Baltaci S, Aydos K, Kosar A, Anafarta K (1995) Treating erectile dysfunction with a vacuum tumescence device: a retrospective analysis of acceptance and satisfaction. Br J Urol 76:757–760
4. Blackard CE, Borkon WD, Lima JS, Nelson J (1993) Use of vacuum tumescence device for impotence secondary to venous leakage. Urology 41:225–230

5. Bosshardt RJ, Farwerk R, Sikora R, Sohn M, Jakse G (1995) Objective measurement of the effectiveness, therapeutic success and dynamic mechanisms of the vacuum device. Br J Urol 75:786–791

6. Broderick GA, Allen G, McClure RD (1991): Vacuum tumescence devices: the role of papaverine in the selection of patients. J Urol 145:284–286

7. Cookson MS, Nadig PW (1993) Long-term results with vacuum constriction device. J Urol 149:290–294

8. Derouet H, Zehl U (1993) Treatment of erectile dysfunction with vacuum pumps. Urologe [A] 32:312–315

9. Gabellon S, Wisard M, Leisinger HJ (1993) The value and limits of the use of mechanical erection aids in the treatment of erection disorders. Ann Urol (Paris) 27:156–159

10. Gilbert HW, Gingell JC (1992) Vacuum constriction devices: second-line conservative treatment for impotence. Br J Urol 70:81–83

11. John H, Lehmann K, Hauri D (1996) Intraurethral prostaglandin improves quality of vacuum erection therapy. Eur Urol 29:224–226

12. Marmar JL, DeBenedictis TJ, Praiss DE (1988) Penile plethysmography on impotent men using vacuum constrictor devices. Urology 32:198–203

13. Meinhardt W, Lycklama a Nijeholt AA, Kropman RF, Zwartendijk J (1993) The negative pressure device for erectile disorders: when does it fail? J Urol 149:1285–1287

14. Nadig PW, Ware JC, Blumoff R (1986) Noninvasive device to produce and maintain an erection-like state. Urology 27:126–131

15. Pomerol Monseny JM (1996) Mechanisms of vacuum erection. Arch Esp Urol 49:240–244

16. Segenreich E, Israilov SR, Shmueli J, Servadio C (1995) Vacuum therapy combined with psychotherapy for management of severe erectile dysfunction. Eur Urol 28:47–50

17. Sidi AA, Becher EF, Zhang G, Lewis JH (1990) Patient acceptance of and satisfaction with an external negative pressure device for impotence. J Urol 144:1154–1156

18. Speckens AE, Kattemolle MR, Hengeveld MW, Lycklama ANAB, van Hemert AM, Hawton KE (1995) A prospective long-term follow-up study of patients evaluated for erectile dysfunction: outcome and associated factors. Int J Impot Res 7:101–110

19. Turner LA, Althof SE, Levine SB et al. (1990) Treating erectile dysfunction with external vacuum devices: impact upon sexual, psychological and marital functioning. J Urol 144:79–82

20. Turner LA, Althof SE, Levine SB, Bodner DR, Kursh ED, Resnick MI (1992) Twelve month comparison of two treatments for erectile dysfunction: self-injection versus external vacuum devices. Urology 39:139–144

21. Vrijhof HJ, Delaere KP (1994) Vacuum constriction devices in erectile dysfunction: acceptance and effectiveness in patients with impotence of organic or mixed aetiology. Br J Urol 74:102–105

22. Witherington R (1989) Vacuum constriction device for management of erectile impotence. J Urol 141:320–322

2.9
Chirurgisch-rekonstruktive penile Revaskularisierung

M. MANNING und K.P. JÜNEMANN

Gefäßrekonstruktive Eingriffe haben seit Ende der 70er und Anfang der 80er Jahre ihren Platz in der Behandlung der erektilen Dysfunktion [12, 17]. Der eigentliche hämodynamische Wirkmechanismus des Eingriffs ist bis heute umstritten [14, 15, 18]. Seither wurden eine Vielzahl von Modifikationen und unterschiedlichen Operationstechniken entwickelt [1, 2, 3, 6, 9, 11].

Der Grundgedanke bei all diesen Techniken ist, die A. epigastrica inferior als Donorgefäß aus der Bauchmuskulatur freizupräparieren, im Bereich des Leistenkanals herunterzuschlagen und mit dem Gefäßsystem des Penis zu anastomosieren, um durch den vermehrten arteriellen Zustrom die Erektionsfähigkeit wieder herzustellen. Hierbei kann zwischen 3 Grundtechniken unterschieden werden:

▼ 1. Venöse Arterialisationschirurgie: A. epigastrica inferior mit V. dorsalis penis profunda [z. B. 16,17].

▼ 2. Arteriovenöse Shuntbildung: A. epigastrica inferior mit V. dorsalis penis und A. dorsalis penis [z. B. 6, 11].

▼ 3. Arterioarterielle Shuntbildung: A. epigastrica inferior mit A. dorsalis penis oder A. profunda penis [z. B. 1, 9, 12].

Breite Anwendung besonders im deutschen Sprachraum fand die Technik von Hauri [5], wobei die darin angelegte AV-Fistel die Shuntdurchgängigkeit und damit die Langzeitergebnisse zu verbessern scheint. In der erstmals angewendeten Dreifachanastomosentechnik wird unter mikrochirurgischen Bedingungen ein Shunt zwischen der A. epigastrica inferior und der zuvor Seit-zu-Seit anastomosierten V. dorsalis penis profunda mit einer der beiden paarig angelegten Aa. dorsalis penis geschaffen (Abb. 2.6).

Prinzipiell zeigt sich bei der penilen Revaskularisierung ein Abfall der Ergebnisse mit Zunahme des postoperativen Intervalls [8]. Erste optimistische Erfolgsraten von 73 % [16] bis 81 % [6] konnten auf Dauer nicht erzielt werden. Diese Erfahrung wurde in ausgeprägterer Form ebenfalls in der penilen Venenchirurgie gemacht. Bei korrekter Indikationsstellung etablieren sich derzeit für die Revaskularisierung Langzeiterfolgsraten von 50–53 %. Der post-

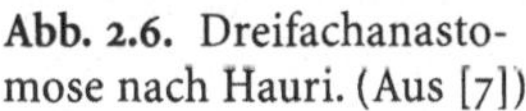

Abb. 2.6. Dreifachanastomose nach Hauri. (Aus [7])

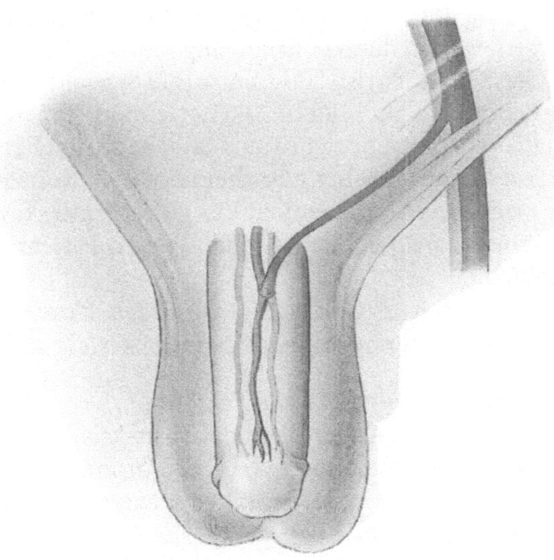

operative Responderverlust ist nicht – was naheliegend wäre – auf einen Verschluß der Anastomose zurückzuführen [8, 15]. Vielmehr zeigt sich eine sehr hohe persistierende Bypassdurchgängigkeit von bis zu 91 % (eigenes Patientengut, [8]).

Als präoperative Untersuchung ist eine komplette Impotenzabklärung für jeden Patienten zu fordern:

- Sexualanamnese, körperliche Untersuchung, Allgemeinanamnese,
- Hormonstatus, Triglyzeridstatus,
- neurologischer Status,
- psychiatrische Exploration,
- SKAT-Testung bis max. 3 ml Papaverin/Phentolamin und/oder 40 µg PGE_1,
- Duplexsonographie,
- Kavernosographie/-metrie,
- Penisangiographie.

Zum postoperativen Management gehören ein Antikoagulationsregime, idealerweise bestehend aus Heparinisierung (intraoperativ 5000 IE intravenös als Initialdosis, 20 000 IE über die ersten 24 Stunden und danach 3mal 7500 IE subkutan) für 8 – 10 Tage, danach überlappend Marcumar (Quick im therapeutischen Bereich) für 6 Monate und schließlich Acetylsalicylsäure 100 mg/die für 2 Jahre. Ein regelmäßiges Follow-up mit Allgemein- und Sexualanamnese, körperlicher Untersuchung und Kontrolle der Anastomosendurchgängigkeit (Doppler-/Duplexsonographie) sollte angestrebt werden.

Komplikationen, die typischerweise nach einer penilen Revaskularisierungsoperation beobachtet werden, sind insbesondere Glanshyperämien von bis zu 25 % [13]. Daneben treten Hernien in ca. 6 % und Bypassaneurysmen in bis zu 20 % der Fälle auf. Letzteres ist jedoch aufgrund der spärlichen Beschreibung in der Literatur am ehesten auf eine unzureichende Anastomosentechnik, bei der die Intima ungenügend mitgefaßt wird, zurückzuführen.

Mit fortschreitender Erfahrung, zum Teil enttäuschenden Ergebnissen, die mit der Revaskularisierungschirurgie erreicht wurden, lag es nahe, Faktoren zu erarbeiten, die als Selektionskriterien zur Patientenauswahl fungieren, da der genaue Wirkungsmechanismus unbekannt geblieben ist und damit als Basis für die Indikationsstellung ausscheidet. SKAT-Nonresponder profitieren eher von der Operation als Patienten, die gut auf intrakavernös applizierte vasoaktive Substanzen ansprechen [18]. Im eigenen Patientengut zeigte sich ein analoges Ergebnis.

Hatzicristou u. Goldstein [4] fanden hämodynamische Komponenten als prädiktive Faktoren für den Operationserfolg sowie klare Kontraindikationen:

- *Positive hämodynamische Faktoren [4]:*
  - verzögertes Ansprechen auf vasoaktive Substanzen intrakavernös,
  - Erhaltungsflow von maximal 3 ml/min,
  - Gradient des systolischen Okklusionsdrucks zwischen brachialer und kavernöser Arterie von 35 mm HG,
  - kein intrakavernöser Druckabfall von 150 mm Hg über 30 s auf unter 45 mm Hg.

- *Ausschlußkriterien [4]:*
  - stumpfes pelvines oder perineales Trauma,
  - neurogene Ursache,
  - Diabetes mellitus,
  - systemische Arteriosklerose,
  - venookklusive Insuffizienz.

- *Weitere positive prognostische Faktoren [8, 18]:*
  - Alter unter 50–55 Jahre,
  - weniger als 2 Risikofaktoren,
  - nachgewiesene Stenose der A. pudenda interna (Segment 1 und 2).

Die Zukunft wird zeigen, inwieweit eine strenge Indikationsstellung mit Anwendung der Selektionskriterien die Langzeiterfolge der penilen Revaskularisierung garantiert.

LITERATUR

1. Austoni E, Colombo F, Mantovani F (1992) Long-term follow-up in 68 patients treated by end-to-end epigastro-dorsal ortho and antiflow double anastomosis. In: Guliani L, Puppo P (eds) Urology 1992. Monduzzi, Bologna, p 805
2. Furlow WL, Fisher J, Knoll DL (1988) Penile revascularization experience with deep dorsal vein arterialization – the Furlow-Fisher modification with 27 patients. Proceedings of the 6th Biennial International Symposium for Corpus Cavernosum Revascularization and 3rd Biennial World Meeting on Impotence, Boston. International Society for Impotence Research (ISIR), p 139
3. Furlow WL, Fisher J, Knoll DL, Benson RC (1990) Current status of penile revascularization with deep dorsal vein arterialization.Experience with 95 patients. Int J Impotence Res 2/S2:348–349
4. Hatzichristou D, Goldstein I (1993) Penile microvascular arterial bypass surgery. Atlas Urol Clin North Am 1:39–60
5. Hauri D (1984) Therapiemöglichkeiten bei der vaskulär bedingten erektilen Impotenz. Akt Urol 15:350–354
6. Hauri D (1989) Operative Möglichkeiten in der Therapie der erektilen Dysfunktion. Urologe [A] 5:260–265
7. Jünemann KP (1992) Erektionsstörungen. In: Alken P, Walz P (Hrsg) Urologie. VCH, Weinheim, Kap. 12
8. Jünemann KP, Hatzinger M, Schmidt P, Persson-Jünemann C, Alken P (1995) Two years follow-up on penile revascularization in pharmacotesting nonresponders. J Urol 153 (Suppl: 369A):564. (Annual AUA Meeting, Las Vegas, USA, April 23–28 1995)
9. Konnak JW, Ohl DA (1989) Microsurgical penile revascularization using the central corporeal penile artery. J Urol 142:305–308
10. Lewis RW (1992) Arteriovenous surgeries: Do they make any sense? In: Lue TF (ed) World book of impotence. Smith-Gordon, London, pp 199–205
11. Löbelenz M, Jünemann KP, Siegsmund M, Rassweiler J, Alken P (1991) Penisrevaskularisation bei SKAT-Nonrespondern in einer modifizierten mikrochirurgischen Technik. Akt Urol 22:151–156
12. Michal V, Kramar R, Pospichal J (1977) Arterial epigastrical venous anastomosis for the treatment of sexual impotence. World J Surg 1:515
13. Sohn M, Barada JH (1994) Ergebnisse der penilen Gefäßchirurgie bei erektiler Impotenz. Akt Urol 25:133–142

14. Sohn M, Wein B, Bohndorf K, Handt S, Jakse G (1991) Dynamic magnetic resonance imaging (MRI) with paramagnetic contrast agents: a new concept for evaluation of erectile impotence. Int J Impotence Res 3:37
15. Sohn M, Wein B, Handt S, Bohndorf K, Jakse G (1992) Gadolinium-enhanced dynamic MRI of the penis: a new diagnostic tool in erectile dysfunction. Int J Impotence Res 4 [Suppl 2]
16. Virag R (1986) Surgical treatment of impotence: indications and late results on 300 cases. Proceedings of the 5th Conference on Vasculogenic Impotence and Corpus Cavernosum Revascularization. 2nd World Meeting on Impotence, Prag. International Society for Impotence Research (ISIR): 7.1
17. Virag R, Zwang D, Dermange H, Legman M (1981) Vasculogenic impotence: a review of 92 cases with 54 surgical operations. Vasc Surg 15:9
18. Zumbé J, Gronzinger K, von Pokrzywnitzki W (1995) Selektionskriterien zur penilen Revaskularisation bei arteriell bedingter Dysfunktion. Akt Urol 26: 114–118

2.10
Penile Venenchirurgie

D. SCHULTHEISS

2.10.1
Geschichte

Die Chirurgie der Penisvenen hat eine über 100 Jahre zurückliegende Geschichte und stellt somit die älteste operative Behandlung der erektilen Dysfunktion dar [2]. 1873 führte Parona in Italien erstmals eine Verödung der dorsalen Penisvene durch. In den Jahren 1895 und 1902 erfolgten penile Venenligaturen durch Raymond, Duncan und Wooten in den USA. Nach diesen Einzelkasuistiken stellte Lydston 1908 erstmals eine Serie von 100 Operationen vor. Die größte Fallzahl mit über 1000 Eingriffen seit 1935 kann Lowsley vorweisen, der zusätzlich zur Ligatur der oberflächlichen und tiefen Venen auch eine Plikatur der Mm. ischiocavernosi und bulbospongiosi vornahm.

Mit der Einführung neuer diagnostischer Methoden, vor allem der Pharmakokavernosographie, erlebte die moderne Penisvenenchirurgie in den 80er Jahren durch Ebbehoj und Wagner [3] sowie Wespes und Schulman [13] einen erneuten Aufschwung.

2.10.2
Pathophysiologie

Bei der venös bedingten Erektionsstörung handelt es sich grundsätzlich um die Unfähigkeit, das Blut in den Corpora cavernosa zurückzuhalten, was letztlich zu einem pathologisch erhöhten Abfluß über die großen Penisvenen führt, auch „venöses Leck" genannt. Nur selten liegen angeborene ektope Venen als Ursache einer primären Dysfunktion vor, die dann bevorzugt operativ ligiert werden können.

In den meisten Fällen einer venösen Abflußstörung liegt die Pathogenese in der Morphologie bzw. Funktion des glattmuskulären Schwellkörpergewebes. Ungenügende Relaxation, entweder durch Zelldegeneration oder im einzelnen noch nicht geklärte Defekte im Transmittersystem, resultiert in einem Versagen der veno-okklusiven Mechanismen vor allem im subtunikalen Bereich [7, 8].

Vereinzelt liegen strukturelle Veränderungen der Tunica albuginea vor, z.B. nach Penistrauma oder im Rahmen einer IPP sowie bei pathologischen Shunt-bildungen zwischen Corpora cavernosa und Corpus spongiosum.

Zu bedenken bleibt, daß im Rahmen einer psychogenen Erektionsstörung durch Sympathikusaktivierung ebenfalls einer Schwellkörperrelaxation entgegengewirkt werden kann.

2.10.3
Diagnostik und Indikationsstellung

Anamnestisch wird oft ein schneller Erektionsabfall nach initial guter Rigidität beklagt. Teilweise ist die Erektionsschwäche in Rückenlage des Patienten ausgeprägter, was sich durch die ungünstige Hämodynamik erklärt.

In der klinischen Diagnostik muß ein Nichtansprechen auf Schwellkörper-pharmakotestung (sog. SKAT-Nonresponder) als Ausdruck einer kavernösen oder veno-okklusiven Insuffizienz vorliegen. Eine arterielle Komponente sollte vorher mittels Doppler oder Duplex ausgeschlossen sein. Findet sich des weiteren ein pathologisches Corpus-cavernosum-Elektromyogramm (CCEMG), so spricht dies gegen eine isolierte venöse Genese und in erster Linie für eine glattmuskuläre Degeneration [11].

Zur endgültigen Differentialdiagnose muß auf die Pharmakokavernosometrie und -graphie zurückgegriffen werden (s. Kap. 3.7). Erst wenn sich hier ein pathologischer Befund ergibt, darf von einer veno-okklusiven Dysfunktion ausgegangen werden. Jedoch gilt die obengenannte Einschränkung, daß es sich dabei in den meisten Fällen nur um das Epiphänomen eines kavernösen Defekts handelt und durch eine Operation an den Penisvenen keine kausale Behandlung erfolgt. Gewisse kavernosometrische Parameter scheinen jedoch ein günstiger Prognosefaktor für den Operationserfolg zu sein [5, 6, 9].

Die Duplexsonographie kann zwar ebenfalls Hinweise auf ein „venöses Leck" geben, ersetzt aber die Kavernosometrie und -graphie nicht.

2.10.4
Operationstechniken und Komplikationen

Als Standardeingriff mit geringem operativen Aufwand und geringer Morbidität gilt die *dorsale Penisvenenligatur (DPVL)*. Hierbei werden, in der Regel in Vollnarkose, über eine ca. 4 cm lange Längsinzision am proximalen Dorsum des Penis zuerst die oberflächlichen Penisvenen dargestellt, doppelt ligiert und durchtrennt. Nach Eröffnung der Buck-Faszie wird unter Schonung des Gefäß-nervenbündels die V. dorsalis profunda zwischen Lig. suspensorium penis und

distalem Drittel des Penis freipräpariert und zusammen mit den einmünden-
den Vv. circumflexae reseziert.

Postoperative Komplikationen treten insgesamt selten auf und können, neben üblicher Hämatombildung oder Wundheilungsstörung, vor allem in einer
meist nur passageren Taubheit im Schaft- oder Glansbereich des Penis liegen.
Vereinzelt werden Deviationen oder Penisverkürzungen geringeren Ausmaßes
beklagt. Aufklärungspflichtige Komplikationen und Risiken der DPVL sind

- Hämatom, Wundinfektion und -heilungsstörung, Nekrose,
- Sensibilitätsstörung (meist passager),
- Penisödem,
- Narbenbildung,
- Schmerzen (vor allem bei Erektion),
- Persistenz oder Zunahme der Erektionsstörung,
- Penisdeviation,
- Penisverkürzung.

Zu den Operationen an den Penisvenen zählen auch die Ligatur pathologischer
kruraler Venen sowie die Spongiolyse, bei der zur Unterbrechung kleiner
Shunts das Corpus spongiosum von den Corpora cavernosa getrennt wird.
Beide Verfahren haben bei erheblicher Erhöhung des Operationsaufwands sowie der Morbidität zu keiner wesentlichen Verbesserung der Ergebnisse geführt
und sind daher von den meisten Operateuren verlassen worden.

Weiterhin stellt auch die Arterialisation der tiefen Dorsalvene nach Virag
[12], zusätzlich zur Verbesserung der arteriellen Perfusion, durch eine Erhöhung des Widerstands im venösen Schenkel einen möglichen Therapieansatz
der veno-okklusiven Dysfunktion dar.

2.10.5
Erfolge

Anfängliche Auswertungen der Operationsergebnisse in den 80er Jahren haben
z.T. Erfolgsraten bis zu 80 % in Aussicht gestellt [14]. Studien der letzten Jahre
mit größeren Patientenzahlen und längerem Follow-up haben hingegen gezeigt, daß ein länger als 1–2 Jahre anhaltender Operationserfolg nur in maximal
20–45 % der Fälle zu erwarten ist [1, 4–6, 10, 11, 15].

Abbildung 2.7 zeigt eine Aufschlüsselung des Patientenguts der Medizinischen Hochschule Hannover der Jahre 1987–1996. Der Operationserfolg nach
DPVL bei 126 Patienten ist in Form einer Entscheidungsbaumanalyse nach folgenden, als günstig geltenden Prognosefaktoren unterteilt: primäre Erektionsstörung oder aber Anamnesedauer unter 7 Jahren bei sekundärem Auftreten
der Erektionsstörung, unauffälliges CCEMG sowie ein „maintenance flow"
< 45 ml/min. Als Erfolg wurden bei dieser Analyse sowohl spontane Erektionen
als auch ein Ansprechen auf SKAT nach der Operation gewertet.

Einem durchschnittlichen Erfolg von 30 % im gesamten Patientengut steht
eine Erfolgsrate von 67 % bei den Patienten gegenüber, für die alle 3 Prognosefaktoren zutreffen. Eine präoperative Patientenselektion ist somit durchaus

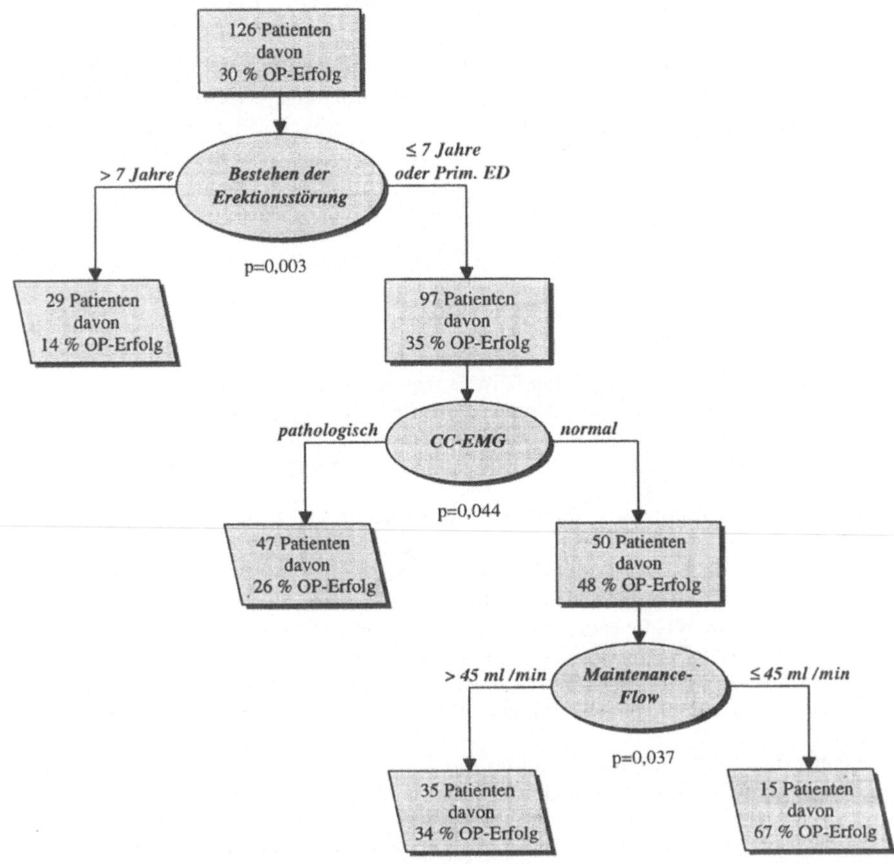

Abb. 2.7. Abhängigkeit des Operationserfolges nach DPLV von den 3 Prognosefaktoren Dauer der Erektionsstörung, CCEMG, Maintenance-Flow. (Daten der Medizinischen Hochschule Hannover, 1987–1996)

möglich. Nachfolgend seien die als günstig geltenden Prognosefaktoren noch einmal zusammenfassend genannt:

- primäre Erektionsstörung,
- kurze Anamnesedauer bei sekundärer Erektionsstörung,
- normales CCEMG,
- nur mäßig erhöhter „Maintenance flow" (< 45 ml/min),
- intakter arterieller Gefäßstatus.

ZUSAMMENFASSUNG

Die Langzeitresultate der Venenchirurgie sind enttäuschend. In den meisten Fällen liegt dem „venösen Leck" eine Störung des Schwellkörperapparats zugrunde, die durch eine Unterbindung der extrakavernös liegenden Venen nicht kausal behandelt wird.

Voraussetzung für die Operationsindikationstellung sind Ausschluß einer psychogenen Störung, intakte arterielle Verhältnisse, Nichtansprechen auf Schwellkörperpharmakotestung und eine pathologische Pharmakokavernoso-metrie und -graphie. Eine weitere Patientenselektion scheint anhand einiger Prognosefaktoren möglich, wie z. B. der Anamnesedauer, einem kavernosometrisch nur leicht ausgebildetem Leck und einem normalen CCEMG.

LITERATUR

1. Berardinucci D, Morales A, Heaton JPW, Fenemore J, Bloom S (1996) Surgical treatment of penile veno-occlusive dysfunction: is it justified? Urology 47:88–92
2. Das S (1994) Early history of venogenic impotence. Int J Impot Res 6:183–189
3. Ebbehoj J, Wagner G (1979) Insufficient penile erection due to abnormal drainage from the cavernous bodies. Urology 13:507–509
4. Freedman AL, Costa Neto F, Mehringer CM, Rajfer J (1993) Long-term results of penile vein ligation for impotence from venous leakage. J Urol 149:1301–1303
5. Hassan AA, Hassouna MM, Elhilali MM (1995) Long-term results of penile venous ligation for corporeal venous occlusive dysfunction. Can J Surg 38:537–541
6. Knoll LD, Furlow WL, Benson RC (1992) Penile venous ligation surgery for the management of cavernosal venous leakage. Urol Int 49:33–39
7. Mersdorf A, Goldsmith PC, Diederichs W, Padula CA, Lue TF, Fishman IJ, Tanagho EA (1991) Ultrastructural changes in impotent penile tissue: a comparison of 65 patients. J Urol 145:749–753
8. Rajfer J (1994) Ed: Andrology. J Urol 152:891
9. Sasso F, Gulino G, Di Pinto A, Alcini E (1996) Should venous surgery be still proposed or neglected? Int J Impot Res 8:25–28
10. Sparwasser C, Dreschner P, Pust RA, Madsen PO (1994) Long-term results of therapy with intracavernosalinjections and penile venous surgery in chronic erectile dysfunction. Scand J Urol Nephrol Suppl 157:107–112
11. Stief CG, Djamilian M, Truss MC, Tan H, Thon WF, Jonas U (1994) Prognostic factors for the postoperative outcome of penile venous surgery for venogenic erectile dysfunction. J Urol 151:880–883
12. Virag R, Zwang G, Dermange H, Legman M (1981) Vasculogenic impotence: a review of 92 cases with 54 surgical operations. Vasc Surg 15:9–15
13. Wespes E, Schulman C (1985) Venous leakage: surgical treatment of a curable cause of impotence. J Urol 133:796–798
14. Wespes E, Schulman C (1993) Venous impotence: pathophysiology, diagnosis and treatment. J Urol 149:1238–1245
15. Wespes E, de Goes PM, Sattar AA, Schulman C (1994) Objective criteria in the long-term evaluation of penile venous surgery. J Urol 152:880–890

2.11
Penisimplantate („Penisprothesen")

D. Schultheiss und U. Jonas

2.11.1
Geschichte

Die erste Vorstellung zu einer Penisprothese im weitesten Sinn lieferte Ambroise Paré im 16. Jahrhundert mit einem künstlichem Penis aus Holz. Mit diesem an das Genitale zu haltendem Rohr sollte nach traumatischem Verlust des Penis wieder eine Miktion im Stehen ermöglicht werden [14].

Externe Penishüllen oder -stützen, die eine Immissio penis bei erektiler Dysfunktion ermöglichen, sind schon auf japanischen Holzschnitten des 18. Jahrhunderts zu finden und bis in die heutige Zeit bekannt.

Als Vorlage für die Penisprothese im eigentlichen Sinne könnte das bei verschiedenen Tierarten vorkommende Os penis gelten, das schon von Aristoteles für den Fuchs und den Wolf beschrieben wurde [4].

Die Idee, den Penis von innen mit einem festen Gewebe zu stützen, wurde erstmals 1936 von Bogoras im Rahmen einer Penisrekonstruktion nach traumatischer Amputation verwirklicht. In den aus der Haut des Unterbauchs aufgebauten Penis setzte er hierbei Rippenknorpel des Patienten ein [2].

Goodwin und Scott verwendeten 1952 erstmals einen alloplastischen Akrylsplint bei einer plastischen Penisbildung ohne dauerhaften Erfolg [5].

Beheri implantierte dann seit 1958 Polyethylenstents, die er in das Corpus cavernosum einbrachte. 1966 berichtete er dabei über gute Ergebnisse nach 700 Eingriffen bei Patienten mit erektiler Dysfunktion [1].

Mit der Etablierung von Silikon als alloplastischem Material in der Chirurgie wurden in den 70er Jahren auch die Grundmodelle der hydraulischen Penisprothese durch Scott [14] sowie der semirigiden Prothesen durch Small und Carrion [15] vorgestellt. Diese beiden Systeme sind mit entsprechenden technischen Verfeinerungen auch heute noch der Standard.

Bezüglich der Nomenklatur wird im deutschsprachigen Raum zunehmend der Begriff Penisimplantat bevorzugt. Tatsächlich handelt es sich nicht um einen prothetischen Ersatz des Penis im eigentlichen Sinne, sondern lediglich um das Ausfüllen der Corpora cavernosa mit einer alloplastischen Erektionshilfe. Zudem hat der Terminus Penisprothese auch psychologisch gesehen eher eine abschreckende und abwertende Wirkung auf den Patienten und sein Umfeld.

2.11.2
Indikationen

In den 70er und frühen 80er Jahren stellten die Penisimplantate bei organisch bedingter erektiler Dysfunktion die Therapie der Wahl dar, die eine über 90 %ige Erfolgsgarantie für die Behandlung einer Erektionsstörung bot. Durch weitere wissenschaftlichen Erkenntnisse und insbesondere durch Einführung der intrakavernösen Pharmakotherapie hat sich dies grundlegend geändert, so daß die Implantatchirurgie heute nur noch die Ultima ratio des therapetischen Spektrums bildet.

Die Indikation ist somit bei Patienten zu stellen, die ein Therapieversagen für alle konservativen (Schwellkörper-Autoinjektionstherapie, Vakuumpumpe etc.) oder anderen operativen Verfahren aufweisen oder diese grundsätzlich ablehnen. Auf jeden Fall muß der Patient über die Irreversibilität und über mögliche schwere Komplikationen eines solchen Eingriffs nachdrücklich aufgeklärt werden. Nur dann ist es ethisch und rechtlich zu vertreten, sich trotz des Ansprechens auf eine alternative Behandlung doch für diesen Schritt zu entscheiden.

Mitunter kann sich die Notwendigkeit eines Penisimplantats auch im Rahmen einer *Induratio penis plastica* ergeben oder wenn es unter der Injektionstherapie zu erheblicher Plaquebildung und Deviation gekommen ist.

In seltenen Fällen kann eine psychogen bedingte Erektionsstörung eine Indikation sein, sofern sie sich als absolut therapierefraktär gegenüber allen sexualtherapeutischen oder konservativen Ansätzen gezeigt hat. Auch hier sollte größte Zurückhaltung geboten sein und die Entscheidung letztlich nur in Einverständnis mit einem erfahrenen Sexualpsychologen gefällt werden.

2.11.3
Semirigide und hydraulische Penisimplantate

Bei der Wahl zwischen diesen beiden grundsätzlich verschiedenen Typen von Penisimplantaten spielen mehrere Faktoren eine Rolle. Zum einen ist es der kosmetische Anspruch des Patienten, also sein „body image", das durch die semirigiden Implantate mehr gestört wird. Des weiteren weisen die hydraulischen Modelle trotz aller technischer Weiterentwicklung eine höhere Komplikationsrate auf. Zuletzt ist nicht absehbar, wie sich die Bereitschaft zur Kostenübernahme in unserem Gesundheitssystem entwickeln und dann auch der etwa 5fach höhere Preis der hydraulischen Implantate eine Rolle spielen wird.

Semirigide Penisimplantate

Sie bestehen aus einem Paar flexibler Silikonstäbe, in die zur Erhöhung der Biegefestigkeit in der Regel ein Silberdrahtgeflecht eingearbeitet ist [8, 9]. Diese Silberdrähte sind nochmals mit Teflon überzogen, so daß auch bei über Jahre durchgeführtem Verbiegen des Implantats zwischen der Ruhestellung und dem Geschlechtsverkehr kein reibungsbedingter Bruch der Drähte erfolgen kann. Die Form jedes einzelnen Implantats ist der anatomischen Konfiguration des Corpus cavernosum angepaßt. Die Modelle können in Größen von 16–25 cm Länge und 9,5–13 mm Durchmesser geliefert werden (Abb. 2.8a). Teilweise kann die Länge intraoperativ durch „Trimmen" des proximalen Implantatendes noch verändert werden. Abbildung 2.8b zeigt die Jonas-Silikon-Silber-Prothese®, zum einen in der nach ventral gebogenen Ruhestellung und zum anderen in der gestreckten Position für den Geschlechtsverkehr. Weitere gängige

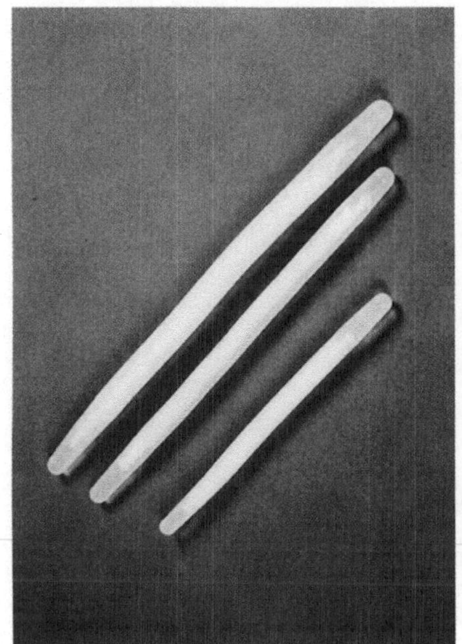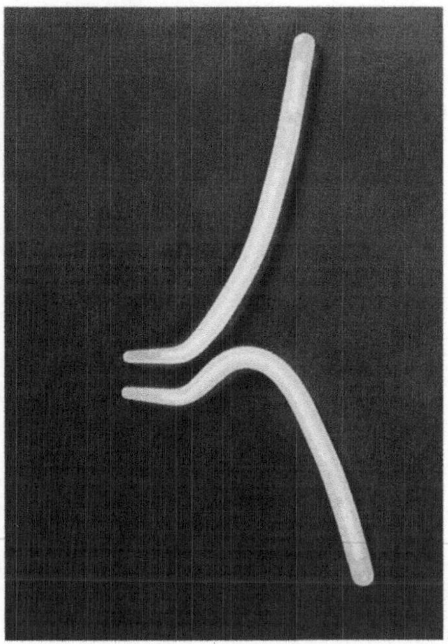

a   b

Abb. 2.8 a, b. Semirigide Jonas-Silikon-Silber-Prothesen®

Modelle sind Mentor Malleable®, Mentor Acu-Form® sowie AMS 600® Implantat.

Die Vorteile der semirigiden Implantate liegen in der einfachen Konstruktion und damit geringeren Anfälligkeit für Materialstörungen und geringeren Komplikationsrate. Das operative Prozedere gestaltet sich etwas einfacher als bei den mehrteiligen hydraulischen Implantaten. Der Preis liegt zwischen 1300 und 2000 DM pro Paar.

Nachteilig ist die Tatsache, daß der physiologische Zustand der Detumeszenz nicht imitiert werden kann, was ein unauffälliges Auftreten in entkleidetem Zustand kaum ermöglicht. Weiterhin ist eine Änderung von Penislänge und -umfang beim Aufrichten des Glieds nicht gegeben, es sei denn in minimalem Ausmaß durch unter der Schwellkörperkapsel verbliebenes intaktes Schwellkörpergewebe, das sich dann bei sexueller Erregung in geringem Maß ausdehnen kann.

Hydraulische Penisimplantate

Prinzipiell kann bei diesen Implantaten der Hauptanteil des in das Corpus cavernosum eingebrachten Implantatzylinders über einen Pumpmechanismus gefüllt und damit von einem erschlafften in einen rigiden Zustand überführt werden. Der wesentliche Unterschied der einzelnen Modelle liegt in der Anordnung des Volumenreservoirs und der Pumpe.

Abb. 2.9. Dreiteiliges hydraulisches Penisimplantat (AMS 700 Ultrex Plus®)

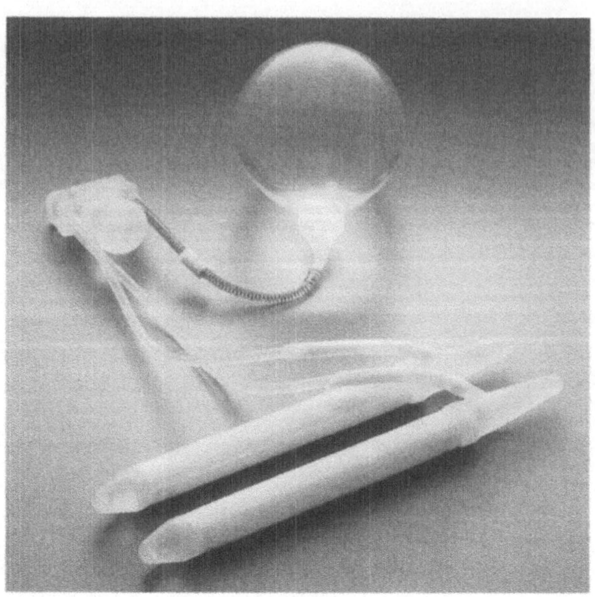

Die Abbildungen 2.9 und 2.10 zeigen die am weitesten verbreitete, dreiteilige Version, bei der die Pumpe im Skrotum und das Flüssigkeitsreservoir intraabdominell bzw. paravesikal liegt. Alle 3 Funktionseinheiten sind mit dünnschichtigen subkutan liegenden Silikonschläuchen verbunden, die entweder bereits konnektiert sind oder aber intraoperativ über Verbindungsstücke zusammengefügt werden.

Die paarigen Schwellkörperzylinder bestehen aus einem jeweils starren Ende und einem z. T. mehrschichtigen flexiblen und aufpumpbaren Mittelteil. Im inaktiven Zustand ist dieses Mittelstück entleert und der Reservoirballon dabei maximal gefüllt (Abb. 2.9a). Durch mehrmaliges Drücken des Füllventils der Pumpe wird dann die Systemflüssigkeit, die aus physiologischer Kochsalzlösung oder aus einem Gemisch mit blutisotonem Kontrastmittel besteht, bis zu einem festgelegten Druck in die Zylinder befördert. Je nach Implantatmodell kommt es dabei zu einer Expansion des Zylinderquerschnitts auf 16–18 mm und beim AMS-700-Ultrex®Implantat auch zu einer Längenzunahme der Zylinder um 20%, was dem physiologischen Erektionszustand am ehesten entspricht (Abb. 2.9 b). Soll wieder eine Detumeszens herbeigeführt werden, so kann durch längeres Drücken des Ablaßventils an der Pumpe die Flüssigkeit wieder in den Reservoirballon entweichen.

Die Zylinder stehen in unterschiedlichen Längen zur Verfügung, die durch Aufsetzen von Verlängerungskappen am proximalen Ende entsprechend intraoperativ angepaßt werden können. Im Handel verbreitet sind die Implantate „Mentor Alpha1®" und „AMS 700®" (CX, Ultrex oder Ultrex Plus). Ein komplettes Sytem kostet zwischen 8000 und 10 000 DM.

Bei den zweiteiligen Implantaten ist Reservoir und Pumpe zu einem System zusammengefaßt, das ebenfalls im Skrotum plaziert wird (Mentor Mark II® und

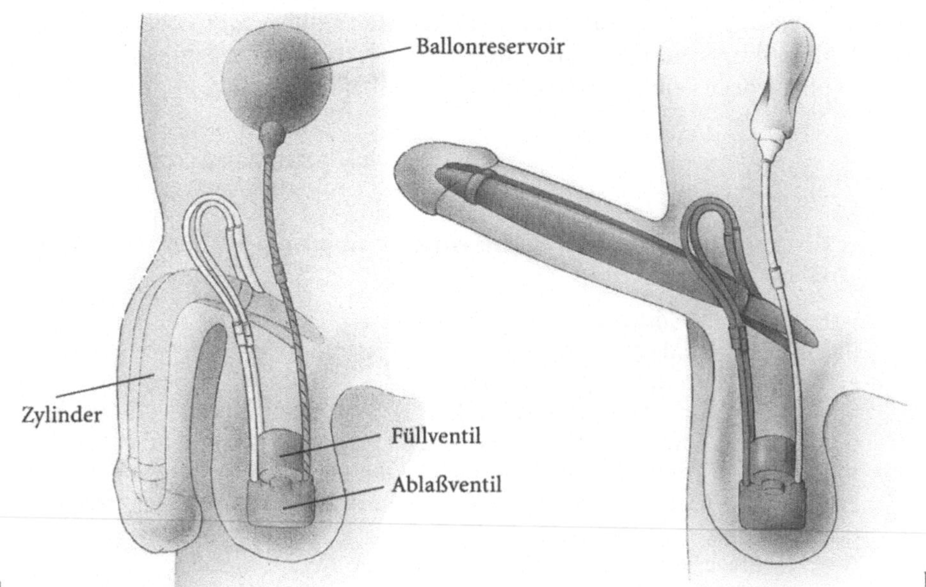

Abb. 2.10 a, b. Schema der Funktionsstellungen eines dreiteiligen hydraulischen Penisimplantats. **a** Inaktiviert, **b** aktiviert

AMS Ambicor®). Es entfällt somit die intraabdominelle oder paravesikale Einlage eines Reservoirballons. Die Größe dieser kombinierten Einheit wirkt jedoch meist störend im Skrotum, weswegen diese Modelle nicht favorisiert wurden. Beim Modell AMS Ambicor® ist die Pumpe jedoch schon deutlich verkleinert.

Einteilige hydraulische Implantate oder Einkompartmentimplantate vereinen hingegen Pumpventil und Reservoir im Schwellkörperzylinder selbst (AMS Dynaflex®). Durch Kompression des distalen Zylinderendes wird dabei das Reservoirvolumen in die flexible Kammer im mittleren Teil des Implantats gepumpt und dadurch eine Versteifung des mittleren Zylinderanteils erreicht. Diese Modelle zeigen jedoch eine höhere Komplikationrate und eine nur ungenügende Erschlaffung gegenüber den Mehrkomponentenimplantaten, weswegen sie kaum mehr verwendet werden [20].

2.11.4
Implantationstechnik und postoperative Betreuung

Die Implantation eines Penisimplantats wird zumeist in Intubationsnarkose durchgeführt, kann aber auch unter Regionalanästhesie oder z. T. sogar in Lokalanästhesie erfolgen.

Zu den Vorbereitungen gehört eine gründliche Rasur des Genitales, die am besten erst kurz vor der Operation erfolgen sollte, um eine Keimbesiedlung der gereizten Haut zu vermeiden. Entsprechend sind Hautläsionen oder Dermatitiden eine Kontraindikation wegen der erhöhten Gefahr der Protheseninfektion. Um die Infektionsgefahr weiter zu senken, wird perioperativ eine Antibiotikaprophylaxe eingeleitet und für 3–10 Tage fortgeführt, wobei bei der Wahl des Antibiotikums berücksichtigt werden muß, daß vorwiegend Infektionen mit Staphylococcus epidermidis vorliegen (s. Übersicht).

Übersicht

Checkliste zur präoperativen Vorbereitung und postoperativen Betreuung bei Penisimplantaten

- Sitzbäder am präoperativen Tag
- Rasur des Genitals erst unmittelbar vor Operation
- Perioperative Antibiotikaprophylaxe mit der Kombination modernes Cephalosporin und Aminoglykosid (z. B. 2mal 2 g Cephazolin und 3mal 80 mg Gentamicin i. v. für 2–3 Tage; danach 2mal 1 g Cephadroxil oral für 1 Woche)
- Wundverband mit Fixierung des gestreckten Penis am Unterbauch
- Frühzeitige intermittierende Teilaktivierung der hydraulischen Implantate ab dem 2.–4. postoperativen Tag
- Geschlechtsverkehr erst 6 Wochen nach Operation

Der operative Zugang für die Eröffnung der Corpora cavernosa und die Einbringung der Implantatzylinder kann dorsal im penoskrotalen Übergang erfolgen oder über einen infrapubischen Hautschnitt, was den Vorteil einer kosmetisch vorteilhaften Narbe in den Schamhaaren hat. Weitere Zugangswege liegen perineal oder für die semirigiden Implantate subkoronar am Penisschaft [7].

Über den Zugang erfolgt dann die Aufbougierung der Corpora cavernosa mit Dilatationsstäben, wobei das Schwellkörpergewebe weitgehend, bis auf einen kleinen unter der Kapsel liegenden Saum, zerstört wird. Nach Abmessen der Länge des nun geschaffenen Hohlraums mit einem entsprechenden Meßstab werden die passenden Implantatzylinder eingesetzt, und die Corporotomie wird mit Einzelknopfnähten verschlossen.

Bei den hydraulischen Implantaten wird im Anschluß die Pumpe in das Skrotalfach eingelegt (was bei Rechtshändern zur einfacheren Bedienung auf der rechten Seite und vice versa geschehen sollte). Über einen Wechselschnitt im Unterbauch derselben Seite wird der Reservoirballon im entleerten Zustand entweder intraabdominell oder paravesikal plaziert. Erst dann wird das Reservoirmedium, je nach Zylindertyp zwischen 50 und 100 ml, über den Verbindungsschlauch eingefüllt.

Die subkutan geführten Verbindungsschläuche zwischen Zylinder, Pumpe und Reservoir können nun auf die korrekte Länge gekürzt und dann mit Schnellkonnektoren verbunden werden.

Abschließend werden die hydraulischen Modelle bereits intraoperativ durch mehrmaliges Aufpumpen auf korrekte Funktion und Lage hin überprüft. Die Einlage einer Redon-Drainage ist wegen der erhöhten Gefahr der Einschleppung von Hautkeimen und somit der Implantatinfektion nicht zu empfehlen [12, 13, 15].

Bei der Verbandanlage und postoperativen Pflege muß dringend darauf geachtet werden, daß der Penis in gestreckter Stellung auf der Symphyse liegend fixiert wird. So wird vor allem bei den semirigiden Implantaten eine Verbiegung der Zylinder und somit für die Einheilung unerwünschte Ausübung von Scherkräften verhindert und das Einwachsen in korrekter Lage gewährleistet. Aus diesem Grunde sollte das System bei hydraulischen Modellen bereits nach einigen Tagen für kurze Zeit aktiviert werden, damit sich die Zylinder in die gewünschte Lage ausdehnen.

Die Ausübung des Geschlechtsverkehrs wird frühstens 6 Wochen nach der Operation empfohlen.

2.11.5
Komplikationen

Die schwerwiegendste und mit etwa 8 % häufigste Komplikation [3, 10] stellt die Implantatinfektion dar. Das Risiko ist deutlich erhöht bei Diabetikern, postoperativer Hämatomausbildung und Nichtbeachten der entsprechenden Vorsichtsmaßnahmen (präoperative Sitzbäder, Rasur, perioperative Antibiose). Nur selten ist die Situation durch alleinige Antibiotikagabe beherrschbar, und operative Maßnahmen sind oft unvermeidbar.

Die Empfehlungen für die zeitlichen Abläufe dieser Sanierungsschritte werden in der Literatur sehr unterschiedlich angegeben und sind zudem vom Schweregrad der Infektion abhängig. Nach Explantation des gesamten Systems und Spülen der entsprechenden Räume mit Antibiotikalösung erfolgt die erneute Implantation entweder unmittelbar [3], im kurzen Intervall von 3 Tagen [18] oder nach sicherer Elimination der Infektion nach 3–4 Monaten [10, 11].

Sensibilitätsstörungen und Ödeme im distalen Penis sind Folge der intraoperativen Verletzung der dorsalen Nerven und Lymphgefäße am Penisschaft. Durch eine laterale Corporotomie kann diese Komplikation weitgehend vermieden werden.

Eine Verletzung der Urethra ist prinzipiell bei jedem Eingriff am Penis möglich, geht mit einer erhöhten Infektgefahr des Implantats einher und weist als übliche Spätkomplikation die Urethrastriktur auf.

Schmerzen werden zumeist beklagt bei Implantation eines zu langen Implantats, das zur erhöhten Dehnung der Tunica albuginea und zum Spannungsschmerz führt. Auch die Narbenausbildung im Wundbereich kann zu Schmerzsymptomatik beim Verkehr führen. Die Aktivierung eines hydraulischen Implantats unmittelbar postoperativ bedingt regelmäßig Schmerzen, die mitunter durch Analgetikagabe kupiert werden müssen.

Eine Deviation des Glieds nach lateral kann durch Einsetzen unterschiedlich langer Zylinder bzw. falscher Längenbestimmung intraoperativ bedingt sein. Des weiteren kann eine Narbenbildung zur entsprechender Verbiegung führen.

Eine ungenügende Bougierung der Schwellkörper mit den Dilatationsstäben kann ebenfalls zum Einsetzen eines Implantats führen, welches relativ zu kurz ist. Ist die Aushöhlung des Corpus cavernosum vor allem im distalen Bereich unzureichend durchgeführt worden, kann es zum sog. Concorde-Phänomen kommen. Hierbei ist die Glans penis nach ventral abgekippt. Dieser Zustand kann auch eintreten, wenn nach einiger Zeit eine Überdehnung der Tunica albuginea durch das Implantat erfolgte und dieses somit relativ gesehen zu kurz geworden ist.

Ein zu lang gewählter Implantatzylinder übt einen unphysiologisch hohen Duck auf die Schwellkörperkapsel aus und birgt somit das Risiko einer Ausdünnung der Gewebeschicht und Perforation. Der Prothesendurchbruch kann dabei am proximalen Schenkel zum Perineum hin erfolgen, in die Urethra oder aber durch die Glans. Bei einem hydraulischem Implantat kommt es außerdem zu einer Faltenbildung des Zylinders und zu einer ungenügenden Versteifung nach Aktivierung [19]. In allen Fällen bleibt nur die chirurgische Sanierung mit eventuellem Ersatz der zerstörten Schwellkörperkapsel durch einen Goretex-Patch.

Als Materialdefekt kann bei den semirigiden Modellen in seltenen Fällen ein Implantatbruch auftreten.

Die hydraulischen Systeme sind vor allem an den Konnektorstücken ihrer Schläuche anfällig, wo ein Leck und somit Implantatdefekt auftreten kann. Des weiteren kann eine Materialermüdung oder eine Blockierung des Ventils z.B. durch Blut zum Funktionsverlust führen.

Wird eine nicht blutisotone Flüßigkeit als Füllungsmedium der hydraulischen Implantate benutzt, so bedingt die Diffusion durch die semipermeablen Silikonschichten hindurch einen Druckabfall und ein Volumendefizit im System.

Durch Einbringung des Reservoirballons in das paravesikale Gewebe kann eine protrahierte fibrotische Kapselbildung mit sekundärer Gewebeschrumpfung eine vollständige Entfaltung des Ballons im inaktiven Zustand des Implantats verhindern. Eine hinreichende Entleerung der Schwellkörperzylinder ist somit nicht mehr möglich, und der Patient bietet klinisch eine ungenügende Detumeszenz. Dies kann durch eine intraabdominelle Lage des Ballons verhindert werden, wobei dann jedoch Flüssigkeitsverschiebungen durch Einsetzen der Bauchpresse auftreten können.

Der technisch einwandfreie Funktionszustand des Penisimplantats ist durch den behandelnden Arzt objektiv beurteilbar. Der Operationserfolg hängt aber auch von der subjektiven Zufriedenheit des Patienten und seiner Partnerin ab. Durch eine ausreichende präoperative Information und Aufklärung des Patienten läßt sich einer falschen Erwartungshaltung vorbeugen und somit die allgemein beschriebene hohe subjektive Zufriedenheitsrate von über 90 % erreichen [6, 7].

LITERATUR

1. Beheri GE (1966) Surgical treatment of impotence. Plast Reconstruct Surg 38:92–97
2. Bogoras N (1936) Über die volle plastische Wiederherstellung eines zum Koitus fähigen Penis (Penisplastica totalis). Zentralbl Chir 22:1271–1276
3. Brant MD, Ludlow JK, Mulcahy JJ (1996) The prosthesis salvage operation: immediate replacement of the infected penile prosthesis. J Urol 155:155–157
4. Bretan PN (1989) History of the prosthetic treatment of impotence. Urol Clin North Am 16:1–5

5. Goodwin WE, Scott WW (1952) Phalloplasty. J Urol 68:903–908
6. Grein U, Noll F, Schreiter F (1989) Die Behandlung der erektilen Dysfunktion mit Penisprothesen. Urologe [A] 28:266–270
7. Hinman F (1994) Atlas urologischer Operationen. Enke, Stuttgart, S 108–123
8. Jonas U (1978) Silikon-Silber-Penisprothese. Akt Urol 9:179–183
9. Jonas U, Jacobi GH (1980) Silicone-silver penile prothesis: description, operative approach, and results. J Urol 123:865
10. Jonas U (1991) Die Silikon-Silber-Penisprothese (Jonas-Eska), Langzeiterfahrungen. Urologe [A] 30:277–281
11. Jonas U (1991) Alloplastics in the treatment of erectile dysfunction. In: Jonas U, Thon WF, Stief CG (eds) Erectile dysfunction. Springer, Berlin Heidelberg New York Tokyo
12. Montague D (1996) Penisprothesenimplantation. Akt Urol 27:I–XI
13. OP-Handbuch: 700 Ultrex Plus Penisprothese (1992) American Medical Systems, München
14. Rogers BO (1973) History of external genital surgery. In: Horton CE (ed) Plastic and reconstructive surgery of the genital area. Little & Brown, Boston, pp 23–24
15. Schreiter F (1996) Kommentar. In: Montague D (1996) Penisprothesenimplantation. Akt Urol 27:XI
16. Scott FB, Bradley WE, Timm GW (1973) Managemnet of erectile impotence: use of implantable inflatable prosthesis. Urology 2:80
17. Small MP, Carrion HA, Gordon JA (1975) Small-Carrion penile prosthesis. Urology 5:479
18. Teloken C, Souto JC, Da Ros C, Thorel E, Souto CAV (1992) Prosthetic penile infection: „rescue procedure" with rifamycin. J Urol 148:1905
19. Wilson SK, Cleves MA, Delk JR II (1996) Ultrex cylinders: problems with uncontrolled lengthening (the s-shaped deformity). J Urol 155:135–137
18. Wilson SK, Cleves M, Delk Jr II (1996) Long-term results with Hydroflex and Dynaflex penile prosthesis: device survival comparison to multicomponent inflatables. J Urol 155:1621–1623

KAPITEL 3

Diagnostik 3

3.1
Praktisches Vorgehen und kritische Wertung

C.G. STIEF und U. HARTMANN

Die Notwendigkeit einer Diagnostik der erektilen Dysfunktion wird von den Experten im deutschsprachigen Raum kontrovers diskutiert: Auf der einen Seite stehen Kollegen, die dazu neigen, die Problematik der Störung auf die „Orthopädie" des Erektionsmechanismus zu reduzieren und SKAT als Allheilmittel propagieren (und gelegentlich sogar „ideale Substanzen" postulieren, ein Umstand, der ansonsten in der Pharmakologie unbekannt ist), aus dieser Konzeption dann konsequenterweise jede Diagnostik für überflüssig halten und unter Berufung auf den Allgemeinplatz des Zwangs zur „Kostenersparnis" den Patienten sofort SKAT applizieren. Auf der anderen Seite finden sich Kollegen, die auch beim 80jährigen Diabetiker das komplette diagnostische Programm fordern, selbst wenn dies offensichtlich keine größere Konsequenz bezüglich der Therapieauswahl in diesem individuellen Fall mehr nach sich zieht.

Uns erscheint ein Mittelweg zwischen beiden Positionen als geeignete Lösung. Zur Zeit kann unserer Ansicht nach aufgrund der vorliegenden epidemiologischen Daten über die erektile Dysfunktion, gesicherten wissenschaftlichen Erkenntnissen bezüglich deren Ätiologie und sich abzeichnenden neuen therapeutischen Optionen keinesfalls auf eine Basisabklärung verzichtet werden. Im Anschluß an diese Basisabklärung kann dann in einigen (wenigen) Fällen mit eindeutiger individueller Befundkonstellation (z.B. Abwesenheit von schwerwiegenden zugrundeliegenden nichtbehandelten Ursachen und fortgeschrittenes Alter) eine komplikationslose oder zumindest sehr komplikationsarme Therapieoption eingeleitet werden. Auch bei eindeutigen Indikatoren für eine psychogene Ätiologie kann nach der Basisabklärung auf eine weitergehende organogene Diagnostik verzichtet werden.

Alle übrigen Patienten sollten nach Abschluß der Basisuntersuchung einer spezifisch andrologischen Diagnostik zugeführt werden. Die hier erhobenen Befunde erleichtern zum einen die Differentialdiagnose einer überwiegend psychogenen vs. überwiegend organogenen erektilen Dysfunktion, zum anderen erlauben sie (im Einklang mit den Wünschen des Patienten) vielfach die Einleitung einer individuell adaptierten und erfolgversprechenden Therapie. Im Anschluß an diese beiden diagnostischen Stufen benötigen, je nach Zusammensetzung des Patientenkollektivs, noch ca. 15–30 % der Betroffenen eine weitergehende, oft wesentlich invasivere und aufwendigere Diagnostik.

In unserer täglichen Praxis, d.h. in der Spezialsprechstunde „Erektile Dysfunktion", die organisatorisch und hinsichtlich des praktischen Ablaufs in der Urologischen Poliklinik der Medizinischen Hochschule Hannover beheimatet ist, die aber gemeinsam von der Klinischen Psychologie und von der Urologischen Klinik betreut wird, gestaltet sich die oben getroffene Unterteilung der Diagnostik oft als schwierig: Der überwiegende Teil unserer Patienten mit erektiler Dysfunktion wird uns von den betreuenden Hausärzten oder Urologen zur „Diagnostik und Therapie der erektilen Dysfunktion" vorgestellt, ohne daß Voruntersuchungen stattgefunden haben. Somit mußten wir einen Ablauf der Diagnostik organisieren, der zum einen ein Ineinandergreifen der verschiedenen Stufen ermöglicht, zum anderen möglichst wenig ambulante Besuche vorsieht, da viele Patienten eine eher lange Anfahrt (oft mehrere hundert Kilometer) haben.

Zur Zeit durchlaufen die Patienten unsere Sprechstunde wie folgt: Bei der Erstanmeldung erhält der Patient sowohl den umfangreichen Fragebogen als auch ein 4seitiges Informationsblatt (s. Anhang zu Kap. 2.1), das ihm sowohl den Untersuchungsablauf als auch die einzelnen diagnostischen Schritte, einschließlich deren Sinn, Nebenwirkungen und möglichen Risiken, erläutert. Er wird weiterhin informiert, daß die Untersuchungen im Rahmen des ersten ambulanten Besuchs ca. 4–6 Stunden dauern werden. Nach einem ausführlichen Erstgespräch einschließlich gründlicher Allgemeinanamnese- und Befunderhebung sowie Blutlaborabnahme durch einen Urologen folgt die psychologische Diagnostik und Sexualanamnese durch einen sexualmedizinisch geschulten und erfahrenen Psychologen.

Finden sich hier keine eindeutigen Hinweise auf eine psychosoziale Genese und ergeben sich aus diesen ersten Informationen noch keine Präferenzen für bestimmte Therapieoptionen (was eher selten der Fall ist), so wird ein Corpuscavernosum-EMG (CC-EMG) durchgeführt. Ist der Patient, wie in den meisten Fällen geschehen, vom einweisenden Kollegen über die SKAT (Injektion von Pharmaka in den Schwellkörper) unterrichtet worden, so unterzieht er sich nach einer Pause (und einer weiteren schriftlichen Aufklärung!) der ersten SKAT-Testung einschließlich einer Farbduplexsonographie. Diese Untersuchungsanordnung am ersten Tag ermöglicht einen fundierten Eindruck bezüglich der möglichen Ätiologie der erektilen Dysfunktion und erlaubt gleichzeitig ein gezieltes Wiedereinbestellen des Patienten zu spezifischen ergänzenden Untersuchungen.

3.1.1
Abgestufte Diagnostik der erektilen Dysfunktion

Zur rationellen Abklärung der erektilen Dysfunktion hat sich eine *Teilung der Diagnostik* in der Praxis bewährt. Die *Basisuntersuchungen* werden vom einweisenden Arzt (meist Hausarzt, Internist oder Urologe) durchgeführt. Dann erfolgt die Durchführung des andrologischen nicht bzw. gering invasiven diagnostischen Programms durch den andrologisch geschulten Urologen, ggf. unter Einbeziehung eines sexualmedizinisch kompetenten Psychiaters oder Psychologen.

Im Anschluß an diese zweite diagnostische Stufe können die meisten Patienten schon ihrer Therapie zugeführt werden. Nur bei Vorliegen bestimmter Indikationen wird der Patient in dafür eingerichteten Zentren invasiven und aufwendigen, zumeist radiologischen Untersuchungen (z. B. Kavernosometrie und Kavernosographie, selektive Phalloarteriographie, kavernöse Biopsie, erweiterte neurologische Diagnostik, bildgebende Diagnostik wie MRT oder CT) zugeführt.

Basisdiagnostik (Stufe I)

Ziel dieser diagnostischen Stufe ist das Erkennen bzw. der Ausschluß von bislang unbekannten schwerwiegenden psychischen oder körperlichen Erkrankungen, in deren Folge eine erektile Dysfunktion aufgetreten ist. So werden hier z. B. nicht bekannte schwere renale oder hepatische Störungen oder ein Diabetes mellitus diagnostiziert. Auch können in der erweiterten Sexualanamnese schon viele Patienten mit überwiegend psychogener Ätiologie erkannt und einer entsprechenden psychogenen Subdifferenzierung zugeführt werden, ohne daß weitere somatische Untersuchungen zur Verbesserung der differentialdiagnostischen Abwägung vonnöten sind. Des weiteren werden ggf. endokrinologisch verursachte Formen der erektilen Dysfunktion diagnostiziert.

Die wesentlichen Elemente dieser diagnostischen Stufe sind Anamnese, erweiterte Sexualanamnese und psychologische Diagnostik, körperliche Untersuchung und Labordiagnostik. Nützlich ist weiterhin das Ausfüllen eines standardisierten Fragebogens durch den Patienten. Dieser dient zum einen der umfassenden standardisierten Anamneseerhebung, zum anderen führt er den Patienten durch die Fülle der Fragen in die Vielschichtigkeit der Problematik ein und weckt so Verständnis für die aufwendige und auch für den Patienten teils unangenehme Diagnostik.

Anamnese

Neben der Allgemeinanamnese solle das Augenmerk auf für das Erektionsgeschehen relevante Ereignisse gerichtet werden: Operationen, besonders im kleinen Becken, Unfälle, Rückenmark- bzw. Wirbelsäulenerkrankungen, systemische oder lokale Geschehnisse. Die klassischen internistischen Risikofaktoren der erektilen Dysfunktion sind detailliert abzufragen (Nikotinabusus, Diabetes, Hypercholesterinämie, Hypertonie; lassen sich 3 dieser 4 Faktoren verifizieren, dann ist die Wahrscheinlichkeit des Vorhandenseins einer organischen Ursache > 70 %).

Situatives (z. B. im Urlaub oder bei anderen Gelegenheiten mit verringertem Streß), partner- oder praktikabhängiges Erektionsverhalten (z. B. mit anderer Partnerin, bei Masturbation) sowie das Auftreten nächtlicher und morgendlicher Erektionen sind zu erfragen. Hier ist anzumerken, daß man grundsätzlich zwischen psychogenen, reflexogenen und nächtlichen Erektionen differenzieren muß. Sie unterscheiden sich durch eine unterschiedliche autonome Innervation: Während psychogene Erektionen vom parasympathischen Erektionszentrum im Sakralmark S2–4 induziert werden, ist das sympathische Erektionszentrum T11–L2 für nächtliche und morgendliche Erektionen verantwortlich. Reflexogene Erektionen werden afferent über den N. pudendus und efferent über das sakrale Erektionszentrum induziert. Aufgrund der unterschiedlichen Vulnerabilität dieser peripheren autonomen Innervationsstränge berichten manche Patienten über nächtliche Erektionen, verneinen aber ausreichende psychogene Erektionen (z. B. Patienten mit tiefer Querschnittslähmung). Die früher oft benutzte Folgerung „nächtliche Erektionen bei erektiler Dysfunktion = psychogene erektile Dysfunktion" ist heute nicht mehr haltbar.

Der Beginn der erektilen Dysfunktion, ob plötzlich oder schleichend, ist zu erfragen. Die Art der Erektionsstörung ist näher zu definieren, so ob generell verminderte maximale Rigidität, ob zu früher Abfall einer kurzzeitig erreichten maximalen Rigidität oder ob ein kompletter Tumeszenzverlust (sehr selten) besteht. Weiterhin ist gezielt nach einer vorliegenden oder in der Entwicklung der erektilen Dysfunktion beobachteten Ejaculatio praecox zu fahnden, die vom Patienten oft mit einer erektilen Dyfunktion verwechselt wird. Eine stattgefundene Verbiegung oder Verkrümmung des Penisschafts bei der (Rest-)Erektion als Korrelat einer Induratio penis plastica muß explizit abgefragt werden.

Psychologische Diagnostik und Sexualanamnese

Die Berücksichtigung psychischer und paarbezogener Faktoren ist in der Diagnostik einer komplexen sexuellen Störung wie der erektilen Dysfunktion unerläßlich. In der klinischen Praxis besteht die Aufgabe der Diagnostik weniger in einer Klassifizierung oder Kategorisierung der Störung, sondern in der auf gezielt erhobenen Befunden basierenden, gemeinsam mit dem Patienten erarbeiteten Planung eines Behandlungsansatzes. Da psychische und partnerschaftliche Einflüsse – seien sie nun primärer oder reaktiver Natur – das Geschehen von der Entstehung über die Diagnostik bis zur Therapie der erektilen Dysfunktion entscheidend mitbestimmen, können sie aus dem diagnostischen Prozeß nicht ausgeklammert werden. Dabei ist zu unterscheiden zwischen der Basisdiagnostik und einer speziellen erweiterten psychologischen Diagnostik und Sexualanamnese (s. Kap. 3.2). Während die letzteren einem sexualmedizinisch kompetenten Psychologen oder Arzt überlassen werden sollten, gehört die Basisabklärung in die Hand des ärztlichen Hauptansprechpartners, der sich auf der Grundlage seiner Befunde und seiner oft über einen längeren Zeitraum reichenden Kenntnis des Patienten dazu ein Bild machen sollte.

Leider erleben wir es in unserer Spezialsprechstunde häufig, daß selbst sehr erfahrene somatische Kollegen bei deutlicheren psychischen oder psychosomatischen Problemen sich schnell als überfordert, nicht zuständig oder nicht kompetent genug erleben. Für den Patienten hat dies den Nachteil, daß sein Problem nicht in der Gesamtheit seiner somatischen und psychischen Aspekte behandelt wird, sondern er gleichsam „aufgesplittet" und auf verschiedene Fachdisziplinen aufgeteilt wird.

Dies ist tatsächlich aber nur in einem Teil der Fälle notwendig, während in der Mehrzahl eine psychosomatische Basisdiagnostik ausreicht, um zu einem sinnvollen Behandlungsansatz zu kommen. Die dazu notwendigen Kenntnisse und Fertigkeiten können teils im Selbststudium, teils mit begrenztem Aufwand in Weiterbildungen erworben werden (zu Fragen der Aus- und Weiterbildung s. S. 96). Eine solche psychosomatische Basisdiagnostik „aus einer Hand" hat darüber hinaus den Vorteil, daß sie nicht nur der Befunderhebung und Informationssammlung dient, sondern bereits lebendige Sexualberatung ist, an die sich nahtlos die Diskussion der in Frage kommenden Therapieoptionen anschließen kann.

In unserer klinischen Praxis erleben wir es häufig, daß von Kollegen zwar bei jüngeren Männern mit Erektionsproblemen auf psychische und paarbezogene

Aspekte geachtet wird, bei Männern mittleren Alters aber viel seltener und bei älteren Männer nur noch in einzelnen Fällen. Dies ist aber quasi ein „systematischer Fehler", der in vielen Fällen zu einer unzureichenden Therapie führen dürfte. Gerade beim älter werdenden Mann erhöht sich die Anfälligkeit für psychosoziale Faktoren durch den langsameren, vulnerableren und situationsabhängigeren Ablauf der sexuellen Reaktion, so daß Störeinflüsse viel eher „durchschlagend" und erektionsbeeinträchtigend wirken können. Bei Männern der mittleren Altersgruppe sollte daher besonders auf belastende Lebensereignisse (berufliche Sorgen, Arbeitslosigkeit, Verlusterlebnisse, Verschlechterung der Beziehung oder Scheidung) geachtet werden, da die Erektionsproblematik nur in deren Kontext beurteilt werden kann.

Bei älteren Männer schließlich werden psychische Faktoren oft übersehen, weil somatische Ursachen fast immer präsent sind und im Vordergrund stehen. Da die Ausprägung der somatischen Ursachendimension aber keine Rückschlüsse auf die Ausprägung der psychischen Ursachendimension (und umgekehrt) zuläßt, darf auch in diesen Fällen auf eine psychosomatische Basisdiagnostik nicht verzichtet werden.

Die Einbeziehung der Partnerin in die psychosomatische Basisdiagnostik wird kontrovers diskutiert (s. auch Kap. 5.2). Sie kann wertvolle Informationen bringen, die die diagnostische Einschätzung nicht selten korrigieren oder zumindest komplettieren, und sie ist für die Einschätzung der Prognose verschiedener Behandlungsoptionen fast unerläßlich. Andererseits kann es für den Patienten sehr belastend sein, wenn er über sein „Versagen" im Beisein der Partnerin berichten soll. Darüber hinaus kann es für viele Männer eine wichtige Erfahrung sein, einen geschützten Raum „für sich allein" zu haben, in dem sie zunächst eine vertrauensvolle Beziehung aufbauen können und ihre Sicht und ihr Erleben darstellen können. Hier sollte im individuellen Fall entschieden werden, ohne jedoch partnerschaftliche Bezüge aus den Augen zu verlieren.

Der Einsatz von Fragebögen kann als Ergänzung oder auch zur Vorbereitung des klinischen Gesprächs sinnvoll sein. Dabei sollten allerdings speziell zur Untersuchung erektiler Dysfunktionen konstruierte Instrumente eingesetzt werden, da allgemeine psychologische Fragebögen keine Spezifität besitzen und nur in wenigen Fällen indiziert sind.

Laboruntersuchungen

An Laborparametern empfiehlt sich routinemäßig die Bestimmung der Elektrolyten, des kleinen Blutbildes, der Blutfette, Nüchternglukose, Nieren- und Leberwerte; an Hormonen genügt bei unauffälliger endokrinologischer Anamnese und normalem Befund als Screening die Bestimmung des Testosterons. Ergibt sich ein vermeintlich erniedrigtes Testosteron, so sollte dies aufgrund seiner zirkadianen Schwankungen erneut bestimmt werden. Erst wenn sich hier erneut ein erniedrigter Testosteronwert zeigt, sollte eine erweiterte endokrinologische Labordiagnostik (freies und gebundenes Testosteron, Prolaktin, LH, FSH) und ggf. eine eingehende endokrinologische Diagnostik erfolgen.

In großen interdisziplinär untersuchten, nichtselektionierten Patientenserien wurde ein signifikantes Testosterondefizit mit einer Inzidenz von 6,5 – 8,5 % gefunden. Ob ein „Grauwertbereich" für ein latentes Testosterondefizit als Ursache für eine erektile Dysfunktion besteht und dieser Patientenanteil somit noch höher einzustufen wäre, ist zur Zeit reine Spekulation, aber im Bereich des Vorstellbaren. Testosteron selbst übt einen fördernden Einfluß auf die Empfindlichkeit der für das Erektionsgeschehen wichtigen neuronalen Erregungsüberleitung im zentralen Nervensystem aus. Es ist für die Dendritenaussprossung der spinalen Nerven der erektogenen Achse und deren Synapsen von Bedeutung.

Testosteron ist aber auch für den peripheren Erektionsmechanismus von großer Bedeutung; so konnten Studien der jüngsten Zeit zeigen, daß ein Testosteronentzug zu einer signifikant verringerten neuronalen Erregbarkeit und zu Apoptosis innerhalb des kavernösen Gewebes führt. Weiterhin führt eine Testosteronabnahme zu einer signifikanten Abnahme der kavernösen Stickoxid-(NO-)Synthase, wobei NO die überaus wichtige Rolle als Hauptneurotransmitter der penilen Erektion zukommt.

Gering invasive andrologische Diagnostik (Stufe II)

Ziel dieser nicht bzw. wenig invasiven diagnostischen Stufe ist die Beurteilung der kavernösen Kompetenz, d. h. des Zustands und der funktionellen Kapazität der kavernösen Muskulatur und ihrer sie versorgenden Nerven und Gefäße. Neben der Beurteilung der (funktionellen) penilen Hämodynamik ermöglichen sie eine Aussage zur penilen autonom-motorischen Innervation sowie Rückschlüsse auf den Zustand der kavernösen glatten Muskulatur.

Die andrologische Diagnostik von Erektionsstörungen besteht im wesentlichen aus den nicht bzw. wenig invasiven Methoden Corpus-cavernosum-EMG (CC-EMG), SKAT-Testung und Doppler- bzw. Duplexsonographie.

Zur SKAT-Testung und Doppler-/Duplexsonographie ist anzumerken, daß sie ein funktionelles Organ beurteilen. Um die Rate falsch-positiver Ergebnisse möglichst niedrig zu halten, muß auf eine entspannte Atmosphäre während der Untersuchungen geachtet werden; Aufregung oder Streß des Patienten gehen mit einer Erhöhung des Sympathikotonus einher, was eine Kontraktion der kavernösen glatten Muskeln nach sich zieht. Diese Kontraktion äußert sich dann (trotz ggf. normaler Verhältnisse) z. B. in einer negativen SKAT-Testung, einer pathologischen Dopplerkurve oder (in der 3. diagnostischen Stufe) einer kavernösen Okklusionsstörung (venöse Lecks) in der Kavernosometrie.

Diese erhebliche Beeinflußbarkeit der SKAT-Testung durch eine Erhöung des Sympathikotonus sowie die möglichen gravierenden Nebenwirkungen dieser Untersuchung (prolongierte Erektion!) veranlaßten uns zur Reorganisation unserer Spezialsprechstunde für erektile Dysfunktion: Während wir früher schon im Rahmen des Erstbesuchs eine SKAT-Testung durchführten, registrieren wir nun die kavernöse elektrische Aktivität (CC-EMG) als erste semiinvasive diagnostische Maßnahmen. Hierdurch erlebt der Patient eine kavernöse Punktion, ohne die möglichen Nebenwirkungen der kavernösen Injektion vasoaktiver Substanzen zu riskieren. Durch diese Staffelung mit Duchführung des CC-EMGs vor der SKAT ist es dem Patienten möglich, das Aufklärungsgespräch zur SKAT besser zu verstehen. Diese Auffassung wird auch von Juristen geteilt.

Corpus-cavernosum-EMG (CC-EMG)

Das CC-EMG (früher auch „SPACE" = single potential analysis of cavernous electric activity genannt) dient, analog zum EKG des Herzens oder zum EMG quergestreifter Muskeln, der Registrierung der extrazellulär ableitbaren muskulären elektrischen Aktivität, hier der glattmuskulären kavernösen elektrischen Aktivität. Diese elektrische Aktivität der Muskulatur tritt bei Tonusänderungen, z. B. Kontraktionen, auf. Wie die übrigen glatten Muskelorgane unseres Körpers zeigen auch die kavernösen Muskelzellen Spontankontraktionen einer bestimmten Rhythmik. Normalerweise läßt diese im flakziden Zustand bestimmte Muster erkennen: Kontraktionen der kavernösen Muskelzellen sind von extrazellulär ableitbarer elektrischer Aktivität begleitet. Diesen „Potentialen" von 12–18 s Dauer und einer Frequenz von ca. 0,4–2,5/min folgen Phasen elektrischer Ruhe. Bei Patienten mit neurologisch definierten Läsionen oder einer kavernösen Myopathie fanden sich spezifische Änderungen dieser Erregungsmuster. Das CC-EMG ermöglicht somit, wie auch das EMG quergestreifter Muskeln, die Diagnostik von neurogen-autonom und kavernös-myopathisch bedingten Erektionsstörungen, was von einer entscheidenden Therapierelevanz bei organisch bedingten Erektionsstörungen ist.

Kurz nach Beginn der ersten wissenschaftlichen Präsentation des CC-EMGs wurde von einigen Kollegen mit unsachlichen Argumenten versucht, die Ableitbarkeit der elektrischen Aktivität glatter Muskelzellen und die Interpretierbarkeit der Befunde dieser Methode in Abrede zu stellen ("Nadelelektrode in Banane"). Diese letztlich nicht haltbaren Anwürfe wurden nicht nur von international ausgewiesenen Elektrophysiologen und Neurophysiologen mit Unverständnis registriert (glattmuskuläre EMGs werden in physiologischen Laboratorien seit über 3 Jahrzehnten an den verschiedensten Organen aufgenommen), sondern in der Zwischenzeit auch wiederholt wissenschaftlich entkräftet.

Nach zahlreichen grundlagenwissenschaftlichen Arbeiten und 3 internationalen Consensus-Workshops steht außer Zweifel, daß das CC-EMG bei Normalpersonen und Patienten mit definierter Ätiologie reproduzierbar ableitbar ist und daß die registrierte elektrische Aktivität ihren Ursprung im glattmuskulären kavernösen Gewebe hat. Weiterin hat man sich über die wichtigsten Aufnahmeparameter international geeinigt, so daß die Messungen verschiedenster Gruppen mit unterschiedlichsten Gerätschaften vergleichbare Ergebnisse erbringen.

Trotz dieser breiten wissenschaftlichen Akzeptanz des CC-EMGs steht seiner allgemeinen klinischen Verbreitung entgegen, daß die Interpretation für einen Nicht-Elektrophysiologen schwierig zu erlernen und zeitaufwendig ist. Aus diesem Grund wurde in jüngster Zeit ein auf Expertenwissen basierendes Computerprogramm entwickelt und in die klinische Routine eingeführt, das eine automatische Erkennung und Auswertung des CC-EMGs erlaubt (Fa. Andromeda). Sollten sich die ersten erfolgversprechenden Ergebnisse mit diesem System reproduzieren lassen, so wäre damit ein wesentlicher Schritt zur wissenschaftlich fundierten Diagnostik der erektilen Dysfunktion und zu einer signifikant verbesserten Patientenversorgung getan. Insbesondere in der Patientenselektion zu operativ-rekonstruktiven Eingriffen (s. auch Kap. 2.10) oder zur alloplastischen Versorgung (s. auch Kap. 2.11) kommt dem CC-EMG eine entscheidende Rolle zu.

SKAT-Testung

Die SKAT-Testung (aus dem Englischen übernommen wird sie auch gelegentlich „Pharmakotestung" genannt) ist eine apparativ wenig aufwendige Methode zur globalen Beurteilung der kavernösen Funktionsfähigkeit. Die Erektionsantwort auf die wiederholte standardisierte intrakavernöse Injektion erlaubt Rückschlüsse auf die penile autonom-motorische neurogene Versorgung, den Zustand der glatten kavernösen Muskulatur und die kavernös-venösen Verschlußmechanismen: Werden langanhaltende (>120 min) oder gar prolongierte Erektionen nach intrakavernöser Injektion geringer Dosen (z.B. 2 µg PGE_1) beobachtet, dann ist eine autonom-neurogene Ätiologie bei intakter kavernöser Muskulatur anzunehmen. Wird auch nach wiederholter Applikation von relativ hohen Dosen (z.B. 20 µg PGE_1) keine volle Rigidität erreicht, so ist ein kavernös-venöses Okklusionsversagen in über 90% der Fälle wahrscheinlich.

Bis vor kurzem nahm man an, daß mit der SKAT-Testung auch Aussagen über die penile Arterialisation möglich sind. Diese Hypothese konnte aber in jüngsten klinischen Studien nicht unterstützt werden.

Als geeignete intrakavernöse Injektion hat sich der Gebrauch von Prostaglandin E_1 (PGE_1; Caverject, Fa. Upjohn) bewährt. Um mögliche Nebenwirkungen von vornherein zu minimieren, sollte die erste Injektion (mit der auch gleich die Doppler-/Duplexsonographie durchgeführt werden kann) mit 5 µg PGE_1 begonnen werden. Zur Sicherung der Diagnose sollten *mindestens 3 Injektionen* (höchstens eine Injektion pro Tag!) durchgeführt werden. Diese repetitiven SKAT-Testungen sind notwendig, da durch Streß oder Angst des Patienten der Sympathikus aktiviert werden und somit die Wirkung der applizierten Pharmaka antagonisieren kann. Wird auch unter Anwendung der Höchstdosis von 20 µg PGE_1 keine volle Rigidität unter klinischen Bedingungen erreicht, so sollte der Patient zur manuellen Selbststimulation aufgefordert werden, um die Möglichkeit einer besseren Rigidität unter etwas physiologischeren Bedingungen zu überprüfen.

Die größte Gefahr bei der SKAT-Testung stellen die *prolongierten Erektionen* (> 4 h) dar, die bei bis zu 10% der Patienten bei Verwendung von Papaverin/Phentolamin auftreten können. Die Möglichkeit der jederzeit verfügbaren und kompetenten Behandlung dieser Komplikation (bis hin zur operativen Maßnahme!), die bei PGE_1 zwar selten ist, mit deren Vorkommen aber unbedingt gerechnet werden muß, ist unabdingbare Voraussetzung der SKAT-Testung.

Dopplersonographie

Die Dopplersonographie dient der Beurteilung der funktionellen Kapazität der penilen Arterien. Im flakziden Zustand wird ein großer Teil des arteriellen kavernösen Bluts an den Schwellkörpercavernen vorbeigeshuntet. Nur im Stadium der Tumeszenz kommt es zu einem maximalen Einstrom in die kavernösen Sinus bei gleichzeitigem Verschluß der a.-v.-Shunts. Aus diesem

Grunde ist die Doppleruntersuchung der penilen Gefäße nach intrakavernöser Injektion vasoaktiver Substanzen nicht nur wesentlich vereinfacht, sondern überhaupt erst aussagekräftig. Eine Erhöhung der Meßgenauigkeit wird durch den Einsatz der Duplex- bzw. der farbkodierten Duplexsonographie erreicht.

Diese Untersuchung kann im Rahmen der SKAT-Testung in den diagnostischen Ablauf eingebaut werden. Da unterschiedliche Substanzen und verschiedene Dosierungen in nicht vergleichbaren Werten resultieren, muß darauf geachtet werden, daß möglichst immer mit der gleichen Dosierung gemessen wird. Auch sollte sichergestellt sein, daß mit der verwendeten Substanz in der angewendeten Dosierung Normwerte bestehen oder selbst an Normalpersonen erstellt werden, um die bei Patienten erhobenen Parameter entsprechend einordnen zu können. Da einerseits mögliche Komplikationen gering sind, andererseits Normwerte existieren, verwenden wir zur Doppler- oder Farbduplexsonographie entweder 5 µg PGE_1 (Caverject) oder 1 mg SIN-1. Erscheinen die erhobenen Werte im Vergleich zur Symptomatik und zu anderen Befunden nicht plausibel oder wirkt der Patient deutlich gestreßt, so sollte die Messung an einem anderen Tag mit der selben Dosierung erneut durchgeführt werden.

Nach Abschluß der 2. diagnostischen Stufe ist eine therapierelevante Zuordnung des überwiegenden Teils (ungefähr 70 – 85 %) der Patienten möglich.

Invasive andrologische Diagnostik (Stufe III)

Ziel dieser letzten diagnostischen Stufe ist entweder die Abklärung einer möglichen Operationsindikation als Vorbereitung zu operativ-rekonstruktiven Verfahren oder (seltener) die weitere Abklärung von Verdachtsmomenten, die sich in der vorherigen Diagnostik ergeben haben.

Bezüglich der Vorbereitung der operativ-rekonstruktiven Verfahren, d. h. der arteriellen Revaskularisaton oder der penilen Venenchirurgie, besteht die invasive andrologische Diagnostik aus der selektiven Pharmakophalloarteriographie sowie der Pharmakokavernosometrie und -kavernosographie. Diese Untersuchungsverfahren sollen klären, ob eine vorgeschaltete arterielle Einflußstörung, z. B. im pudendalen Segment, oder eine kavernös-venöse Abflußstörung vorliegt. Im Falle einer in der Kavernosometrie nachgewiesenen Abflußstörung erfolgt die anatomische Zuordnung, d. h. die Identifikation der abnormal drainierenden Venen (eine mögliche Ursache dieser Störung innerhalb des kavernösen Gewebes wurde mittels CC-EMG weitgehend ausgeschlossen), durch die Kavernosographie.

Bis vor ca. 2 Jahren führten wir bei bestimmten gutachterlichen Fragestellungen, z. B. bei behaupteter posttraumatisch bedingter erektiler Dysfunktion, eine selektive Parmakophalloarteriograpie durch. Da diese Untersuchung zum einen invasiv ist, einen stationären Aufenthalt mit hohen Kosten erfordert und mögliche gravierende Komplikationen nach sich ziehen kann (wir erlebten einen alloplastischen Ersatz der A. iliaca externa), zum anderen aber neueste Ergebnisse zeigen, daß die posttraumatische erektile Dysfunktion ganz überwiegend auf Grund einer autonom-motorischen Innervationsstörung beruht, veranlassen wir sie im Rahmen dieser Fragestellung nur noch in Ausnahmefällen. In der Routine wird bei diesen Patienten zum jetzigen Zeitpunkt neben der Basisdiagnostik noch eine Farbduplexsonographie, eine SKAT-Testung und ein CC-EMG durchgeführt.

Eine erweiterte neurologische Untersuchung mit ggf. bildgebender röntgenologischer Diagnostik wie CT oder MRT halten wir nur dann für gerechtfertigt, wenn sich in der vorangegangenen Abklärung der Verdacht einer möglicherweise gravierenden Erkrankung ergab.

3.2
Psychologische Diagnostik und Sexualanamnese

U. HARTMANN

Der psychologischen Evaluation und der Erhebung einer fachgerechten Sexualanamnese kommen im Kanon der Diagnostik erektiler Dysfunktionen wichtige Aufgaben und Funktionen zu. Im Rahmen unserer Spezialsprechstunde soll das psychologische Gespräch

- die psychosozialen und paarbezogenen Faktoren identifizieren, die zur Auslösung und Aufrechterhaltung der Erektionsstörung beitragen,
- abklären, ob die erektile Dysfunktion überwiegend psychogen ist und welcher Verursachungsmodus im Vordergrund steht,
- dem Patienten Sinn und Zweck der (somatischen und psychologischen) Untersuchungen erklären und ihm die Befunde und deren Implikationen erläutern,
- die möglichen Therapieoptionen gemeinsam erörtern, um zu einem „passenden" Behandlungsansatz zu kommen.

Dieses Aufgabenspektrum dürfte verdeutlichen, daß die psychologische Diagnostik – wie es für alle eingesetzten Untersuchungsmethoden gelten sollte – nicht einem reinen Sammeln von Daten dient, sondern dazu, auf der Grundlage der individuellen Situation des Patienten ein möglichst erfolgversprechendes Behandlungsprogramm zu formulieren. Dabei gilt die Leitlinie, daß die Prognose wichtiger als die Diagnose ist [17] und eine verläßliche Einschätzung prognostischer Kriterien nur gemeinsam mit dem Patienten und ggf. dessen Partnerin erfolgen kann. Um dies zu erreichen, ist eine möglichst umfassende Analyse psychosozialer und paarbezogener Faktoren notwendig, da diese die folgenden Bereiche maßgeblich beeinflussen:

- die Ätiopathogenese der erektilen Dysfunktion,
- die Problemdefinition und „Privattheorie" des Patienten,
- die Auswirkungen der Erektionsstörung auf die Lebensqualität, das psychische Befinden und die Partnerschaft,
- die somatische Befunderhebung,
- die Entscheidung für eine Therapieoption und
- die Durchführung und Effektivität der Therapie.

3.2.1
Psychologische Evaluation und Verursachungskonzepte erektiler Dysfunktionen

Männer mit Erektionsstörungen bilden eine äußerst heterogene Patientengruppe, und die Unfähigkeit, eine Erektion zu erreichen oder aufrecht zu erhalten, kann als das Endergebnis einer Vielzahl möglicher Verursachungsmuster betrachtet werden. Wir haben immer wieder – gegenüber psychologischer wie somatischer Medizin – dafür plädiert, die im Zuge der rasanten Entwicklung der somatischen Methodik in den 8oer Jahren eher stärker als schwächer gewordene Dichotomisierung in organogen versus psychogen aus theoretischen wie klinisch-praktischen Gründen aufzugeben [3, 5, 12]. Inzwischen scheint diese rigide Polarisierung tatsächlich überwunden, da weithin die Überzeugung übernommen wurde, daß bei erektilen Dysfunktionen somatische und psychische Faktoren eng ineinander greifen.

Die Annahme einer „gemischten" Ätiologie und die Vorstellung eines Kontinuums, das ähnlich einer Normalverteilung von einer kleinen Randgruppe „rein" psychogener über den großen Mittelbereich der gemischten Verursachung bis hin zur anderen Randgruppe der „rein" organogenen Erektionsstörungen reicht [2], entspricht allerdings heute nicht mehr dem aktuellen Kenntnisstand der Ätiopathogenese erektiler Dysfunktionen. Ähnlich wie LoPiccolo [14] sind wie der Ansicht, daß ein *Mehrachsenmodell* dem Phänomen am ehesten gerecht werden kann, da es den Vorzug bietet, daß organogen und psychogen nicht die entgegengesetzten Enden einer bipolaren, eindimensionalen Skala sind, sondern zwei verschiedene und unabhängig voneinander variierende Dimensionen. Dieses Erklärungsmodell entspricht der Praxisrealität, in der Männer mit erektilen Dysfunktionen ausgeprägte somatische *und* psychosoziale Störungsursachen haben können, auf beiden Dimensionen unauffällig sein können oder eine beliebige Kombination hoher und niedriger Ausprägungen auf jeder Dimension aufweisen.

Daraus folgt weiter, daß es nicht statthaft ist, beim Vorhandensein eines eindeutigen psychosozialen Faktors auf eine somatische Abklärung völlig zu verzichten und umgekehrt. LoPiccolo [14] weist ironisch darauf hin, daß dies sonst bedeuten würde, daß ein ernstes Eheproblem die Ausbildung einer Arteriosklerose der für die Erektion entscheidenden Gefäße verhindern müßte. In einer von LoPiccolo nach dem Modell der zwei unabhängigen Dimensionen durchgeführten Evaluationsstudie zeigte sich tatsächlich mit einem Korrelationskoeffizienten von r = − 0,58 nur ein mäßiger negativer Zusammenhang zwischen den Ausprägungen der somatischen und psychosozialen Störfaktoren, was dafür spricht, daß die Annahme einer eindimensionalen, bipolaren Skala die klinische Realität nicht korrekt repräsentieren kann.

Akzeptiert man die Argumentation für ein Mehrachsenmodell der Störungsentstehung bei erektilen Dysfunktionen, so bringt das weitreichende Konsequenzen für Diagnostik und Behandlung mit sich. Für die psychologische Diagnostik impliziert dieses Modell vor allem, daß „psychogen" keine Ausschlußdiagnose sein darf. Ergibt eine somatische Untersuchung keine signifikanten Befunde, dann sagt dies noch nichts über das Vorliegen und die Qualität psychischer Faktoren, da sich diese nicht aus der Reaktion auf eine intrakavernöse Injektion oder eine andere somatische Untersuchung erschließen lassen. Vielmehr müssen sie positiv nachgewiesen und „aktiv" eruiert werden, unter Anwendung entsprechender Untersuchungsmethoden. Dabei ist „psychogen" nicht nur keine Restdiagnose, sondern auch kein einheitlicher, homogener Block, da hier – parallel zur Differenzierung somatischer Ursachen – verschiedene Konstellationen und Verursachungsmodi unterschieden werden müssen [4, 6], die für die Behandlung wichtige Konsequenzen haben.

Schließlich korrespondiert ein Mehrachsenmodell mit dem von uns seit längerem vertretenen Konzept, nach dem eine erektile Dysfunktion als Regulationsstörung aufgefaßt werden kann [2, 12]. Beide Annahmen, das Mehrachsenmodell wie das Konzept der Regulationsstörung, implizieren für die Diagnostik eine Suchhaltung, die nicht nach *der* Ursache der erektilen Dysfunktion forscht, sondern in einem lebendigen, dynamischen System nach Faktoren Ausschau hält, die die Regulation von sexueller Erregung und Erektion beeinträchtigen, die aber auch kompensatorische und erektionsfördernde Faktoren registriert, die für Prognose und Therapiewahl nicht selten bedeutsamer sind als die Störfaktoren.

Für die diagnostische Praxis bedeuten diese Überlegungen, daß eine Evaluation beider Dimensionen, der organischen und psychosozialen und ihrer jeweiligen Differenzierungen, unerläßlich ist, um ein adäquates Bild der individuellen Problematik gewinnen und – wichtiger noch – einen erfolgversprechenden Behandlungsansatz konzipieren zu können. Um dies zu erreichen, bedarf es keineswegs und schon gar nicht routinemäßig in jedem Fall hochdifferenzierter und minutiös festgelegter „Diagnostik-Algorithmen", sondern eines gezielten und wohlüberlegten, so „sparsam" wie möglich gestalteten und auf den einzelnen Patienten zugeschnitteten Vorgehens.

3.2.2
Zur Praxis der psychologischen Diagnostik

Im folgenden sollen wichtige Aspekte der Gesprächsführung und Anamneseerhebung sowie die wesentlichen Inhalte einer psychologischen Evaluation im Überblick dargestellt werden. Bevor wir uns eingehender mit der zentralen Untersuchungsmethode der psychologischen Diagnostik, dem Gespräch bzw. klinischen Interview, beschäftigen, soll ein kurzer Blick auf psychometrische Instrumente und Fragebögen als zweiter Methode geworfen werden.

Psychometrische Instrumente und Fragebögen

Nur in vergleichsweise wenigen Fällen ist in der Diagnostik erektiler Dysfunktionen der Einsatz standardisierter Persönlichkeitsfragebögen indiziert. Abgesehen von Forschungsfragestellungen ist die Verwendung solcher Instrumente nur angezeigt bei Patienten mit primären psychogenen Erektionsstörungen, die häufig mit tiefer verwurzelten Persönlichkeits- oder neurotischen Störungen in Zusammenhang stehen, sowie bei sekundären erektilen Dysfunktionen, bei denen ebenfalls der Eindruck entsteht, daß schwerwiegendere psychische Probleme maßgeblich am Geschehen beteiligt sind. Andererseits kann gerade in diesen Fällen nicht auf eine fachgerechte psychiatrisch-psychologische Urteilsbildung verzichtet werden, so daß diese Instrumente nur zur Ergänzung oder Bestätigung der klinischen Einschätzung ihre Berechtigung haben.

Je nach Fragestellung können umfassendere, mehrdimensionale Persönlichkeitsinventare wie das Freiburger Persönlichkeitsinventar (FPI), das Minnesota Multiphasic Personality Inventory (MMPI) oder die Symptom-Checkliste von Derogatis (SCL-90-R) zum Einsatz kommen sowie Fragebögen, die speziellere Persönlichkeitsmerkmale adressieren wie z.B. das Narzißmus-Inventar, der Fragebogen zur Partnerschaftsdiagnostik (FPD), bestimmte Angstskalen (z.B. STAI) oder auch Inventare, die das eigene Körperbild messen (FeBK, BSQ). Alle genannten Fragebögen sind über die Testzentrale des Bundes Deutscher Psychologen (BDP) erhältlich.

Vereinzelt sind Persönlichkeitsfragebögen bei Patienten mit Erektionsstörungen eingesetzt worden, um mit diesen eine Differenzierung in organogene vs. psychogene Verursachung vorzunehmen [Überblick in 2, 4]. Die Fragebögen haben sich in Wiederholungsuntersuchungen jedoch als untauglich erwiesen, diese Frage zu beantworten, die heute ohnehin als obsolet zu gelten hat.

Während also der Einsatz von standardisierten Persönlichkeitsfragebögen und auch von allgemeinen Sexualfragebögen in der Diagnostik erektiler Dysfunktionen nur einen untergeordneten Stellenwert hat, kann die Verwendung von Instrumenten, die speziell zur Untersuchung und Klassifikation von Erektionsstörungen konstruiert wurden, durchaus Sinn machen. Dabei ist zu unterscheiden zwischen Kurzfragebögen, die dem Kliniker gewissermaßen auf einen Blick einen kompakten Eindruck der Problematik geben können, und differenzierteren Fragebögen, die die sexuelle Störung und ihre Rahmenbedingungen umfassender abfragen und als Vorbereitung und Ergänzung der Sexualanamnese dienen können.

Ein aktuelles Beispiel für einen Kurzfragebogen ist der „International Index of Erectile Dysfunction (IIEF)" [18], der für eine internationale multizentrische klinische Studie entworfen wurde, in verschiedenen Sprachen vorliegt und aus nur 16 Items besteht. Der von uns selbst entwickelte Kurzfragebogen für sexuelle Dysfunktionen (KFSD) ist mit 21 Items umfangreicher, dürfte dem Kliniker aber auch einen besseren Überblick über die sexuelle Störung geben. Der seit etlichen Jahren von uns verwendete Impotenzfragebogen (IFB) ist ein Beispiel für einen differenzierten, multidimensionalen Fragebogen, der uns in unserer Spezialsprechstunde als Vorbereitung, Komplettierung oder auch zur nachträglichen Überprüfung des klinischen Gesprächs wertvolle Dienste leistet [4, 12]. Eine revidierte und verkürzte Fassung wird momentan auf ihre Tauglichkeit überprüft und soll in standardisierter Form – ebenso wie der KFSD – dem Praktiker verfügbar gemacht werden. Ein wichtiger Vorzug derartiger standardisierter Spezialfragebögen liegt darin, daß es für den Kliniker dann möglich ist, mit Hilfe entsprechender Normentabellen die Resultate seines Patienten mit einer großen Gruppe von erektionsgestörten und nicht sexuell gestörten Männern zu vergleichen.

Zur Gesprächsführung und Technik der Sexualanamnese

Das Sprechen über Sexualität ist für Ärzte wie Patienten nach wie vor keine Selbstverständlichkeit, ist häufig mit Hemmungen oder Gefühlen von Scham oder Peinlichkeit verbunden und wird nicht selten ganz vermieden bzw. „abgewürgt". Andererseits ist in den vergangenen 2 Jahrzehnten unverkennbar eine Entwicklung eingetreten, die dazu geführt hat, daß auch und gerade ältere Patienten sich nicht mehr scheuen, ihre sexuellen Probleme anzusprechen und von ihrem Arzt entsprechende diagnostische und therapeutische Kompetenz erwarten. Gerade daran mangelt es im Bereich sexueller Störungen aber nach wie vor, da die die Ausbildungsmöglichkeiten hierzulande immer noch sehr unbefriedigend sind. Das hat u.a. zur Folge, daß die Möglichkeiten, die das Untersuchungsgespräch oder die Sexualanamnese bieten, nicht ausgeschöpft werden und therapeutisch gehandelt wird, bevor die Störung in ihrer Entstehung und Bedeutung ausreichend verstanden wurde (s. auch Kap. 3.2).

Demgegenüber kann ein kompetent geführtes, „geglücktes" Gespräch nicht nur die gewünschten Informationen liefern, sondern eine therapeutische Beziehung herstellen und den Weg in Beratung und Therapie öffnen. Die Voraussetzungen, die auf seiten des Arztes oder Psychologen gegeben sein sollten, haben wir an anderer Stelle detailliert beschrieben [12] und wollen sie daher hier nur noch einmal aufführen: Neben einer positiven Grundeinstellung bezüglich der Bedeutung „sexueller Gesundheit" werden umfangreiche Kenntnisse über die Vielfalt der Phänomene gestörter wie nicht gestörter Sexualität benötigt, ein reflektierter Bezug zur eigenen Sexualität sowie ein freies Sprechenkönnen über sexuelles Erleben und Verhalten.

In der Praxis sind eine Reihe von Gesichtspunkten wichtig, die wir teilweise bereits im Kapitel über die Sexualtherapie (Kap. 2.2) beschrieben haben. Eines dieser Grundprinzipien betrifft die Herstellung eines Arbeitsbündnisses mit dem Patienten, ein anderes die Notwendigkeit des umfassenden Verstehens der Störung, ihrer Bedeutung und ihres Kontextes. Um diese Prinzipien umzusetzen, muß der Arzt zunächst den persönlichen Bezugsrahmen des Patienten erkennen und akzeptieren, um auf dessen Grundlage ein vorläufiges Arbeitsbündnis herzustellen. Besonders wichtig ist das subjektive Krankheitsmodell, die persönlichen Überzeugungen des Patienten über seine Problematik und ihre Entstehung.

Die große Mehrzahl der Patienten unserer Spezialsprechstunde ist der Ansicht, daß für ihre Störung somatische Ursachen verantwortlich sind. Auch wenn in der Sexualanamnese frühzeitig deutlich wird, daß psychische oder paarbezogene Faktoren sehr wohl maßgeblich beteiligt sind, ist es meist nicht konstruktiv, den Patienten davon rasch überzeugen zu wollen, da das den Aufbau einer positiven Arzt-Patient-Beziehung beeinträchtigt und zu einem argumentativen „Hick-Hack" führen kann. Günstiger ist es, nach dem Prinzip des „Joinings" [7] den Patienten da „abzuholen", wo er steht, und ihm im Verlauf des Gesprächs alternative Perspektiven zu eröffnen. Gelingt ein solches Arbeitsbündnis, so kann die zentrale Aufgabe der Diagnostik, das Verstehen von Entstehung und Bedeutung der Störung und das Aufzeigen von passenden Behandlungsmöglichkeiten, meist erfolgreich erfüllt werden.

Die besondere Bedeutung des Erstgesprächs im Rahmen der Diagnostik wird häufig immer noch unterschätzt. Während es aus der Perspektive des Arztes in der diagnostischen Phase um die Erhebung von Befunden und das Sammeln von Informationen geht, gibt es für den Patienten keine wirkliche Unterteilung in Diagnostik und Therapie. Das Erstgespräch hat oft schon deshalb therapeutische Effekte, weil es für viele Patienten eine neue Erfahrung ist, offen und detailliert über ihr sexuelles Erleben und Verhalten zu berichten. Das Gespräch muß eine Atmosphäre der Offenheit und es Vertrauens schaffen, um es dem Patienten zu ermöglichen, sich seiner Empfindungen bewußt werden und sie mitteilen zu können.

Das diagnostische Gespräch bei erektilen Dysfunktionen erfordert in der Regel eine relativ starke verbale Aktivität des Arztes oder Psychologen. Diese dient dazu, dem Patienten Brücken zu bauen und Verbalisierungshilfen zu geben, sie gibt darüber hinaus Ermutigung bezüglich der Thematik, vermittelt eine gewisse Selbstverständlichkeit und hat Modellfunktion. Der Arzt muß dem Patienten vermitteln, daß er sich auskennt und ihn verstehen will. Dazu ist es günstig, dem Patienten das, was verstanden wurde, in eher kürzeren Abständen zusammenzufassen. Das schafft frühzeitig Transparenz, vermittelt dem Patienten Verständnis, gibt ihm Korrekturmöglichkeiten, hält ihn beim Thema und kann durch kleine Abwandlungen oder Umakzentuierungen des Zusammengefaßten auch konfrontative Elemente in das Gespräch bringen [12]. Je sicherer der Arzt sich auf diesem Terrain fühlt, um so eher kann auch dem Patienten eine gewisse Distanzierung von seinem Problem möglich werden, die dann ein gelösteres Gespräch bewirkt, in dem – soweit passend – durchaus auch humorvoll-selbstironische Elemente ihren Platz haben.

Die skizzierte Grundhaltung des Verstehens auf der Basis des Bezugsrahmens des Patienten verhindert auch, daß der Arzt oder Psychologe sich frühzeitig und unkritisch mit der (oft vorgetragenen) Ansicht des Patienten verbündet „Wenn die sexuelle Störung nicht wäre, wäre alles in Ordnung". Die erektile Dysfunktion wird so zum von beiden geteilten Feindbild, die es nicht zunächst einmal zu verstehen, sondern so schnell als möglich und wie auch immer zu beseitigen gilt. Demgegenüber zeigt Gschwind [1] anhand einer Reihe von Fallbeispielen aus einer sexualmedizinischen Ambulanz, wie ergiebig ein „szenisches Verstehen" sein kann, in dem nicht nur die „Fakten" der sexuellen Störung, sondern auch die Präsentation des Problems durch den Patienten, die Art des Umgehens mit ihm und seine Gefühle betrachtet werden.

Ein für die psychologische Diagnostik erektiler Dysfunktionen spezifisches Problem soll diesen Abschnitt beschließen. Vielfach kommen die Patienten zur psychologischen Diagnostik und Beratung, nachdem sie eine z. T. differenzierte und umfassende somatische Erektionsdiagnostik abgeschlossen haben. Sind die Untersuchungen ohne signifikante Befunde geblieben, so wird dies dem Patienten nicht selten in einer Weise vermittelt, die besagt: „Wir haben nichts gefunden, es muß bei Ihnen etwas Psychologisches sein". Eine derart unglückliche Vermittlung eines erfreulichen Ergebnisses kann beim Patienten zwei, mitunter ineinandergreifende Effekte haben: Zum einen kann es dazu führen, daß Patienten fürchten, eine tiefgreifende psychische Störung zu haben oder – wie es von Patienten oft ausgedrückt wird – daß bei ihnen „im Kopf etwas nicht stimmt". Die zweite Variante läuft darauf hinaus, daß der Patient denkt und fühlt, daß die Faktoren, die sein Problem bedingen, „nichts" sind, verbunden mit den Konnotationen, daß diese Faktoren nichts gelten und auch nicht richtig behandelt werden können.

Diese mit ein wenig Mühe und Einfühlung leicht vermeidbaren Fehler müssen in der psychologischen Diagnostik aufgegriffen und korrigiert werden. Wie bei anderen psychischen Problemen und Störungen auch muß dem Patienten klar gemacht werden, daß diese nicht „nichts" sind [15], sondern häufige Ursachen für sexuelle Störungen darstellen und daß es spezifische Untersuchungs- und Behandlungsmethoden für sie gibt. Dem häufig verwirrten oder resignierten Patienten ist meist sehr damit geholfen, wenn ihm ein verständliches Erklärungsmodell vermittelt wird, das ihm in realistischer Weise Mut machen und die Akzeptanz der vorgeschlagenen diagnostischen und therapeutischen Maßnahmen nachhaltig verbessern kann.

Inhalte der Sexualanamnese

Die Sexualanamnese bei einem erektionsgestörten Patienten sollte sich primär auf den sexuellen Symptomstatus und die konkreten Entstehungsbedingungen der Problematik konzentrieren, weniger auf eine Einschätzung der Persönlichkeit oder der allgemeinen Biographie, und ein möglichst genaues Bild über die folgenden Bereiche liefern.

Sexueller Status und Symptomgeschichte

Unter diesen Punkt fallen zunächst wichtige Basisinformationen, die zur diagnostischen Einordnung unerläßlich sind: die Dauer und der Grad der Chronizität der Störung sowie die formalen Beschreibungsmerkmale, die in den folgenden Fragen erfaßt werden können:

▼ Besteht die erektile Dysfunktion seit Beginn der sexuellen Erfahrungen (primäre Störung) oder
▼ ist sie nach einer längeren symptomfreien Phase entstanden (sekundäre Störung)?
▼ Haben sich symptomfreie und symptombelastete Intervalle abgewechselt (phasische Störung)?
▼ Ist die Störung auf bestimmte, isolierbare Bedingungen begrenzt (situative Störung)?
▼ Ist die Problematik auf eine bestimmte Partnerin oder einen bestimmten Typus von Partnerin beschränkt (partnerabhängige Störung)?

Ist die erektile Impotenz *nicht* primär, muß geklärt werden, ob die Störung allmählich und schleichend eingetreten ist oder sich plötzlich eingestellt hat nach einem für den Patienten erkennbaren Ereignis, wie etwa Verlust der Partnerin (Scheidung, Tod), berufliche Krise oder Überbeanspruchung etc. Darüber hinaus ist zu ermitteln, ob sich die erektile Dysfunktion auf der Grundlage einer Ejakulationsstörung entwickelt hat. Häufig findet sich in der Vorgeschichte eine seit langem bestehende Ejaculatio praecox, nicht selten erfolgt ein Verlust der Ejakulationskontrolle aber auch *nach* Eintritt einer erektilen Dysfunktion. In einzelnen Fällen ist die Erektionsproblematik schließlich mit einer Ejaculatio retardata assoziiert, welche meist Ausdruck eines tiefer verwurzelten intrapsychischen Problems ist.

Noch wichtiger als die genannten Punkte ist jedoch die Diagnostik und Bewertung der *unmittelbaren Ursachen* der Störung entsprechend dem Konzept von Kaplan [9, 10]. Meist bittet man den Patienten um eine möglichst detaillierte Schilderung des „typischen" Ablaufs der sexuellen Interaktion mit der Partnerin und seinen eventuellen Varianten und richtet den Fokus dabei sowohl auf das sexuellen Geschehen als auch auf das subjektive Erleben und die emotionale Befindlichkeit des Patienten. Wichtige Fragen:

- Welche Gefühle und Kognitionen bestehen zu Beginn der sexuellen Interaktion und wie ist die Entwicklung im weiteren Verlauf?
- In welcher Phase treten Versagensängste oder andere ablenkende Kognitionen (Selbstbeobachtung) auf und welches sind die besonders kritischen Phasen (oftmals die Immissio), in denen es meist zum Verlust der Erektion kommt?
- Wie ist das Verhältnis von subjektiver Erregung und Gliedsteife (dissoziiert oder parallel)?
- Welchen Einfluß hat das sexuelle Erregungsniveau der Partnerin? Eine sexuell desinteressierte und unerregte Partnerin kann dämpfend auf die Erregung des Mannes wirken, eine sexuell erlebnisfähige und stark erregte Partnerin wirkt auf viele erektionsgestörte Männer angstauslösend.
- Erhält der Patient von seiner Partnerin ausreichende Stimulation (besonders wichtig bei älteren Patienten mit höherem physischen Stimulationsbedarf)?
- Wie ist die Reaktion beider Partner auf den Verlust der Erektion?

Ein letzter Komplex zum sexuellen Status betrifft das Vorhandensein und die Ausprägung nichtkoitaler Erektionen, die sexuelle Appetenz und das sexuelle Selbstkonzept des Patienten. Hier ist es wichtig, ein Bild davon zu gewinnen, ob es sich um eine globale Erektionsunfähigkeit handelt oder ob dem Patienten bei der Masturbation oder spontan (nachts/morgens) Erektionen möglich sind, wobei gerade bei diesen Punkten die bekannte Tendenz der Männer mit psychogen bedingten Erektionsstörungen zu beachten ist, die Ausprägung ihrer Erektionen zu unterschätzen und ähnliche Angaben wie organisch gestörte Männer zu machen.

Das Verhältnis der verschiedenen Aspekte der sexuellen Appetenz zur erektilen Dysfunktion ist äußerst komplex. Im diagnostischen Gespräch muß geklärt werden, ob neben der Erektionsstörung das sexuelle Verlangen reduziert und die Bedeutung von Sexualität und sexuellem Genuß gesunken ist oder es sich um eine Einbuße der Erektionsfähigkeit bei erhaltenem Sexualverlangen handelt. Ist die Appetenz reduziert, dann ist zu fragen, ob ein Rückgang des Verlangens – oder eine schon immer geringe Appetenz – der Erektionsstörung vorausgegangen ist oder sich reaktiv ausgebildet hat.

Unter dem Stichwort „sexuelles Selbstkonzept" schließlich sind hier überzogene Leistungserwartungen des Mannes an genitale Funktion und penile Rigidität gemeint, wie sie nach wie vor für das sexuelle Skript vieler Männer typisch sind (vgl. die Sexualmythen von Zilbergeld [20]). Derartige verzerrte Anforderungen an die eigene Leistungsfähigkeit findet man gehäuft bei wenig erfahrenen jüngeren Männern, aber auch bei älteren Männern, denen ein Arrangement mit einer altersbedingt nachlassenden sexuellen Funktionsfähigkeit nicht gelingt.

Tieferliegende Störungsursachen

Entsprechend den heute gültigen Verursachungsmodellen hat nicht jede erektile Dysfunktion tiefere intrapsychische oder partnerdynamische Wurzeln; gerade deshalb und wegen der Bedeutung für therapeutische Überlegungen ist eine Bewertung der tieferliegenden Ursachen aber wichtig. Die psychodynamische Infrastruktur der erektilen Impotenz kann meist nicht direkt erfragt werden, da Gefühle oder psychische Vorgänge beteiligt sind, die dem Patienten nicht bewußt sind. Die folgenden Punkte sind im klinischen Interview wichtig:

- Hat der Patient traumatische sexuelle Erlebnisse gehabt?
- War die Sexualerziehung besonders rigide oder religiös geprägt?
- Gibt es Hinweise darauf, daß die Impotenz im Rahmen einer neurotischen Symptomatik zu sehen ist?

In der Praxis müssen tieferliegende Störungsursachen vor allem bei Patienten mit primären erektilen Dysfunktionen beachtet werden, wobei wir diese Klassifizierung nicht in der strengen Definition, daß noch niemals eine koitale Erektion erreicht werden konnte, sondern in der etwas weiteren Fassung verwenden, nach der eine lebenslange ausgeprägte Erektionslabilität vorliegt, die es dem Patienten nur in seltenen Ausnahmen ermöglichte, eine für den Geschlechtsverkehr ausreichende Gliedsteife zu haben. Sind bei diesen Patienten organische Faktoren ausgeschlossen worden, dann handelt es sich zumeist um tiefgreifende Sexualängste, die ihrerseits auf Persönlichkeitsstörungen, Störungen der Geschlechtsidentität, sexuellen Abweichungen, Mißbrauchserfahrungen oder einer konflikthaften homoerotischen Orientierung beruhen. Anders als bei Patienten mit sekundären Erektionsstörungen finden sich keine vorausgehenden Lebensereignisse und die vorfindbaren Leistungs- und Versagensängste sind in beschriebener Weise nur die „Spitze eines Eisbergs". Grundsätzlich sollte bei diesen Patienten eine klinisch-psychiatrische Einschätzung erfolgen (s. unten).

Partnerbeziehung

Auch wenn heute nicht mehr jede sexuelle Funktionsstörung als sexuelles Beziehungsproblem gesehen wird, ist die Erkundung partnerbezogener Verursachungsfaktoren – möglichst unter Einbeziehung der Partnerin – für die psychologische Diagnostik unerläßlich. Selbst wenn nur der Mann in seiner sexuellen Funktion gestört ist, sind immer beide Partner betroffen. Das Spektrum der sexuellen Interaktionen zwischen dem erektionsgestörten Mann und seiner Partnerin ist entsprechend der Heterogenität männlicher wie weiblicher Sexualität äußerst vielgestaltig. Auf seiten der Partnerin reicht es von der schon immer sexuell gering interessierten oder lustlosen Frau, die insgeheim froh über die nicht mehr stattfindenden sexuellen Kontakte ist, über die sexuell erlebnisfähige Frau, die in einem dezidiert fordernden Verhalten ihrem

Partner unter Ablehnung anderer Stimulation koitale Erektion aberwartet, bis hin zu der kooperativen Frau, der ein begrenztes Arrangement zwar möglich ist, die aber zu einer konstruktiven Mitarbeit in der Behandlung bereit ist (s. auch Kap. 5.2).

Neben der basalen Information, ob die erektile Impotenz bereits *vor* der augenblicklichen Partnerbeziehung bestanden hat oder ob sie *innerhalb* der jetzigen Beziehung aufgetreten ist, sollte der Untersucher einen Eindruck von der spezifischen Art der sexuellen Partnerinteraktion gewinnen und sich ein Bild davon machen, ob die Sexualität möglicherweise nur der Schauplatz andersgearteter Paarkonflikte ist.

Als „sexuelle Kollusion" [19] bezeichnet man eine Beziehungsstruktur, in der der symptomfreie Partner ein unbewußtes Interesse an der sexuellen Störung des Partners hat. Häufig bestimmt eine solche Konstellation schon die Partnerwahl, wenn etwa eine vaginistische Frau mit starken Ängsten vor Penetration mit einem Mann zusammen ist, der seinerseits aufgrund einer Ejaculatio praecox oder einer erektilen Dysfunktion nicht zum Koitus in der Lage ist. Einen Einblick in derartig subtile Beziehungsmuster zu gewinnen ist selbst bei Einbeziehung der Partnerin schwierig. Verkennt der Untersucher eine derartige Konstellation jedoch, dann ist die Gefahr groß, daß jede therapeutische Bemühung ins Leere läuft, da sie von der Partnerin – bewußt oder unbewußt – sabotiert wird.

Psychiatrische Symptome

Die Beziehung von psychiatrischen Erkrankungen und einer gestörten Sexualfunktion ist komplex. Einerseits gehen viele psychiatrische Krankheitsbilder mit Beeinträchtigungen der Sexualität einher, andererseits berichten psychisch schwerkranke Patienten nicht selten über eine völlig ungestörte genitale Funktionsfähigkeit. Oftmals ist von einer psychischen Erkrankung mehr die Appetenz als die Funktion betroffen, oder die Störung beruht auf Nebenwirkungen von Medikamenten.

Im Gespräch sollte erkundet werden, ob psychiatrische Auffälligkeiten erkennbar sind (die wichtigsten: Alkoholmißbrauch, Neurosen und Persönlichkeitsstörungen, Depressionen) und in welcher Beziehung sie zur erektilen Impotenz stehen. Die psychiatrische Erkrankung kann dabei Ursache der erektilen Dysfunktion sein, sie kann reaktiv auf diese sein, es ist aber auch möglich, daß beide nur koinzidentell sind und keine psychodynamische Verbindung besteht.

LITERATUR

1. Gschwind H (1996) Das sexuelle Symptom in der Sprechstunde. In: Sigusch V (Hrsg) Sexuelle Störungen und ihre Behandlung. Thieme, Stuttgart
2. Hartmann U (1991) Psychlogical evaluation and psychometry. In: Jonas U, Thon WF, Stief CG (eds) Erectile dysfunction. Springer, Berlin Heidelberg New York Tokyo
3. Hartmann, U (1992) Quo vadis, Sexualtherapie? Die Medizinalisierung sexueller Störungen und ihre Konsequenzen. In: ProFamilia (Hrsg) Zwischen Lust und Unlust: Unsicherheiten mit dem Sexuellen. ProFamilia, Frankfurt/M

4. Hartmann U (1994) Diagnostik und Therapie der erektilen Dysfunktion. Theoretische Grundlagen und Praxisempfehlungen aus einer multidisziplinären Spezialsprechstunde. Lang, Frankfurt/M

5. Hartmann U (1995) Die kombinierte psycho-somatische Behandlung erektiler Dysfunktionen. Psycho 21:651–657

6. Hartmann U (1997, in press) Psychological subtypes of erectile dysfunctions: results from statistical analyses and clinical practice. World Journal of Urology

7. Hoffmann N (1996) Therapeutische Beziehung und Gesprächsführung. In: Margraf J (Hrsg) Lehrbuch der Verhaltenstherapie, Bd I. Springer, Berlin Heidelberg New York Tokyo

8. Kanfer FH, Reinecker H, Schmelzer D (1996) Selbstmanagment-Therapie, 2. Aufl. Springer, Berlin Heidelberg New York Tokyo

9. Kaplan HS (1974) The new sex therapy. Brunner & Mazel, New York

10. Kaplan HS (1979) Disorders of sexual desire, Simon & Schuster, New York

11. Kaplan HS (1995) Sexualtherapie. Ein bewährter Weg für die Praxis, 4. Aufl. Enke, Stuttgart

12. Langer D, Hartmann U (1992) Psychosomatik der Impotenz, Enke, Stuttgart

13. Levine SB (1992) Sexual life. A clinician's guide. Plenum, New York.

14. LoPiccolo J (1991) Post-modern sex therapy for erectile failure. Nordisk Sexologi 9: 205–225.

15. Margraf J (1996) Beziehungsgestaltung und Umgang mit Widerstand. In: Margraf J (Hrsg) Lehrbuch der Verhaltenstherapie, Bd I. Springer, Berlin Heidelberg New York Tokyo

16. Masters WH; Johnson VE (1970) Human sexual inadequacy. Boston, Little & Brown (Deutsch: Impotenz und Anorgasmie. Goverts, Frankfurt 1973)

17. Mohr DC, Beutler LE (1990) Erectile dysfunction: a review of diagnostic and treatment procedures. Clin Psychol Rev 10:894–96

18. Rosen RC, Riley A, Wagner G, Osterloh I, Kirkpatrick J, Mishra A (1996) The international index of erectile function (IIEF): a linguistically and culturally validated multi-dimensional instrument for assessment of male erectile dysfunction. Int J Impotence Res 3: 108

19. Willi J (1975) Die Zweierbeziehung. Rowohlt, Reinbek

20. Zilbergeld B (1994) Die neue Sexualität der Männer. DGVT, Tübingen

3.3
Corpus-cavernosum-EMG

C. G. STIEF, M. GOREK und B. KELLNER

Von den 3 im menschlichen Körper vorkommenden Muskelarten (Herzmuskulatur, quergestreifte und glatte Muskulatur) werden die elektrische Aktivität der Herzmuskulatur mit dem Elektrokardiogramm (EKG) und die der Skelettmuskulatur mit dem Elektromyogramm (EMG) routinemäßig erfaßt. Elektromyographische Aufzeichnungen glattmuskulärer Zellen wurden unter experimentellen Bedingungen in den vergangenen 30 Jahren an verschiedenen Organsystemen durchgeführt: am Ureter [5], Uterus [26], Kolon [19, 29], Duodenum [2], Magen [18], an Trachea [14], Gallenblase [15] und Gefäßen [13].

Eine Messung der elektrischen Aktivität in der glatten Muskulatur hat sich aber bislang als klinisches Standardverfahren nicht durchsetzen können. Ein Grund hierfür liegt in der für den Untersucher oft schweren Zugänglichkeit der Organe. Insbesondere im Magen-Darm-Trakt können Organe zumeist nicht ohne operativen Aufwand erreicht werden. Weiterhin weisen viele dieser Organe eine große Beweglichkeit oder eine ausgeprägte Verformungstendenz (z. B. Blasenkontraktion oder Darmperistaltik) auf. Hierdurch werden Messungen am Gewebe erschwert bzw. von Artefakten überlagert.

Die glatte Muskulatur der Corpora cavernosa ist jedoch durch die Punktion des Schwellkörpergewebes mittels Nadelelektroden zugänglich. Diese nicht sehr aufwendige und den Patienten wenig belastende Technik wird Elektromyographie genannt.

1988/89 beschrieben Gerstenberg und Wagner [4, 27, 28] erstmals die elektrische Aktivität der kavernösen Muskulatur. Sie betrachteten das Auftreten einer Sequenz elektrischer Erregungen über einen bestimmten Zeitraum, ohne die einzelnen Potentiale zu analysieren. Als konsequente Weiterentwicklung wurde 1990 ein System zur Messung der elektrischen Aktivität der Schwellkörpermuskulatur, SPACE (single potential analysis of cavernous electrical activity), vorgestellt. Hierbei wurde nicht nur die Sequenz der elektrischen Aktivität, sondern das einzelne Potential selbst auf Charakteristika wie maximale Amplitude, Dauer sowie die Anzahl monophasischer Elemente untersucht. Die SPACE-Untersuchung ermöglichte eine Beurteilung der autonomen Innervation der Schwellkörpermuskulatur sowie des Zustandes der kavernösen Myozyten [21–23]. Die Bezeichnung „SPACE" wurde 1993 auf dem ersten internationalen Workshop für CC-EMG durch den neutralen Begriff „Corpus-cavernosum-EMG" (CC-EMG) ersetzt [10].

Bislang stellt die Evaluation des CC-EMGs ein zeit- und kostenintensives Verfahren dar, weil die zeitbereichsorientierte Auswertung der durch die Messung entstehenden Papierstreifen normalerweise 2 erfahrene Untersucher erfordert. Die neuerliche Entwicklung von computergestützten Interpretationsprogrammen, die auf Expertenwissen basieren, scheint diese zeitaufwendige und schwierig objektivierbare Auswertung des CC-EMGs wesentlich zu erleichtern. Derzeit stehen 2 Interpretationsverfahren zur Verfügung:

1. Für die extrahierten Signalkomplexe werden mathematische Merkmale berechnet, die direkt aus den medizinischen Bewertungskriterien abgeleitet wurden. Aus diesen Merkmalen wird mit Hilfe der Fuzzy-Logik eine Einzelkomplexdiagnose berechnet. Auf diese Weise werden auch Artefakte erkannt. Die Gesamtdiagnose einer Messung erfolgt nun auf einer zweiten Fuzzy-Logik-Stufe durch Zusammenfassung der Einzelkomplexe [7].
2. Nach der Extraktion von Signalkomplexen werden Artefakte interaktiv eliminiert. Die verbleibenden Komplexe werden einer Fast-Fourier-Transformation (FFT) unterzogen und durch Mittelung zu einem Periodogramm zusammengefaßt. Die Diagnose erfolgt daher aus der Zuhilfenahme von Frequenzparametern [8, 12].

Es muß betont werden, daß diese Computerprogramme den Untersucher lediglich unterstützen sollen; eine Auswertung der Untersuchung sollte durch den Urologen vor der computergestützten Interpretation erfolgen. Signifikante Diskrepanzen können mittels einer computergestützten Einzelsignalanalyse beleuchtet werden.

3.3.1
Hypothese zur Entstehung der kavernösen elektrischen Aktivität

Tonusänderungen glatter Muskelzellen sind in der Regel mit Veränderungen des Membranpotentials der Zelle verbunden [17, 25]. An kavernösem Gewebe des Kaninchens wurde gezeigt, daß Veränderungen der mechanischen Aktivität von Veränderungen der extrazellulären elektrischen Aktivität begleitet werden [16]. Auch wurden mittels der Patch-clamp-Technik Aktionspotentiale sowie die Bedeutung verschiedener Ionenmembrankanäle der kavernösen Muskelzellen nachgewiesen [17].

Diese individuellen, spontan kontrahierenden kavernösen Myozyten sind mittels Zell-zu-Zell-Kontakten (gap junctions) verbunden und damit in kleineren Gruppen synchronisiert [3]. Weiterhin erfährt das kavernöse Gewebe aber auch eine überaus dichte autonome Innervation. Diese synchronisiert nun das gesamte kavernöse Muskelgewebe, so daß sich beim Menschen mit normaler erektiler Funktion die kavernösen Myozyten zeitgleich – oder zumindest annähernd zeitgleich – kontrahieren. Die synchronisierte Kontraktion ist von einem relativ großen Summenpotential begleitet, das extrazellulär abgeleitet werden kann. Diese elektrische Aktivität weist typische Formen auf (sog. Potentiale), die bei Personen mit normaler erektiler Funktion an verschiedenen Orten innerhalb des Corpus cavernosum sehr ähnlich abgeleitet werden können (Abb. 3.1).

Zum jetzigen Zeitpunkt ist nicht geklärt, ob sich diese synchronisierte Kontraktion wellenförmig durch das kavernöse Gewebe ausbreitet oder ob sich das gesamte kavernöse Gewebe auf einmal kontrahiert.

Störungen der autonomen Innervation und/oder der kavernösen Zellen führen demzufolge zu einer desynchronisierten und/oder verminderten elektrischen Aktivität (Abb. 3.2).

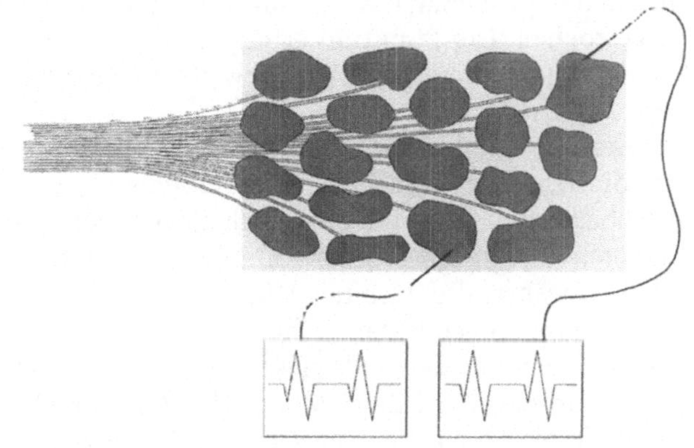

Abb. 3.1. Bei Gesunden synchronisiert das autonome Nervensystem die Kontraktion der glatten kavernösen Muskulatur, was sich in einer an verschiedenen Orten des Corpus cavernosum ähnlich ableitbaren elektrischen Aktivität („Potential") äußert

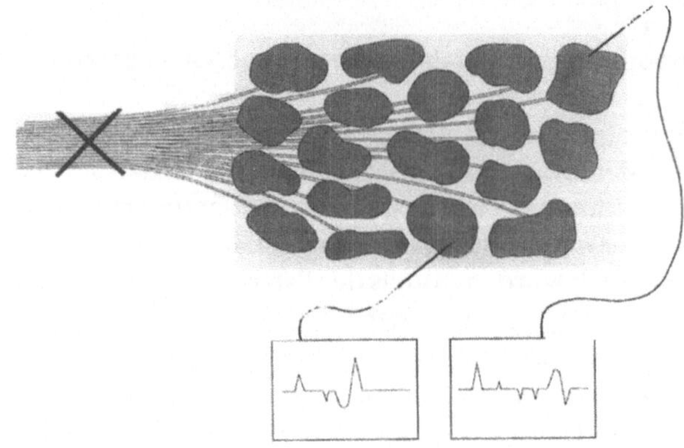

Abb. 3.2. Nach Zerstörung der autonomen Innervation kommt es zu nichtsynchronisierten Kontraktionen der glatten kavernösen Muskulatur und somit zu einer irregulären elektrischen Aktivität

3.3.2
Untersuchungsablauf

Die Registrierung des CC-EMGs kann grundsätzlich mittels Oberflächen- oder mittels Nadelelektroden durchgeführt werden. Da die Interpretation der Nadelregistrierungen einfacher ist (keine Hautpotentiale, größerer Frequenzumfang), führen wir diese ausschließlich mittels Nadelelektroden durch.

Die Untersuchung mittels Nadelelektroden stellt zwar nur ein wenig invasives und den Patienten kaum belastendes Verfahren dar, doch sollte jeder Patient vor der Durchführung über den Sinn, die Durchführung und eventuelle Risiken des CC-EMGs aufgeklärt werden.

Die Untersuchung wird in Anlehnung an die auf dem First International Workshop on Corpus cavernosum EMG in Mannheim [10] getroffenen Übereinkunft am auf dem Rücken liegenden Patienten (mit leicht angehobenen Oberkörper) durchgeführt. Nach Sprühdesinfektion der Penishaut werden konventionelle koaxiale Nadelelektroden (Nicolet disposable concentric needle; Länge 20 mm, Durchmesser 0,4 mm) unter einem Winkel von 90° lateral in den proximalen Abschnitt der Corpora cavernosa ohne Lokalanästhesie gestochen. Die Punktion erfolgt beidseits auf gleicher Höhe bei 3 bzw. 9 Uhr. Die Spitze der Nadel wird jeweils im Zentrum des Schwellkörpers plaziert (Abb. 3.3).

Beim Einstich durch die Haut berichteten nahezu alle Patienten von Schmerzen, die teils mit denen bei einer Venenpunktion in der Kubitalregion vergleichbar waren, zum Teil aber auch als heftiger empfunden wurden. Bei allen Patienten klang der Schmerz unmittelbar nach dem Einstich ab und verschwand während der ersten Minuten. Komplikationen wie Infektionen oder Hämatombildungen traten nicht auf.

Die Verbindung der Nadelelektroden mit der elektrophysiologischen Einheit [z. B. Andromeda CC-EMG-Modul (Fa. Andromeda, 82024 Taufkirchen) oder modifizierte Dantec Neuromatic 2000 M] erfolgt über koaxial abgeschirmte

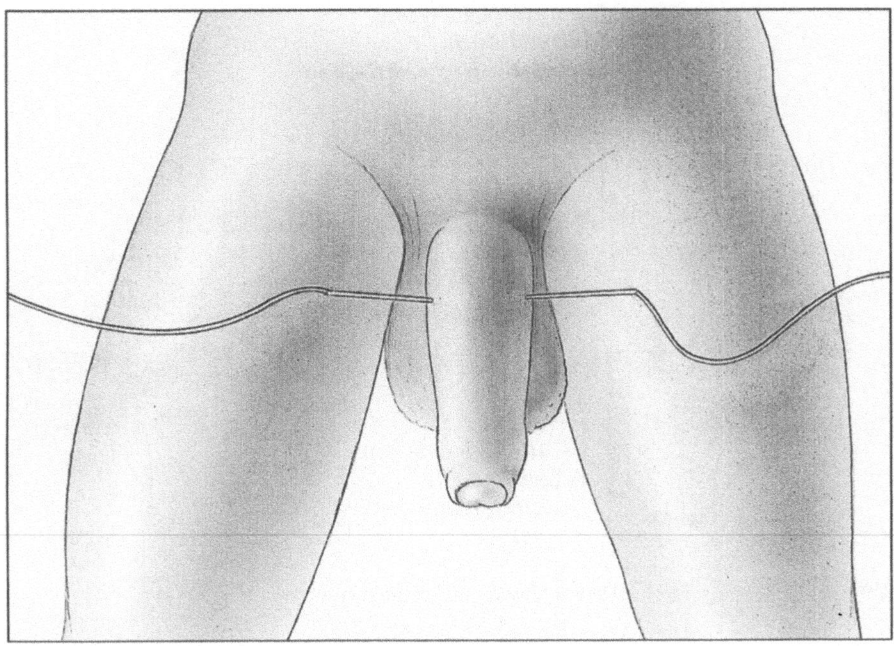

Abb. 3.3. Positionierung der Nadeln zur Durchführung des CC-EMGs

Kabel. Unter der rechten Hüfte des Patienten liegt eine Erdungselektrode, die mit Elektrodengel beschichtet und angefeuchtet ist. Der Versuchsaufbau ist in Abb. 3.4 skizziert.

Die Aufzeichnung des Elektromyogramms beginnt ca. 20 min nach der Punktion, weil dann die zunächst vorhandenen Einstichartefakte nur noch sehr selten auftreten. Registriert wird das CC-EMG über einen Zeitraum von 45 min. Während der Nichtregistrierungsphase (die ersten 20 min) empfehlen wir unseren Patienten, sich zu entspannen. Wir verlassen in dieser Phase üblicherweise den Raum. Während der Registrierungsphase bitten wir den Patienten, sich möglichst nicht zu bewegen, um Bewegungsartefakte zu vermeiden. Da die Auftretenshäufigkeit der Potentiale von dem Entspannungszustand des Patienten abhängig ist (je entspannter, desto weniger elektrische Aktivität, d.h. desto weniger Potentiale), bitten wir den Patienten während der Registrierung des CC-EMGs, sich „intellektuell zu beschäftigen" (z.B. Probleme zu durchdenken).

3.3.3
Analoge Registrierung des CC-EMGs

Die analoge Aufzeichnung der Daten erfolgt parallel zu der digitalisierten Datenakquirierung mittels eines (integrierten) Thermopapierschreibers, dessen

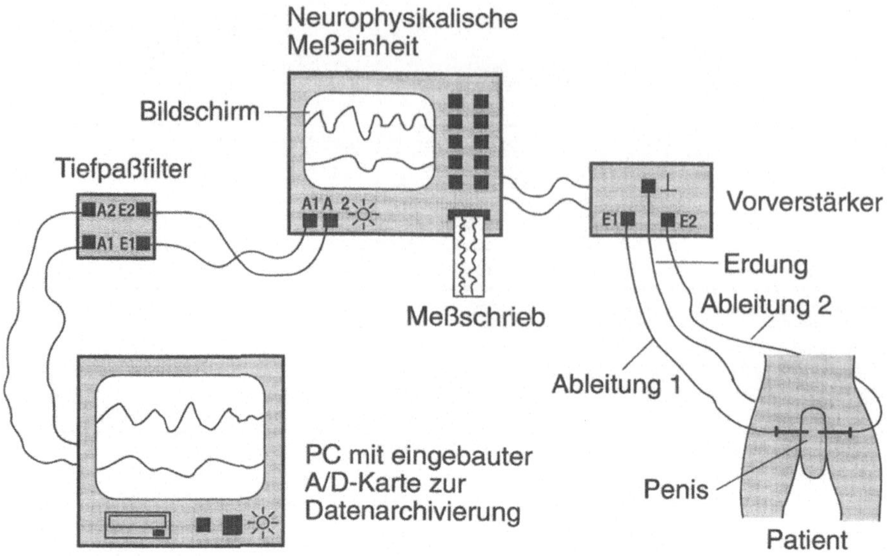

Abb. 3.4. Schematische Darstellung des Versuchsaufbaus

Laufgeschwindigkeit 0,5 cm/s beträgt und bei dem sich eine Verstärkung von 100 µV als ein Ausschlag von 1 cm in der Vertikale darstellt. Das CC-EMG des rechten Corpus cavernosum wird in den Abbildungen üblicherweise im oberen Kanal, das des linken im unteren Kanal wiedergegeben.

3.3.4
Digitale Datenakquisition

Die Daten werden entweder mit dem Andromeda-CC-EMG-Modul oder einer analog-digitalen Aufzeichnungskette akquiriert.

Im Andromeda-CC-EMG-Modul wird die Messung des Patienten digital gespeichert und nach Beendigung der Registrierung über ein Netzwerk auf der Festplatte eines PCs zur Auswertung archiviert.

Eine analog-digitale Aufzeichnungskette kann aber auch aus einem analogen Neuromyographen (z.B. DANTEC Neuromatic 2000), einem Tiefpaßfilter und einer A/D-Wandlerkarte bestehen. Der Neuromyograph verstärkt die Meßsignale in einem Frequenzbereich von 0,5 Hz bis 100 Hz auf eine Maximalamplitude von 10 V. Das nachfolgende Tiefpaßfilter mit einer Eckfrequenz von 64 Hz (Steilheit 64 dB/Oktave) vermeidet Aliasingfehler für die nachfolgende Digitalisierung. Diese Digitalisierung erfolgt mit einer Abtastfrequenz von 170,6 Hz und einer Quantisierung von 10 V/12 Bit über die A/D-Wandlerkarte. Die Daten werden danach auf der Festplatte eines PCs zur Evaluation gespeichert (s. Abb. 3.4).

3.3.5
Extraktion der CC-EMG-Komplexe

Die online registrierten EMG-Signale enthalten nur zu einem geringen Zeitanteil (typisch ca. 5% bei gesunden Probanden) nennenswerte, aus dem Signalverlauf herausragende Anteile. Letztere werden als „CC-EMG-Komplexe" oder kurz als „Potentiale" bezeichnet. Weil diese Komplexe die Hauptbewertungsgrundlage des gesamten CC-EMGs bilden, müssen sie zunächst aus dem fortlaufenden Signal extrahiert werden.

Die computergestützte Aufarbeitung und Interpretation dieser digital gespeicherten CC-EMGs ist auf verschiedene Arten möglich. Im folgenden werden die zur Zeit vielversprechendsten Ansätze, die computergestützte Datenverarbeitung und Interpretation im Zeitbereich und die computergestützte Datenverarbeitung und Interpretation im Frequenzbereich kurz erläutert und deren Ergebnisse vorgestellt.

3.3.6
Computergestützte Datenverarbeitung und Interpretation im Zeitbereich

Die Komplexe werden prinzipiell aufgrund 4 verschiedener Merkmale befundet:

1. *Synchronität* bezeichnet die zeitliche Nähe zweier Komplexe in den beiden Kanälen. Synchron auftretende Komplexe sind normalerweise ein Anzeichen für ein eher gesundes Verhalten.
2. *Biologische Reproduzierbarkeit* bezeichnet die Ähnlichkeit von Komplexen in einem Kanal. Biologisch reproduzierbare Komplexe sind in der Regel keine Artefakte.
3. *Auftretende Normalpotentiale* sind ein Anzeichen für ein eher gesundes Verhalten. Abbildung 3.5 zeigt den Verlauf von typischen Normalpotentialen.
4. *Auftretende Whips* sind ein deutliche Anzeichen für ein abnormales (pathologisches) Verhalten. Abbildung 3.6 zeigt eine typische Whip.

Normalerweise wird das CC-EMG durch den Untersucher direkt nach der Aufzeichnung ausgewertet. Hierbei wird zuerst beurteilt, ob ein eher synchrones Auftreten der Signalkomplexe vorliegt (erster Eindruck). Danach werden die einzelnen Komplexe genauer betrachtet. Aufgrund dieser Untersuchungen entsteht die Gesamtdiagnose eines CC-EMGs.

Nach Auffindung der Komplexe bestimmt der Rechner ihre mathematischen Merkmale. Diese Merkmale wurden in Bezug folgendermaßen definiert:

Relative zeitliche Lage eines Komplexes:

$$T_{nk} = MIN\,|Sn_k - S_{mj}|_{(j:\,1\,j\,M)}.$$

Die relative zeitliche Lage (T) eines Komplexes (k) des Kanals (n) berechnet sich aus dem zeitlichen Minimum der Differenz seiner Startposition (S) gegenüber allen Komplexen (M) des jeweils anderen Kanals (m).

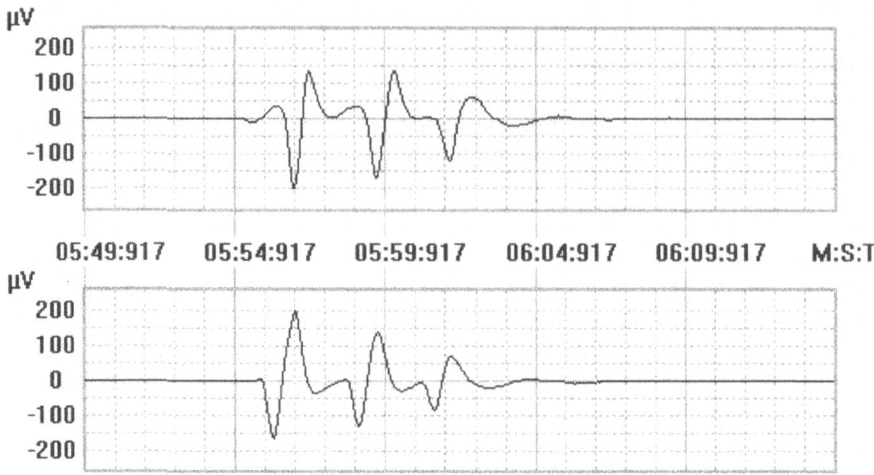

Abb. 3.5. Typisches Normalpotential. Es läßt sich deutlich eine immer wiederkehrende „W-Form" erkennen. Normalpotentiale treten in der Regel in beiden Kanälen synchron auf

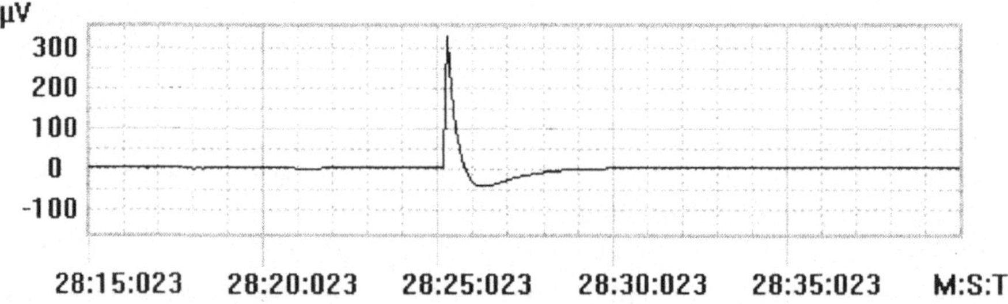

Abb. 3.6. Typische Whip. Whips treten meistens einzeln auf, können aber auch mehrfach hintereinander in Erscheinung treten. Im Normalfall ist kein synchrones Auftreten von Potentialen im anderen Kanal zu erwarten

Relative Reproduzierbarkeit eines Komplexes:

$$R_{nk} = \frac{A_{nk}}{N - 1} \quad (\text{in } \%).$$

Die relative Reproduzierbarkeit (R) eines Komplexes (k) berechnet sich durch das Verhältnis der Anzahl der zu ihm ähnlichen Komplexe (A) bezogen auf alle Komplexe (N) des jeweiligen Kanals (n). Das Ähnlichkeitsmaß berechnet sich dabei aus der bezogenen Kreuzkorrelationsfunktion [4, 14, 15, 27] zweier Komplexe.

Anteil an Normalphasen eines Komplexes:

$$An_nk = \frac{Hn_{nk}}{H_{nk}} \quad (\text{in } \%).$$

Der Anteil an Normalphasen (*An*) eines Komplexes (*k*) des Kanals (*n*) berechnet sich aus dem Verhältnis der Anzahl seiner Normalphasenhalbwellen (*Hn*) bezogen auf Gesamtheit seiner Halbwellen (*H*).

Anteil an Whipphasen eines Komplexes:

$$Aw_{nk} = \frac{Hw_{nk}}{H_{nk}} \quad (\text{in } \%).$$

Der Anteil an Whipphasen (*Aw*) eines Komplexes (*k*) des Kanals (*n*) berechnet sich aus dem Verhältnis der Anzahl seiner Whipphasenhalbwellen (*Hw*) bezogen auf Gesamtheit seiner Halbwellen (*H*).

Normal- und Whipphasen, die auch als charakteristische Phasen eines Komplexes definiert wurden, repräsentieren Abschnitte eines Komplexes, in denen „W-förmige" Potentiale bzw. Whips auftreten. Zu ihrer Identifikation wurde eine syntaktische Mustererkennungsmethode entwickelt [6, 20]. Nach einer Analyse konnten Elementarformen (terminale Symbole) aus jeweils 2 Halbwellen qualitativ definiert werden (Abb. 3.7 zeigt exemplarisch 4 häufig auftretende Elementarformen). Aus Histogrammen wurden für Dauern und Amplituden der Halbwellen Bereiche festgelegt. Abbildung 3.8 verdeutlicht den Ablauf der syntaktischen Mustererkennung. Der Rechner zerlegt einen Komplex zunächst in seine Halbwellen. Nach Identifikation der Elementarformen erfolgt die Suche nach charakteristischen Phasen, für die ein spezieller Satz von Kombinationen festgelegt wurde.

Die Befundung eines Komplexes durch den Rechner erfolgt mit Hilfe der Fuzzy-Logik [1, 11]. Dabei werden die obengenannten mathematischen Größen in linguistische umgerechnet und die Zahlengrößen in linguistische Terme überführt (Abb. 3.9). Diese werden dann über sprachliche Regeln zu einer Komplex-

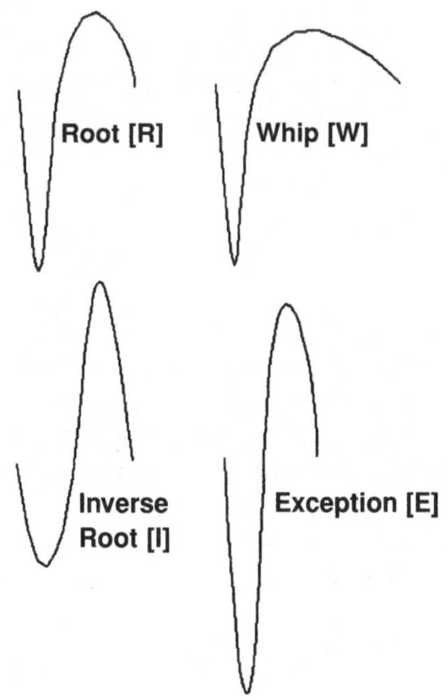

Abb. 3.7. Darstellung der wichtigsten charakteristischen Elemente (terminale Symbole). Die Elementformen wurden nur qualitativ festgelegt. Eine quantitative Festlegung erfolgte durch eine Befragung von Ärzten mittels eines speziellen Programms. Dabei wurden die Größenordnungen der Elemente definiert, welche nur durch Dauer und Amplitude ihrer Halbwellen beschrieben sind. Die Ausrichtung des Elements ist nicht von Bedeutung. *Root [R]:* Sie ist charakterisiert durch eine kürzere Dauer und größere Amplitude der ersten Halbwelle. *Whip [W]:* Sie ähnelt der Root. Die Amplitude der 2. Halbwelle ist jedoch kleiner, die Dauer dafür größer. *Inverse Root [I]:* Sie ist die prinzipielle Umkehrung der Root. *Exception [E]:* Sie unterscheidet sich von der Root durch eine größere Amplitude und kleinere Dauer der 2. Halbwelle

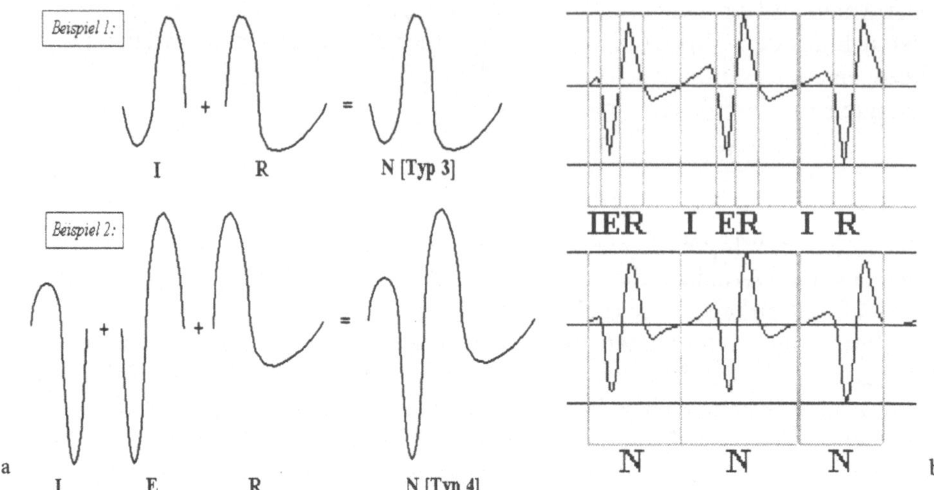

Abb. 3.8. a 2 Beispiele erläutern die syntaktische Zusammensetzung von terminalen Symbolen. Ein Komplex wird in eine Halbwellenfolge zerlegt, von denen jeweils 2 zu einem charakteristischen Element zusammengefaßt werden. Danach wird die Liste der Elemente nach festgelegten Kombinationen durchsucht, wodurch charakteristische Phasen identifiziert werden können. *Beispiel 1* zeigt die Zusammensetzung einer klassischen Normalphase, die aus 3 Halbwellen besteht („W-Form"). *Beispiel 2* zeigt die Identifikation einer erweiterten Normalphase, die sich aus 4 Halbwellen zusammensetzt. **b** Ein Komplex wird zunächst in seine Halbwellen zerlegt (Dreiecksdarstellung). Danach erfolgt die Identifikation der charakteristischen Elemente, die sich aufeinanderfolgend überlappen. Schließlich wird eine Regelliste der definierten syntaktischen Kombinationen überprüft, wodurch die charakteristischen Phasen aus dem Komplex extrahiert werden

diagnose verknüpft. Jeder Term wird durch eine unscharfe Menge (Fuzzy-Set) repräsentiert, deren Form durch eine Umfrage unter Experten festgelegt wurde.

Zur Ermittlung einer Gesamtdiagnose faßt der Rechner die einzeln befundeten Komplexe zunächst zur „globalen Normalität" zusammen, welche folgendermaßen definiert wurde:

$$GN = \frac{1}{N+M} \cdot \left(\sum_{i=1}^{N} u_{1i} + \sum_{j=1}^{M} u_{2j} \right) \text{ (in \%).}$$

Die globale Normalität (*GN*) einer Messung berechnet sich aus der Summe der Umrechnungswerte (*u*) aller Komplexdiagnosen beider Kanäle bezogen auf die Anzahl aller Komplexe (beide Kanäle: $N + M$) abzüglich der Artefakte. Die Umrechnungswerte wurden bezüglich der Komplexdiagnosen folgendermaßen festgelegt: „normal" 1, „normal/pathologisch" 0,66, „pathologisch/normal" 0,33 und „pathologisch" 0.

Als Rechengröße für den ersten Eindruck wurde die „globale Synchronität" eingeführt und folgendermaßen definiert:

$$GS = \frac{1}{N+M} \cdot \left(\sum_{i=1}^{N} u_{1i} + \sum_{j=1}^{M} u_{2j} \right) \text{ (in \%).}$$

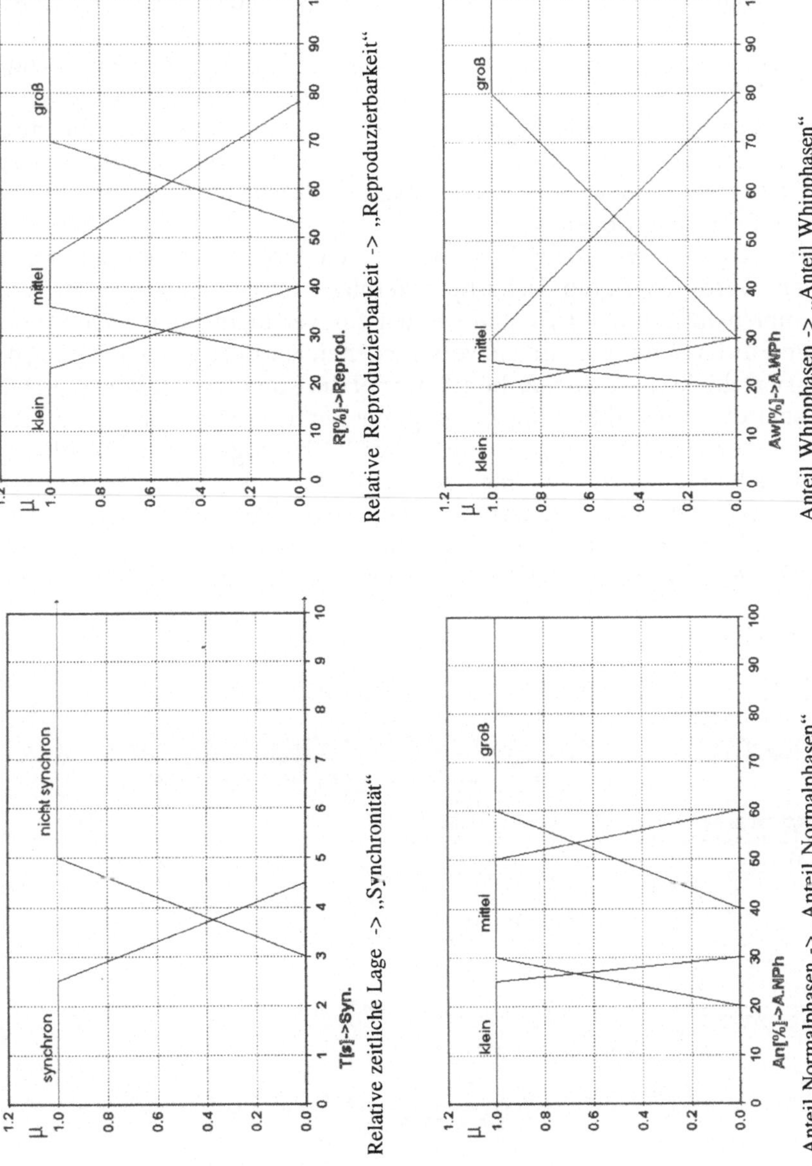

Abb. 3.9. Umrechnung der mathematischen Merkmale eines Komplexes in linguistische Terme

Die globale Synchronität (*GS*) einer Messung berechnet sich aus der Summe aller zueinander synchronen Komplexe (*s*) beider Kanäle bezogen auf die Anzahl aller Komplexe (*N* + *M*).

Die Gesamtdiagnose wird wiederum durch Zuhilfenahme der Fuzzy-Logik ermittelt. Dabei wandelt der Rechner globale Normalität und globale Synchronität in die entsprechende linguistische Größe um und faßt deren Terme durch sprachliche Regeln zu einer Gesamtdiagnose zusammen. Die Modellierung der Fuzzy-Sets erfolgte analog zur Komplexdiagnose durch eine Meinungsumfrage unter den Experten (s. oben).

Um die computergestützte Diagnose für den Anwender transparenter zu gestalten, wurde eine graphische Benutzeroberfläche unter Microsoft Windows implementiert, die 4 Diagnosestufen zur Verfügung stellt. Die 1. Stufe stellt ein Editieren der Messung in verschiedenen Fenstern zur Verfügung, die 2. integriert die Komplexsuche, die 3. bewertet die Komplexe und die 4. erstellt die Gesamtdiagnose. Abbildung 3.10 zeigt die Benutzeroberfläche, die als Anwendung einer Multidokumentschnittstelle (MDI) programmiert wurde. Mit Hilfe eines Rahmenfensters können die Meßdatei geöffnet, neue Fenster zum Editieren generiert und gesteuert, die Komplexsuche gestartet sowie die Diagnose erstellt werden. Durch die Editierfenster können verschiedene Meßzeitpunkte gleichzeitig auf dem Bildschirm angesehen werden. Ebenso kön-

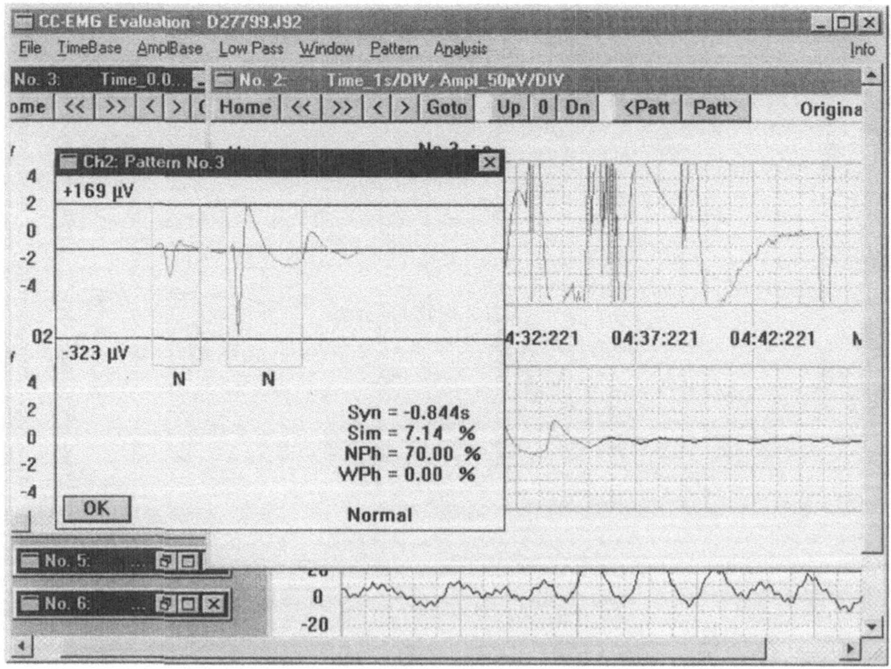

Abb. 3.10. Benutzeroberfläche unter Microsoft Windows 95. Die Messung kann in mehreren Fenstern editiert werden, die durch ein Rahmenfenster gesteuert werden. Ebenso lassen sich Informationen zu den Bewertungen der einzelnen Komplexe abfragen

nen die Merkmalsinformationen und Einzeldiagnosen der Komplexe jederzeit eingesehen werden.

3.3.7
Computergestützte Datenverarbeitung und Interpretation im Frequenzbereich

Die Prozessierung und Evaluierung der CC-EMG-Signale im Frequenzbereich hat die gleiche Intention wie die Verarbeitung im Zeitbereich. Der Anwender soll bei der Interpretation einer CC-EMG-Messung durch den Einsatz computergestützter Analyseverfahren eine diagnostische Entscheidungshilfe bekommen. Im Gegensatz zur Zeitbereichsbetrachtung, bei der rechen- und damit zeitaufwendige Verfahren eingesetzt werden müssen, um charakteristische Merkmale aus dem Rohsignal zu extrahieren, setzt die Analyse im Frequenzbereich zunächst mit datenreduzierenden Methoden an, um anschließend mit einer relativ geringen Anzahl von Parametern die Messung im mathematischen Sinne hinreichend genau zu beschreiben.

Nach der bereits beschriebenen Datenakquirierung und hardwarenahen Filterung der CC-EMG-Signale müssen diese zunächst von Artefakten befreit werden. Die dabei auftretenden Artefakte können sowohl technischen als auch physiologischen Ursprungs sein. Beispiele für technische Artefakte sind u. a. das Ein-/Ausschalten elektrischer Geräte, Netzstörungen, allgemeine elektromagnetische Einstreuungen, Kabelbewegungen, Wackelkontakte oder Herzschrittmacher; hingegen können sich physiologisch bedingte Artefakte in Form von Einstichartefakten, Bewegungsartefakten, Husten, Atmung oder diverser anderer Formen in der Signalableitung bemerkbar machen. Die Elimination der Artefakte ist für die nachfolgenden mathematischen Berechnungen essentiell, da mit der Qualität der zur Verfügung stehenden Signale die Güte der diagnostischen Entscheidungshilfe bestimmt wird. Dieser Sachverhalt ist auch für die Verarbeitung im Zeitbereich zutreffend.

Parameterberechnungen

Die nach Artefaktelemination und Segmentierung der Messung Fourier-transformierten Signalkomplexe resultieren nach Mittelwertbildung in einem Spektrum, welches zwecks besserer Übersicht in der Regel halblogarithmisch (in dB) dargestellt wird (s. Abb. 3.15 – 3.17). Aus dem Amplitudenspektrum läßt sich eine Vielzahl charakteristischer Parameter bestimmen, die zur Beschreibung einer CC-EMG-Messung verwendet werden können, um sie mathematisch-technisch zu analysieren.

Hierzu zählen u. a. die in Abb. 3.11 veranschaulichten Kenngrößen, die anhand eines beliebigen (kontinuierlichen) Spektrums im folgenden erläutert werden.

Spektrale Eckfrequenz (SEF)

Die spektrale Eckfrequenz bezeichnet die Frequenz, unterhalb derer sich ein bestimmter prozentualer Leistungsanteil befindet, der dem Kürzel SEF auch als

Abb. 3.11. Spektrale Kenngrößen eines beliebigen Leistungsdichtespektrums. Zu den spektralen Kenngrößen zählen u. a. die spektralen Eckfrequenzen, die Peak-Power-Frequenz sowie die maximale im Spektrum auftretende Amplitude

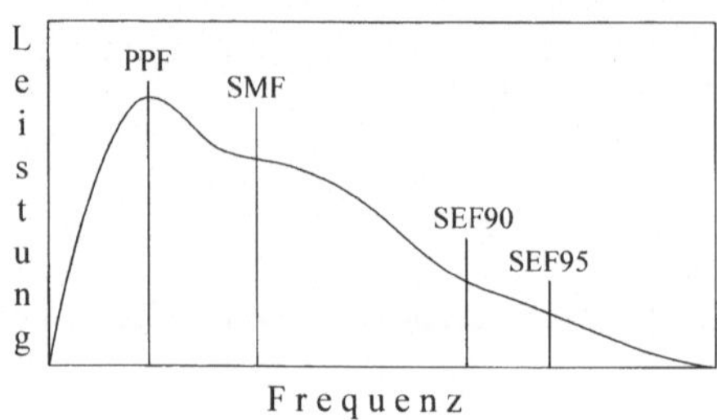

Index angeheftet wird. So kennzeichnet beispielsweise die SEF_{95} die Frequenz, unterhalb derer 95 % der gesamten spektralen Leistung liegen.

Charakteristische Werte sind der 50-, 90- und 95 %ige Leistungsanteil, wobei die Frequenz, die die Leistung in 2 gleiche Teile teilt, auch als Spektrale Medianfrequenz SMF bezeichnet wird.

Weitere Eckfrequenzen lassen sich beispielsweise bei 80 % oder 97 % definieren. Der Prozentwert kann frei gewählt werden. Bei hohen Werten (z.B. 95 %) wird davon ausgegangen, daß die Nutzinformation unterhalb der Grenze lokalisiert ist, der restliche Anteil jedoch insbesondere auf Rauschvorgänge zurückzuführen ist. Spektrale Eckfrequenzen eignen sich insbesondere zur Unterscheidung normaler und pathologischer CC-EMG-Spektren, da die Leistungsverteilung pathologischer Spektren sich auf höhere Frequenzbereiche erstreckt.

Peak-power-Frequenz (PPF)

Die Peak-power-Frequenz kennzeichnet den Wert der Frequenz, bei dem die höchste im Spektrum vorhandene Leistung auftritt (analog auch auf Amplituden anwendbar). Die bei dieser Frequenz vorhandene Leistung (oder Amplitude) kann wiederum selbst als Kenngröße in weitergehenden Analysen verwendet werden.

Weitere charakteristische Kenngrößen lassen sich aus der Leistungverteilung im Spektrum ableiten. Abbildung 3.12 stellt die Unterteilung eines beliebigen (kontinuierlichen) Leistungsdichtespektrums in verschiedene Frequenzbänder dar.

Bezogen auf die Leistung eines Spektrums lassen sich beschreibende Kenngrößen, wie z.B. die Gesamtleistung, die mittlere Leistung, absolute und relative Bandleistungen sowie davon abgeleitete Größen (z.B. Quotienten), berechnen.

Gesamtleistung und mittlere Leistung eines CC-EMG-Spektrums werden dabei im Intervall von 0–10 Hz aufsummiert, da darüberliegende Anteile vernachlässigbar sind, wie vorausgehende Arbeiten gezeigt haben [24].

Um die Leistungsverteilung in Frequenzbändern zu bestimmen, müssen zunächst für die CC-EMG-Spektren signifikante Frequenzbänder bestimmt werden, wie sie beispielsweise in Analogie zur Auswertung von EEGs aus dem neurologischen Sektor verwendet werden.

Für Verfahren, die zur automatisierten Klassifikation von CC-EMGs herangezogen werden könnten, wie z.B. der Diskriminanzanalyse oder der Anwendung künstlicher neuronaler Netze (KNN), ist die Berechnung separierender Parameter von elementarer Bedeutung und zwingend notwendig.

Abb. 3.12. Beliebiges Leistungsdichtespektrum mit Frequenzbändern

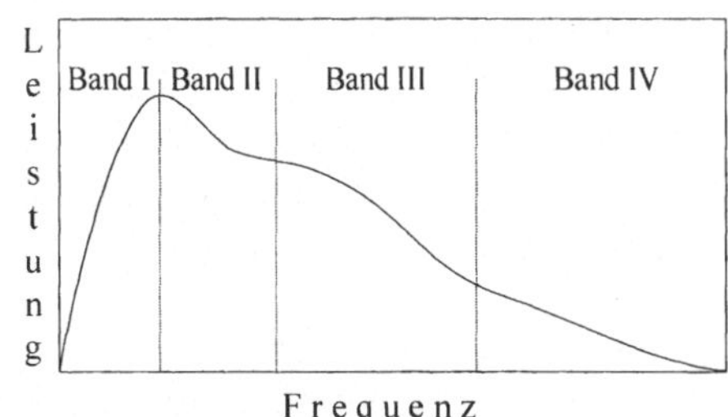

Die im Frequenzbereich berechneten Parameter unterscheiden sich bei Patienten mit normalem und abnormalem (pathologischem) erektilem Verhalten. Ein monoparametrischer Ansatz reicht zur Klassifikation jedoch nicht aus. Kombinationen der diskriminanzstärksten Parameter führen aber zu fundierten und praxisgerechten Aussagen, die den Diagnostiker in seiner Entscheidung unterstützen.

Da die Interpretation der spektralen Kenngrößen aufgrund ihrer Komplexität und Abstraktheit, ähnlich der Problematik im Zeitbereich, nicht durch den Benutzer vorgenommen werden kann – schließlich soll er von einer automatisierten Verarbeitung profitieren – kommen mathematische Klassifikationsverfahren zum Einsatz, die eine Beurteilung einer CC-EMG-Messung aufgrund der berechneten Parameter vornehmen.

Computerbasierte Klassifikation

Zur automatisierten Klassifikation der (zu einer Messung berechneten) Kenngrößen bieten sich verschiedene Verfahren an. Im Zeitbereich wurde hierzu beispielsweise die Fuzzy-Technologie eingesetzt.

Auf die im Frequenzbereich berechneten Daten sind zur Klassifikation bisher die Diskriminanzanalyse und künstliche neuronale Netze (KNN) erfolgreich angewendet worden.

Diskriminanzanalyse

In der Diskriminanzanalyse wird eine Linearkombination der abhängigen Variablen einer Stichprobe gesucht, die eine maximale Unterscheidbarkeit der verglichenen Klassen gewährleistet [9]. Das Verfahren stellt eine Diskriminanzfunktion auf, mit der überprüft bzw. berechnet werden kann, welcher Klasse eine Beobachtung aufgrund ihres Merkmalprofils zugeordnet werden kann. Es können also nach Aufstellung und Bestimmung der Diskriminanzfunktion neue CC-EMG-Leistungsdichtespektren klassifiziert werden. Für diese muß die Berechnung der entsprechenden Kenngrößen, die zur Diskriminanzanalyse herangezogen werden, durchgeführt werden. Die Diskriminanzfunktion selbst bleibt unverändert und basiert auf einer umfangreichen Datenbasis, die auf einer Vielzahl bereits durchgeführter CC-EMG-Ableitungen beruht. Die Ableitungen wurden gemäß der Vereinbarungen vorgenommen, die auf dem 2. Internationalen CC-EMG-Workshop zur Aufzeichnung von CC-EMGs getroffen wurden [24].

Das Resultat einer Klassifikation wird durch eine Zahl formuliert, die die Zugehörigkeit der aktuell beurteilten Messung zu einer der bekannten Gruppen darstellt. Der Minimalwert würde beispielsweise eine normale Messung repräsentieren, der Maximalwert hingegen auf abnormales (pathologisches) Verhalten hinweisen.

Künstliche neuronale Netze

Alternativ oder in Kombination zur Diskriminanzanalyse können künstliche neuronale Netze (KNN) als Klassifikatoren zur Beurteilung der Normalität einer CC-EMG-Ableitung verwendet werden. Hierbei werden im wesentlichen überwachte Lernverfahren zum Einsatz kommen, die auf mehrlagige Perzeptronnetzwerke anwendet werden, wie z.B. das populäre Backpropagation-Lernverfahren oder eines seiner Derivate (Backpercolation, Quickprop etc.) [30]. Auch der Einsatz selbstorganisierender Karten (Kohonen-Netze) könnte in diesem Zusammenhang erfolgversprechend sein.

Generell ist die auf reinen Frequenzbereichsparametern basierende Klassifikation von CC-EMGs erfolgreich realisierbar und eine echte Alternative zur reinen Zeitbereichsbetrachtung. Zur Optimierung der mathematisch generierten Entscheidungsraten ist u. U. eine Kombination verschiedener Klassifikatoren notwendig, da diese sich in ihrer Effektivität unterscheiden. Kritische Fälle oder Sonderfälle werden ggf. nur von bestimmten Klassifikationsverfahren erkannt. Auch die Kombination von Frequenz- mit Zeitbereichsparametern kann dem Routinediagnostiker ergänzende Informationen zur Verfügung stellen. Kombinationen der Verfahren könnten daher zu einer sicheren Beurteilung führen und die computerbasierte diagnostische Unterstützung bei der Analyse der CC-EMG-Ableitung zu einer praxisrelevanten Methode etablieren.

3.3.8
Ergebnisse der Registrierung des CC-EMGs

Messungen im Zeitbereich

Normalpersonen

Bei ca. 90 % der Normalpersonen (mit normaler erektiler Funktion) ließen sich CC-EMGs ableiten, die charakterisiert sind durch das Auftreten polyphasischer Potentiale zwischen Phasen elektrischer Ruhe (Nullinie). Die Abbildungen 3.13 a und b verdeutlichen typische Ausschnitte aus normalen CC-EMGs. Die charakteristischen CC-EMG-Komplexe gesunder Probanden zeichnen sich durch eine initiale steilflankige Spitze (Dauer ca. 1 s, maximale Amplitude 400 µV) mit nachfolgender ein- oder mehrphasiger Nachschwankung aus. Die Gesamtdauer beträgt in der Regel zwischen 5 und 15 s. Bei Registrierung des CC-EMGs als 2-Kanal-Ableitung ist normalerweise ein synchroner Kurvenverlauf in beiden Ableitungen zu beobachten. Die auftretenden Potentiale werden in bezug auf Anzahl der Potentiale in 45 min, maximale Amplitude, Anzahl der monophasichen Elemente pro Potential und Dauer untersucht.

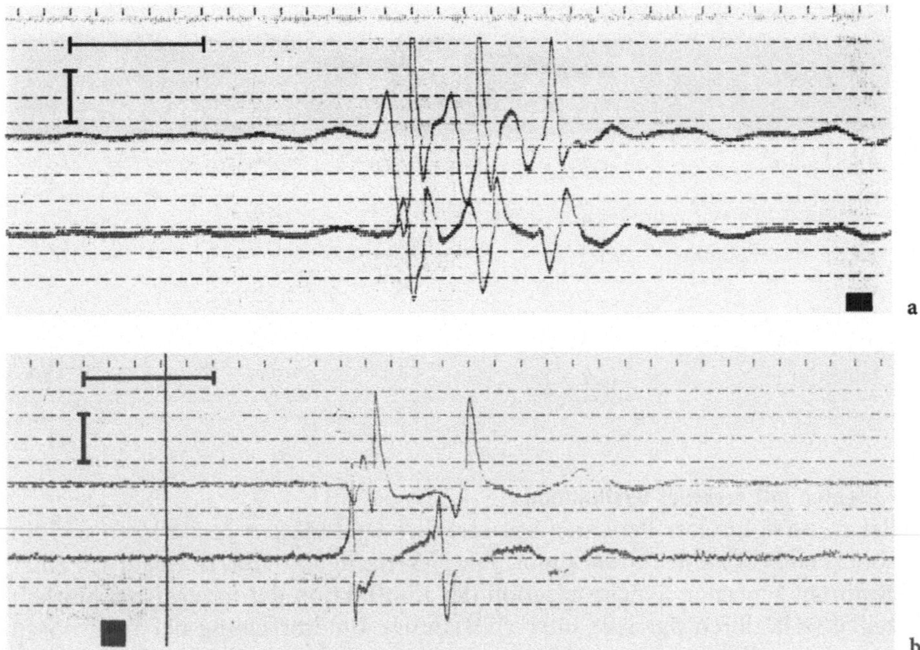

Abb. 3.13. **a** CC-EMG eines 26jährigen Gesunden. Bei diesem Patienten traten in 45 min 20 Potentiale mit einer durchschnittlichen maximalen Amplitude von 215 µV, Anzahl der monophasichen Elemente 3,9 und Dauer von 9,5 s auf. **b** CC-EMG eines 59jährigen Gesunden. Maximale Amplitude: 280 µV/cm. (Horizontale Balken = 2 s, vertikale Balken = 100 µV

Die Ergebnisse einer Untersuchung an Normalpersonen sind in den Tabellen 3.1 und 3.2 dargestellt. Tabelle 3.1 zeigt die Durchschnittswerte und Streuung der obengenannten Kriterien. Die Anzahl der in 45 min auftretenden Potentiale betrug 13,9 mit einer weiten Streuung von 2 bis 44, die maximale durchschnittliche Amplitude 287 µV, die Anzahl der monophasischen Elemente 2,8 pro Potential und die durchschnittliche Dauer eines Potentials 11,8 s.

Tabelle 3.2 zeigt einen Vergleich der untersuchten Parameter zwischen jüngeren und älteren Patienten. Dabei zeigt sich, daß die Werte aller untersuchten Parameter bei den älteren Patienten grundsätzlich etwas niedriger sind.

Tabelle 3.1. Charakterisierung der im CC-EMG auftretenden Potentiale (n = 31)

	Durchschnitt	Abweichung
Alter (Jahre)	46,9	18 – 71
Anzahl der Potentiale in 45 min	13,9	2 – 44
Maximale Amplitude [µV]	287	120 – 453
Anzahl der monophasischen Elemente	2,8	1,2 – 6,4
Dauer [s]	11,8	6,0 – 18,3

Tabelle 3.2. Vergleich der Potentiale junger (n = 12) und älterer (n = 10) Probanden

	Junge Probanden (Durchschnitt)	Junge Probanden (Streuung)	Ältere Probanden (Durchschnitt)	Ältere Probanden (Streuung)
Alter (Jahre)	24,9	18 – 32	61,8	53 – 71
Anzahl der Potentiale [45 min]	15,9	6 – 44	12,9	5 – 25
Maximale Amplitude [µV]	283	158 – 388	260	120 – 425
Anzahl der mono- phasischen Elemente	3,4	2,0 – 6,4	2,5	1,5 – 4,1
Dauer [s]	14,0	7,5 – 16,1	10,8	6,7 – 18,3

Patienten mit erektiler Dysfunktion

Bei ca. 40 % unserer Patienten mit erektiler Dysfunktion registrieren wir ein abnormales CC-EMG. Diese abnormale elektrische Aktivität ist Ausdruck einer gestörten zentralen Synchronisation der Kontraktion der kavernösen Muskelzellen (z. B. durch partielle oder vollständige Unterbrechung der kavernösen autonomen Innervation nach radikaler Zystoprostatektomie) und/oder Ausdruck einer zellulären Fehlfunktion (z. B. eine Degeneration der kavernösen Muskulatur durch einen langjährigen, schlecht eingestellten Diabetes) (Abb. 3.14).

Da diese Störungen der autonomen kavernösen Innervation und/oder der kavernösen Muskulatur meist nur einen partiellen Charakter besitzen (z. B. partielle Durchtrennung der neurovaskulären Bündel während einer radikalen Prostatektomie), wird im CC-EMG oft ein Nebeneinander von normalen Potentialen und pathologischer elektrischer Aktivität registriert. Dies hat zu einer Einteilung der Befunde des CC-EMGs in 4 Klassen geführt: N = normale Potentiale; N/P = überwiegend normale Potentiale, vereinzelte, aber reproduzierbare abnormale elektrische Aktivität; P/N = überwiegend abnormale elektrische Aktivität, vereinzelte, aber reproduzierbare normale Potentiale; P = abnormale elektrische Aktivität, keine reproduzierbaren normalen Potentiale.

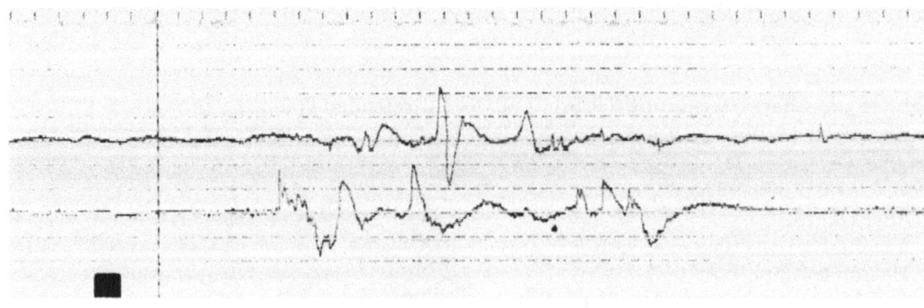

Abb. 3.14. CC-EMG nach radikaler Zystektomie

Hier bleibt erneut zu betonen, daß unser Körper keine „ja/nein"-Funktionen kennt und daß ein nicht funktionierendes System oft durch ein anderes kompensiert werden kann. Diesem fließenden Übergang von „normal" zu „noch normal" zu „jetzt gerade pathologisch" (d.h. nicht mehr funktionierend) wird versucht, mit der Einteilung der „Papierregistrierung" in 4 Klassen gerecht zu werden. Eine genauere Klassifizierung erlaubt hier die computergestützte, auf Fuzzy-Logik basierende Interpretationssoftware (s. oben). In weiteren prospektiven multizentrischen Studien an Personen mit normaler erektiler Funktion, aber potentiellen Risikofaktoren wie Diabetes mellitus oder multiple Sklerose, wird in Zukunft eruiert werden müssen, wie groß der Anteil von normaler elektrischer Aktivität beim CC-EMG sein muß, um eine normale erektile Funktion zu gewährleisten. Oder umgekehrt, wie groß der Anteil an pathologischer Aktivität sein muß, um mit einer normalen erektilen Funktion höchstwahrscheinlich nicht mehr vereinbar zu sein. Diese „Normwerte" werden erlauben, daß Ergebnisse eines standardisierten Diagnostik innerhalb verschiedener Institutionen verglichen werden können.

Leistungsdichtespektren

Normalpersonen

Die Frequenzspektren werden grundsätzlich nach Logarithmierung der Beträge der Leistungsdichte dargestellt. Die Logarithmierung der linearen Beträge führt zu einer betragsmäßigen Senkung hoher Leistungsdichtebeträge bzw. Steigerung der Werte geringer Leistungsdichte. Dadurch ist eine genauere Auflösung und Interpretation im Bereich geringer Leistungsdichte möglich. Der Vergleich von Abb. 3.15 und 3.16 zeigt, daß im linearen Spektrum (Abb. 3.15) Leistungsdichte nur bis zu einer Frequenz von 2 Hz, nach Logarithmierung (Abb. 3.16) aber bis 3,5 Hz nachzuweisen ist. Die Darstellung der Leistungsdichtespektren erfolgt nur bis zu einer Frequenz von 10 Hz, da sich in Vorversuchen zeigte, daß jenseits dieser Grenze nur ein vernachlässigbarer Anteil der gesamten Leistung auftritt (Abb. 3.17).

Allen logarithmierten Leistungsdichtespektren ist folgender Verlauf gemeinsam: Zunächst steigt die Leistung von 0 Hz bis zu einem Maximum, das bei einer Frequenz zwischen 0,2 und 0,5 Hz (Durchschnitt 0,3 Hz) liegt, an. Danach sinkt die Leistung bei steigender Frequenz kontinuierlich bis zu einer Frequenz von 5–8 Hz. Bei höheren Frequenzen ist das Frequenzspektrum im Rahmen der Rechengenauigkeit nicht mehr vom Rauschen zu unterscheiden. Entsprechend der Natur stochastischer Signale sind die Leistungsdichtespektren von Rauschen überlagert. Mehr als 95% der Leistung tritt zwischen 0 und 5 Hz auf, weniger als 5% zwischen 5 und 10 Hz. Im Frequenzbereich zwischen 0 und 1 Hz sind mehr als 85% der Gesamtleistung lokalisiert.

Der Verlauf der individuellen und der gemittelten Spektren ist, mit entsprechenden individuellen Abweichungen, bei Personen mit normaler erektiler Funktion, ähnlich. Es wurden keine signifikanten altersbedingten Veränderungen beobachtet.

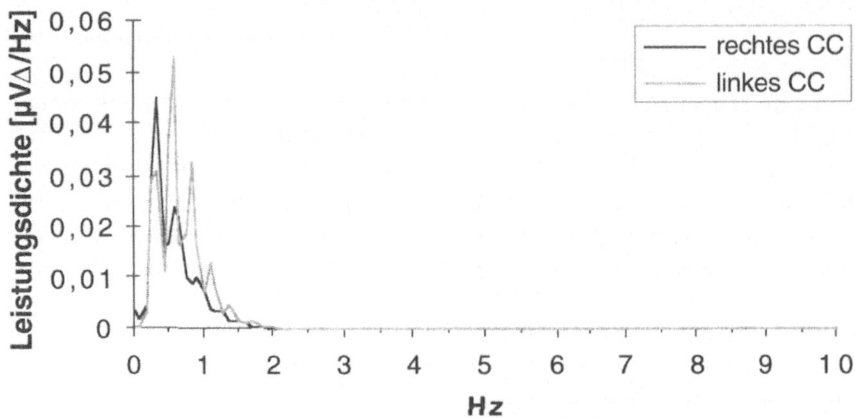

Abb. 3.15. Leistungsdichtespektrum (0 – 10 Hz) der linearen Beträge eines 26jährigen Patienten des Normalkollektivs

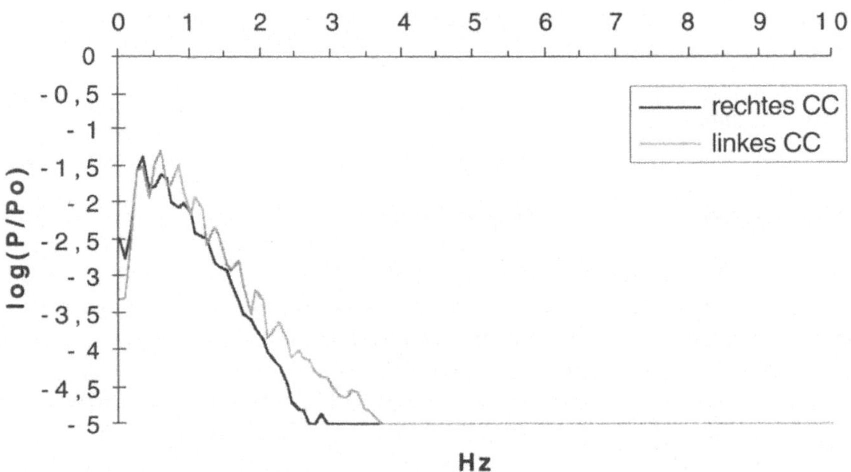

Abb. 3.16. Leistungsdichtespektrum (0 – 10 Hz) eines 26jährigen Patienten des Normalkollektivs

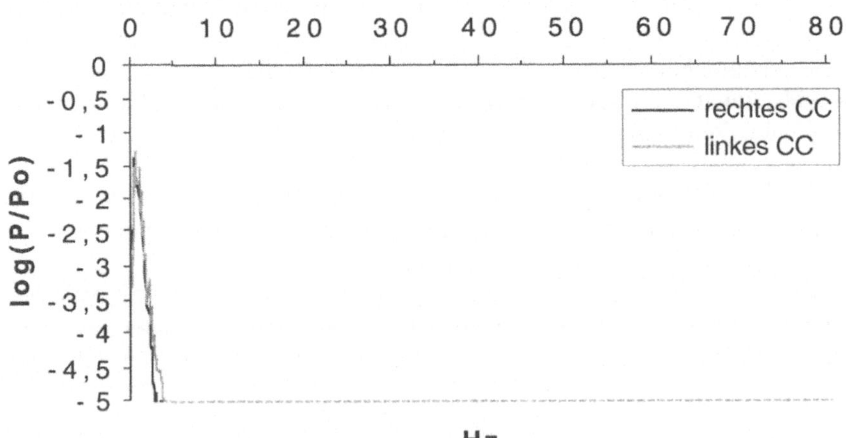

Abb. 3.17. Leistungsdichtespektrum (0 – 85 Hz) eines 26jährigen Patienten des Normalkollektivs. Die Abbildung zeigt, daß jenseits von 5 Hz keine nennenswerte Leistung auftritt

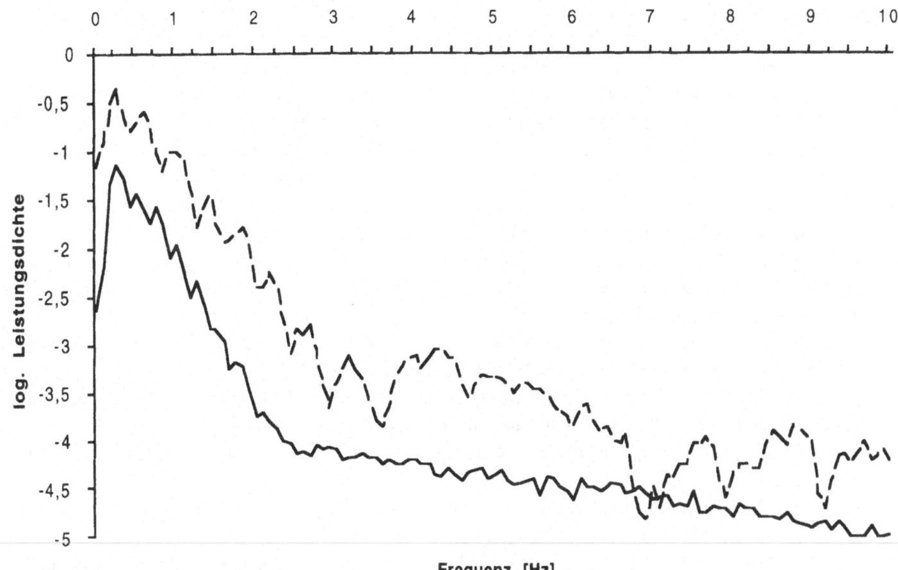

Abb. 3.18. Leistungsdichtespektrum (0–10 Hz) eines Patienten mit erektiler Dysfunktion nach Zystektomie

Patienten mit erektiler Dysfunktion und pathologischem CC-EMG im Zeitbereich

Die Frequenzspektren von Patienten mit erektiler Dysfunktion und pathologischem CC-EMG im Zeitbereich zeigen signifikante Abweichungen von der Norm. Hierzu zählen ein nicht mehr paralleler Kurvenverlauf, Veränderungen der spektralen Kenngrößen wie der spektralen Eckfrequenzen, Peak-power-Frequenz oder der maximalen im Spektrum auftretenden Amplitude (Abb. 3.18).

LITERATUR

1. Altrock C von (1993) Fuzzy Logic, Bd 1. Oldenbourg, München, S 5–31, 207–223
2. Bayguinov O, Vogalis F, Morris B, Sanders KM (1992) Patterns of electrical activity and neural responses in canine proximal duodenum. Am J Physiol 263:G887
3. Christ GJ (1997) The syncytial tissue triad. W J Urol (in press)
4. Gerstenberg TC, Nordling J, Hald T, Wagner G (1989) Standardized evaluation of erectile dysfunction in 95 consecutive patients. J Urol 141:857
5. Golenhofen K, Hannappel J (1973) Normal spontaneous activity of pyeloureteral system in guinea-pig. Pflügers Arch 341:257
6. Gonzalez RC, Thomason MG (1978) Syntactic pattern recognition. Addison-Wesley, Menlo Park/CA, pp 1–63
7. Gorek M, Stief CG, Hartung C, Jonas U (1997) Computer assisted interpretation of electromyograms of the corpora cavernosa using fuzzy logic. W J Urol (in press)
8. Hauck EW, Schlote N, Kellner B, Hinrichs H, Becker AJ, Truß MC, Stief CG, Jonas U (1996) Computergestützte Auswertung des glattmuskulären Elektromyogramms der Corpora cavernosa (CC-EMG) mittels Fast-Fourier-Transformation. Akt Urol 27:291–298

9. Herrman WM, Fichte K, Kubicki S (1978) Mathematische Relationale für die klinischen EEG-Frequenzbänder. 1. Faktorenanalyse mit EEG-Powerspektralschätzungen zur Definition von Frequenzbändern. EEG-EMG 9:146

10. Jünemann KP, Bührle CP, Stief CG (1993) Current trends in corpus cavernosum EMG – Conclusions of the First International Workshop on Smooth Muscle EMG Recordings/ Leiomyogram, April 15 to 17, 1993, Mannheim, Germany. Int J Impotence Res 5:105

11. Kahlert J, Frank H (1993) Fuzzy-Logik und Fuzzy-Control. Eine anwendungsorientierte Einführung mit Begleitsoftware. Vieweg, Wiesbaden, S 7–104

12. Kellner B, Stief CG, Hinrichs H, Hauck E, Hartung C, Jonas U (1996) Application of factor analysis for the determination of specific frequency bands in corpus cavernosum EMG power density spectra. Urol Res 24:313–316

13. Kitamura K, Suzuki H, Ito Y, Kurimaya H (1990) Similarity and diversity of electrical activity in vascular smooth muscles. Prog Clin Biol Res 327:257

14. Kondo T, Tamura K, Onoe K, Takahira H, Ohta Y, Yamabayashi H (1992) In vivo recording of electrical activity of canine tracheal smooth muscle. Appl Physiol 72:135

15. Konturek JW, Scott GW, Kingma YJ (1991) Electrical activity of canine gallbladder. J Physiol Pharmacol 42:85

16. Mandrek K (1994) Electrophysiological methods in smooth muscle physiology. Corpus cavernosum in vitro. W J Urol 12:262–265

17. Noach T, Noach P (1997) Multiple types of ion channels in cavernous smooth muscle. W J Urol, in press

18. Renzetti ML, Wang MB, Ryan JP (1991) Electrical slow-wave activity from the circular layer of cat terminal antrum. Am J Physiol 261:G78

19. Riezzo G, Maselli MA, Pezzolla F, Thouvenout J, Giorgio I (1992) In vitro electro-mechanical activity of the human colon. Simultaneous recording of the electrical patterns of the two muscle layers. Arch Int Physiol Biochim Biophys 100:93

20. Seraphin M (1994) Neuronale Netze und Fuzzy-Logik. Franzis, München, S 19–107, 148–227

21. Stief CG, Djamilian M, Anton P, de Riese W, Allhoff EP, Jonas U (1991) Single potential analysis of cavernous electrical activity in impotent patients: a possible diagnostic method for autonomic cavernous dysfunction and cavernous smooth muscle degeneration. J Urol 146:771

22. Stief CG, Thon WF, Djamilian M, de Riese W, Fritz KW, Allhoff EP, Jonas U (1991) Single potential analysis of cavernous electrical activity. Urol Res 19:277

23. Stief CG, Thon WF, Djamilian M, Allhoff EP, Jonas U (1992) Transcutaneous registration of cavernous smooth muscle electrical activity: noninvasive diagnosis of neurogenic autonomic impotence. J Urol 147:47

24. Stief CG, Jünemann KP, Kellner B, Gerstenberg T, Merckx L, Wagner G (1994) Consensus and progress in corpus cavernosum-EMG (CC-EMG). Int J Impotence Res 6:177–182

25. Stief CG, Noack T, Andersson K E (1997) Signal transduction in cavernous smooth muscle. W J Urol, in press

26. Wagner G (1969) Electrical and mechanical activity in myometrial grafts in the rabbit. Acta Physiol Scand 76:1A

27. Wagner G, Gerstenberg T (1988) Human in vivo studies of electrical activity of corpus cavernosum. J Urol 139:327A

28. Wagner G, Gerstenberg T, Levin RJ (1989) Electrical activity of corpus cavernosum during flaccidity and erection of the human penis: a new diagnostic method? J Urol 142:723

29. Ward SM, Keller RG, Sanders KM (1991) Structure and organization of electrical activity of canine distal colon. Am J Physiol 260:G724

30. Zell A (1990) Simulation Neuronaler Netze. Addison-Wesley

3.4
Schwellkörper-Injektionstestung (SKIT)

M. C. TRUSS

Die Relaxation der kavernösen Muskulatur ist das initiale hämodynamische Ereignis, das eine Erektion induziert. Sie wird unter physiologischen Bedingungen nach Stimulation der Nn. cavernosi lokal durch Neurotransmitter vermittelt. Diese nervale Kontrolle der Induktion und Aufrecherhaltung der Erektion kann durch die intrakavernöse Anwendung vasoaktiver Substanzen umgangen werden. Die Schwellkörper-Injektionstestung (SKIT) ist somit eine wenig aufwendige Methode zur globalen Beurteilung der kavernösen Funktion. Sie erlaubt Rückschlüsse auf die arterielle penile Versorgung, den Zustand der glatten kavernösen Muskulatur und die venösen Abflußverhältnisse.

Zur Sicherung der Diagnose sollten mindestens 3 Injektionen (höchstens eine Injektion pro Tag) durchgeführt werden: Hierzu wird der Penis zunächst gestreckt. Nach Hautdesinfektion wird dann ein Schwellkörper mit einer Insulinnadel in voller Länge von dorsolateral punktiert und die Substanz injiziert. Hierbei ist zu beachten, daß sich die Nadelspitze sicher im Schwellkörpergewebe und nicht im subkutanen Gewebe oder in der Urethra befindet (Abb. 3.19 und 3.20). Die Punktionsstelle wird anschließend 1–2 min komprimiert.

Die größte Gefahr bei der Testung stellt die prolongierte Erektion dar. Allgemein kann festgestellt werden, daß eine volle Erektion schon auf geringe Dosen vasoaktiver Substanzen zumeist bei Patienten mit intakter peniler Hämo-

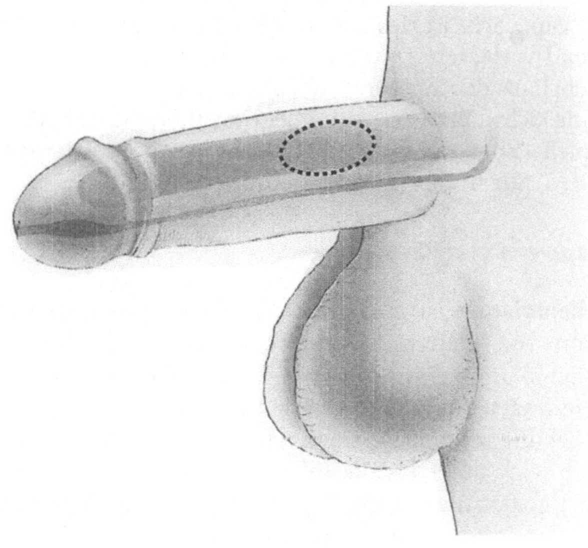

Abb. 3.19. Intrakavernöse Injektion: Der Penis wird gestreckt, und eine Insulinnadel wird in voller Länge von lateral in das Schwellkörpergewebe eingebracht

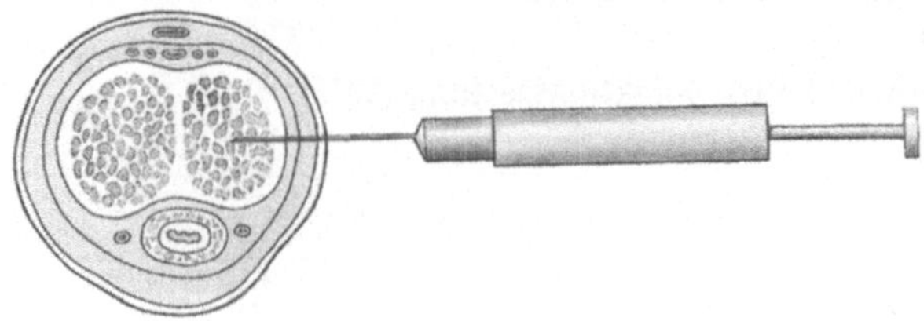

Abb. 3.20. Anatomie des Penis; Illustration der korrekten Einstichstelle sowie des korrekten Einstichwinkels

dynamik zu finden ist (z.B. neurogene, psychogene oder endokrinologische Ätiologie). Höhere Dosen weisen auf eine arterielle Genese der Erektionsstörung hin. Wird eine suffiziente Erektionsantwort auch auf höchste Dosen nicht erreicht, so kann die Verdachtsdiagnose eines venösen Lecks bei ca. 80–90% der Patienten durch eine Kavernosometrie und -graphie bestätigt werden.

3.4.1
Verwendete Substanzen

Papaverin

Papaverin ist ein unspezifischer Phosphodiesterasehemmer und führt über eine Erhöhung intrazellulärer zyklischer Nukleotide zu einen Absinken des freien, intrazellulären Kalziums und somit zu einer Relaxation glatter Muskulatur. In der diagnostischen Anwendung induziert Papaverin (40–80 mg) bei ca 3–19% der Patienten prolongierte Erektionen. Kreislaufnebenwirkungen werden zumeist nur in Dosierungen über 80 mg beobachtet. Des weiteren werden kavernöse Fibrosen, Verhärtungen der Tunica albuginea und Penisdeviationen bei ca. 2–3% der Patienten gesehen [2, 5].

Papaverin ist deshalb als Mittel zur Schwellkörperinjektionstestung weitgehend verlassen. Da eine diagnostische Injektionstestung möglichst mit einer Substanz durchgeführt werden sollte, mit der bei entsprechender Indikation eine Schwellkörper-Autoinjektionstherapie (SKAT) eingeleitet werden kann, spielt Papaverin als Monosubstanz auch als Therapeutikum im Rahmen einer SKAT nur noch eine untergeordnete Rolle.

Papaverin plus Phentolamin

Phentolamin ist ein nichtselektiver α-Rezeptoren-Blocker, der eine Kontraktion von glatten Muskelzellen verhindert. Die alleinige Anwendung von Phentolamin führt nur zu einer kurzfristigen Tumeszenz- und selten zu einer Rigiditätszunahme. Phentolamin in Verbindung mit Papaverin steigert dessen Wirkung erheblich; somit ist eine Kombination beider Substanzen deutlich wirksamer als die Einzelsubstanzen. Die Kombination ist als gebrauchsfertige Lösung (30 mg Papaverin plus 1 mg Phentolamin in 2 ml Lösung) über Auslandsapotheken erhältlich. Im Rahmen der diagnostischen Abklärung empfiehlt sich eine Austestung der individuell benötigten Dosis beginnend mit 0,2 ml bis 0,25 ml dieses Substanzgemisches bis zur maximalen Dosis von 2 ml.

In der diagnostischen Anwendung induziert die Kombination aus Papaverin plus Phentolamin bei 0,7–16% der Patienten (durchschnittlich bei 5,3%) der Patienten eine prolongierte Erektion. Hierzu ist allerdings anzumerken, daß das häufige Auftreten von prolongierten Erektionen überwiegend in den 80er Jahren beobachtet wurde, d.h. zu einer Zeit, in der nur wenig Erfahrungen mit der intrakavernösen Anwendung vasoaktiver Substanzen vorlagen. Kreislaufnebenwirkungen werden in der Regel nicht beobachtet [2, 5].

Die zur Induktion der Erektion benötigte Menge des Substanzgemisches gibt einen ersten Hinweis auf die Ätiologie der Erkrankung. Bei nichtvaskulären Ursachen führt die Injektion von 1 ml (entsprechend 15 mg Papaverin und 0,5 mg Phentolamin) in den meisten Fällen zu einer vollen Erektion, wohingegen bei ausgeprägten kavernösen Myopathien mit venösem Leck auch hohe Dosierungen von 2 ml und darüber keine aursreichende Rigidität induzieren.

Prostaglandin E$_1$ (Caverject®)

Prostaglandin E$_1$ (PGE$_1$) ist ein Überträgerstoff im Schmerz- und Entzündungsprozeß. Es wirkt über spezifische Membranrezeptoren und erreicht eine Relaxation der glatten Muskelzelle durch eine intrazelluläre Anreicherung zyklischer Nukleotide. PGE$_1$ wird schnell in der Lunge inaktiviert und ist daher weniger priapismogen als Papaverin oder Papaverin plus Phentolamin. Die Substanz ist als Lyophylisat (Caverject®, 10 und 20 μg) in einer Fertigpackung mit Spritze und Lösungsmittel über Auslandsapotheken erhältlich.

Prolongierte Erektionen werden in der diagnostischen Abklärung bei 0–2% der Patienten beobachtet. Eine wesentliche Nebenwirkung von PGE$_1$ besteht in der Auslösung anhaltender intrapeniler Schmerzen (5–40%). Kreislaufnebenwirkungen werden extrem selten beobachtet [2–5].

Linsidomin (SIN-1)

Experimentelle und klinische Studien haben gezeigt, daß Stickoxid ein prinzipieller Mediator der penilen physiologischen Erektion sowohl beim Primaten als auch beim Menschen ist. Erste Ergebnisse mit der Anwendung des Stickoxiddonors Linsidomin (SIN-1) in Diagnostik und Therapie der erektilen Dysfunktion haben den klinischen Nutzen dieser Substanz belegt.

Bei einem nichtselektionierten Patientengut kann mit der intrakavernösen Injektion von 1 mg Linsidomin bei 69% der Patienten eine vollständige oder fast vollständige Erektion induziert werden. Hierbei kam es bisher in keinem einzigen Fall zu einer prolongierten Erektion, selbst nicht bei Patienten, die auf minimale Dosen von Papaverin plus Phentolamin oder PGE$_1$ mit prolongierten Erektionen reagierten. Anhaltende intrapenile Schmerzen wie bei PGE$_1$ wurden bisher ebenfalls nicht beobachtet [6]. Die Substanz ist für die intrakavernöse Anwendung z.Z. allerdings noch nicht verfügbar.

3.4.2
Allgemeine Hinweise

Hämatome sind am ehesten durch die Injektionstechnik und nicht durch die verwendete Substanz bedingt; sie sind insgesamt sehr selten. Selbst bei Patienten, die gerinnungshemmende Substanzen einnehmen, ist die intrakavernöse Anwendung vasoaktiver Substanzen in aller Regel möglich. Wird durch die Schwellkörperinjektion allein eine ausreichende Erektion nicht induziert, so kann eine zusätzliche manuelle Selbststimulation in ca. 75 % der Fälle eine Verbesserung der Erektionsantwort bewirken [1]. Bei dann immer noch nicht ausreichender Erektionsantwort kann nach entsprechender Anleitung eine häusliche Injektionstestung durch den Patienten erfolgen. Dank der Anwendung in der gewohnten Umgebung werden möglicherweise limitierende Streßfaktoren, die über eine Aktivierung des Sympathikotonus eine ausreichende Erektionsantwort verhindern, ausgeschaltet.

Bei nicht fachgerechter Indikationsstellung und unzureichender Nachsorge sind schwere Nebenwirkungen (insbesondere prolongierte Erektionen) zu befürchten. Generell sollte deshalb darauf hingewiesen werden, daß die Betreuung von Patienten, bei denen eine intrakavernöse Anwendung vasoaktiver Substanzen geplant ist, dem erfahreren Urologen vorbehalten bleiben sollte.

Neben einer sorgfältigen Untersuchung und Indikationsstellung ist in jedem Fall eine ausführliche Aufklärung des Patienten über Risiken und mögliche Nebenwirkungen der Behandlung und deren *schriftliche* Dokumentation unerläßlich. Insbesondere sollten hier erwähnt werden: evtl. Nichtzulassung des Medikaments, fehlende Langzeitbeobachtung, Schmerzen, prolongierte Erektion, Fibrose, endgültige erektile Dysfunktion, systemische Nebenwirkungen wie ausgeprägte Kreislaufreaktionen oder Organveränderungen, therapeutische Alternativen. Des weiteren sind eine engmaschige Nachkontrolle sowie eine zeitliche und räumliche Erreichbarkeit des Therapeuten zu gewährleisten.

LITERATUR

1. Donatucci CF, Lue TF (1992) The combined intracavernous injection and stimulation test: diagnostic accuracy. J Urol 148:61–62
2. Jünemann KP (1991) Pharmacotesting in erectile dysfuncion. In: Jonas U, Thon WF, Stief CG (eds) Erectile dysfunction. Springer, Berlin Heidelberg New York Tokyo, pp 104–114.
3. Jünemann KP, Alken P (1989) Pharmacotherapy of erectile dysfunction: a review. Int J Impotence Res 1:71–93
4. Porst H (1996) The rationale for prostaglandin E_1 in erectile failure: a survey of worldwide experience. J Urol 155:802–815
5. Stief CG, Jünemann KP; Porst H, Müller SC, Weidner W, Weiske W, Wetterauer U (1993) Die intrakavernöse Anwendung verschiedener Substanzen zur Schwellkörperautoinjektionstherapie – Standortbestimmung. Urologe [B] 33:2–5
6. Truß MC, Stief CG, Becker AJ, Djamilian MH, Jonas U (1995) Erfahrungen mit dem Stickoxiddonor Linsidomin (SIN-1) in Diagnostik und Therapie der erektilen Dysfunktion. Akt Urol 26:181–184

3.5
Doppler-, Duplex- und farbkodierte Duplexuntersuchung der penilen Gefäße

J. H. HAGEMANN und C. G. STIEF

Einführung

Innerhalb der letzten 20 Jahre erlangten sonographische Verfahren zunehmende Bedeutung in der diagnostischen Abklärung von Patienten mit Erektionsstörungen. Seit Abelson [1] 1975 die Dopplersonographie zur Bestimmung des Penisbrachialindex einführte, gehören Doppler-, Duplex- und farbkodierte Duplexsonographieuntersuchungen zu den wichtigsten Screeningverfahren zur Differenzierung zwischen einer vaskulären und einer nonvaskulären Verursachung der erektilen Dysfunktion.

Physikalisches Prinzip

Um Vergleiche von Untersuchungsergebnissen verschiedener Untersucher über einen längeren Zeitraum hinweg zu ermöglichen, ist eine standardisierte Vorgehensweise zur Erhebung der Meßergebnisse unbedingt notwendig. Deshalb soll kurz auf die physikalischen Prinzipien der Doppleruntersuchung eingegangen werden: Vom Schallkopf ausgehend gelangen Ultraschallwellen einer bestimmten Frequenz (f_0) in das zu untersuchende Blutgefäß, treffen dort auf sich bewegende Blutzellen und werden reflektiert; die Bewegung der Blutzellen verursacht eine Frequenzverschiebung (f_d) des reflektierten Signals. Zur Berechnung dient weiterhin die Schallgeschwindigkeit (c) und der Cosinus des Winkels, der sich zwischen dem Schallkopf und dem Gefäß ergibt ($\cos\alpha$). Die Geschwindigkeit (v) der Blutkörperchen läßt sich mit diesen Variablen wie folgt errechnen:

$$v = \frac{f_d}{2f_0} \cdot \frac{c}{\cos\alpha}$$

Bei senkrechter Positionierung des Schallkopfs zum Gefäßverlauf nimmt der Winkel α einen Wert von 90° an; die Blutflußgeschwindigkeit ist somit nicht errechenbar. *Die Hauptfehlerquelle bei der Doppleruntersuchung besteht daher in der nicht korrekten Haltung der Dopplersonde:* Besitzt der Winkel zwischen Schallkopf und zu untersuchendem Gefäß einen deutlich größeren Wert als 45°, so resultiert ein scheinbar pathologischer Untersuchungsbefund (Abb. 3.21a, b).

Beim Duplexverfahren gilt ähnliches: Der optimale Dopplerwinkel zur Bestimmung von Blutflußwerten liegt zwischen 20° und 60°, wobei bei einem Dopplerwinkel von 60° der Meßfehler 3% beträgt. Ein Dopplerwinkel über 80° läßt den Meßfehler um 10% pro Gradzahl anwachsen; dagegen kann es bei einem Winkel von weniger als 20° zu einer Dispersion des Ultraschallsignals an den Gefäßwänden kommen [28].

Abb. 3.21a, b Auswirkungen verschiedener Beschallungswinkel auf das dopplersonographische Untersuchungsergebnis (*Pfeil* entspricht Blutflußrichtung).
a Optimale Ableitung des Dopplerspektrums (Winkel zwischen Dopplersonde und Blutgefäß beträgt nicht mehr als 45°). **b** Bei zu großem Beschallungswinkel (hier 70°) resultieren im Vergleich zu Abb. 3.21a verringerte Amplitudenhöhen im Dopplerspektrum. *Cave:* Scheinbar pathologischer Dopplerbefund

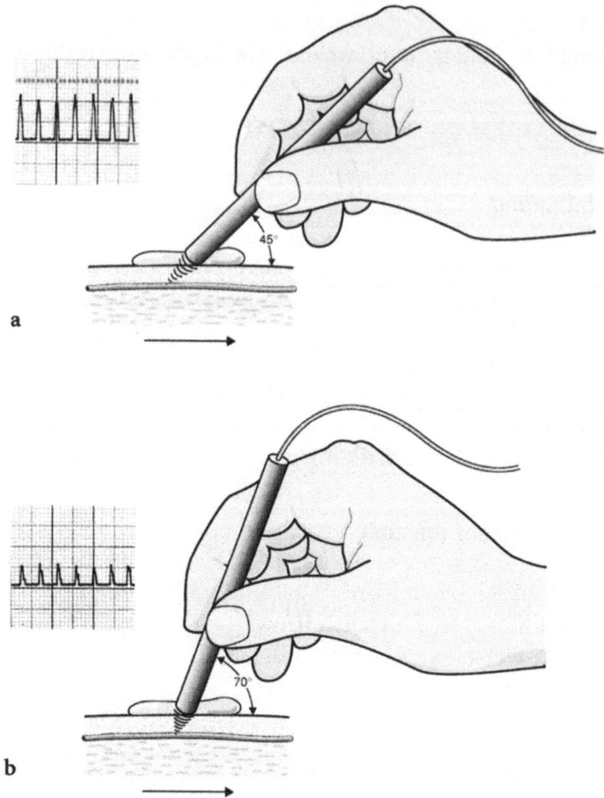

Verwendung von vasoaktiven Substanzen bei dopplersonographischen Verfahren

Die Aussagekraft der penilen Dopplersonographie konnte durch die gleichzeitige intrakavernöse Applikation von vasoaktiven Substanzen entscheidend verbessert werden [4, 36, 38]. Grundsätzlich werden alle Dopplerverfahren in Kombination mit einer solchen Pharmakostimulation durchgeführt. Die gebräuchlichsten Medikamente mit entsprechend zu empfehlenden Dosierungen für die intrakavernöse Injektion sind:

- Prostaglandin E_1 (5 µg; z. B. Caverject),
- Papaverin/Phentolamin (0,2 ml, darin gelöst: 15 mg Papaverin plus 0,5 mg/ml Phentolamin),
- Papaverin (12,5 mg).

In der Annahme einer effektiveren Gefäßrelaxation werden diese Einzelsubstanzen – bzw. aus den Einzelsubstanzen bestehende Triple-drug-Mixturen – gelegentlich in erheblich höheren Dosierungen verwandt [14, 19, 29]. Gegen dieses Vorgehen spricht einerseits, daß z. B. bereits mit der obengenannten Dosierung für PGE_1 Patienten mit erektiler Dysfunktion vollständige Erektionen erreichen können [8]. Zum anderen treten bei höheren Dosierungen auch häufiger Nebenwirkungen auf [27].

Aufklärung des Patienten

Im Vorfeld der intrakavernösen Injektion muß eine Aufklärung über möglicherweise eintretende Komplikationen erfolgen. Dazu zählt vor allem das mögliche Auftreten einer prolongierten Erektion. Weiter sollten in diesem Zusammenhang erwähnt werden: Hämatomentstehung, Infektion, Schmerzen, Harnröhrenverletzung, Schwellkörperfibrose, Entwicklung einer terminalen erektilen Dysfunktion, systemische Nebenwirkungen (ausgeprägte Kreislaufreaktionen), Nichtzulassung des Medikaments. Diese Aufklärung muß schriftlich erfolgen und vom Patienten unterschrieben werden.

Der Patient muß auf die Notwendigkeit einer Therapie hingewiesen werden, wenn die Erektion länger als 4 h anhält (prolongierte Erektion); eine engmaschige Nachkontrolle ist ggf. zu gewährleisten.

3.5.1
Dopplersonographie

Die Doppleruntersuchung der 4 penilen Hauptarterien (Aa. profundae et dorsales penis) erfolgt im proximalen Drittel des Penisschaftes zunächst im nativen Zustand. Anschließend werden nach der Injektion einer vasoaktiven Substanz erneut Dopplerspektren der Penisarterien abgeleitet. Das Aufsuchen dieser Arterien wird sowohl im nativen Zustand als auch nach Pharmakostimulation auf die gleiche Weise durchgeführt. Im Vergleich zu der Doppleruntersuchung im flakziden Zustand ist das Dopplern nach Pharmakostimulation schneller und einfacher und besitzt eine größere Validität, da hier eine Aussage über die Funktionalität der penilen Hämodynamik möglich ist.

Für den unerfahrenen Untersucher ist die Doppleruntersuchung zunächst sehr zeitintensiv und erfordert gerade in der Anfangsphase viel Geduld. In der Hand des geübten Untersuchers stellt die Dopplersonographie eine sehr präzise Untersuchungsmethode dar: Die Lokalisationsgenauigkeit der Penisarterien entspricht zu 95 % der der selektiven Penisangiographie [13, 18].

Gerätetechnische Voraussetzungen

Die Untersuchung sollte mit einem bidirektionalen Gerät durchgeführt werden. Diese Geräte erlauben eine Richtungsortung des Blutflußsignals und die semiquantitative Registrierung der Blutflußgeschwindigkeit mittels eines Papierschreibers. Nondirektionale Geräte (z.B. Pocket-Doppler) sollten nicht zum Einsatz kommen.

Untersuchungsablauf im flakziden Zustand

Während die Ableitung der dorsalen Penisarterien im Bereich der Peniswurzel in der Regel einfach durchzuführen ist, kann die Darstellung von Dopplersignalen der profunden Penisarterien im nativen Zustand aufgrund des geringen, ausschließlich nutritiven Blutflusses sehr kompliziert bis unmöglich sein [12].

Nach Auftragen von Kontaktgel für eine optimale Impulsleitung werden zunächst die profunden Penisarterien aufgesucht. Hierzu wird die Dopplersonde im Bereich des lateralen Penisrückens in einem 45°-Winkel zur Haut plaziert und mit einer langsamen Schwenkbewegung nach ventral geführt. Dabei ist von großer Wichtigkeit, den Konus des Ultraschalls durch feine Bewegungen der Dopplersonde direkt in das Zentrum des Gefäßlumens zu lenken, um so die Aufzeichnung schwächerer Randströmungen zu vermeiden. Auf diese Weise läßt sich die günstigste Ableitposition sicher finden (Abb. 3.22 a).

Anschließend erfolgt die Doppleruntersuchung der beiden dorsalen Penisarterien. Die Dopplersonde wird hierbei auf der dorsalen Penisseite positioniert, und erneut wird durch feinfühliges Bewegen der Dopplersonde der Ort der optimalen Ableitungsposition aufgesucht (Abb. 3.22 b).

Mittels zweier Tricks kann man sich das Aufsuchen dieser beiden Arterien erleichtern: Zum einen kann eine optimale Fokussierung durch Auftragen einer größeren Menge Kontaktgels erreicht werden. Die Dopplersonde kann so einige Millimeter über der Haut geführt werden, ohne daß die Ankopplung an das zu untersuchende Gefäß verloren geht. Zum anderen kann der Untersucher mit der freien Hand die Dorsalarterien proximal der Position der Dopplersonde digital kompressieren, wodurch die Doppleramplitude abnimmt bzw. das Ableitungsgeräusch leiser wird. Diese zweite Vorgehensweise ermöglicht eine Abgrenzung der dorsalen Arterien von den profunden, da eine digitale Kompression der profunden Arterien nicht möglich ist.

Bewertung der Untersuchungsergebnisse

Die während der Untersuchung graphisch aufgezeichneten Flußkurven werden nun zur Bewertung mit dem Dopplerspektrum einer extrapenilen Arterie verglichen. Hierfür kann die A. palmaris digitalis des Zeigefingers herangezogen

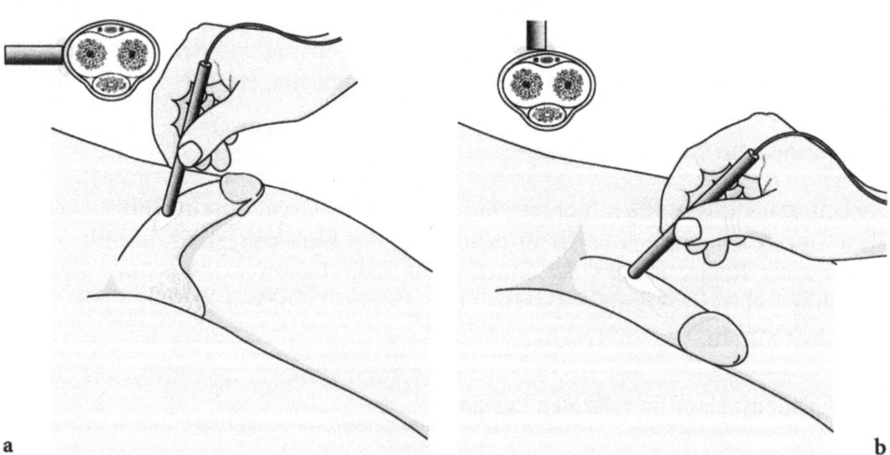

a   b

Abb. 3.22 a, b. Dopplersonographische Untersuchung der penilen Arterien. **a** Positionierung der Dopplersonde zum Aufsuchen der profunden Penisarterien. **b** Positionierung der Dopplersonde zum Aufsuchen der dorsalen Penisarterien

werden, da diese Arterie etwa die gleiche systolische Amplitude besitzt wie eine normal perfundierte Penisarterie im proximalen Penisdrittel. Die durch diesen Vergleich erhaltenen Befunde können z. B. wie folgt dokumentiert werden:

+ :   deutliches Signal; Penisarterie ist normal perfundiert
(+) :   mäßig eingeschränkte Blutflußamplitude der Penisarterie
((+)) : deutlich reduzierter systolischer Flow
– :   dopplersonographisch kein Flow feststellbar

Ein starkes Signal korrelliert mit einer normal perfundierten Arterie, während ein abgeschwächtes Signal einem hypoplastischen bzw. partiell stenosierten Gefäß entspricht. Ein fehlendes Signal liegt z. B. bei einer Aplasie oder bei einem kompletten Gefäßverschluß vor [12].

Pharmakodopplersonographie

Nach der Untersuchung im Nativzustand erfolgt die intrakavernöse Injektion einer vasoaktiven Substanz, z. B. 5 µg PGE_1 (Caverject) oder 1 mg SIN-1. Zur Erfassung der Dynamik des Erektionsvorganges sollte möglichst rasch nach der Injektion mit der Aufzeichnung der Dopplerspektren begonnen werden; es ist eine engmaschige Untersuchung innerhalb der ersten 10 min p. i. anzustreben. Für die Erstellung eines aussagekräftigen Befundes kommt es darauf an, *die Penisarterien innerhalb der Tumeszenzphase der Erektion zu untersuchen.* Während des Erreichens der Rigidität ist die Amplitudenhöhe des systolischen Flows deutlich reduziert, so daß der Eindruck eines scheinbar pathologischen Untersuchungsbefundes entstehen kann. Aus diesem Grund sollte die Untersuchung mit den profunden Arterien beginnen, da die dorsalen Penisarterien auch im Zustand beginnender Rigidität noch gut darstellbar sind.

Bewertung der Untersuchungsergebnisse
Die *Amplitudenhöhe* zeigt ein Maximum in der Tumeszenzphase mit anschließendem Abfall bei eintretender Rigidität. Zur endgültigen Befundbewertung sollten daher nur Dopplerspektren gelangen, die in der Tumeszenzphase erhoben worden sind. Eine normal perfundierte profunde Penisarterie entspricht dabei in der Amplitudenhöhe etwa einer A. radialis. Die Dokumentation kann in Anlehnung an die Dokumentation einer nativen Penisarterie erfolgen: +: normale Perfusion, (+): mäßig eingeschränkte Perfusion, ((+)): deutlich eingeschränkte Perfusion, –: fehlende Perfusion.

Eine *Amplitudensteigerung* wird bei normalem penilen Gefäßstatus immer nach intrakavernöser Applikation eines vasoaktiven Medikaments induziert (Abb. 3.23). Bei den Dorsalarterien sollte eine Verdopplung der Amplitude eintreten. Besonders eindrucksvoll jedoch ist die Amplitudenzunahme der profunden Arterien; im pharmakostimulierten Zustand sind sie in ihrer Amplitudenhöhe durchaus mit der A. radialis vergleichbar.

Ursachen einer herabgesetzten Amplitudenhöhe (Abb. 3.24) sind vielfältig und reichen z. B. von atherosklerotischen Prozessen bis hin zu einer Hypoplasie oder einer partiellen Stenose der Arterie. Ein fehlendes Signal hingegen kann

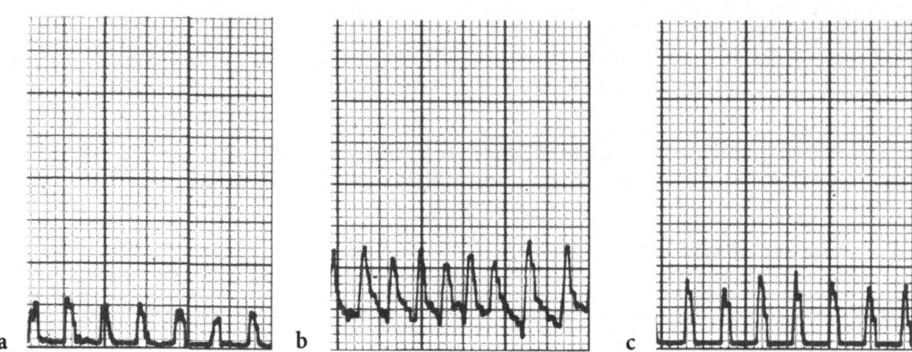

Abb. 3.23 a – c. Dopplersonographische Untersuchungsbefunde der A. profunda penis vor und nach Injektion von 5 µg PGE₁ (Normalbefund). **a** Dopplerung vor intrakavernöser Injektion. Sehr geringe Amplitudenhöhe bei ausschließlich nutritivem Blutfluß und hohem peripheren Widerstand. **b** Befund bei Tumeszenz 3 min p. i. Charakteristische Zunahme der Amplitudenhöhe mit positivem diastolischem Flow bei relaxationsbedingt niedrigem peripherem Widerstand. **c** Untersuchungsergebnis bei voller Rigidität. Deutliche Abnahme der Amplitudenhöhe und fehlender diastolischer Fluß aufgrund des nun erhöhten intrakavernösen Drucks

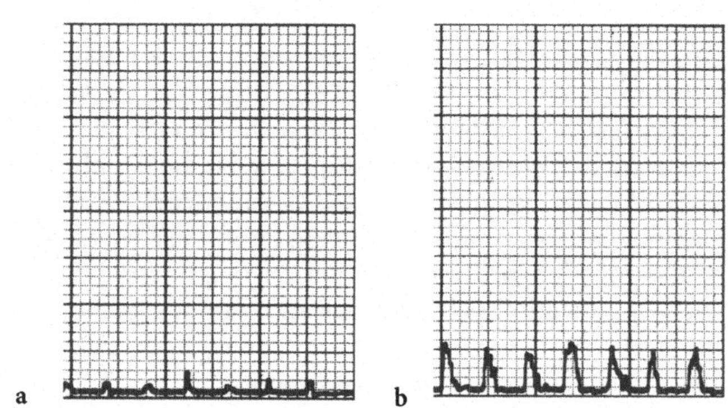

Abb. 3.24 a, b. Beispiel für einen Untersuchungsbefund bei arterieller Perfusionsstörung (A. profunda penis vor und nach Injektion von 5 µg PGE₁); 52jähriger Patient mit erektiler Dysfunktion, Diabetes mellitus und Hypertonie. **a** Dopplersonographischer Befund vor Injektion. **b** Nur geringer Amplitudenanstieg (4 min p. i.). Erheblich reduzierte Amplitudenhöhe im Vergleich zum Normalbefund (vgl. Abb. 3.23 b)

z. B. mit einer kompletten Stenose oder einer Aplasie der Arterie vergesellschaftet sein[15].

Verschiedene Amplitudenhöhen im direkten *Seitenvergleich* an vergleichbaren Meßpunkten können bei isolierten Gefäßveränderungen (z. B. stenotischen Prozessen, Dysplasien, wandständige Plaques) auftreten.

Die *Pulskurvenkonfiguration* stellt ein Bewertungskriterium für den Verlauf einer Dopplerkurve dar. Ein normaler Kurvenverlauf ist spitzwinklig, ein glockenförmiger Verlauf korrelliert mit einer arteriellen Minderperfusion.

Der *diastolische Flußwert* kann sowohl einen positiven als auch einen negativen Wert annehmen. Die Dorsalarterien weisen in der Regel einen positiven

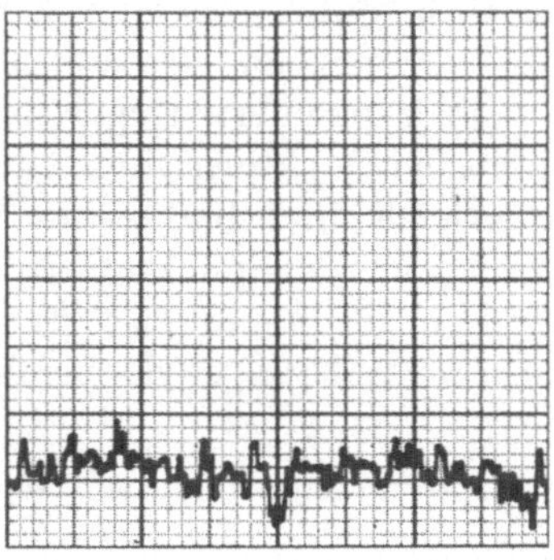

Abb. 3.25. Dopplerspektrum der V. dorsalis penis profunda. Darstellung von monoton rauschenden, atemunabhängigen Dopplersignalen

diastolischen Flow auf, während bei den profunden Arterien das Vorzeichen des diastolischen Flows abhängig ist von der Höhe des intrakavernösen Drucks (s. Abb. 3.23).

Die pharmakoinduzierte *Erektionsstärke* kann wie folgt beurteilt werden:

▼ E0: keine Tumeszenz,
▼ E1: geringgradige Tumeszenz,
▼ E2: mittelgradige Tumeszenz,
▼ E3: volle Tumeszenz,
▼ E4: volle Tumeszenz und mittelgradige Rigidität,
▼ E5: volle Tumeszenz und volle Rigidität.

Das Vorliegen eines stark erhöhten diastolischen Flows auch nach höherdosierter Pharmakostimulation bei gleichzeitig normaler systolischer Amplitudenhöhe führt zur Verdachtsdiagnose einer kavernösen Insuffizienz (venöses Leck).

Penile venöse Signale selbst sind eher von monotoner, rauschender Natur (Abb. 3.25) und nicht atemabhängig wie etwa Dopplersignale der Beinvenen. Innerhalb der Tumeszenzphase findet sich bei der Doppleruntersuchung der profunden Penisarterien ein ähnlich rauschendes Geräusch, das jedoch physiologisch ist. Es handelt sich um den gesteigerten diastolischen Flow, der bei der Relaxation der Schwellkörpermuskulatur und der dadurch bedingten Widerstandsabnahme auftritt.

3.5.2
Duplex- und farbkodierte Duplexsonographie

1984 führten Lue et al. [24] das Duplexverfahren als diagnostisches Mittel zur Untersuchung der vaskulogen bedingten erektilen Dysfunktion ein. Die Duplextechnik stellt die Kombination eines Real-time-B-Bildes mit dem gepulsten Dopplerverfahren dar. Es ist so gleichzeitig möglich, Arterien visuell auszuwählen, zu dopplern und Flußkurvenanalysen durchzuführen. Durch die parallele Registrierung der Schallaufzeit mittels des gepulsten Dopplers lassen sich quantitative Aussagen hinsichtlich der Blutflußgeschwindigkeiten treffen. Zusätzlich können durch das B-Bild morphologische Veränderungen des penilen Gefäßsystems und des kavernösen Gewebes dargestellt und beurteilt werden.

Die farbkodierte Duplexsonographie ermöglicht im Vergleich zum konventionellen Duplexverfahren ein wesentlich einfacheres und rascheres Aufsuchen der Gefäße im B-Bild, was ein schnelleres Ableiten der Dopplerspektren an verschiedenen Meßpunkten ermöglicht. Rasch wechselde hämodynamische Veränderungen können so besser registriert werden, und Varitäten bzw. pathologische Veränderungen der penilen Gefäßanatomie sind viel einfacher darstellbar.

Gerätetechnische Voraussetzungen

Für die Duplexmessung der Penisarterien sollte grundsätzlich ein hochfrequenter Linear-array-Schallkopf mit Beam-steering-Verfahren bzw. mit keilförmiger Wasservorlaufstrecke benutzt werden, dessen Sendefrequenz bei mindestens 7 Mhz liegt. Das Duplexgerät selbst sollte über eine hohe Emfindlichkeit für langsame Blutströmungen verfügen; neuere Geräte besitzen innerhalb der Farbkodierung einen sog. Angiomode, durch den selbst ein minimaler Blutfluß darstellbar wird. Das Aufzeichnungssystem sollte Druckoptionen, eine Videoaufzeichnungsmöglichkeit sowie eine digitale Datensicherung beinhalten.

Untersuchungsablauf

Die Duplexuntersuchung findet ebenso wie die Doppleruntersuchung am liegenden Patienten statt, wobei der Penis entweder in normaler Ruhelage oder auf der Bauchhaut liegend untersucht werden kann. Die ventrale Positionierung des Schallkopfs kann bei beginnender Erektion von Vorteil sein, um eine physiologische Lage des Penis zu ermöglichen (Abb. 3.26). Bei überdurchschnittlich großem Penisdurchmesser sollte die Untersuchung der Dorsalarterien in normaler Ruhelage stattfinden, da in dieser Position die Arterien aufgrund ihrer minimalen Entfernung zum Schallkopf optimal zur Darstellung kommen.

Die Duplexuntersuchung beginnt im flakziden Zustand mit der Darstellung des Penisschafts. Es werden die Corpora cavernosa an der Penisbasis aufgesucht und nach distal verfolgt, wobei sich das gesunde Schwellkörpergewebe durchgehend homogen darstellen läßt. Dagegen sprechen echoreiche Regionen für Verkalkungen und/oder lokal begrenzte fibrotische Prozesse.

Im Anschluß an die Untersuchung im nativen Zustand erfolgt nun die *Injektion der vasoaktiven Substanz* in das Corpus cavernosum. Bei Patienten mit vermindertem Bluteinstrom kann die Dispersion des Medikamentes verzögert sein; im B-Bild sind dann echoreiche Bläßchenstrukturen in der Umgebung der Injektionsstelle sichtbar (Abb. 3.27). Durch leichte massierende Kompression durch den Patienten an der Einstichstelle kann in diesem Fall die Verteilung des Pharmakons verbessert werden. Der Zeitpunkt der Injektion wird dokumentiert, und anschließend erfolgt die Darstellung der Penisarterien im Longitudinalschnitt (Abb. 3.28) und die kontinuierliche Ableitung der Dopplerspektren.

Das Timing der Untersuchung ist von großer Bedeutung, da die systolische Flußgeschwindigkeit bereits vor dem Erreichen der vollen Erektion auf ihren maximalen Wert ansteigt (Abb. 3.29a). Um die Hämodynamik während des

Abb. 3.26 a, b. Duplexsonographische Untersuchungstechnik der Penisarterien.
a Ventrale Positionierung des Ultraschallkopfs bei beginnender Rigidität. Für eine optimale Untersuchung ist eine ausreichende Menge Kontaktgel erforderlich.
b Schematisierte Darstellung peniler Gefäße. Die Ableitung der Dopplerspektren erfolgt ausschließlich von den Aa. profundae *(2)* et dorsales penis *(3)*. Die Darstellung der Aa. uethrales *(1)* sowie der penilen Venen – hier V. dorsalis penis profunda *(4)* – ist für die doppler- bzw. duplexsonographische Befundung der penilen Hämodynamik nicht von Bedeutung

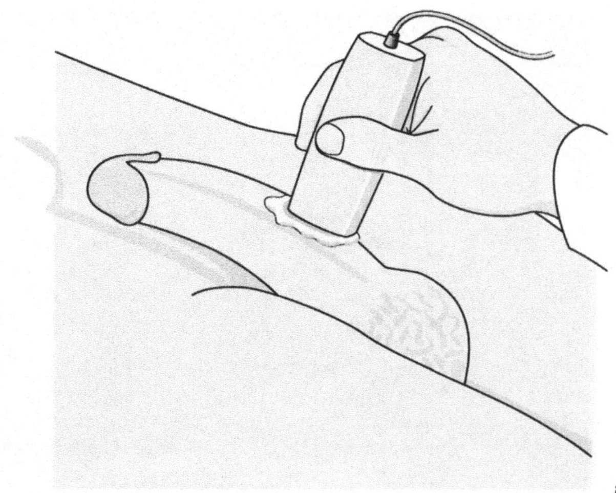

a

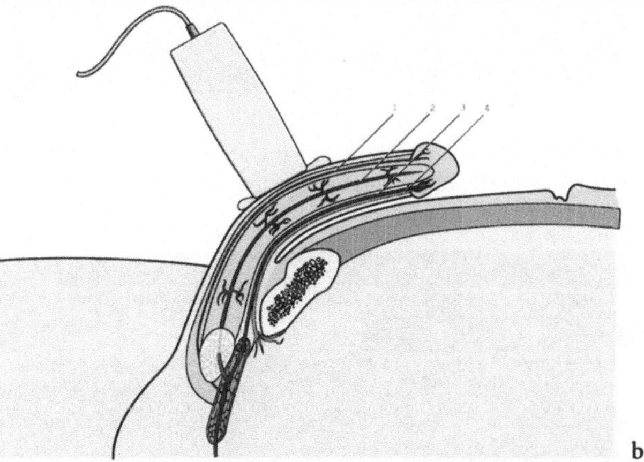

b

Erektionsvorganges möglichst vollständig zu erfassen, ist es erforderlich, rasch nach dem Injektionszeitpunkt mit der Aufzeichnung der Dopplerspektren zu beginnen (Abb. 3.30 a – c). Diese Ableitungen sollten in Abständen von 1–10 min p.i. durchgeführt werden. Ab der 10. Minute genügt es, in 3minütigen Abständen Dopplerspektren bis zum Erreichen der vollen Erektion abzuleiten. Falls keine Rigidität einftritt, wird die Untersuchung nach 30 min abgebrochen [10].

Messungen ausschließlich innerhalb der ersten 5 min nach Pharmakonapplikation bzw. Messungen, die erst zum Zeitpunkt der beginnenden Rigidität erfolgen, reichen für eine Beurteilung der penilen Hämodynamik nicht aus [5, 24, 31, 33].

Eine ruhige und ungestörte Untersuchungsatmosphäre ist unbedingt notwendig, da es durch die Anspannung in der Untersuchungssituation zu einer vorübergehenden Beeinträchtigung des Erektionsverhalten trotz Pharmakostimulation kommen kann. Ungenaue Ergebnisse der Duplexuntersuchung wären die Folge [2]. Eine gute Ablenkungsmethode ist es, die Aufmerksamkeit des

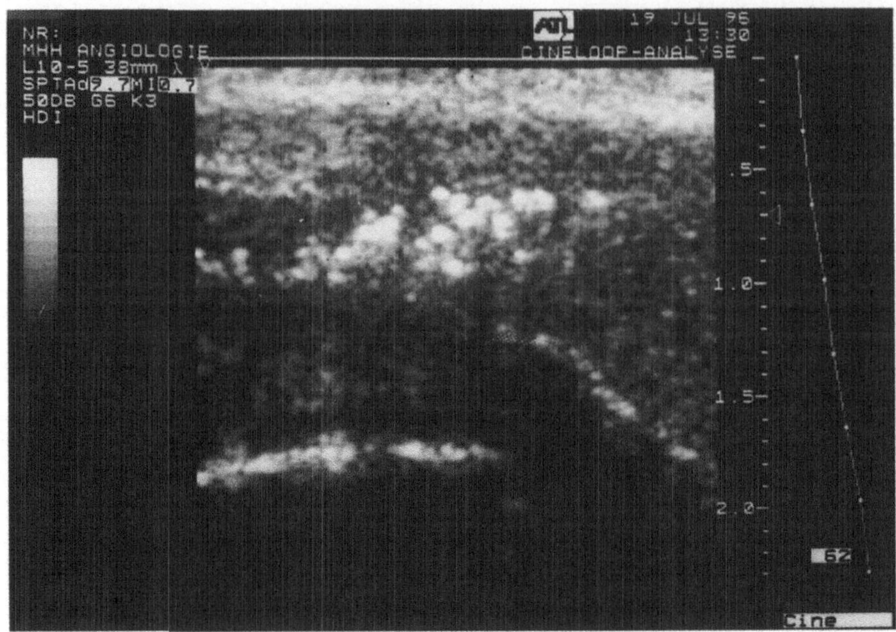

Abb. 3.27. Längsschnitt im rechten Corpus cavernosum (proximales Penisdrittel). In der Bildmitte echoreiche Bläßchenstrukturen unmittelbar nach intrakavernöser Injektion von PGE$_1$

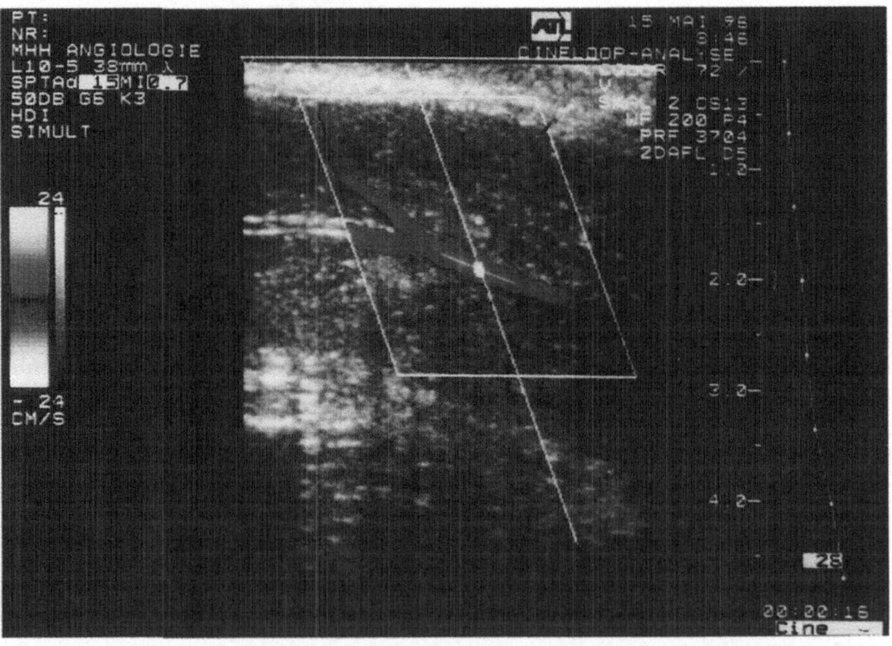

Abb. 3.28. Farbkodierte Duplexsonographie einer profunden Penisarterie. Zusätzlich Darstellung des Abgangs einer A. helicina. Normalbefund nach intrakavernöser Injektion von PGE$_1$

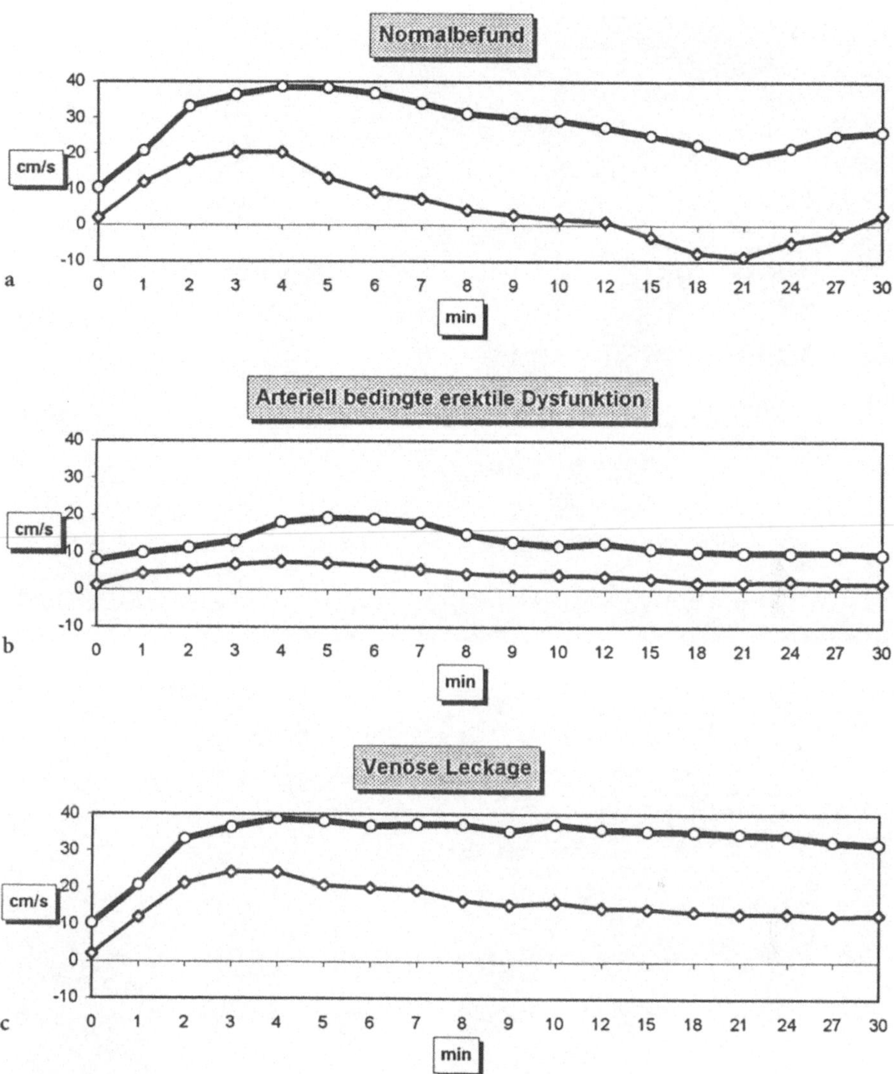

Abb. 3.29 a–c. Darstellung des maximalen systolischen Flows (obere Kurve; Kreismarkierungen) und des diastolischen Flows (untere Kurve; Rautenmarkierungen) nach intrakavernöser Injektion von 5 µg PGE$_1$ zu unterschiedlichen Meßzeitpunkten. **a** Normalbefund: Rascher Anstieg des systolischen Flows innerhalb von 4 min auf den Spitzenwert von 39 cm/s, danach allmählicher Rückgang, bedingt durch den steigenden intrakavernösen Druck. In der Tumeszenzphase initial ansteigender diastolischer Flow; diastolischer Dip nach 13 min bei eintretender Rigidität. **b** Bei arteriell bedingter erektiler Dysfunktion hat die systolische Spitzengeschwindigkeit ihr Maximum schon bei 19 cm/s erreicht. Der diastolische Flow unterliegt wegen des unzureichenden arteriellen Einstroms nur geringen Änderungen. **c** Beim Vorliegen einer venösen Abflußstörung reicht die minimale Geschwindigkeit des diastolischen Flows über 5 cm/s hinaus. Aufgrund des gesteigerten venösen Abflusses bei fehlender Rigidität bleibt die systolische Perfusion in der Regel länger erhöht. Es kommt meist nur zur Ausprägung einer mäßiggradigen Tumeszenz

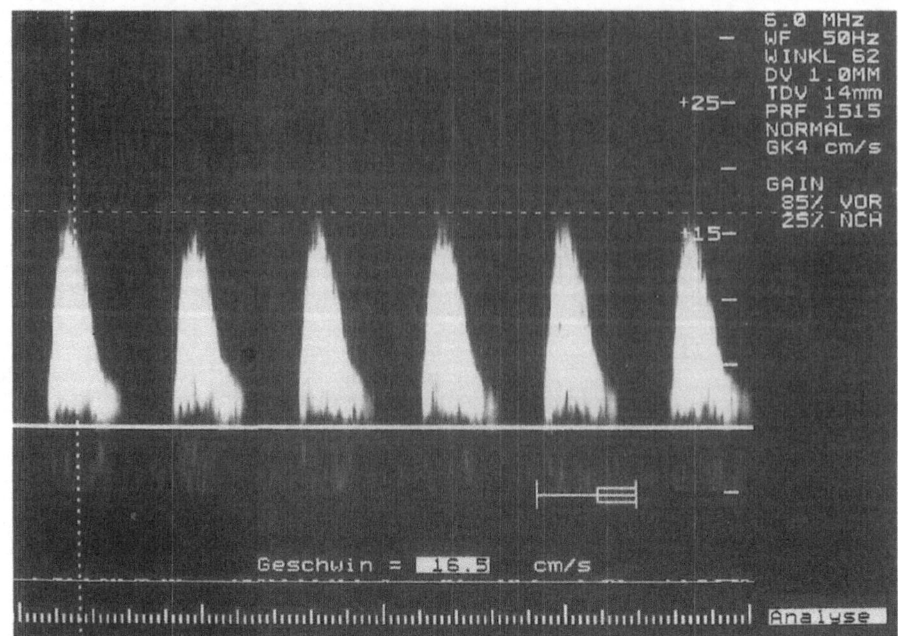

a

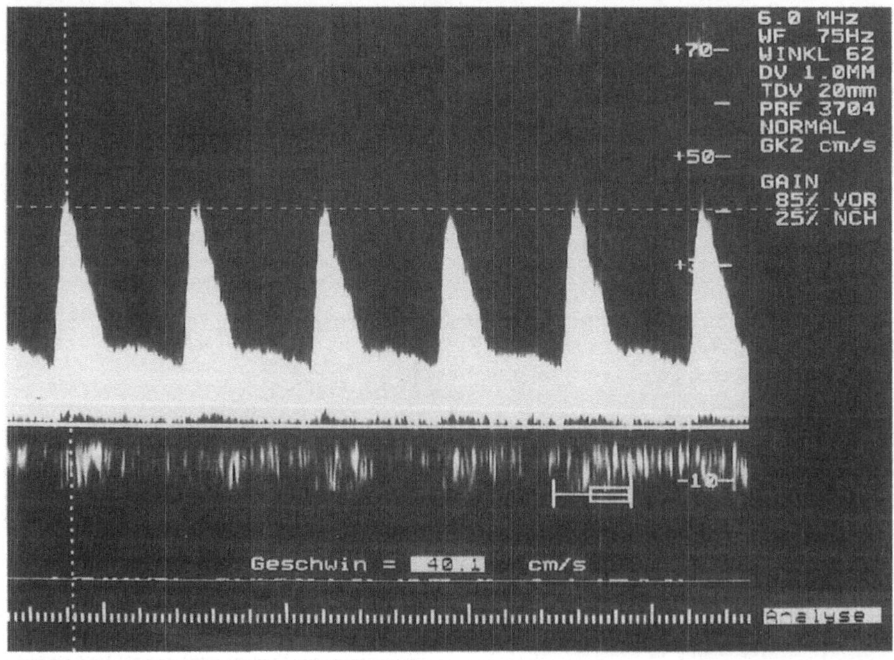

b

Abb. 3.30 a und b

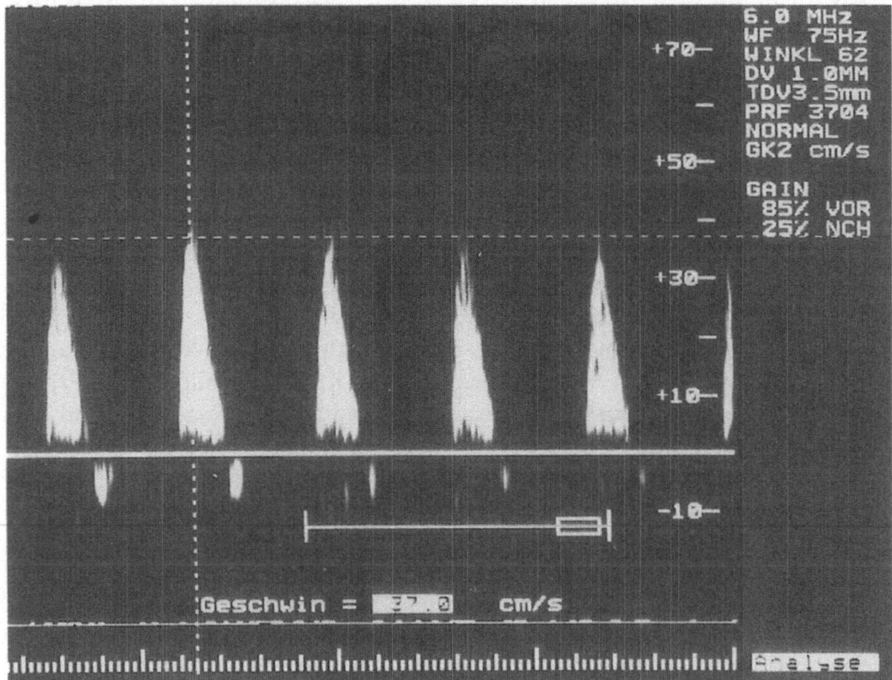

c

Abb. 3.30 a–c. Dopplerspektren vor und nach intrakavernöser Injektion von 5 µg PGE$_1$ (Normalbefund). **a** Dopplerspektrum im flakziden Zustand vor Applikation des Pharmakons. Der systolische Flow beträgt 16,5 cm/s. **b** Messung nach 4 min p.i. in der Tumeszenzphase. Anstieg der systolischen Geschwindigkeit auf den Maximalwert von 40,1 cm/s. Die pharmakologische Relaxation des Schwellkörpergewebes führt zu einem niedrigen peripheren Gefäßwiderstand mit konsekutiv erhöhtem diastolischen Flow von 11 cm/s. **c** Befund bei eintretender Rigidität 18 min p.i. Der jetzt hohe intrakavernöse Druck führt zum Rückgang des systolischen Flußwertes auf 37 cm/s und zum Auftreten eines diastolischen Dips (diastolischer Rückwärtsfluß)

Patienten auf den Ultraschallbildschirm zu lenken und den Untersuchungsablauf zu erläutern. Des weiteren wird in verschiedenen Studien der Einsatz von erotischen Stimuli manueller oder audiovisueller Art als Ergänzung der Pharmakostimulation beschrieben; dabei zeigte sich, daß die Wirkung von vasoaktiven Substanzen auf das Erektionsverhalten durch einen der obengenannten zusätzlichen Stimuli verstärkt wird [9, 33]. Diese zusätzliche erotische audiovisuelle Stimulation führt aber bei verschiedenen Patienten zu unterschiedlichen Reaktionen mit konsekutiv unterschiedlichen Meßergebnissen. Aus diesem Grund lehnen wir die erotische audiovisuelle Stimulation ab.

Bewertungskriterien

Folgende Bewertungsparameter sollten nach Abschluß der Untersuchung fotodokumentiert vorliegen:

Die *maximale systolische Flußgeschwindigkeit* der profunden Arterien wird von den meisten Autoren als entscheidender und zuverlässigster Bewertungsparameter beschrieben. Häufig wird für diese Arterien eine Cut-off-Geschwindigkeit von 25 cm/s als sog. unterer Normalwert angeben [10, 11, 23, 25], wobei aber im Normalkollektiv meist höhere Geschwindigkeiten meßbar sind [5, 19].

Aus unserer Sicht sollte jedoch diese starre untere Grenze von 25 cm/s für Normalwerte verlassen werden. Eigene Studien zeigen, daß den gemessenen Werten eine erhebliche interindividuelle Variation und eine Abhängigkeit von der intrakavernös applizierten Substanz zugrunde liegt. So fanden wir in der Bestimmung der maximalen systolischen Flußgeschwindigkeit der profunden Penisarterien nach intrakavernöser Injektion von 5 μg PGE_1 einen Normwert von 28 ± 4 cm/s. Basierend auf diesen Untersuchungen an Normalpersonen glauben wir, daß ähnlich wie in vielen anderen Krankheitsbildern die Ergebnisse der Duplexsonographie im Zusammenhang mit der Anamnese und den übrigen Befunden interpretiert werden müssen.

Aufgrund der signifikanten anatomischen Variationsbreite der penilen Gefäßversorgung [6] ist anzunehmen, daß ein grenzwertiger systolischer Flußwert einer profunden Arterie durch einen überdurchschnittlichen Flußwert der kontralateralen Arterie bei entsprechenden anatomischen Verhältnissen kompensiert werden kann. Als Bewertungskriterium hierfür dient die Summe der systolischen Flußwerte beider profunden Arterien; ist dieser Wert größer als 50, so kann von einer suffizienten Perfusion ausgegangen werden [22]. Dabei muß jedoch beachtet werden, daß eine Differenz von mehr als 10 cm/s zwischen beiden profunden Arterien auf eine beginnende arterielle Störung hinweisen kann [5].

Der untere Normalwert für die maximale systolische Flußgeschwindigkeit der Dorsalarterien wird höher angesetzt; für diese zur Erektion nicht primär beitragenden Arterien liegt der Cut-off-Wert bei 30 – 40 cm/s [16,33].

Der *diastolische Flow* als Ausdruck für die enddiastolische Blutflußgeschwindigkeit steht in Abhängigkeit vom peripheren Gefäßwiderstand. Bei Flakzidität zeigen die profunden Arterien in der frühen Diastole einen kaum merklichen diastolischen Flow, der sich jedoch bei einsetzender Tumeszenz erhöht. Der Grund für diesen Zuwachs liegt in der Abnahme des peripheren Widerstandes infolge der Relaxation der glatten Schwellkörpermuskulatur. Aufgrund des steigenden intrakavernösen Drucks beginnt sich der diastolische Flow bei semirigider Erektion abzuschwächen und nimmt einen negativen Wert an (s. Abb. 3.29a), den sog. diastolischen Rückwärtsfluß oder diastolischen Dip, wenn der intrakavernöse Druck den systolischen Blutdruck überschreitet.

Der Wert der diastolischen Flußgeschwindigkeit gilt als Maß für die Kompetenz des venösen Verschlußapparates. Der Richtwert von 5 cm/s dient dabei als obere Grenze. Während im Stadium der semirigiden Erektion ein diastolischer Dip bei normalem systolischem Fluß für die Integrität des Gefäßes spricht, läßt sich bei einem diastolischen Fluß von > 5 cm/s bei normaler oder auch erhöhter systolischer Flußgeschwindigkeit und nur mäßiger Tumeszenz die Verdachtsdagnose des venösen Lecks stellen (s. Abb. 3.29c) [10, 31].

Ultraschall-B-Bilder der Aa. profundae et dorsales penis in der Longitudinal- und Transversalebene zum Zeitpunkt der Tumeszenz: Die erektile Reaktion auf die Pharmakostimulation fällt signifikant deutlicher aus, wenn suffiziente dorsokavernöse bzw. interkavernöse Gefäßverbindungen vorliegen. So kommt es durchaus vor, daß beim Vorliegen solcher Gefäßverbindungen Patienten mit deutlich reduzierten systolischen Flußgeschwindigkeiten maximale Erektionen erreichen. Diese inter- bzw. dorsokavernösen Anastomosen sind mit der farbkodierten Duplexsonographie erfaßbar und sollten in der Bewertung der penilen Vaskularisation berücksichtigt werden [26].

Nach Gabe einer vasoaktiven Substanz erfolgt ein signifikanter Anstieg des Durchmessers der Penisarterien. Diese Zunahme ist jedoch erst sekundär auf den gesteigerten Blutfluß zurückzuführen, der entscheidende Faktor ist die Relaxationsfähigkeit der Schwellkörper- und Gefäßmuskulatur [30]. Die Durchmesserbestimmung ist für die Befundbewertung ohnehin nicht zu empfehlen, da eine genaue Entfernungsmessung mit den heute zur Verfügung stehenden Ultraschallgeräten nur bedingt möglich ist.

Ebensowenig sollte die Messung des peripheren Widerstandes in die Befundung mit einbezogen werden. Wegen seiner direkten Abhängigkeit vom diastolischen Flußwert ist der periphere Widerstand je nach Erektionsstadium erheblichen Schwankungen ausgesetzt und für eine weitergehende diagnostische Aussage nicht verwendbar.

Duplexsonographische Befunde bei verschiedenen Krankheitsbildern

Zu den häufigsten Ursachen der erektilen Dysfunktion zählen Vaskulopathien des arteriellen und venösen Systems, deren funktionelle Auswirkungen auf die penile Hämodynamik mit Hilfe der verschiedenen Dopplerverfahren erfaßbar sind. Dagegen ist mittels der Dopplertechnologie bei Patienten mit nonvaskulär bedingter ED nur eine Ausschlußdiagnostik möglich. Im folgenden soll daher nur auf die arterielle Perfusionsstörung und die venöse Abflußstörung als Ursachen von Erektionsstörungen eingegangen werden.

Arterielle Minderperfusion

Das morphologische Korrelat einer arteriellen penilen Minderperfusion kann je nach Ursache im gesamten Zustromgebiet des Penis zu finden sein. Stenosen und Gefäßabbrüche der großen Bauch- und Beckengefäße können bei unzureichenden Kollateralkreisläufen prinzipiell ebenso eine erektile Dysfunktion nach sich ziehen wie lokale Gefäßveränderungen an den Penisarterien. Die penile Dopplersonographie wie auch die beiden Duplexverfahren ermöglichen jedoch nur eine Beurteilung des Gesamtresultats der Perfusion am Erfolgsorgan. Wie eigene Untersuchungen ergaben, sind somit weitergehende Aussagen zur Perfusionssituation der Bauch und Beckengefäße durch die penile Doppler- und Duplexsonographie nicht zu erheben [34]. Auch wenn die Penisarterien in der Ultraschalluntersuchung eine unauffällige Morphologie aufweisen, kann z.B. eine proximale bilaterale Minderperfusion der A. pudenda interna die Ursache der erektilen Dysfunktion sein.

In der *Ultraschalluntersuchung im B-Bild-Modus* sind nach Applikation des Pharmakons die 4 Hauptarterien an der Penisbasis aufzusuchen und nach distal zu verfolgen. Es ist hier auf Gefäßveränderungen wie z.B. auf wandständige Plaques, Gefäßabbrüche und stenotische Einengungen zu achten. Falls das Duplexgerät eine Farbkodierungsoption besitzt, können die Corpora cavernosa auf interkavernöse oder dorsokavernöse Gefäßverbindungen untersucht werden. Diese Untersuchungen sind besonders dann von Bedeutung, wenn eine der profunden Arterien nicht aufgesucht werden kann und geprüft werden soll, ob die Corpora cavernosa suffizient unilateral versorgt werden. Es anzunehmen, daß durch den Nachweis von suffizienten Gefäßverbindungen die Patientenselektion für eine penile Revaskularisation verbessert werden kann [37]. Weitere prospektive Studien stehen hierzu allerdings noch aus.

Die Dopplerspektren bei arteriellen Perfusionsstörungen zeigen ein charakteristisches Verhalten der maximalen systolischen Flußgeschwindigkeit. Es kommt zu einer signifikant geringeren Geschwindigkeit des systolischen Flusses als im Normalkollektiv (s. Abb. 3.29 b und Abb. 3.31).

Der diastolische Flow liegt bei einer rein arteriell bedingten Perfusionsstörung meist bei 2 oder 3 cm/s (s. Abb. 3.29 b), kann aber auch größere Werte annehmen (s. Abb. 3.31).

Das Duplexverfahren bzw. die farbkodierte Duplexsonographie ist innerhalb der Routinediagnostik eindeutig der invasiven penilen Pharmakoangiographie überlegen, die nur noch nach ausgiebiger Vordiagnostik bei Planung von invasiven Therapien erforderlich ist.

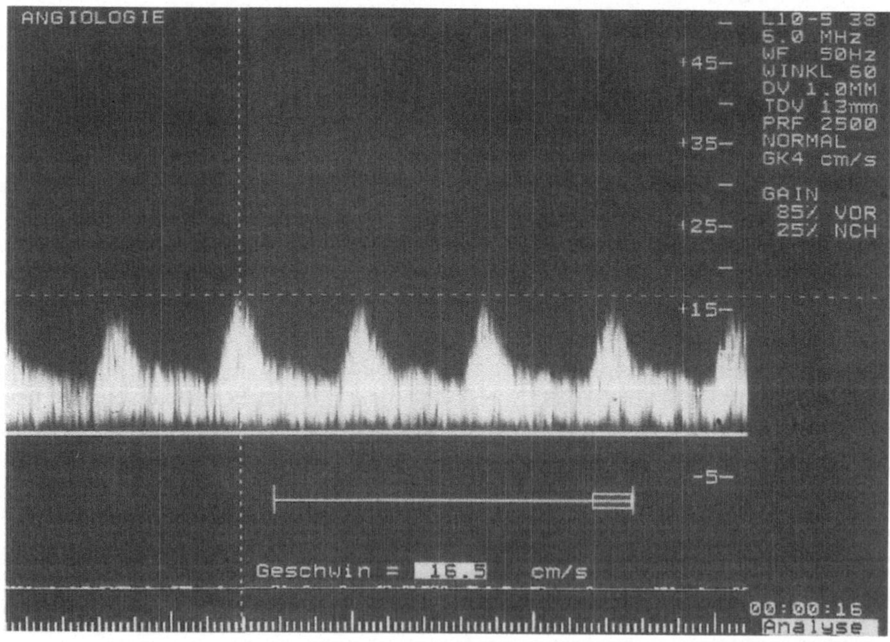

Abb. 3.31. Dopplerspektrum nach Injektion von 5 µg PGE₁ bei schwerer arterieller Perfusionsstörung. Trotz des niedrigen peripheren Gefäßwiderstandes (erkennbar durch den positiven diastolischen Flow von 6 cm/s) beträgt die maximale systolische Geschwindigkeit nur 16,5 cm/s

Venös bedingte Erektionsstörungen

Die Dysfunktion des venösen Verschlußapparats gehört mit zu den Hauptursachen von Erektionsstörungen [32]. Obgleich hier eine suffiziente arterielle Perfusion vorliegt, wird aufgrund des pathologisch erhöhten Abflusses keine volle Erektion erreicht. Diese hämodynamische Dysregulation zeigt in der Duplexuntersuchung spezifische Charakteristika, die durch die Dopplerspektren wiedergegeben werden.

Bei der rein venös bedingten ED liegen die *maximalen systolischen Flußgeschwindigkeiten* der profunden Arterien genau wie bei normalen Schwellkörperverhältnissen im Normbereich. Während bei normaler Perfusion jedoch ein starker Rückgang des systolischen Flußwertes aufgrund des steigenden intrakavernösen Drucks stattfindet, ist dies bei einem venösen Leck nicht immer der Fall; die Flußgeschwindigkeit nimmt hier meist nur allmählich ihren Ausgangswert an.

Der maximale systolische Flow besitzt bei der kavernösen Insuffizienz die Bedeutung eines Ausschlußkriteriums: Vor der Planung eines etwaigen chirurgischen Eingriffs (Venenligatur) muß aufgrund der nicht seltenen Vergesellschaftung einer arteriellen mit einer venösen Störung [3, 7] sichergestellt sein, daß nach der operativen Korrektur die arterielle Perfusion für eine rigide Erektion überhaupt ausreichend ist [23]. Bei einer präoperativ festgestellten arteriellen Minderperfusion wird eine Operation nur selten eine normale erektile Funktion ermöglichen [5].

Der diastolische Flow persistiert und stellt den wesentlichen, wenn auch indirekten Bewertungsparameter bei der venösen Abflußstörung dar (s. Abb. 3.29 c). Bei gleichzeitig adäquatem arteriellen Einstrom ist bei einer enddiastolischen Geschwindigkeit von > 5 cm/s ein venöses Leck sehr wahrscheinlich. Wichtig ist, den enddiastolischen Flow nicht nur in der Tumeszenzphase zu bestimmen, sondern auch entsprechend den systolischen Werten über den gesamten Untersuchungszeitraum. Wird dieses Kriterium erfüllt, dann liegt die Sensitivität des Duplexverfahrens zwischen 90 und 100 % und die Spezifität zwischen 56 und 83 % [10, 20, 31].

Die Bestimmung des enddiastolischen Flusses besitzt keinerlei Aussagekraft über das zu erwartende Operationsergebnis der penilen Venenligatur [21]. Des weiteren enttäuschte das Duplexverfahren als direktes Nachweisverfahren von venösen Abflußstörungen [35].

In der Diagnostik der venösen Abflußstörung stellt die Kavernosometrie/Kavernosographie noch immer den Goldstandard dar, jedoch nimmt die Duplextechnologie auch hier einen bedeutenden Stellenwert ein. Als minimalinvasives Nachweisverfahren vermag sie wesentliche indirekte Anhaltspunkte hinsichtlich eines venösen Lecks zu geben und ist als präoperative Ausschlußdiagnostik von großer Bedeutung. Daher sollte die Duplexsonographie innerhalb der rationellen Stufendiagnostik der Kavernosometrie/Kavernosographie vorgeschaltet werden.

Therapeutische Verlaufskontrolle

Abgesehen vom diagnostischen Beitrag zur Klärung der Ursache einer ED eröffnet sich innerhalb der therapeutischen Verlaufskontrolle für die Duplex- und farbkodierte Duplexsonographie ein weiteres Anwendungsgebiet.

Für eine ausgewählte Patientengruppe kann die operative Revaskularisation über einen signifikant erhöhten arteriellen Inflow zu einer deutlichen Besserung der Symptomatik führen. Die farbkodierte Duplexsonographie ist hier zum Nachweis von suffizienten Anastomosen und für die langfristige Kontrolle der penilen Hämodynamik ein essentielles diagnostisches Verfahren [17]. Ebenso wird das Duplexverfahren zur Verlaufskontrolle der postoperativen Hämodynamik nach peniler Venenligatur eingesetzt.

In der regelmäßigen Verlaufskontrolle der Patienten, die die Schwellkörper-Autoinjektionstherapie (SKAT) anwenden, spielen dopplersonographische Verfahren keine Rolle. Sie kommen erst dann zur Anwendung, wenn ein Rückgang des Therapieerfolgs eine Verschlechterung der penilen Hämodynamik vermuten läßt.

LITERATUR

1. Abelson D (1975) Diagnostic value of the penile pulse and blood pressure: a Doppler study of impotence in diabetics. J Urol 113:636
2. Allen RP, Engel RMP., Smolev JK, Brendler CB (1994) Comparison of duplex ultrasonography and nocturnal penile tumescence in evaluation of impotence. J Urol 151:1525
3. Azadzoi K, Saenz de Tejada I, Goldstein I (1988) An animal model of corporeal venoocclusive dysfunction. J Urol 139/2: 296A, abstract 535
4. Bähren W, Stief CG, Gall H, Scherb W, Gallwitz A, Altwein JE (1986) Rationelle Diagnostik der erektilen Dysfunktion unter Anwendung eines pharmakologischen Tests. Akt Urol 17: 177
5. Benson CB, Vickers MA (1989) Sexual impotence caused by vascular disease: diagnosis with duplex sonography. Am J Roentgenol 153:1149
6. Bookstein JJ, Lang EV (1987) Penile magnification pharmacography: details of intrapenile arterial anatomy. AJR 148:883
7. Bookstein JJ, Machado T, Rippon D (1987) Production of penile veno-occlusive insufficiency by arterial occlusion in a canine model. J Urol 137:1282
8. Chen J, Godschalk M, Katz PG, Mulligan T (1995) The lowest effective dose of prostaglandin E1 as treatment for erectile dysfunction. J Urol 153:80
9. Donatucci CF, Lue TF (1992) The combined intracavernous injection and stimulation test: test diagnosis accuracy. J Urol 148:61
10. Fitzgerald SW, Erickson SJ, Foley WD, Lipchik EO, Lawson TL (1991) Color doppler sonography in the evaluation of erectile dysfunktion. Am J Roentgenol 157:331
11. Fried JJ, Mellinger BC, Vaughan ED (1989) Papaverine-induced blood flow acceleration in impotent men measured by duplex scanning. J Urol 141:148
12. Gall H, Bähren W, Scherb WH, Stief CG, Gallwitz A (1987) Diagnostik der vaskulären Impotenz: Vergleich Dopplersonographie und Arteriographie. Hautarzt 18:716
13. Gall H, Bähren W, Scherb WH, Stief CG, Thon W (1987) Diagnostic accuracy of doppler ultrasound technique of the penile arteries in correlation to selective arteriography. Cardiovask Intervent Radiol 11:255
14. Govier FE, Asase D, Hefty TR, Dale McClure R, Pritchett TR, Weissman RM (1995) Timing of penile color flow duplex ultrasonography using a triple drug mixture. J Urol 153:1472
15. Holski G, Gall H, Bähren W, Scherb WH, Sparwasser C (1989) Pharmaco-Doppleruntersuchung der penilen Arterien. Phlebol Proktol 18:196
16. Hwang TIS, Liu PZ, Yang CR (1991) Evaluation of penile dorsal arteries and deep arteries in arteriogenic impotence. J Urol 146:46
17. Jarow JP, DeFranzo AJ (1996) Long-term results of arterial bypass surgery for impotence secondary to segmental vascular disease. J Urol 156:982

18. Jevtich MJ (1984) Non-invasive vascular and neurologic tests in use for evaluation of angiogenic impotence. Int Angiol 3:225
19. Kadioglu A, Erdogru T, Karsidag K, Dinccag N, Satman I, Yilmaz M T, Tellaloglu S (1995) Evaluation of penile arterial system with color Doppler ultrasonography in nondiabetic and diabetic males. Eur Urol 27:11
20. Karadeniz T, Ariman A, Topsakal M, Eksioglu A, Engin T, Basak D (1995 Value of color Doppler sonography in the diagnosis of venous impotence. Urol Int 55:143
21. Kim ED, McVary KT (1995) Long-term results with penile vein ligation for venogenic impotence. J Urol 153:655
22. Lopez JA, Espeland MA, Jarow JP (1992) Interpretation and quantification of penile blood flow studies using duplex ultasonography. J Urol 146:1271
23. Lue TF, Hricak H, Marich KW, Tanagho EA (1985) Evaluation of arteriogenic impotence with intracorporeal injection of papaverine and the duplex ultrasound scanner. Semin Urol 3:43
24. Lue TF, Hricak H, Marich KW, Tanagho EA (1985) Vasculogenic impotence evaluated by high resolution ultrasonography and pulsed doppler spektrum analysis. Radiology 155:777
25. Lue TF, Müller SC, Jünemann KP, Fournier GR Jr, Tanagho EA (1987) Hämodynamische Veränderungen während der Erektion und funktionelle klinische Diagnostik der penilen Gefäße mittels Ultraschall und gepulstem Doppler. Akt Urol 18:115
26. Mancini M, Bartolini M, Maggi M, Innocenti P Forti G (1996) The presence of arterial anatomical variations can affect the results of duplex sonographic evaluation of penile vessels in impotent patients. J Urol 155:1919
27. Meuleman EJH, Bemelmans BLH, Doesburg WH, v Asten WNJC, Skotnicki SH, Debruyne FMJ (1992) Penile pharmacological duplex ultrasonography: A dose-effect study comparing papaverine, papaverine/phentolamine and prostaglandin E1. J Urol 148:63
28. Montorsi F, Bergamaschi F, Guazzoni G, Ferrini-Strambi L, Barbieri L, Rigatti P (1993) Morphodynamic assessment of penile circulation in impotent patients: the role of duplex and color Doppler sonography. Scand J Urol Nephrol 27:399
29. Nisen O, Edgren J, Saarinen O, Alfthan O (1993) Duplex Doppler scanning with high-dose prostaglandin E1 stimulation in the diagnosis of arteriogenic impotence. Eur Urol 24:36
30. Porst H (1993) Die Duplexsonographie des Penis: Wertigkeit eines neuen Diagnostikums anhand von über 1000 Patienten. Urologe [A] 32:242
31. Quam JP, King BF, James EM, Lewis RW, Brakke DM, Ilstrup BG, Parulkar BG, Hattery RR (1989) Duplex and color Doppler sonographic evaluation of vasculogenic impotence. Am J Roentgenol 153:1141
32. Rajfer J, Rosciszewski A, Mehringer M (1988) Prevalence of corporeal venous leakage in impotent men. J Urol 140:69
33. Shabsigh R, Fishman I, Queseda ET, Seale-Hawkins CK, Dunn JK (1989) Evaluation of vasculogenic impotence using penile duplex ultrasonography. J Urol 142:1469
34. Stief CG, Hagemann JH, Schlote N, Pohlemann T, Tscherne H, Jonas U (1996) Ätiologie der erektilen Dysfunktion nach Beckenfrakturen. Urologe [A, Suppl 1]:137
35. Vickers MA Jr, Benson CB, Richie JP (1990) High resolution ultrasonography and pulsed wave Doppler for detection of corporovenous incompetence in erectile dysfunction. J Urol 143:1125
36. Virag R, Frydman D, Legman M, Virag H (1984) Intracavernous injection of papaverine as a diagnostic and therapeutic method in erectile failure. Angiology 35:79
37. Wegner HEH., Andresen R, Knispel HH, Banzer D, Miller K (1995) Evaluation of penile arteries with color-coded duplex sonography: prevalence and possible therapeutic implications of connections between dorsal and cavernous arteries in impotent men. J Urol 153:1469
38. Zorgniotti AW, Lefleur RS (1985) Auto-injection of the corpus cavernosum with a vasoactive drug combination for vasculogenic impotence. J Urol 133:39

3.6
Neurophysiologische Untersuchungen

H. DEROUET und W. H. JOST

Der Anteil neurogener Ursachen an der organisch bedingten erektilen Dysfunktion wird in der Literatur zwischen 10 und 20% angegeben. Da die bisher zur Verfügung stehende Diagnostik jedoch noch als insuffizient anzusehen ist, wird wahrscheinlich in Zukunft von einem höheren Anteil neurogen bedingter Erektionsstörungen am Gesamtkollektiv der Patienten mit erektiler Dysfunktion ausgegangen werden müssen.

Damit muß eine neurogene Ätiologie differentialdiagnostisch bei der Abklärung eines Patienten mit erektiler Dysfunktion prinzipiell mit in Erwägung gezogen werden. Eine Vielzahl neurologischer Erkrankungen tumoröser, vaskulärer und entzündlicher Art kann mit dem Symptom einer Erektionsstörung einhergehen, ohne daß es klinisch Charakteristika gäbe, die primär eine neurogene Ätiologie beweisen würden.

Ziel der Anamnese, aber auch der klinischen und elektrophysiologischen Untersuchungen ist es daher, Befunde zu objektivieren, die eine Schädigung des zentralen oder peripheren Nervensystems als mögliche Ursache der angegebenen erektilen Dysfunktion aufdecken. Während zentrale Läsionen eher als seltene Ursache einer Erektionsstörung gefunden werden, stellen periphere Neuropathien und hier insbesondere die diabetogene oder alkoholtoxische Polyneuropathie die häufigsten Ursachen in der klinischen Routine dar. Der Sinn der elektrophysiologischen Diagnostik besteht im Aufdecken subklinischer Nervenläsionen, wobei Funktionsprüfungen somatischer Nervenfasern und in neuester Zeit auch vegetative Funktionsprüfungen zum Einsatz kommen.

3.6.1
Anatomische und physiologische Grundlagen der Erektion

Der Erektionsvorgang ist als ein neuronal gesteuertes hämodynamisches Ereignis zu verstehen, an dem somatische und vegetative Nervenfasern beteiligt sind. Als zerebralem Sexualzentrum wird dabei dem im Temporallappen lokalisierten limbischen System die größte Bedeutung beigemessen.

Vegetative Innervation

An der vegetativen Innervation des Schwellkörpers nehmen parasympathische und sympathische Einflüsse teil. Die vom Großhirn ausgelöste erektile Stimulation nimmt ihren Weg über das thorakolumbale Zentrum TH 11–L 3 (psychogenes Erektionszentrum), das efferent sympathische Fasern über die Grenzstrangganglien zum präaortalen Plexus hypogastricus superior und inferior abgibt. Parasympathische Einflüsse erhält der Plexus hypogastricus inferior aus

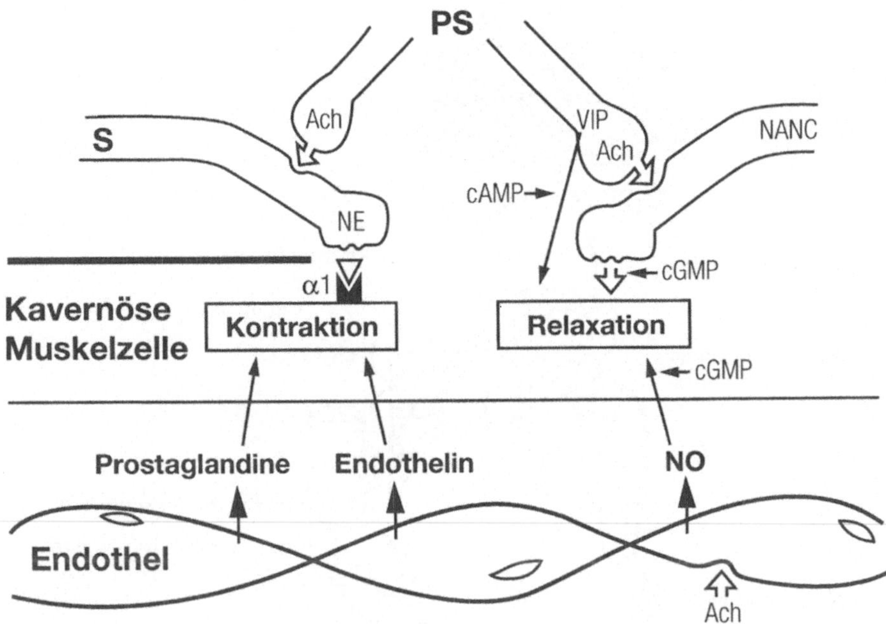

Abb. 3.32. Derzeitiges Konzept der peripheren Neuromodulation der glatten kavernösen Muskelzelle

den Segmenten S 2–S 4 (reflexogenes Erektionszentrum) über die sog. Nn. erigentes. Die vegetative Innervation erreicht als Nervengeflecht sympathischer und parasympathischer Nervenfasern periprostatisch verlaufend den Schwellkörper.

Die Erektion wird durch eine Hemmung der vorwiegend über den Sympathikus vermittelten tonischen Aktivität der glatten kavernösen Muskelzellen im Schwellkörper unter vorwiegendem Einfluß des Parasympathikus ausgelöst (Abb. 3.32). Parasympathische Einflüsse modulieren zum einen durch hemmende Einflüsse die lokale sympathische Aktivität, zum anderen relaxieren sie durch noradrenerg-norcholinerge Neurotransmitter und Modulatoren die kavernöse Muskelzelle. Das genaue Zusammenwirken der verschiedenen Neurotransmitter und Mediatoren wie z. B. Stickstoffoxid (NO) oder Endothelin ist derzeit noch nicht endgültig geklärt.

Somatische Innervation

An der somatischen Innervation nehmen afferent-sensible und efferent-motorische Einflüsse teil. Afferent-sensible Impulse aus den Hautrezeptoren des Penis werden über den N. dorsalis penis via N. pudendus und via den Hinterwurzeln S 2–S 4 dem Sakralmark zugeleitet. Dort erfolgt eine Verschaltung auf efferent parasympathische (somatisch-vegetativer Reflexbogen) oder efferent motorische Nervenfasern. Der efferent-motorische Schenkel führt über den N.

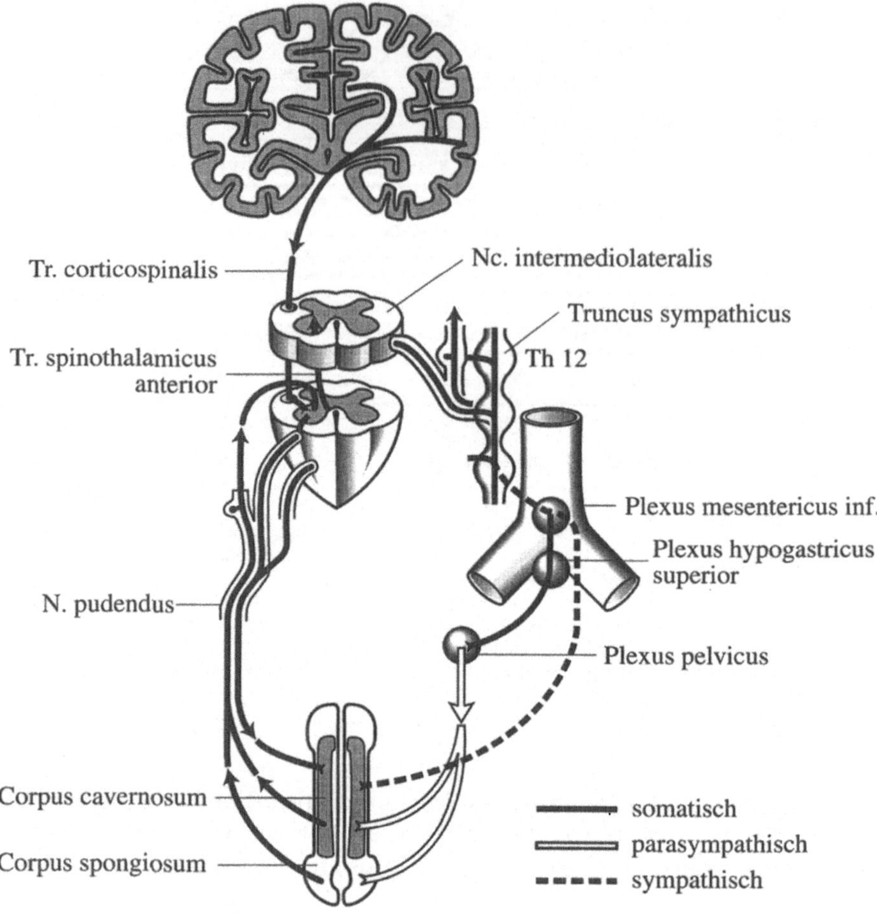

Abb. 3.33. Nervale Steuerung der Erektion

pudendus zur ischio- und bulbokavernösen Muskulatur sowie zur Beckenbodenmuskulatur. Diese Muskulatur führt durch Kompression der proximalen Schwellkörperanteile zur Druckerhöhung des tumeszenten Schwellkörpers und damit zur Rigidität. Eine Übersicht über die nervale Steuerung der Erektion gibt Abb. 3.33 wieder.

3.6.2
Neurologische Diagnostik bei erektiler Dysfunktion

Eine Vielzahl neurologischer Erkrankungen kann mit Erektionsstörungen einhergehen. Eine gezielte Anamnese, ggf. mit klinisch-neurologischer Untersuchung, sollte der apparativen Diagnostik daher vorausgehen.

Elektrophysiologische Diagnostik

Somatisches Nervensystem
Zur Untersuchung der motorischen Innervation stehen die Elektromyographie des Beckenbodens, die Messung der Pudenduslatenz und die zentrale motorische Magnetfeldstimulation zur Verfügung. Die sensible Afferenz wird mit den somatosensorisch evozierten Potentialen des N. pudendus überprüft. Vereinzelt werden Reflexlatenzen eingesetzt (Bulbocavernosusreflexlatenz), um die afferenten und efferenten Schenkel zu überprüfen.

Pudenduslatenz
Eine elegante Methode zur Bestimmung der Latenzzeit des N. pudendus (PNTML: pudendal nerve terminal motor latency) wurde von Kiff u. Swash beschrieben [14]. Hierbei werden 2 Reizlektroden auf die Spitze eines Fingerlings geklebt und der Endast des N. pudendus, nach Einführen des Fingers in den Analkanal, von rektal in der Nähe des Ursprungs des N. pudendus gereizt. Die Ableitelektrode wird distal an der Fingerbasis aufgeklebt (Abb. 3.34). Als Normalwert werden 2,0 ± 0,5 ms angegeben. Verlängerungen der Latenz deuten auf eine Neuropathie des Nervus pudendus hin.

Bestimmung von Reflexlatenzen
Reflexlatenzen erweisen sich sowohl beim Analreflex (elektrischer Reiz perianal oder über N. tibialis und Ableitung über eine konzentrische Nadelelektrode

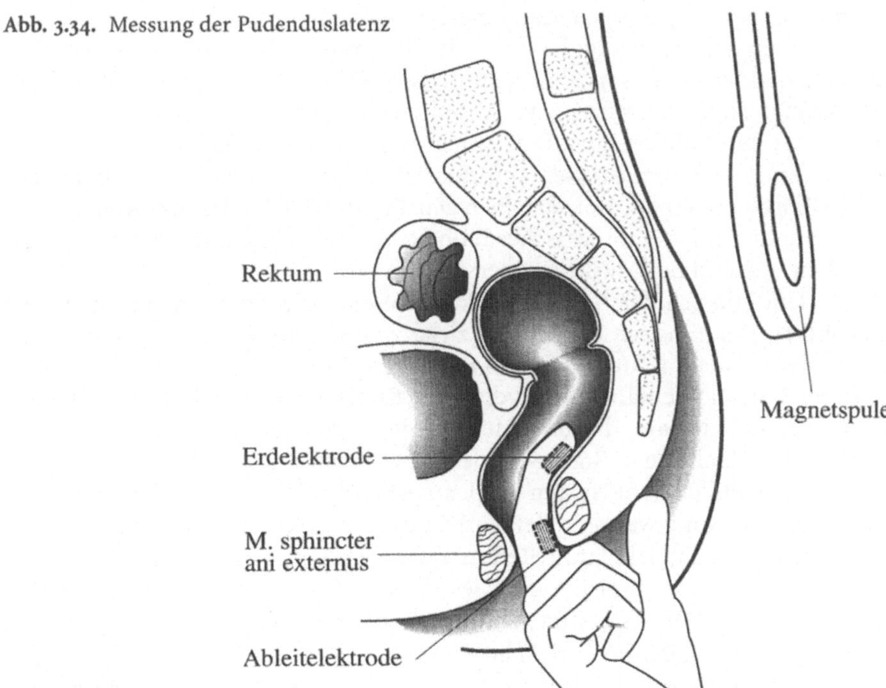

Abb. 3.34. Messung der Pudenduslatenz

im M. sphincter ani externus) als auch beim Bulbocavernosusreflex [2] als hilfreich. Als pathologisch sind verlängerte Latenzen anzusehen, die auf eine Schädigung der Nervenfasern hinweisen (Afferenz und Efferenz). Eine genaue Differenzierung zwischen Schädigung der Cauda equina und des N. pudendus ist damit allein nicht möglich.

Elektromyographie des Beckenbodens mit Oberflächenelektroden. Die Ableitung eines Elektromyogramms mit Oberflächenelektroden [15] ist sehr beliebt. Sie ist wenig belastend, schnell durchführbar und erfordert keine weitreichenden neurophysiologischen Vorkenntnisse. Sie erfaßt jedoch lediglich die globale Aktivität der Muskulatur. Mit dieser Methode kann weder eine akute noch eine chronische Denervierung diagnostiziert werden. Als vorteilhaft erweist sich, daß das EMG über einen längeren Zeitraum und parallel mit der Manometrie abgeleitet werden kann. Oberflächenelektroden finden weiterhin Anwendung bei der Bestimmung von Reflexlatenzen und Reizantworten sowie beim Corpus-cavernosum-EMG.

Elektromyographie des Beckenbodens mit konzentrischer Nadelelektrode. Die wichtigste neurophysiologischen Untersuchung zur Diagnostik einer neurogen-motorischen Schädigung ist das Beckenboden-EMG mit konzentrischer Nadelelektrode [1]. Durch das Elektromyogramm kann die Funktionsfähigkeit der quergestreiften Muskulatur beurteilt werden. Es gelingt eine Aussage über das Ausmaß einer neurogenen Schädigung. Als Kontraindikationen sind lediglich floride Entzündungen im Bereich der gewünschten Ableitungsstelle und Gerinnungsstörungen (auch Marcumarbehandlung) anzusehen.

Die Untersuchung erfolgt in Linksseitenlage mit in Hüfte und Knien gebeugten Beinen oder in der sog. Steinschnittlage (SSL). Am schnellsten und einfachsten gelingt die Untersuchung des M. sphincter ani externus, da dieser einfach und sicher zu punktieren ist. Der Patient wird bei der digitalen Untersuchung zum Kneifen und zum Pressen aufgefordert. Die Sensibilität des Analbereichs wird klinisch mit einem Holzstäbchen geprüft und der Analreflex ausgelöst. Erfaßt wird die Aktivität motorischer Einheiten, die den anatomischen und funktionellen Zustand des Muskels widerspiegeln.

Vor dem Einstich der Nadelelektrode wird ein Zeigefinger in den Analkanal eingeführt. Der Einstich erfolgt mit zirka 40–60 mm langen konzentrischen (koaxialen) Nadeln (Durchmesser 0,6 mm) bei 3 und/oder 9 Uhr (SSL) außerhalb der Linea anocutanea unter digitaler Kontrolle. Anhand der abgeleiteten Aktionspotentiale kann die korrekte Lage der Nadel überprüft werden.

Nach der Ableitung in Ruhe wird der Patient zum Kneifen, danach zum Pressen und schließlich zum Husten (Reflexmechanismus) aufgefordert. Zusätzlich kann eine Ableitung während der Auslösung des Analreflexes und bei digitaler Dehnung der Analmuskulatur (Reflexmechanismus) sinnvoll sein.

Der Normalbefund weist Potentiale mit einer Dauer von 2–8 ms, selten länger als 10 ms, auf. Die Amplituden betragen 0,3–2 mV. Polyphasische Potentiale sollten unter 15 % aller Potentiale liegen [17].

Nach Aufforderung des Patienten zum Pressen (Relaxation des Beckenbodens) kommt es zur Hemmung der Ruheaktivität, die verschieden stark ausgeprägt sein kann. Bei willkürlicher Anspannung durch Kneifen, aber auch bei reflektorischer Aktivierung (z. B. Husten und digitale Dehnung), treten größere und längere Potentiale motorischer Einheiten auf. Bei besonders kräftiger Aktivierung findet sich bei schneller Registrierung ein dichteres Entladungsmuster (Interferenzmuster) mit teilweise Überlagerung von Potentialen.

Bei einem neurogenen Schaden zeigt sich in Ruhe Spontanaktivität (Fibrillationen und positive scharfe Wellen, sehr selten auch pseudomyotone Entladungen) und bei Willkürinnervation eine Verlängerung der Muskelaktionspotentiale (verbreiterte Potentiale) mit höheren Amplituden. Daneben finden sich gehäuft polyphasische Potentiale. Bei maximaler Willkürinnervation kommt es zu einem gelichteten Aktivitätsmuster. Zentrale Läsionen führen bezüglich Dauer, Amplitude und Form nicht zu Veränderungen der Einzelpotentiale, aber zu einer verminderten Willküraktivität und verstärkter ungehemmter reflektorischer Aktivität.

Zentrale motorische Stimulation
Evozierte Potentiale und zentrale motorische Magnetfeldstimulation (über der Mantelkante oder über der Wirbelsäule wird gereizt und vom äußeren analen Sphinkter abgeleitet) dienen insbesondere zur Diagnostik einer zentralen und Lokalisation einer medullären Störung [7, 9]. Als Normalwert für die motorisch evozierten Potentiale gilt eine Zeit von 19,4 ± 2 ms. Durch Modifikation der obengenannten Pudenduslektrode kann auch über S 3 gereizt und somit die Pudenduslatenz bestimmt werden [11, 12]. Die MEPuL (magnetic evoked pudendal latency) erfaßt die gesamte Länge des Nerven und ist somit weniger vom Untersucher abhängig als die PNTML. Die Normalwerte liegen bei 2,5 ± 0,4 ms [12].

Somatosensibel evozierte Potentiale (SSEP)
Die Stimulation des N. dorsalis penis durch Stromimpulse liefert somatosensibel evozierte Potentiale, die lumbal (über L1) nur sehr schwer, kortikal jedoch sehr gut reproduzierbar abzuleiten sind [19]. Die gemessene kortikale Latenz liegt in einem Normbereich zwischen 36,5 und 45,0 ms und erlaubt eine Aussage über die Integrität der somatosensiblen Fasern aus dem Pudendus-Innervationsgebiet [16]. Als pathologisch gewertet wird eine über dem Normbereich liegende kortikale Latenz (Abb. 3.35).

Ausgefallene Potentiale können sowohl bei schlecht entspannten Normalpersonen auftreten, als auch bei Patienten, bei denen eine neurologische Ursache der erektilen Dysfunktion vorliegt. Ein fehlendes Potential darf daher nicht automatisch als pathologisch angesehen werden. Die Pudendus-SSEP stellen einen wichtigen Baustein bei der Beurteilung neurogener Ursachen der erektilen Dysfunktion dar, sollten jedoch immer in Verbindung mit den obengenannten neurophysiologischen Untersuchungen stehen.

Vegetative Diagnostik

Zur Untersuchung vegetativer Bahnen stehen derzeit das Corpus-cavernosum-EMG [3, 18] (zu dieser Methode s. Kap. 3.3) und die penile sympathische Hautantwort [4, 5, 13] zur Verfügung.

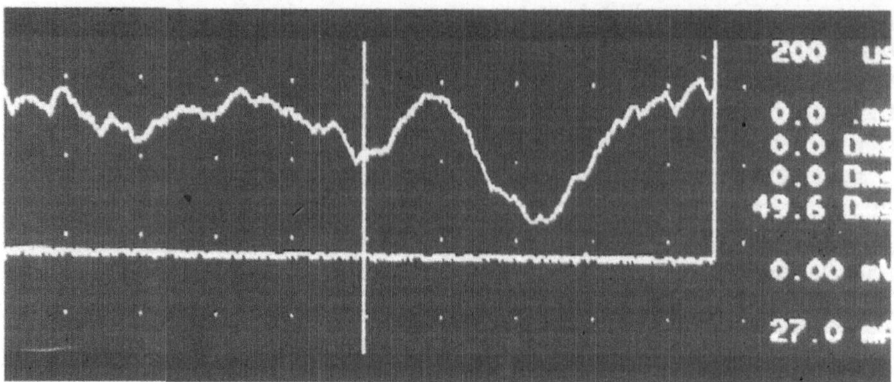

Abb. 3.35. Verlängertes kortikales Pudendus-SSEP (49,6 ms) bei einem Diabetiker mit erektiler Dysfunktion

Penile sympathische Hautantwort (PSHA)

Bei dieser Methode wird die über leichte Schmerzreize evozierte penile sympathische Hautantwort registriert und deren Latenz gemessen. Die Reizelektrode wird im Bereich des rechten Medianusnervs handgelenknah angebracht, die Detektorelektrode wird auf der lateralen Penishaut nach Epilierung aufgeklebt, wobei als Referenz die Glans penis benutzt wird (Abb. 3.36a). Alternativ kann jede andere Reizart, z. B. auch ein akustischer Reiz über Kopfhörer, benutzt werden.

Grundlage der Untersuchung ist ein somatisch afferent-sympathischer Reflex, der zur Aktivierung der Schweißdrüsensekretion der Penishaut führt, die wiederum mit einer Potentialänderung einhergeht (bekannt auch als Lügendetektor). Mit der Untersuchung ist man damit nur in der Lage, Aussagen über die penile sympathische Innervation zu treffen.

Die PSHA kann bei etwa 85 % der Normalpersonen penil evoziert werden mit Latenzen zwischen 1100 und 1600 ms (Abb. 3.36b). Bei Patienten mit ED gelten Latenzen über 1800 ms als pathologisch [5, 13]. Damit kann nur die Leitungsverzögerung als eindeutig pathologischer Parameter verwendet werden. Bei komplettem Ausfall der Antwort durch Schädigung der Sympathikusfasern muß bedacht werden, daß dieser Befund auch bei Normalpatienten gefunden werden kann und somit nicht als eindeutig pathologisch gewertet werden darf. Vorteil der PSHA stellt damit das klare Kriterium der Leitungsverzögerung dar. Probleme bei der Ableitung bereiten gelegentlich die vegetative Beeinflußbarkeit (ruhiger, leicht angedunkelter, wohltemperierter Raum notwendig) und Erschöpfbarkeit der Potentiale.

3.6.3
Diskussion

Eine erektile Dysfunktion kann aus verschiedenen neurologischen Störungen resultieren. Zum einen sind Traumata oder raumfordernde Prozesse des

Technik der Ableitung der PSHA

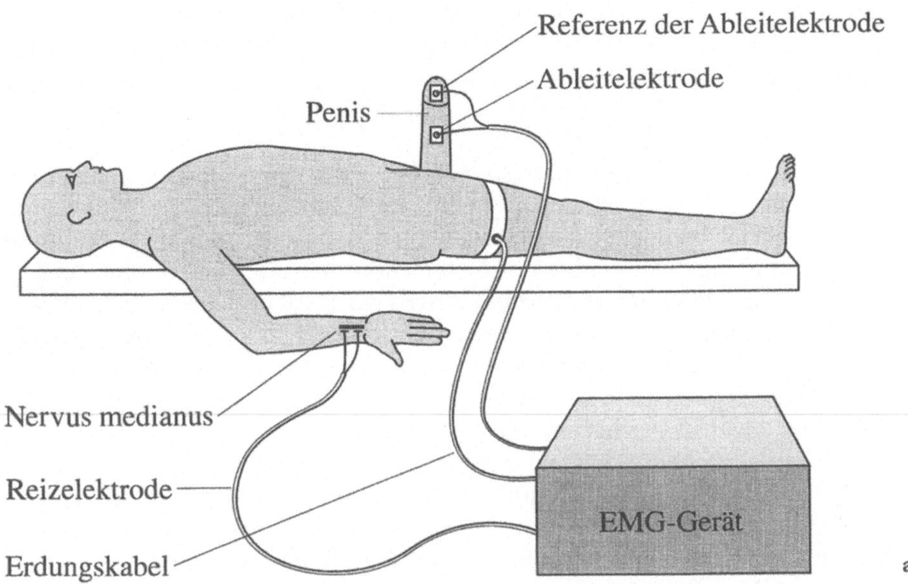

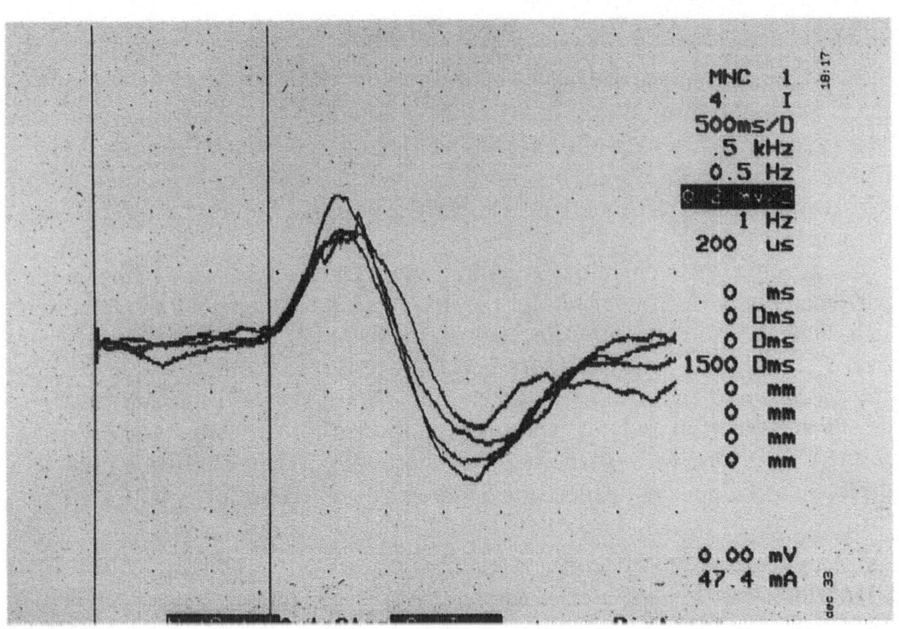

Abb. 3.36. a Technik der Messung der sympathischen Hautantwort. **b** Normale PSHA (1500 ms, Mittelwert von 4 Messungen)

Rückenmarks sowie der kaudalen Nervenwurzeln zu nennen. Weit häufiger dürften Läsionen der peripheren Nerven, insbesondere des N. pudendus bzw. seiner Hauptäste anzusehen sein (mit dem N. pudendus ziehen auch sensorische und vegetative Nervenfasern: gemischter Nerv). Ursächlich bei Pudendusschädigung ist zumeist eine Polyneuropathie (z. B. Diabetes mellitus) oder aber auch eine Überdehnung des Nervs bei Beckenbodensenkung oder Rektumprolaps (z. B. ständiges Pressen bei Defäkation [14], Übergewicht) mit Schädigung der afferenten und efferenten Fasern. Häufig handelt es sich um ein Zusammenkommen mehrerer Teildefekte.

In der Diagnostik eines neurogenen Schadens der motorischen Innervation können die meisten Fragestellungen mit dem konventionellen EMG hinreichend abgeklärt werden. Daneben sollte immer die Pudenduslatenz bestimmt werden, um eine Neuropathie des N. pudendus auszuschließen. Eine Schädigung der sensiblen Innervation kann mittels der SSEP nachgewiesen werden.

Einer suffizienten Diagnostik wesentlich schwieriger zugänglich sind Schäden im Bereich der vegetativen (autonomen) Innervation. Insofern ist ihr zahlenmäßiges Auftreten am Gesamtkollektiv der Patienten mit ED zum jetzigen Zeitpunkt nicht abzuschätzen. Da die Erektionsinduktion und -rückbildung im wesentlichen über ein Zusammenspiel sympathischer und parasympathischer Impulse reguliert wird, muß ein besonderes Augenmerk auf die vegetative Innervation gerichtet werden. Die vegetative Neuropathie als Erstmanifestation einer Erkrankung ist z. B. beim Diabetes mellitus häufig beschrieben. Mit der PSHA steht erstmals ein Verfahren zur Verfügung, das reproduzierbar die Untersuchung einer vegetativen Bahn im Beckenbereich erlaubt. Die sympathische Bahn stellt jedoch nur einen Teil der vegetativen Beckeninnervation dar, wobei diese in erster Linie die Erektionsrückbildung via Kontraktion der glatten kavernösen Muskelzellen regulieren soll. Das CC-EMG gewinnt zunehmend an Bedeutung, da es auch Informationen über die parasympathische Innervation und den Funktionszustand der glatten kavernösen Muskulatur liefern kann. Die Kombination von PSHA und CC-EMG stellt z. Z. jedoch die aussagekräftigste Methode zur Objektivierung autonomer peniler Neuropathien dar [4].

Da gegenwärtig kein Einzelverfahren eine ausreichend valide Information zur Beurteilung der Integrität der penilen Innervation liefern kann, empfiehlt sich die Durchführung eines Beckenbodenscreenings somatischer und vegetativer Nervenfasern im Bereich des Beckenbodens und des Penis. Aufgrund des apparativen und zeitlichen Aufwandes einerseits sowie der limitierten Aussage der Einzelverfahren andererseits sollte die Indikation zur Untersuchung insbesondere dann gestellt werden, wenn aus der ätiologischen Zuordnung spezielle therapeutische oder gutachterliche Schlüsse zu ziehen sind.

LITERATUR

1. Allert ML, Jelasic F (1968) Das Ruhe-EMG des gesunden Blasen- und Schließmuskels. Dtsch Ztschr Nervenheilk 194:252–260
2. Bors E, Blinn KA (1959) Bulbocavernosus reflex. J Urol 82:128–130

3. Buehrle CP, Juenemann KP, Schmidt P, Berle B, Persson-Juenemann C, Alken P (1993) Elektromyographie des corpus cavernosum beim Hund: Probleme der Signalaufnahme, Verarbeitung und Analyse. Akt Urol 24:214–220
4. Derouet H, Jost WH, Osterhage J, Eckert R, Frenzel J, Schimrigk K, Ziegler M (1994) Penile sympathic skin response in erectile dysfunction. Eur Urol 28:314–319
5. Derouet H, Jost WH, Osterhage J, Eckert R, Frenzel J, Schimrigk K (1995) Vergleich zwischen peniler sympathischer Hautantwort (PSHA) und corpus-cavernosum-EMG (cc-EMG) bei erektiler Dysfunktion. Akt Urol 26:31–32
6. Donatucci CF, Lue TF (1993) Physiology of penile tumescence. In: Hashmat AI, Das S (eds) The penis. Lea & Febiger, Philadelphia, pp 17–22
7. Ertekin C, Hansen MV, Larsson LE, Sjödahl R (1990) Examination of the descending pathway to the external anal sphincter and pelvic floor muscles by transcranial cortical stimulation. Electroenceph Clin Neurophysiol 75:500–510
8. Floyd WF, Wallis EW (1953) Electromyography of the sphincter ani externus in man. J Physiol 122:599–609
9. Ghezzi A, Callea L, Zaffaroni M, Monatanini R, Tessera G (1991) Motor potentials of bulbocavernosus muscle after transcranial and lumbar magnetic stimulation: comparative study with bulbocavernosus reflex and pudendal evoked potentials. J Neurol Neurosurg Psychiatry 54:524–526
10. Haldemann S, Bradley WE, Bhatia NN, Johnson BK (1982) Pudendal evoked responses. Arch Neurol 39:280–283
11. Jost WH, Schimrigk K (1994) Magnetic stimulation of the pudendal nerve. Dis Colon Rectum 37:687–699
12. Jost WH, Schimrigk K (1994) A new method to determine pudendal nerve motor latency and central motor conduction time to the external anal sphincter. Electroenceph Clin Neurophysiol 93:237–239
13. Jost WH, Derouet H, Osterhage J, Meessen S (1994) Diagnostischer Stellenwert der penilen sympathischen Hautantwort bei erektiler Dysfunktion. Urologe [A] 33 [Suppl 1]:S11
14. Kiff ES, Swash M (1984) Slowed conduction in the pudendal nerves in idiopathic (neurogenic) faecal incontinence. Br J Surg 71:614–616
15. O'Donnell P, Beck C, Doyle R, Eubanks C (1988) Surface electrodes in perineal electromyography. Urology 32:375–379
16. Osterhage J, Ludolph AC, Mazur H (1993) Evozierte Potentiale in der Diagnostik der erektilen Dysfunktion. Kontinenz 2:175–181
17. Pedersen E (1978) Electromyography of the sphincter muscles. Contemp Clin Neurophysiol 34:405–416
18. Stief CG, Hoeppner C, Sauerwein D, Jonas U (1994) Single potential analysis of cavernous electrical activity in spinal cord injury patients. J Urol 151:367–372
19. Tackmann W, Porst H (1987) Diagnostik neurogener Potenzstörungen mit Hilfe des Bulbocavernosusreflexes und somatosensorisch evozierter Potentiale nach Stimulation des Nervus pudendus. Nervenarzt 58:292–299

3.7
Pharmakokavernosometrie und -graphie in der Diagnostik des venösen Verschlußmechanismus des Corpus cavernosum

S. A. MACHTENS und A. J. BECKER

Die Erektion stellt ein komplexes Zusammenspiel sinusoidaler Relaxation, arterieller Dilatation und venöser Kompression dar [5]. Bei etwa 20–30 % der Patienten mit einer erektilen Dysfunktion (ED) liegt ursächlich eine isolierte Dysfunktion des venookklusiven Systems vor; bei etwa 50–60% findet sich eine Kombination einer arteriellen kavernösen mit einer venösen Insuffizienz [3].

Der pathophysiologische Mechanismus der venösbedingten ED liegt in der Unverhältnismäßigkeit zwischen arteriellem Zufluß und vorzeitigen venösem Abfluß des Bluts aus den Corpora cavernosa im Rahmen der Erektion. Dieser Prozeß wird auch unter dem Begriff „venöses Leck" zusammengefaßt (Abb. 3.37). Dabei stellt das venöse Leck immer nur ein Symptom verschiedener Grunderkrankungen dar. Als Ursachen sind bekannt:

- kongenitale ektope Vene(n),
- kongenitale Insuffizienz des Kavernosusmuskels oder der Tunica albuginea,
- Induratio penis plastica (Peyronie-Erkrankung) mit Texturstörung der Tunica albuginea und mit 59–86% Störungen des venookklusiven Systems [4],

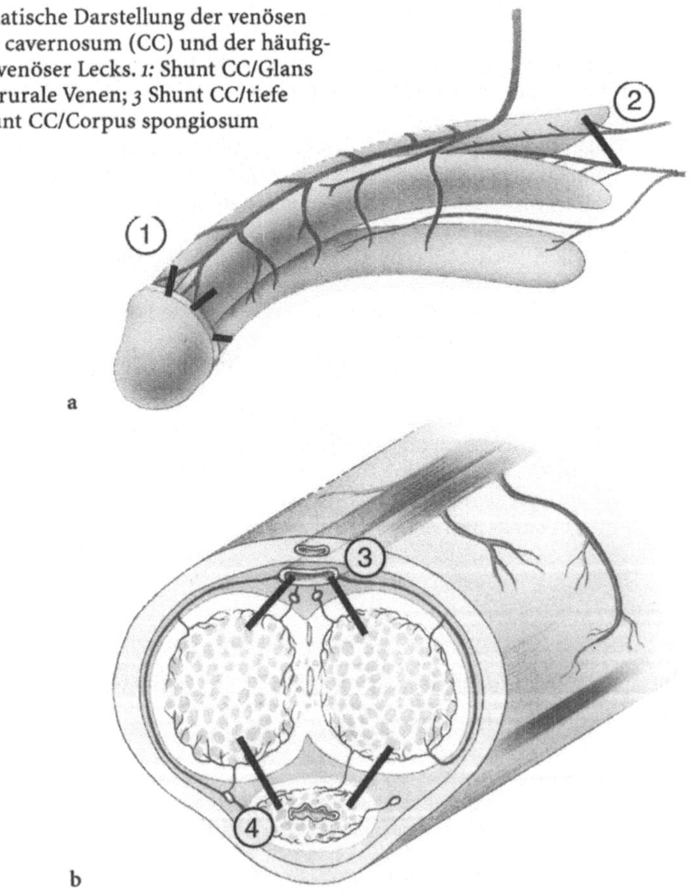

Abb. 3.37 a, b. Schematische Darstellung der venösen Abflüsse des Corpus cavernosum (CC) und der häufigsten Lokalisationen venöser Lecks. *1*: Shunt CC/Glans penis; *2*: Shunt CC/krurale Venen; *3* Shunt CC/tiefe dorsale Venen; *4* Shunt CC/Corpus spongiosum

- posttraumatische oder iatrogene Fisteln (z. B. nach Priapismustherapie),
- funktionelle Störung des Schwellkörpermuskels (z. B. Diabetes mellitus, Artheriosklerose),
- Shunts zu Corpus spongiosum oder Glans penis,
- Neurotransmittermangel.

Kavernosometrie und Kavernosographie stellen die diagnostischen Instrumente zur Dokumentation der hämodynamischen Auswirkungen und des morphologischen Korrelats der venösbedingten ED dar.

3.7.1
Anatomie des venösen Systems des Corpus cavernosum

Der venöse Blutabfluß aus den Corpora cavernosa hat seinen Ursprung in kleinsten Venolen, die das Blut aus den peripheren Sinusoiden in einen subtunikalen Plexus leiten. Aus diesem Plexus gelangt das Blut über Vv. emissariae in die in der Tunica verlaufenden Vv. circumflexae.

Die Mehrzahl dieser Venen gibt dann ihr Blut in die V. dorsalis penis profunda, aber auch teilweise ventralwärts in die periurethralen Venen und dorsalseitig in die Vv. dorsales penis superficiales ab. Die V. dorsalis penis profunda verläuft weiter in den periprostatischen Plexus, wogegen die Vv. dorsales penis superficiales, die hauptsächlich die Penishaut und das subkutane Penisgewebe drainieren, in die V. saphena magna münden.

Im Bereich des proximalen Corpus cavernosum und der Crura penis drainiert das venöse Blut medialseitig aus den subtunikalen Plexus in die Vv. cavernosae (synonym: Vv. profundae penis). Zusammen mit den urethralen Venen formen diese Gefäße dann die Vv. pudendae internae.

Nach Breza et al. [1] unterscheidet man zwischen dem oberflächlichen, intermediären und tiefen venösen Drainagesystem des Corpus cavernosum:

Zum *superfiziellen System* gehören die Vv. dorsales penis superficiales, die zwischen Colles- und Buck-Faszie verlaufen, die Penishaut und das subkutane Penisgewebe sowie das Präputium drainieren und an der Penisbasis zu einer einzelnen V. dorsalis penis superficialis zusammenfließen, um in die V. saphena magna zu münden.

Das *intermediäre System* besteht aus der V. dorsalis penis profunda und den Vv. circumflexae, die überwiegend in die vorher genannte Vene drainieren, aber auch ventralwärts in die periurethralen Venen und dorsalseitig in die Vv. dorsales penis superficiales abströmen. Das Blut aus der tiefen dorsalen Penisvene gelangt in den periprostatischen Plexus. Über das intermediäre System werden die Glans penis, das Corpus spongiosum und die distalen 2 Drittel der Corpora cavernosa venös entsorgt.

Die Vv. cavernosae und die Vv. crurales bilden das *tiefe Drainagesystem*, über das der Hauptanteil des korporalen venösen Bluts abläuft. Zusammen mit den urethralen Venen bilden diese Venen die Vv. pudendae internae [1].

3.7.2
Physiologie der Erektion

Über die Kenntnisse der Vorgänge im venösen Stromgebiet der Corpora cavernosa während der Erektion lassen sich die Folgen eines vorzeitigen Blutabstroms über venöse Shunts ableiten.

Die Ausschüttung von Neurotransmittern während der Erektion führt initial zu einer Dilatation der Gefäßwände der Arteriolen und zu einer Relaxation der intrakavernösen Sinusoide. Die zunehmende Blutfüllung der Sinusoide führt über die Elongation und Expansion des Corpus cavernosum zu einer zunehmenden Kompression der unter der Tunica albuginea gelegenen venösen Plexus. Die zunehmende Spannung der Tunica albuginea, die durch die sich expandierenden Sinusoide entsteht, reduziert dann auch den venösen Abstrom in den innerhalb der Tunica gelegenen Vv. circumflexae. Auf diese Weise entstehen durchschnittliche intrakorporale Drücke von 100 mm Hg und Spitzenwerte von bis zu 500 mm Hg während der Ejakulation.

3.7.3
Indikationsstellung für die Untersuchung

Da es sich bei diesen Untersuchungsverfahren um invasive Methoden handelt, sollten sie erst am Ende der Abklärung einer erektilen Dysfunktion stehen. Die Indikation zur Durchführung dieser Untersuchung sollte ergebnisorientiert an den Resultaten weniger invasiver Untersuchungsmethoden gestellt werden.

Hierbei sind venöse Ursachen für die Erektionsstörung bei Patienten wahrscheinlich, die ein schlechtes Ansprechen auf eine Pharmakontestung mit verschiedenen Medikamenten bis zur Maximaldosis, einen Normalbefund bei der Pharmakodoppleruntersuchung der arteriellen Penisgefäße und vorwiegend Normalpotentiale im CC-EMG zeigen. Kandidaten für Kavernosometrie und Kavernosographie sind Patienten, die die Durchführung operativer Maßnahmen zur Therapie ihrer erektilen Dysfunktion erwägen, wenn intrakavernöse Pharmakotherapie und Vakuumpumpengebrauch nicht zum Erfolg geführt haben und venöse Sperroperationen gegenüber der Implantation von Penisprothesen präferiert werden.

Weitere Indikationen liegen in der Klärung gutachterlicher Fragestellungen bei traumatischen Läsionen des Schwellkörpers, präoperativer Abklärung bei Induratio penis plastica und im Rahmen des Follow-up nach rekonstruktiven vaskulären Operationen [2].

3.7.4
Durchführung

Vor Beginn der Untersuchung muß eine Aufklärung des Patienten über mögliche Komplikationen erfolgen; diese ist schriftlich zu dokumentieren. Dabei sind zu nennen:

- Hämatombildung,
- Infektion (Kavernitis/Abszeß),
- Kontrastmittelallergie.

Bei Einführung der dynamischen Kavernosographie durch Virag erfolgte die Aktivierung des kavernös-venösen Okklusionsmechanismus durch visuelle sexuelle Stimulation oder passive Infusion von Kochsalzlösungen. Die intrakavernöse Applikation vasoaktiver Substanzen hat diese Methoden abgelöst [6,10,11,12]. In zahlreichen Tierversuchen wurde gezeigt, daß die Beurteilung des venokklusiven Mechanismus nur nach Erektionsinduktion anhand von Kochsalzperfusionen zu häufigeren falsch-pathologischen Ergebnissen führt als nach Relaxation der glatten Corpusmuskulatur durch Nervenstimulation oder Gabe von Papaverin [9].

Die Untersuchung sollte in einer möglichst entspannten Atmosphäre durchgeführt werden, um sympathikotone Einflüsse auf den Kontraktionszustand der glatten Schwellkörpermuskulatur möglichst zu vermeiden. Nach der Punktion des linken oder rechten proximalen Corpus cavernosum mit einer 19-gg.-Butterflynadel werden 20 µg PGE_1 oder 30 mg Papaverin zusammen mit 1 mg Phentolamin über diesen Zugang injiziert.

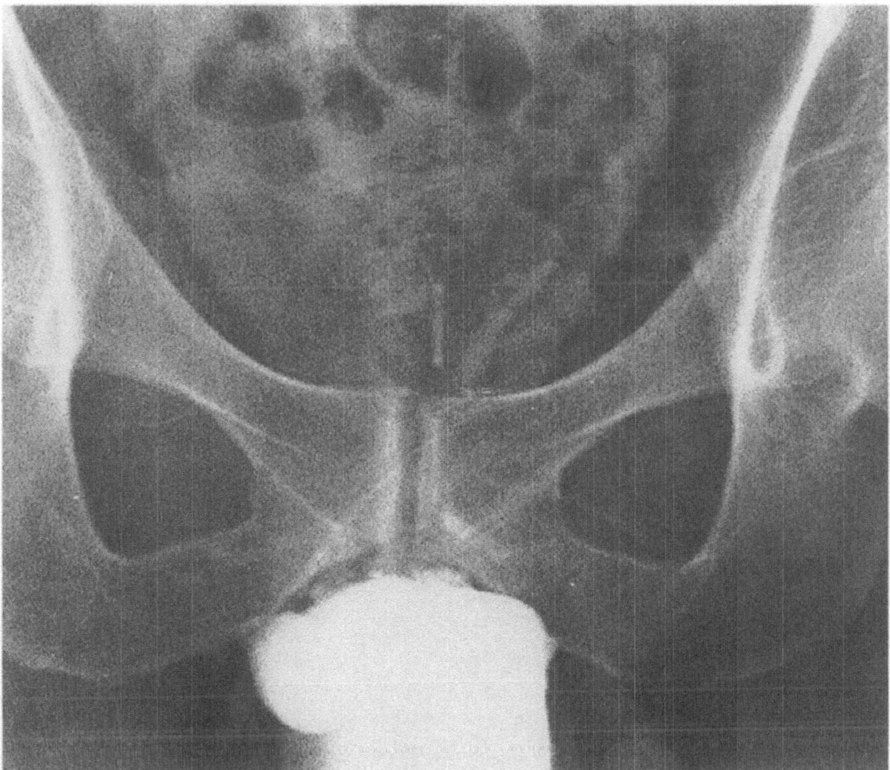

Abb. 3.38. A.-p.-Aufnahme im Rahmen eines Kavernosogramms mit Normalbefund. Ein Nachweis von Kontrastmittel in ableitenden Venen erfolgt nicht

Nach einer zeitlichen Valenz von 10–15 min wird der Schwellkörper mit körperwarmer Kochsalzlösung so lange perfundiert, bis eine Vollerektion erreicht ist. Danach wird eine Perfusion des Penis über 1 min mit einer Menge von Kochsalzlösung durchgeführt, die zur Aufrechterhaltung der Vollerektion erforderlich ist. Die benötigte Menge an Flüssigkeit pro Minute wird als Maintenance-Flow registriert und stellt ein quantitatives Maß für den venösen Abfluß der Schwellkörper dar.

Jüngste Publikationen lassen die Registrierung des Induktionsflows und des Druckabfalls im Rahmen der Kavernosometrie als Kriterium für die funktionelle Bedeutung eines venösen Lecks als ungeeignet erscheinen, so daß auf die Registrierung dieser Werte verzichtet werden kann.

Die Kavernosographie schließt sich der Kavernosometrie an. Über die Butterflynadel wird ein Gemisch aus 50 % NaCl und 50 % nichtionischem Kontrastmittel so in die Corpora cavernosa injiziert, daß eine Vollerektion aufrechterhalten wird. Die in anteroposteriorer und schräger (30°) Projektion durchzuführenden Röntgenaufnahmen zeigen im Fall einer venösen Leckage die genauen anatomischen Abflußverhältnisse im venösen System (Abb. 3.38–3.40).

Nach Abschluß der Röntgenuntersuchung werden die Schwellkörper noch mit NaCl perfundiert, um das Kontrastmittel möglichst auszuschwemmen. Nach Entfernung der Butterflynadel sollte der Penis zur Vermeidung von Hämatombildungen für eine Stunde mit einem zirkulären Druckverband komprimiert werden.

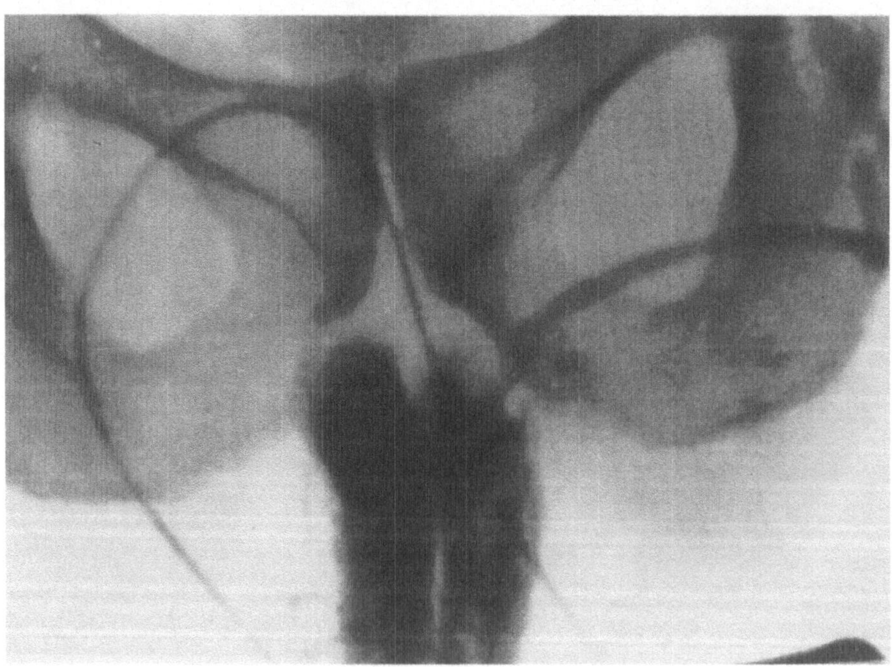

Abb. 3.39. Nachweis einer singulären Leckage über die V. pudenda interna links

Abb. 3.40 a, b. Komplexe Insuffizienz des venös-okklusiven Systems des Corpus cavernosum in a.-p.- und schräger Projektion. Der Abstrom von Kontrastmittel über mehrere Venen ist dargestellt

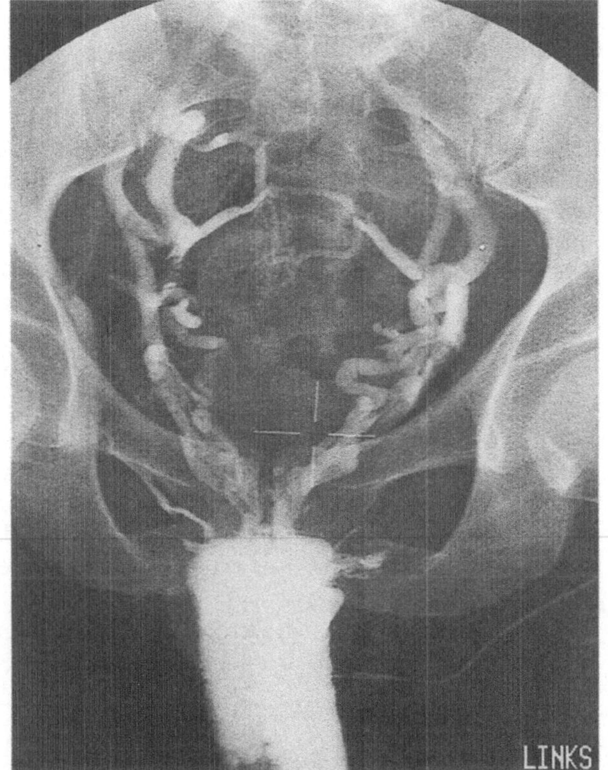

a

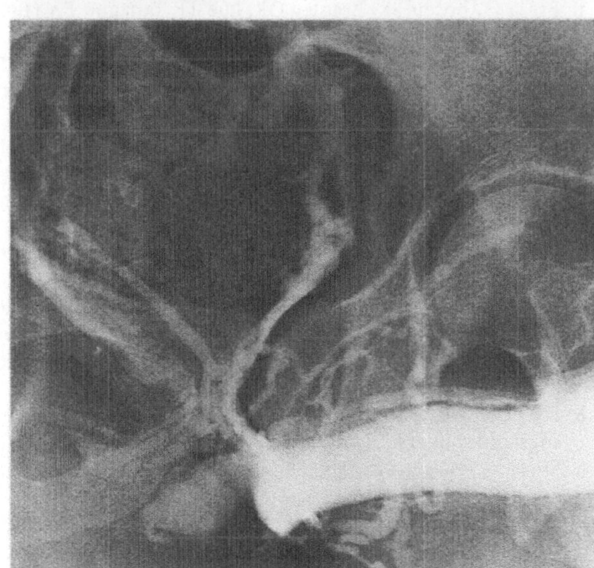

b

3.7.5.
Ergebnisse

Die Angaben in der Literatur zur normalwertigen Obergrenze des Maintainance-Flows schwanken zwischen 5 und 22 ml/min. Aus der Erfahrung mit einem Kollektiv von Normalpatienten, die sowohl kavernosometrisch als auch kavernosographisch untersucht wurden, leiten wir einen oberen Grenzwert von 14 ml/min für die Maintainanceflußrate ab.

Jüngste Publikationen lassen die Registrierung des Induktionsflows und des Druckabfalls im Rahmen der Kavernosometrie als Kriterium für die funktionelle Bedeutung eines venösen Lecks als ungeeignet erscheinen.

Die verschiedenen venösen Systeme sind mit unterschiedlicher Häufigkeit als Leckagelokalisationen nachweisbar und dabei nur zu 20–30% isoliert und wesentlich häufiger in Kombination betroffen.

Als Einzelsystem ist das superfizielle System in etwa 2–6%, das intermediäre in etwa 9–27% und das tiefe in 15–18% der Fälle isoliert betroffen. In Kombination mit einem anderen System ist das superfizielle venöse Abflußgebiet in 54–57%, das intermediäre in 71–100% und das tiefe in 74–78% der Fälle beteiligt.

Shunts über ektope Venen werden in 15–50%, über das Corpus spongiosum in ca. 30% und über die Glans penis in 12–41% der Fälle beschrieben [7, 8].

LITERATUR

1. Breza J, Aboseif SR, Bradley OR, Lue TF, Tanagho EA (1989) Detailed anatomy of penile neurovascular structures: surgical significance. J Urol 141:437–443
2. Gasior BL, Levine FJ, Howannesian A, Krane RJ, Goldstein I (1990) Plaque-associated corporal veno-occlusive dysfunction in idiopathic Peyronie's disease: a pharmacocavernosometric and pharmacocavernosographic study. World J Urol 8:90
3. Kaufman JM, Borges FD, Fitch III WP et al. (1993) Evaluation of erectile dysfunction by dynamic infusion cavernosometry and cavernosography (DICC). Urology 41:445–451
4. Lopez JA, Jarow JP (1993) Penile vascular evaluation of men with Peyronie's disease. J Urol 149:53–55
5. Lue TF, Takamaru T, Schmidt RA, Palubinskas AJ, Tanagho EA (1983) Hemodynamics of erection in the monkey. J Urol 130:1237–1241
6. Lue TF, Hricak H, Schmidt RA, Tanagho EA (1986) Functional evaluation of penile veins by cavernosography in papaverine-induced erection. J Urol 135:479–482
7. Shabsigh R, Fishman IJ, Toombs BD, Skolkin M (1991) Venous leaks: anatomical and physiological observations. J Urol 146:1260–1265
8. Stief CG, Wetterauer U (1989) Quantitative and qualitative analysis of dynamic cavernosographies in erectile dysfunction due to venous leakage. Urology 34:252
9. Stief CG et al. (1988) The diagnosis of venogenic impotence: dynamic or pharmacologic cavernosometry? J Urol 140:1561
10. Virag R, Legman M, Zwang G, Dermange H (1978) L'utilisation de l'érection passive dans l'exploration de l'impuissance d'origine vasculaire. Contracept Fertil Sex 7:707
11. Wagner G (1981) Erection, physiology and endocrinology. In: Wagner G, Green R (eds): Impotence: physiological, psychological, and surgical diagnosis and treatment. Plenum, New York, pp 25–36
12. Wespes E, Delcour C, Struyven J, Schulman CC (1984) Cavernometry-cavernography: its role in organic impotence. Eur Urol 10:229–232

3.8
Penisangiographie bei erektiler Dysfunktion

A. Chavan

Bis vor kurzer Zeit wurden Funktionsstörungen des Penis einer psychogenen Genese zugeschrieben. Dank grundlegender Arbeiten von Ginestie u. Romieu [4] sowie Michal u. Pospichal [8] hat sich in letzter Zeit die Erkenntnis durchgesetzt, daß ein gewisser Prozentsatz der Erektionsstörungen eine vaskuläre Ätiologie hat.

Im vorliegenden Kapitel wird auf die Indikationen und die Methodik der Penisangiographie sowie auf die relevanten Gefäßveränderungen bzw. -anomalien eingegangen, die eine erektile Dysfunktion hervorrufen können.

3.8.1
Indikationen und Kontraindikationen

Eine Indikation zur Penisangiographie ist grundsätzlich dann gegeben, wenn aufgrund der Voruntersuchungen eine vaskuläre Genese der Erektionsstörung vermutet wird. Durch die Verbesserungen in der dopplersonographischen Diagnostik können heutzutage in etwa 80 % der Fälle eine vaskuläre Ursache der Erektionsstörung [11] mittels Dopplersonographie, insbesondere unter Papaverinprovokation, verläßlich diagnostiziert werden. Demzufolge wird heutzutage die invasivere Penisangiographie nur noch dann durchgeführt, wenn der dopplersonographischer Befund nicht eindeutig ist und wenn sich beim Nachweis von Gefäßveränderungen auch therapeutische Konsequenzen für den Patienten ergeben [11]. Da sich kongenitale Malformationen im Bereich der A. pudenda interna der dopplersonographischen Diagnostik entziehen könnennen, sollte bei jungen Männern mit primärer erektiler Dysfunktion die Indikation zur Angiographie großzügiger gestellt werden [11].

Die Hauptkontraindikationen zur Angiographie stellen Gerinnungsstörungen, bekannte schwere Kontrastmittelallergien, schwere arteriosklerotische Veränderungen der A. iliaca interna bzw. Niereninsuffizienz dar.

3.8.2
Methodik

Die Untersuchung erfolgt in örtlicher Betäubung und kann bei normotensiven nichtadipösen Patienten mit normalen Gerinnungsparametern auch ambulant durchgeführt werden. Die ambulant untersuchten Patienten müssen mindestens 4 h nach der Untersuchung absolute Bettruhe haben und dürfen selber und unbegleitet nicht nach Hause fahren. Nachblutungen bzw. Hämatombildungen an der Punktionsstelle sowie späte Kontrastmittelreaktionen sollten dem Untersucher sofort gemeldet werden. Die Untersuchung wird heutzutage fast ausschließlich in DSA-Technik durchgeführt.

Nach Punktion der A. femoralis in Seldinger-Technik werden über einen oberhalb der Aortenbifurkation plazierten Pigtailkatheter 2 Beckenübersichtsserien jeweils in 30° rechts (RAO) und links (LAO) anteriore oblique Projektionen angefertigt.

Hiernach werden die beiden Aa. iliacae internae nacheinander selektiv aufgesucht. Vor der selektiven Darstellung wird eine Tumeszenz des Gliedes mit einer intrakavernösen Injektion von Prostaglandin erzeugt. Der Penis wird anschließend streng seitlich zu der Gegenseite der dargestellten A. iliaca interna gelagert. Die Darstellung erfolgt in einer 30° schrägen Projektion (RAO für die rechte A. iliaca interna und LAO für die linke A. iliaca interna). Die Katheterspitze sollte vor dem Abgang der A. glutealis superior liegen, um variante Abgänge der A. obturatoria bzw. der A. pudenda interna zu erfassen.

Zur Vermeidung eines Gefäßspasmus und daraus resultiernder Fehlinterpretation der Angiographie sollte nichtionisches Kontrastmittel eingesetzt werden. Die Kontrastmittelmenge beträgt 20 ml/Injektion. Eine Flußrate von 5 ml/s ist üblich. Eine zu hohe Injektionsgeschwindigkeit kann zu einem Reflux in die A. iliaca externa führen. Eine nicht ausreichenden Kontrastierung der pudendalen Äste wäre die Folge. Die Bildfrequenz ist in der Regel 1 Bild/s; die Zeit nach Injektionsbeginn bis zur Kontrastierung der Penisarterien variert zwischen 5 und 30 s. Bei unzureichender Kontrastierung der Penisarterien im Rahmen dieser Aufnahmeserie kann die A. pudenda interna mit einer Kontrastmittelmenge von 10 ml auch superselektiv dargestellt werden.

Nach Entfernen des Katheters wird die Punktionsstelle ca. 10 min abgedrückt und danach ein Druckverband angelegt. Eine adäquate Flüssigkeitszufuhr in den ersten 24 h nach der Angiographie ist empfehlenswert, um eine rasche Ausscheidung des Kontrastmittel zu ermöglichen.

Die Komplikationsrate ist gering und entspricht der anderer angiographischer Untersuchungen. In wenigen Fällen treten Hämatome an der Punktionsstelle, Gefäßspasmen oder Gefäßdissektionen auf [11], wobei selten eine weitere Behandlung notwendig wird. Im eigenen Patientenkollektiv von über 55 Patienten wurden keine dieser Komplikationen beobachtet.

3.8.3
Röntgenanatomie

Die A. iliaca communis teilt sich üblicherweise in Höhe des iliosakralen Gelenks in die A. iliaca externa und die A. iliaca interna. Die letztere bildet das hauptversorgende Gefäß des Beckens und somit des Penis.

Die Hauptäste der A. iliaca interna sind die A. glutaea superior, die A. vesicalis superior, die A. obturatoria, die A. vesicalis inferior, die A. glutaea inferior und die A. pudenda interna. Für die Erektionsfunktion ist hiervon meist nur die *A. pudenda interna* mit ihren Endästen (Abb. 3.41) bzw. in wenigen Fällen die *A. obturatoria* von Bedeutung.

In der Mehrzahl der Fälle entspringt die *A. obturatoria* direkt aus der A. iliaca interna oder aus dem Truncus ischiopudendalis, aus dem dann gemeinsam die A. obturatoria, die A. glutaea inferior und die A. pudenda interna hervorgehen.

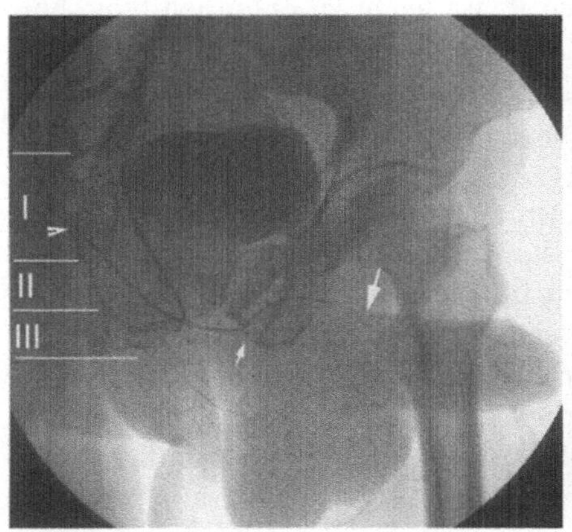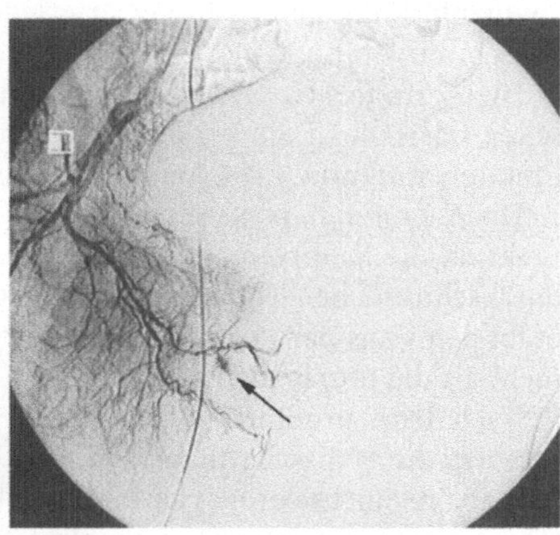

Abb. 3.41. a Normales Penisangiogramm. I, II, III: Segmente der A. pudenda interna *(Pfeilkopf)*. *Großer Pfeil:* A. dorsalis penis, *kleiner Pfeil:* A. profunda penis. Ein Teil der gegenseitigen A. profunda penis ist auch dargestellt. **b** DSA der pudendalen Gefäße. *Pfeil:* Bulbusschweif

Als Normvariante kann diese Arterie bei bis zu 25 % der Patienten aus der A. glutaea superior, der A. iliaca externa bzw. aus der A. epigastrica inferior hervorgehen. In seltenen Fällen erfolgt die penile arterielle Versorgung über dieses Gefäß, wobei dann arteriosklerotische Veränderungen oder traumatische Verschlüsse dieser Arterie zu einer erektilen Dysfunktion führen können.

Der Truncus ischiopudendalis gibt die A. glutaea inferior ab und schreitet als die A. pudenda interna fort. Die A. pudenda interna stellt das hauptversorgende Gefäß des Penis dar und ist somit für die Erektion von entscheidender Bedeutung. Durch das Foramen ischiadicum majus nimmt die A. pudenda interna einen kaudolateralen Verlauf und tritt zunächst kurzfristig in die Glutealregion. Dann biegt sie um die Spina ischiadica, verläuft kaudomedial und tritt in den Alcock-Kanal ein, wo sie die kleine, für die Erektion nicht signifikante A. rectalis inferior abgibt. Nach Durchtritt des Alcock-Kanals gibt sie die A. perinealis superficialis ab, durchquert dann als A. penis das Diaphragma urogenitale und zweigt sich in die penilen Endäste auf. Die A. perinealis superficialis ist hinsichtlich der Erektionsfunktion nicht von Relevanz.

Die *A. pudenda interna* kann in 3 Segmente eingeteilt werden (Abb. 3.41a):

▼ I. Beckensegment: vom Ursprung bis zum Oberrand des Foramen obturatums.

▼ II. Ischiorektales Segment: Anatomisch ist es der Gefäßabschnitt im Alcock-Kanal, und röntgenologisch entspricht dieses Segment dem Abschnitt projiziert auf das Foramen obturatum.

▼ III. Perineales (peniles) Segment: Es beinhaltet die Passage der A. pudenda interna durch das Diaphragma urogenitale und erstreckt sich vom Austritt aus dem Alcock-Kanal als A. penis bis zur Aufzweigung der Penisarterie in ihre Endäste.

Die *A. bulbi penis* ist der erste Endast der A. penis; sie versorgt den Bulbus des Corpus spongiosum und ist angiographisch wegen der starken frühen Parenchymanfärbung bereits in der arteriellen Phase leicht zu erkennen (sog. Bulbusschweif, Abb. 3.41 b).

Die A. urethralis versorgt das Corpus spongiosum und ist angiographisch selten darstellbar. Sie verläuft dicht benachbart der Urethra und ist für die Erektionsfunktion nicht von Bedeutung.

Die *A. profunda penis* versorgt das Corpus cavernosum und ist somit für die Erektion die hauptverantwortliche Arterie. Sie ist ein zartes Gefäß mit einem durchschnittlichen Durchmesser von 0,5 mm, das nach dem Abgang der A. bulbi penis aus der Penisarterie hervorgeht. Auf dem Angiogramm sind selten mehr als die proximalen 2 Drittel der Arterie darstellbar (s. Abb. 3.41 a).

Nach der A. profunda penis schreitet die A. penis als *A. dorsalis penis* fort. Sie versorgt die Penisschafthaut und die Glans penis und gibt gelegentlich große Äste ab. Im Sulcus coronarius bildet sie häufig ein reiches Kollateralnetz mit der Gegenseite. Über dieses Netz kommt es gelegentlich bei der Angiographie zu einer Kontrastierung der gegenseitigen A. dorsalis penis. Sie hat einen Durchschnittsdurchmesser von 0,6 mm und gibt oft Kollateralen zu den anderen Penisarterien ab. Aus diesem Grunde kann sie für die Erektion von gewisser Bedeutung sein.

Die kräftige A. dorsalis penis kommt radiologisch meist zuerst zur Darstellung und ist oft bis zur Glans gut kontrastiert. Die Aa. bulbi bzw. profunda penis kontrastieren sich etwas verzögert (2–6 s) nach der A. dorsalis penis (s. Abb. 3.41).

3.8.4
Normvarianten

In bis zu 25 % der Fälle liegen ein Abgang der Penisarterien aus der A. obturatoria oder aus der A. femoralis (Abb. 3.42 a), eine unilaterale Arterialisation des

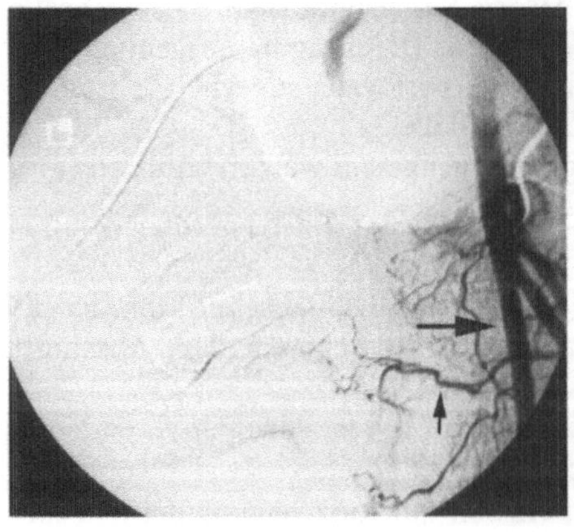
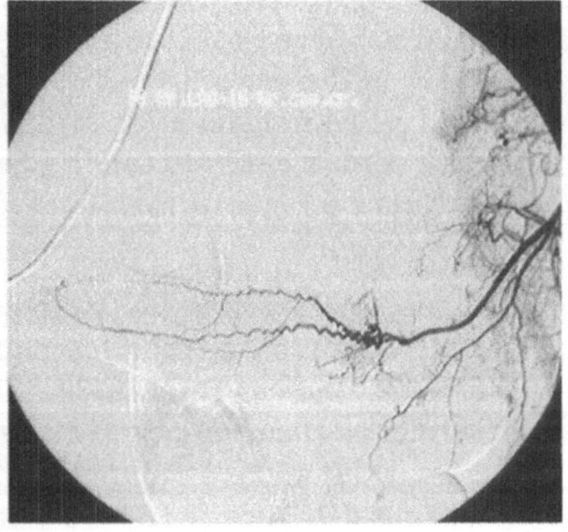

a   b

Abb. 3.42. a Abgang der Penisgefäße *(kleiner Pfeil)* aus der linken A. femoralis superficialis *(großer Pfeil)*. **b** Unilaterale Arterialisation des Penis mit Kontrastierung beider Aa. dorsales und profundae Penis über die linke A. pudenda interna

Penis (Abb. 3.42 b) oder eine akzessorische Pudendalarterie (mit oder ohne einer hypoplastischen bzw. aplastischen oder normal angelegten A. pudenda interna) vor. Im eigenen Kollektiv gab es solche Normvarianten bei 18 % der Patienten. Eine Kenntnis dieser Variationen ist nicht nur für das Durchführen der Angiographie wichtig, sondern auch für die richtige Bildinterpretation.

3.8.5
Pathologische Befunde

Die für die Erektionsstörung ursächlichen pathologischen Veränderungen an den Penisgefäßen können wie folgt unterteilt werden:

- kongenitale Gefäßanomalien,
- arteriosklerotische Gefäßveränderungen,
- diabetogene Mikroangiopathie,
- sonstige Ursachen.

Kongenitale Gefäßanomalien (Abb. 3.43)

Die meisten kongenitalen Gefäßanomalien existieren in Form einer Aplasie, Hypoplasie oder Dysplasie. Klinisch manifestieren sie sich meist als primäre erektile Dysfunktionen. Eine seltene Ursache der Impotenz stellen arteriovenöse Malformationen im Bereich der A. pudenda interna mit frühem venösem Abfluß und konsekutivem Stealphänomen zu Lasten der Penisversorgung dar [11].

Arteriosklerotische Gefäßveränderungen (Abb. 3.44)

Von den erworbenen Gefäßanomalien ist die Arteriosklerose die häufigste Ursache der sekundären Erektionsstörung [5, 9]. Nikotinabusus ist ein nachgewie-

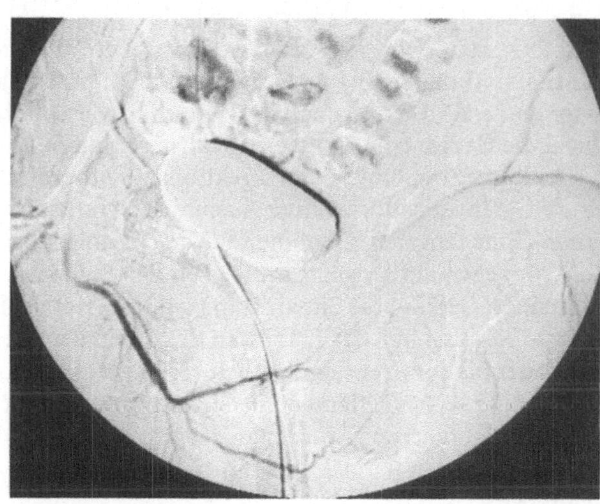

Abb. 3.43. Hypoplasie der penilen Gefäße bei einem 27 Jahre alten Mann mit primärer erektiler Dysfunktion

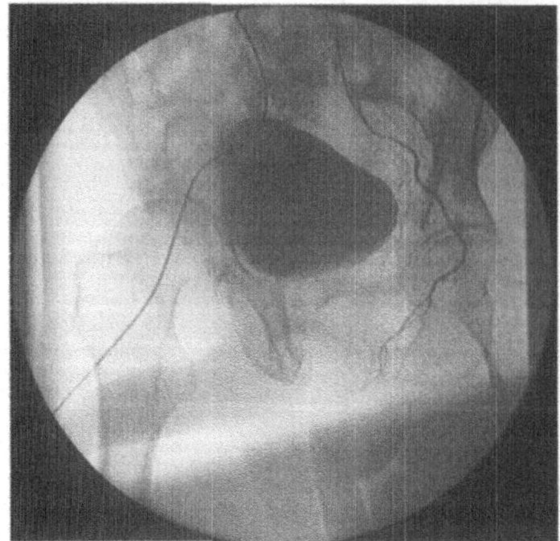

a

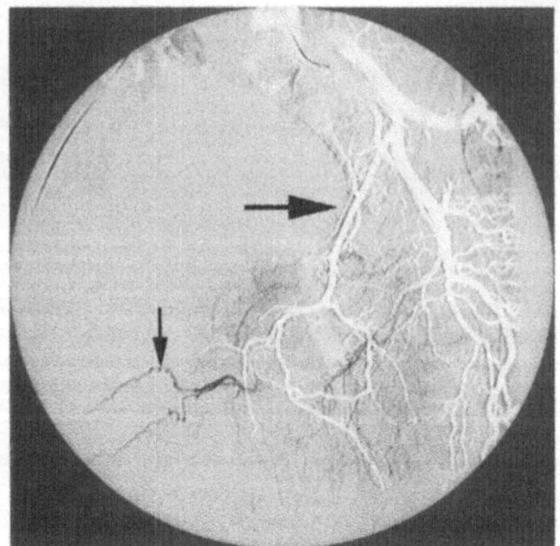

b

Abb. 3.44. a–b 66 Jahre alter langjähriger Raucher mit komplettem Verschluß der A. pudenda interna im Bereich des II. Segmentes (**a**) mit Wiederauffüllung der penilen Gefäße (**b**, *kleiner Pfeil*) über kollaterale Gefäße aus der A. obturatoria (**b**, *großer Pfeil*). **c** Ein zweiter Patient mit multiplen arteriosklerotischen Stenosen der pudendalen Äste *(Pfeile)* sowie Verschlüssen der penilen Gefäße

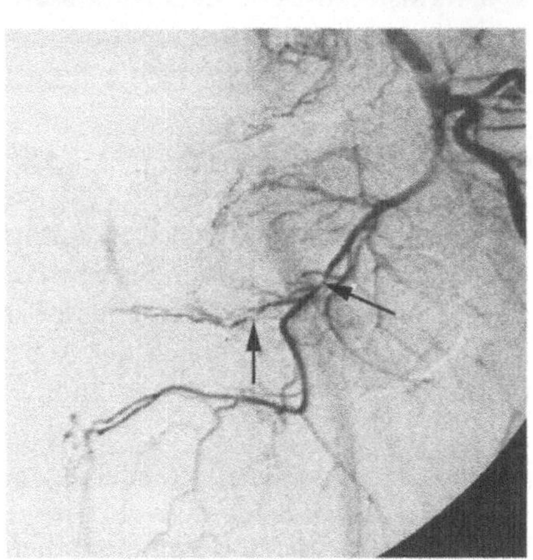

c

sener Risikofaktor, und in 75% der Fälle liegt eine Anamnese von langjährigem Nikotinkonsum vor. Die Prädilektionsstellen für arteriosklerotische Veränderungen sind die Segmente II und III der A. pudenda interna sowie die Penisarterien [4, 6]. Das Ausmaß des Funktionsverlusts ist um so größer, je weiter distal die Gefäßveränderungen lokalisiert sind [9, 10, 11, 12].

Bei kurzer Anamnese der Erektionsbeschwerden handelt es sich meist um akute Gefäßverschlüsse ohne Ausbildung von signifikanten Umgehungskreisläufen. Eine langsam zunehmende Verschlechterung der Erektionsfunktion beruht hingegen auf langsam entwickelnden Stenosen oder Verschlüssen der zuführenden Gefäße mit Entwicklung von Kollateralgefäßen. In dieser Patientengruppe ist nicht nur das Erreichen der Tumeszenz erschwert, sondern auch die Zeitdauer bis zur Erektion deutlich verlängert (sog. Anlaufschwierigkeiten) [11].

Bei 5–10% der Patienten, die sich wegen erektiler Dysfunktionen einer Angiographie unterzogen, waren ausgeprägte arteriosklerotische Veränderungen im aortoiliakalen Bereich im Sinne von Stenosen bzw. Verschlüssen nachzuweisen [5, 8].

Das External-iliac-steal-Syndrom wird durch hochgradige Stenosen bzw. Verschlüsse der A. iliaca communis oder der A. iliaca externa verursacht. Bei diesen Patienten kann initial eine suffiziente Erektion erreicht werden, aber bei Koitusbeginn kommt es durch die Beanspruchung der Gluteal- bzw. Oberschenkelmuskulatur zu einem Stealphänomen zugunsten dieser Muskeln und zulasten der Penisversorgung mit konsekutivem Erektionsverlust. Interventionelle Maßnahmen im Sinne einer Rekanalisation des eingeengten bzw. verschlossenen Gefässes mittels Ballonangioplastie, Stentimplantation oder eines chirurgischen Bypasses können zu Potenzrückkehr führen [11].

Diabetogene Mikroangiopathie

Analog zu der wohlbekannten peripheren Angiopathie können diese Veränderungen auch in den Penisarterien vorkommen. Wenn die Angiographie mit und ohne Prostaglandinprovokation durchgeführt wird, ist die Steigerung der Durchblutung nach Provokation nicht so deutlich wie bei den nichtdiabetischen Patienten [11].

Sonstige Ursachen

Seltene Ursachen der sekundären Impotenz sind traumatisch bedingte Verschlüsse oder Stenosen der Penisgefäße sowie das sog. Perineal-outlet-Syndrom.

Bei posttraumatischen erektilen Dysfunktionen kann es sich um neurogene, arterielle, venöse oder kombinierte Störungen handeln. Die Passage pudendaler Gefäße und Nerven durch das Diaphragma urogenitale stellt den kritischen, verletzungsanfälligsten Abschnitt in ihrem Verlauf durch das kleine Becken dar (Abb. 3.45). Diese Verletzungen sind oft kombiniert mit einer kompletten oder inkompletten Ruptur der hinteren Harnröhre [2].

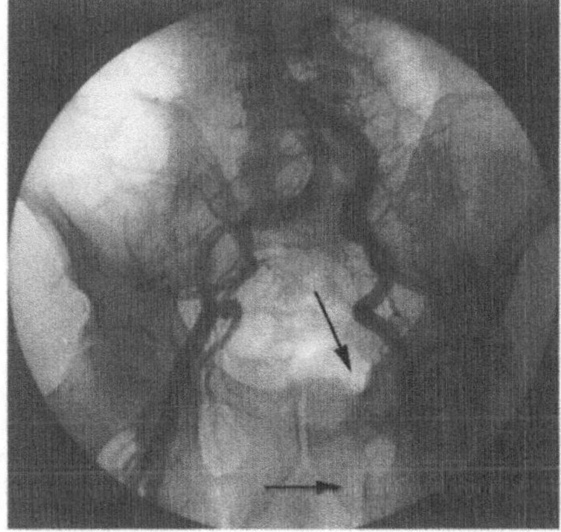
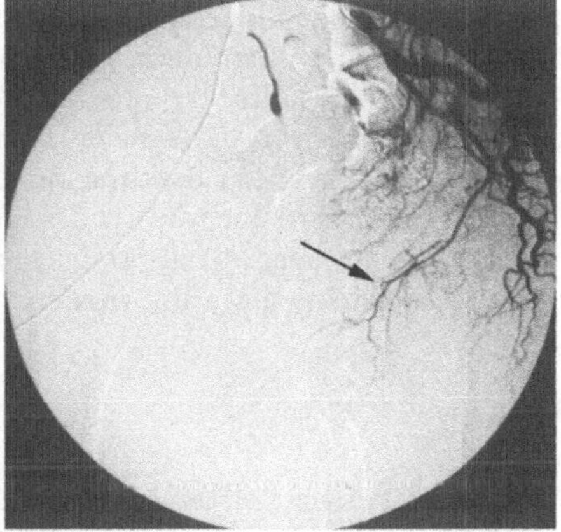

Abb 3.45a, b. Patient mit posttraumatischer erektiler Dysfunktion. Ausgeheilte vordere Beckenringfrakturen links (**a**, *Pfeile*) mit komplettem Verschluß der A. penis (**b**, *Pfeil*)

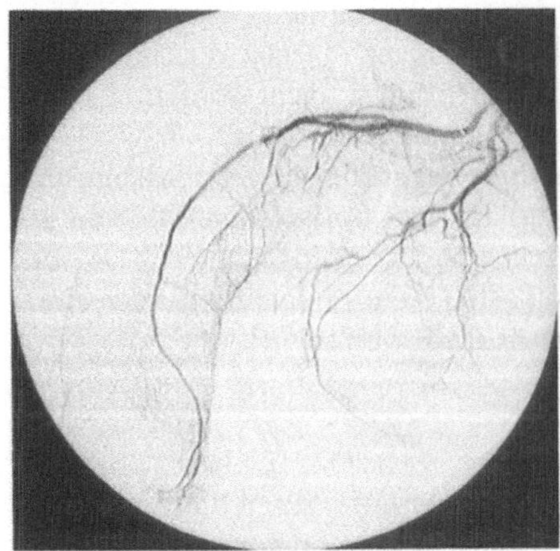
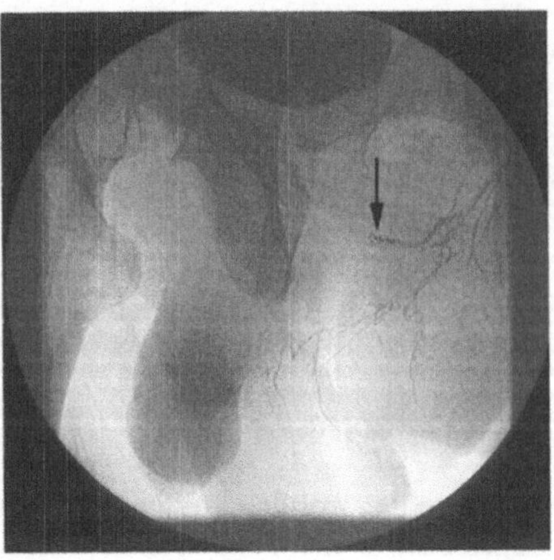

Abb. 3.46a, b. Junger Patient mit High-flow-Priapismus. **a** Erweiterte penile Gefäße. **b** Die
Embolisation mittels Platinmikrospiralen (**b**, *Pfeil*) führte zur Detumeszenz

Bei dem seltenen Perineal-outlet-Syndrom handelt es sich um meist jüngere
Patienten, bei denen eine fehlende Kontrastierung der Penisarterien nach dem
Abgang der A. perinealis superficialis vorliegt, die in erster Linie nicht durch
einen arteriosklerotischen oder posttraumatischen Verschluß erklärbar ist. Bei
der überwiegenden Zahl der Patienten handelt es sich wohl um eine entzündliche Affektion der Penisarterien im Rahmen einer chronischen Prostatitis [5,7].

3.8.6
Priapismus

Bei der Diagnostik des Priapismus spielt die Angiographie gegenüber der Du-
plex-Doppler-Sonographie und der klinischen Untersuchung eine untergeordnete Rolle. Ihre Wichtigkeit liegt mehr in der therapeutischen Möglichkeit einer
kathetergesteuerten Embolisation der zuführenden Arterien (Abb. 3.46).

Mit der Embolisation kann in den meisten Fällen eine dauerhafte Detumeszenz erzielt werden [1, 3]. Bei 6 von 7 embolisierten Patienten sahen Bastuba et
al. [1] eine Rückkehr der Erektionsfunktion im Laufe der Zeit (6 – 67 Monate).
In der Literatur wird über die Art des Embolisationsmaterials (autologe Blutge-
rinnsel, Gelfoam oder Metallspiralen) nur wenig berichtet; das geeignete Material muß fallabhängig gewählt werden.

LITERATUR

1. Bastuba MD, Saenz de Tejada I, Dinlenc CZ et al. (1994) Arterial priapism: diagnosis, treatment and long-term follow-up. J Urol 151 1231–1237
2. Bähren W von, Scherb W, Gall H et al. (1985) Selektive Arteriographie der A. pudenda interna bei posttraumatischer erektiler Dysfunktion. Fortschr Röntgenstr 143:334–341

3. Brock G, Breza J, Lue TF et al. (1993) High flow priapism: a spectrum of disease. J Urol 150: 968–971
4. Ginestie JF, Romieu A (1978) Radiologic exploration of impotence. Nijhoff, The Hague
5. Gray RR, Keresteci AG, St. Louis EL et al. (1982) Investigation of impotence by internal pudendal angiography: experience with 73 cases. Radiology 144:773
6. Huguet JF, Clerissi J, Juhan C (1981) Radiologic anatomy of pudendal artery. Eur J Radiol 1:278
7. Juhan C, Huguet JF, Clerissi J et al. (1980) Classification of internal pudendal artery lesions in one hundred cases. In: Zorgniotti AW, Rossi G (eds) Vasculogenic impotence. Proceedings of the First International Conference on Corpus Cavernosum Revascularization. Thomas, Springfield/IL, p 153
8. Michal V, Pospichal J (1978) Phalloarteriography in the diagnosis of erectile impotence. World J Surg 2:239
9. Michal V, Simana J, Masin J et al. (1982) Hemodynamics of erection and arteriogenic impotence. 3rd International Conference on Corpus Cavernosum Revascularization, 30.08.–01.09.1982, Kopenhagen
10. Michal V, Kovac J, Belan A (1984) Arterial lesions in impotence: phalloarteriography. Int Angiol 3:247
11. Porst H (1987) Penisangiographie. In: Erektile Impotenz. Ätiologie, Diagnostik und Therapie. Enke, Stuttgart
12. Virag R, Frydman D, Legman M et al. (1984) Hemodynamic evaluation of arterial and venous lesions as a cause of impotence. Int Angiol 3:24e

Kapitel 4

Physiologische Aspekte 4

4.1
Physiologische Grundlagen der Erektion

P. SCHMIDT und K.P. JÜNEMANN

Voraussetzung für die Therapie einer Erektionsstörung ist die Kenntnis der anatomischen Strukturen und physiologischen Abläufe, die für das Entstehen, Aufrechterhalten und den Rückgang der Erektion von Bedeutung sind. Dabei ist es historisch interessant, daß bis Ende der 70er Jahre dieses Jahrhunderts Erektionsstörungen als überwiegend psychogen klassifiziert wurden, obwohl bereits Eckhard 1863 und später v. Ebner erste physiologische Untersuchungen des Erektionsablaufs duchgeführt hatten [3, 4]. Diese Erkenntnisse gerieten leider lange Jahrzehnte in Vergessenheit. Erst die Möglichkeit der Induktion einer artifiziellen Erektion durch Injektion vasoaktiver Substanzen sollte das anatomische und physiologische Grundverständnis des Erektionsablaufs ändern und die bis dato geltende Lehrmeinung einer arteriellen Shunttherorie in Frage stellen [2].

Nach dem ursprünglichen Konzept von Conti [2] wurde die Erektionseinleitung und ihre Aufrechterhaltung allein über einen arteriellen Blutshunt kontrolliert, wonach die Umleitung des Blutflusses in die Corpora cavernosa durch die von Ebner [3] beschriebenen muskulären Polster sowohl im afferenten als auch im efferenten Schenkel des penilen Gefäßnetzes ermöglicht wird. Nach diesem Konzept galten die kavernösen Hohlräume lediglich als passives Blutreservoir, die den erhöhten Bluteinstrom bzw. das dadurch bedingte vermehrte Blutvolumen während der Erektion aufzunehmen hatten.

Aufgrund tierexperimenteller Untersuchungen wurde im Laufe der 80er Jahre die Vorstellung einer allein durch den arteriellen Einstrom in „passive kavernöse Hohlräume" kontrollierten Erektionsentstehung zugunsten einer aktiven Regulation durch die glattmuskulären Anteile der Corpora cavernosa revidiert [5, 9, 10, 14, 15].

Experimentelle hämodynamische Untersuchungen unter Pharmakostimulation bestätigten schließlich, daß der Erektionsmechanismus als ein komplexes Phänomen zu verstehen ist, basierend auf einer arteriellen Dilatation, kavernösen Relaxation und venösen Restriktion [8, 9, 16]. Rasterelektronenmikroskopische Untersuchungen der penilen Anatomie an Mensch und Tier zeigten erstmals eine dreidimensionale Darstellung der erektilen Penisarchitektur sowohl im erigierten als auch im nichterigierten Zustand [5, 6].

Aufgrund dieser Arbeiten ließ sich ein neues Konzept des Erektionsmechanismus ableiten, bei dem der Relaxation der glatten Schwellkörpermuskulatur eine Schlüsselstellung zukommt. Nach heutigem Kenntnisstand läßt sich die penile Erektion wie folgt erklären:

- Dilatation der penilen Arterien mit Zunahme des arteriellen Einstroms zum Penis;
- Relaxation der glatten Schwellkörpermuskulatur der Corpora cavernosa mit intrakavernöser Widerstandsabnahme;

- Okklusion des subtunikal gelegenen venösen Drainagenetzes und dadurch Zunahme des venösen Abstromwiderstandes.

Basierend auf diesem erweiterten Grundverständnis, lassen sich die Anatomie und die Physiologie der penilen Erektion beschreiben.

4.1.1
Anatomie

Entgegen einer Reihe von Tierspezies stehen beim Menschen die paarig angeordneten Corpora cavernosa durch ein inkomplettes Septum miteinander in direkter Verbindung (Abb. 4.1). Beide Schwellkörper werden von der rigiden Tunica albuginea umhüllt, wodurch eine vollständige Separation des unterhalb der Corpora cavernosa liegenden, die Harnröhre ummantelnden und mit der Glans penis in direktem anatomischen Zusammenhang stehenden Corpus spongiosum erreicht wird.

Wie sich anhand eines schematischen Bildes (Abb. 4.2) zeigt, werden die beiden Schwellkörper durch die paarig angeordneten Aa. profundae penis versorgt, neuronal durch Innervation über die Nn. cavernosi. Zwischen der sog. Buck-Faszie und der Tunica albuginea verlaufen die paarig angeordneten Aa. und Nn. dorsales penis, jeweils lateral der zentral sitzenden V. dorsalis penis profunda mit ihren Zirkumflexvenen, die allesamt in die Glans penis einmünden (s. Abb. 4.2). Über einen Muskelbandapparat (Mm. ischiocavernosi und M. bulbospongiosus) wird die Penisbasis an der Symphyse und Bauchwand fixiert.

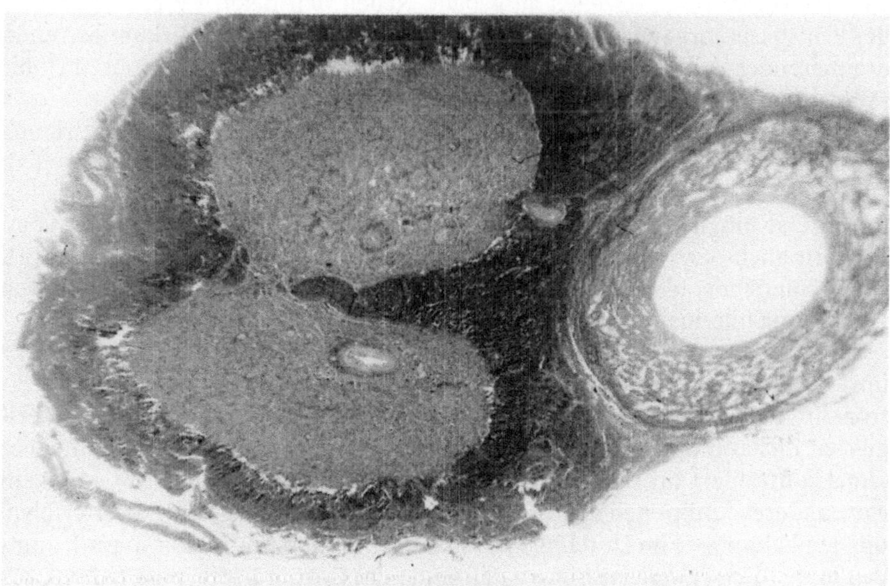

Abb. 4.1. Querschnittbild durch einen menschlichen Penis. Beachte das inkomplette Septum sowie die beiden Aa. profundae penis. (Aus [6])

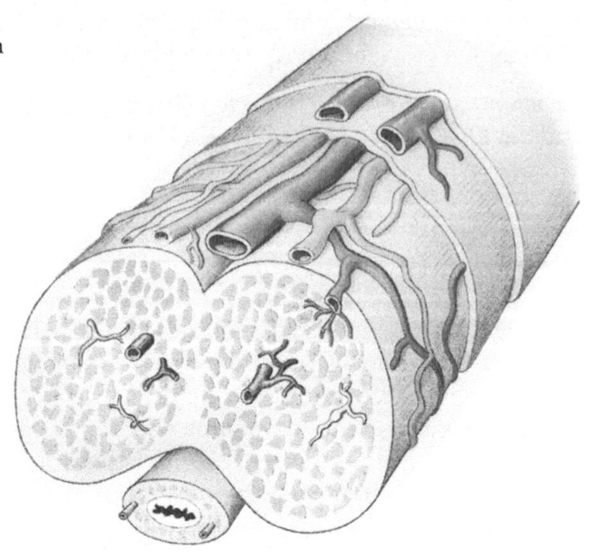

Abb. 4.2. Schematisches Stufenschnittbild durch den Penis beim Mann

Die Gefäßversorgung der beiden Schwellkörper verläuft primär über die paarig angeordneten Aa. profundae penis mit ihren korkenzieherartig gewundenen Rankenarteriolen (Aa. helicinae). Die Glans penis wird durch die beiden Aa. dorsales penis versorgt, die gemeinsam ihren Ursprung von der A. pudenda interna nehmen. Nur die Corpora cavernosa sorgen für die Rigidität bei Erektion. Sie sind durch ein dreidimensionales Netzwerk aus Bindegewebe und glattmuskulären Muskelzellen aufgebaut. Neben den tiefen Vv. cavernosae an der Penisbasis sorgt ein distal-subtunikal gelegenes und über Zirkumflexvenen drainierendes Venengeflecht für den venösen Abfluß aus den kavernösen Hohlräumen.

Im nichterigierten Zustand sind die kleinen, in die sinusoidalen Hohlräume mündenden Arteriolen eng gestellt und korkenzieherartig gewunden (Abb. 4.3). Durch die korkenzieherartige Anordnung der Arteriolen wird eine Peniselongation erst möglich, die zu einer Streckung nicht nur des erektilen Gewebes, sondern auch der vaskulären Strukturen der Schwellkörpermuskulatur führt. Über intersinusoidale Querverbindungen kommunizieren die kavernösen Hohlräume miteinander (s. Abb. 4.3).

Entgegen der Beschreibung von Ebner [3] ergaben sich keine Hinweise für intravasale muskuläre Wulstbildungen im Sinne von Polstern in den rasterelektronenmikroskopisch durchgeführten Untersuchungen. Während im nichterigierten Zustand die Arterien enggestellt und die sinusoidalen Hohlräume maximal kontrahiert zur Darstellung kommen, zeigt sich während der Erektion ein ganz anderes funktionell anatomisches Bild: weitgestellte, gestrecke Arteriolen, um den Faktor 3–4 im Durchmesser dilatiert (90–100 µm vs. 20–30 µm), münden in deutlich erweiterte Sinusoidalräume der Corpora cavernosa (Abb. 4.4).

Neben diesen funktionell relevanten Arteriolen finden sich zusätzlich kleine nutritive Kapillaren, mit einem maximalen Gefäßdurchmesser von 15 µm. Die zwischen den kavernösen Hohlräumen bestehenden intersinusoidalen Verbin-

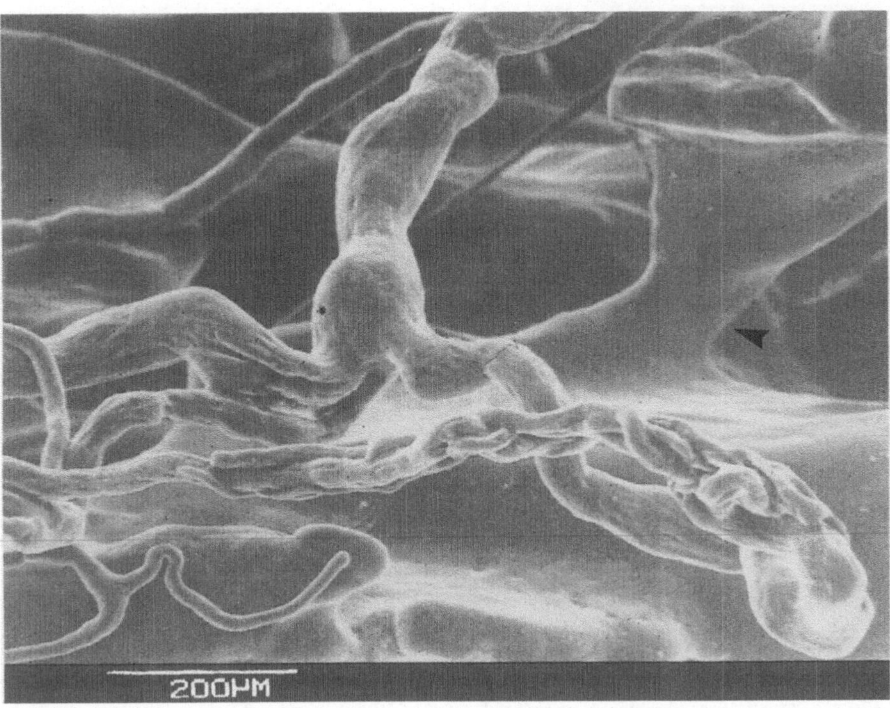

Abb. 4.3. Rasterelektronenmikroskopischer Ausschnitt aus dem Corpus cavernosum im nichterigierten Zustand beim Menschen. Beachte die korkenzieherartig gewundenen Arteriolen (20–30 µm), die von der A. profunda penis ihren Ursprung nehmen und in die enggestellten Sinusoidalräume der Schwellkörper münden. Diese wiederum kommunizieren über zahlreiche intersinusoidale Querverbindungen *(Pfeil)* miteinander. (Aus [6])

dungen sind deutlich erweitert, was die freie Kommunikation zwischen mehreren Sinusoidalräumen der Corpora cavernosa ermöglicht und somit die Schwellkörper zu einer funktionellen Einheit werden läßt (Abb. 4.5).

Auf der venösen Seite findet sich im nichterigierten Zustand, zwischen der Oberfläche der glatten Schwellkörpermuskulatur und der rigiden Tunica albuginea, ein im distalen Penisdrittel gelegenes subtunikales Venengeflecht mit einzelnen, die Tunica albuginea penetrierenden Vv. emissariae (Abb. 4.6). Die kavernösen Hohlräume, die durch das Venengeflecht drainiert werden, sind maximal kontrahiert; auf ihrer Oberfläche quer zur bedeckenden Tunica albuginea verläuft das venöse Drainagenetz.

Während im nichterigierten Zustand der subtunikal gelegene venöse Venenplexus vollständig zur Darstellung gelangt, zeigt sich unter der Erektion ein ganz anderes Bild: Durch die massive Relaxation der glatten Schwellkörpermuskulatur mit deutlicher Erweiterung der Sinusoidalhohlräume mit konsekutiver Blutfüllung kommt es aufgrund der besonderen anatomischen Lage des subtunikal gelegenen Venengeflechts zu einer Kompression der kleineren und größeren Intermediärvenolen (s. Abb. 4.5), was zu einer venösen Okklusion führt. Lediglich einzelne Vv. emissariae, die die Tunica albuginea penetrieren,

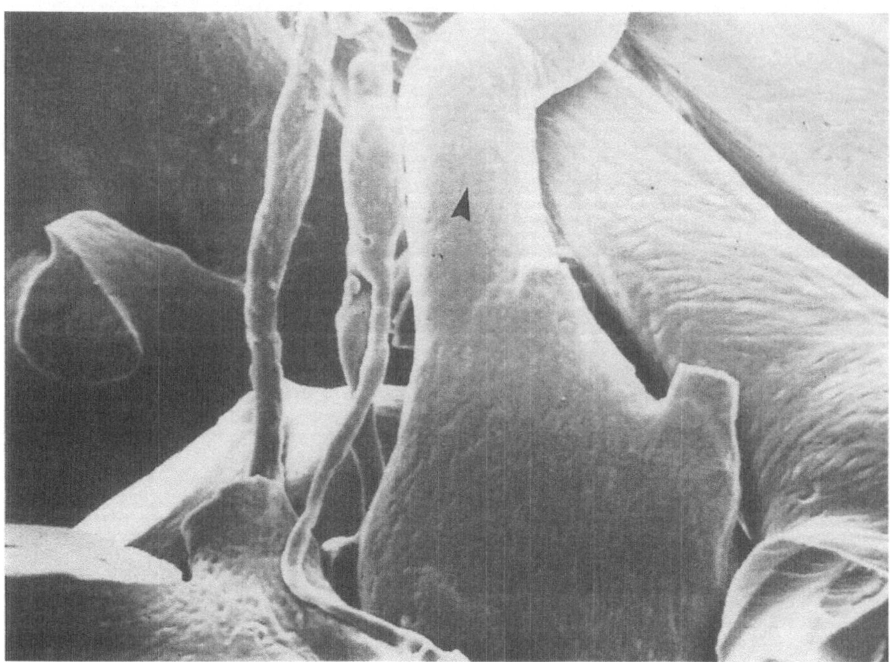

Abb. 4.4. Darstellung der dreidimensionalen Schwellkörperarchitektur in pharmakologisch induzierten erigierten Zustand beim Hund. Unter der Erektion kommt es zu einer Dilatation der Arteriolen *(Pfeil)* um den Faktor 3–4 (90–100 μm), die sich wiederum in die deutlich erweiterten Sinusoidalräume der Corpora cavernosa ergießen. Beachte auch die parallel dazu verlaufenden nutritiven Kapillaren. (Aus [6])

bleiben offen und sichern auf diese Weise, auch im voll erigierten Zustand, einen kontinuierlichen Blutaustausch im Penis.

Aufgrund unserer rasterelektronmikroskopischen Untersuchungen läßt sich die Erektionsmechanismus wie folgt beschreiben: Während im nichterigierten Zustand die intrakavernös verlaufenden Aa. profundae penis und deren Arteriolen sowie die kavernösen Hohlräume maximal kontrahiert sind, ist das venöse Drainagenetz maximal weitgestellt und erlaubt so einen freien Blutabfluß über die Vv. emissariae (Abb. 4.7). Im Gegensatz dazu kommt es während der Erektion zu einer Dilatation des arteriellen Gefäßbaums mit konsekutiver Blutflußzunahme in die maximal relaxierten und weitgestellten Sinusoidalräume beider Schwellkörper. Die zwischen Schwellkörperoberfläche und Tunica albuginea gelegenen kleinsten Venolen werden zwischen diesen beiden Strukturen komprimiert, was zu einer venösen Restriktion führt. Nur einzelne Vv. emissariae erlauben einen Blutaustausch auch während einer vollständigen Erektion (Abb. 4.8).

Somit läßt sich der Erektionsmechanismus durch 3 Phänomene erklären:

▼ 1. arterielle Dilatation,
▼ 2. kavernöse Relaxation,
▼ 3. venöse Restriktion.

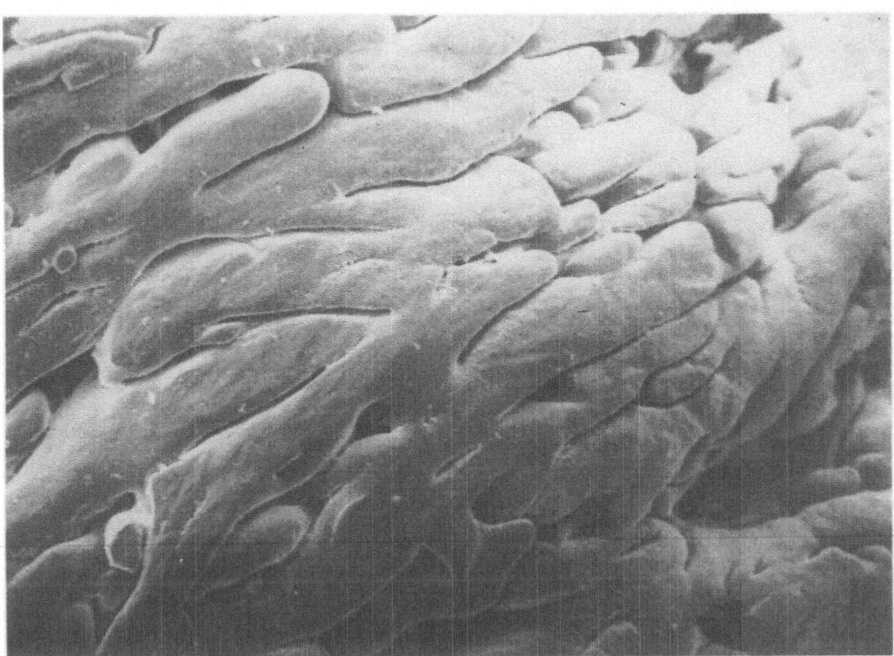

Abb. 4.5. Im Gegensatz zu Abb. 4.4 führt die Relaxation der glatten Schwellkörpermuskulatur unter der Erektion einerseits zu einer massiven Vergrößerung der kavernösen Hohlräume, die eine Kompression der longitudinal zur Oberfläche verlaufenden, subtunikal gelegenen Intermediärvenolen bewirkt; daraus resultiert die venöse Restriktion am Penis (die Venolen sind im erigierten Zustand nicht mehr dargestellt; kontralaterale Schwellkörper bei gleichem Versuchstier wie in Abb. 4.4). (Aus [6])

4.1.2
Physiologie

Im Gegensatz zu der rein deskriptiven Anatomie gestaltet sich die Beschreibung des physiologischen Ablaufs der penilen Erektion aufgrund der essentiellen neuropharmakologisch-physiologischen Abläufe deutlich schwieriger. Unter rein physiologischen Gesichtspunkten läßt sich allerdings ein klares Bild des Erektionsmechanismus aufzeigen, der sich auch klinisch, beispielsweise anhand von dopplersonographischen Untersuchungen, am Patienten nachvollziehen läßt.

Prinzipiell unterscheidet man zwei unterschiedliche Arten der Erektion: die psychogene und die reflexogene Erektion. Erstgenannte läuft u. a. über den sympathischen Nervenstrang und unterliegt nicht der Willkür des Patienten [1], letztgenannte ist rein reflexogen und läuft primär auf spinaler Ebene ab [11].

Fortgeleitet vom Erektionszentrum (S_2–S_4) verlaufen die stimulierenden Impulse über die von Eckhard [4] bereits 1864 beschriebenen Nn. cavernosi (Nn. erigentes). Wie eigene tierexperimentelle Untersuchungen gezeigt haben [11], wird die penile Erektion über die durch die Nn. cavernosi parasympatisch

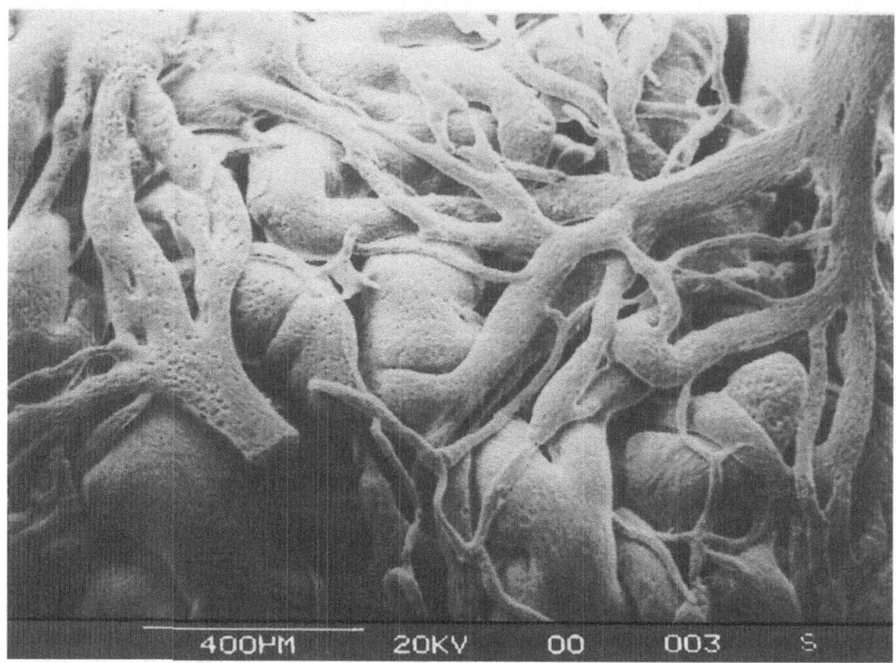

Abb. 4.6. Darstellung des subtunikal gelegenen venösen Drainagenetzes beim Hund. Beachte die auf den dilatierten Sinusoidalräumen zur Darstellung gelangenden multiplen, kleinen Venolen (50–120 μm), die die kavernösen Hohlräume drainieren. Vereinzelt zu sehen sind einzelne Vv. emissariae, in die die Venolen münden und die wiederum später in eine Zirkumflexvene, nach Penetration der Tunica albuginea (hier weggeätzt), münden (nichterigierter Zustand)

Abb. 4.7. Im nichterigierten Zustand sind die penilen und intrakavernösen Arterien englumig, die Schwellkörpermuskulatur ist maximal kontrahiert, bei freiem Bluteefflux über die Vv. emissariae und Vv. circumflexae

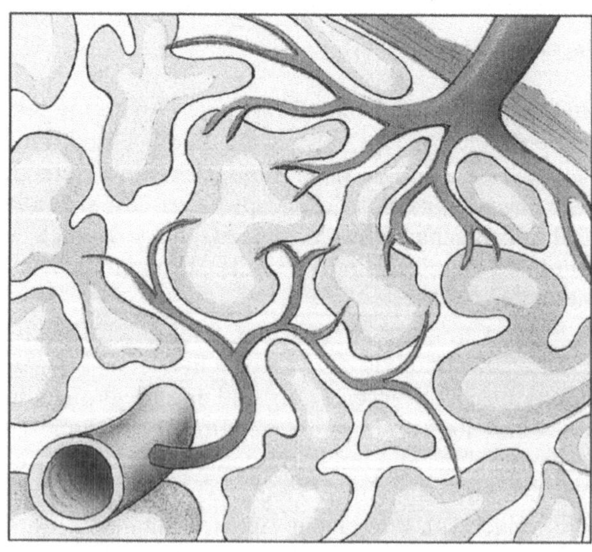

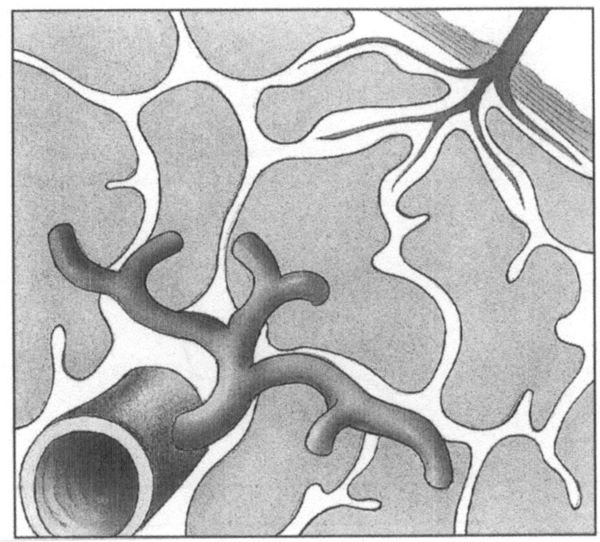

Abb. 4.8. Die arterielle Dilatation und die kavernöse Relaxation führen zu einem massiven Blutfluß in die Schwellkörper mit konsekutiver Volumen- und Druckzunahme, die wiederum zu einer venösen Okklusion des subtunikal gelegenen Venengeflechts führt

fortgeleitete Relaxation der Schwellkörpermuskulatur und die arterielle Dilatation initiiert.

Der zugrundeliegende Mechanismus auf zellulärer Ebene basiert auf einer Freisetzung von Acetylcholin aus den Nervenendigungen. Acetylcholin aktiviert die NO-Synthetase (NOS), die über eine Kaskade von Reaktionsabläufen Stickoxid (NO) freisetzt. Stickoxid aktiviert die Guanylatcyclase, die aus Guanosylmonophosphat (GMP) zyklisches Guanosylmonophosphat (cGMP) generiert. cGMP bewirkt als Second messenger intrazellulär über eine Verminderung des intrazellulären Kalziumspiegels die Relaxation der glatten Gefäß- und Schwellkörpermuskulatur. Der Abbau von cGMP und damit letztlich die Beendigung der Relaxation erfolgt über Phosphodiesterasen.

Als Folge stellt sich ein intrakavernöser Druckanstieg von 20–30 cm H$_2$O unterhalb des systemischen Blutdrucks ein (Abb. 4.9). Die Zunahme des intrakavernösen Blutvolumens und -drucks führt zu einer Kompression des subtunikal gelegenen Venenplexus zwischen den erweiteren sinusoidalen Hohlräumen und der Tunica albuginea. Durch diesen rein vaskulär durch das parasympathische Nervensystem gesteuerten Mechanismus wird eine maximale Schwellkörpertumeszenz erreicht.

Erst die kurz vor dem Orgasmus herbeigeführte Kompression der tumeszenten Schwellkörper durch die Mm. ischiocavernosi führt zur vollständigen Rigidität der Corpora cavernosa mit Druckwerten, die weit über denen des systemischen Blutdruckes liegen (> 400 mm Hg). Diese Ergebnisse korrelieren mit den Befunden von Lavoisier et al. [13], die ähnliche Ergebnisse hinsichtlich der Reflexkontraktion der Mm. ischiocavernosi und dem intrakavernösen Druckanstieg am Patienten zeigen konnten.

Entgegen ursprünglichen Vermutungen, daß die Detumeszenz als ein rein passiver Mechanismus zu verstehen ist, hat sich anhand experimenteller Untersuchungen [11] gezeigt, daß die Stimulation des sympathisch geprägten Plexus

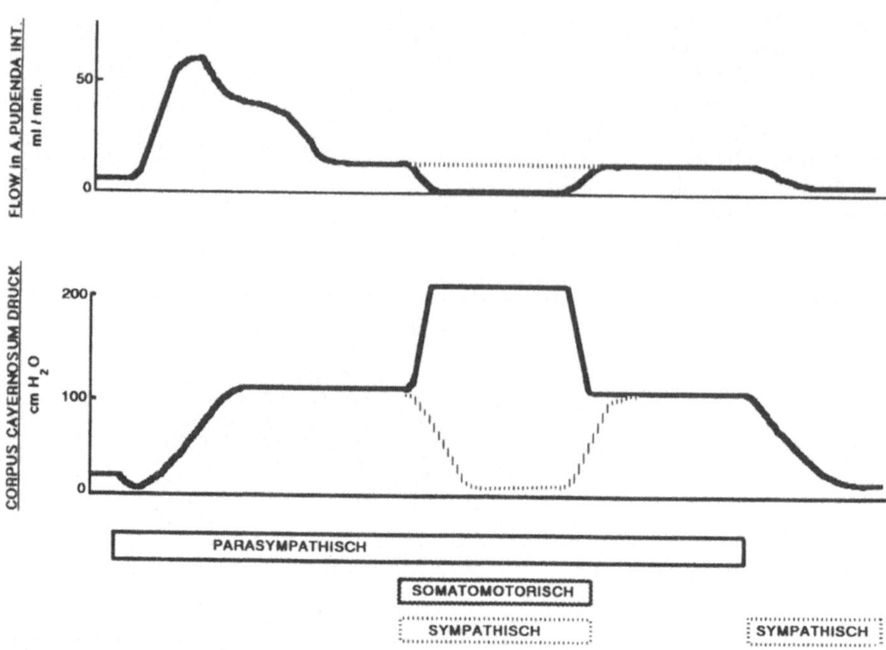

Abb. 4.9. Hämodynamisch-physiologische Untersuchungen am Hund und Primaten: Verhältnis zwischen arteriellem Blutfluß zum Penis *(obere Kurve)* und Verhalten des intrakavernösen Drucks *(untere Kurve)*. Die Stimulation der parasympathischen Nervenfasern zum Penis führt zu einem initialen intrakavernösen Druckabfall (glattmuskuläre Relaxation des Schwellkörpermuskulatur), gefolgt von einem arteriellen Bluteinstrom mit konsekutiver intrakavernöser Volumen- und Druckzunahme bis zum Erreichen der maximalen Tumeszenz. Durch die Stimulation des somatomotorisch innervierten N. pudendus kommt es zu einer vollständig rigiden Erektion mit intrakavernösen Druckwerten, die deutlich über dem systolischen Blutdruck liegen. Nach Abschalten der somatomotorischen Stimulation fällt der Druckwert wieder auf das Ausgangsniveau der parasympathischen Stimulation ab (maximale Tumeszenz). Die additive Stimulation der sympathisch geprägten Nervenfasern des Plexus hypogastricus führt zu einem intrakavernösen Druckabfall ohne Veränderung des arteriellen Einstroms, bedingt durch die Kontraktion der glatten Schwellkörpermuskulatur. (Aus [12])

hypogastricus zu einer Detumeszenz der Schwellkörper führt, basierend auf einer Kontraktion der glattmuskulären Anteile der Corpora cavernosa sowie der penilen Arterien (s. Abb. 4.9). Dieser Mechanismus läßt sich auch als inhibitorischer Mechanismus der Erektion beschreiben.

Zusammenfassend läßt sich festhalten, daß eine vollständige Erektion mit maximaler Rigidität davon abhängig ist, daß sowohl das parasympathische als auch das sympathische und somatomotorische Nervensystem intakt sind. Während Initiierung und Aufrechterhaltung der Erektion ein rein parasympathisch-vaskuläres Phänomen darstellen, wird die maximale Rigidität erst durch die Kontraktion der somatomotorisch innervierten Mm. ischiocavernosi im tumeszenten Zustand erreicht. Detumeszenz und Abklingen der Erektion sind primär ein sympathisch gesteuertes Phänomen, das aufgrund einer glattmuskulären Kontraktion zustande kommt und als inhibitorischer Mechanismus beschrieben werden kann.

LITERATUR

1. Comarr AE (1970) Sexual function among patients with spinal cord injury. Urol Int 25: 134–168
2. Conti G (1952) L'érection du penis humain et ses bases morphologico-vasculaires. Acta Anat 14:217
3. Ebner V von (1900) Über klappenartige Vorrichtungen in den Arterien der Schwellkörper. Anat Anz 18:79
4. Eckhard C (1863) Untersuchungen über die Erektion beim Hunde. Beitr Anat Physiol 3:123
5. Fournier GR Jr, Juenemann KP, Lue TF, Tanagho EA (1987) Mechanisms of venous occlusion during canine penile erection: an anatomic demonstration. J Urol 137:163–167
6. Jünemann KP (1988) Physiologie der penilen Erektion. In: Bähren W, Altwein JE (Hrsg) Impotenz. Diagnostik und Therapie in Klinik und Praxis. Thieme, Stuttgart
7. Jünemann KP (1992) Erektionsstörungen. In: Alken P, Walz K (Hrsg) Urologie. VCH, Weinheim, Kap. 12
8. Jünemann KP, Lue TF, Abozeid M, Hellstrom WJ, Tanagho EA (1986) Blood gas analysis in drug-induced penile erection. Urol Int 41:207–211
9. Jünemann KP, Lue TF, Fournier GR Jr, Tanagho EA (1986) Hemodynamics of papaverine- and phentolamine-induced penile erection. J Urol 136:158–161
10. Jünemann KP, Luo JA, Lue TF, Tanagho EA (1986) Further evidence of venous outflow restriction during erection. Br J Urol 58:320–324
11. Jünemann KP, Persson-Jünemann C, Lue TF, Tanagho EA, Alken P (1989) Neurophysiological aspects of penile erection. Brit J Urol 64:84–92
12. Jünemann KP, Persson-Jünemann C, Tanagho EA, Alken P (1989) Neurophysiology of penile erection. Urol Res 17:213–217
13. Lavoisier P, Courtois F, Barres D, Blanchard M (1986) Correlation between intracavernous pressure and contraction of the ischiocavernosus muscle in man. J Urol 136:936–939
14. Lue TF, Takamura T, Schmidt RA, Palubinskas AJ, Tanagho EA (1983) Hemodynamics of erection in the monkey. J Urol 130:1237–1241
15. Lue TF, Zeineh SJ, Schmidt RA, Tanagho EA (1983) Physiology of penile erection. World J Urol 1:194
16. Lue TF, Takamura T, Umraiya M, Schmidt RA, Tanagho EA (1984) Hemodynamics of canine corpora cavernosa during erection. Urology 24:347–352

4.2
Intrazelluläre Mechanismen der Tonusregulation

S. ÜCKERT

Die penile Erektion resultiert aus der komplexen Interaktion zerebraler, spinaler und lokaler Faktoren, die in ihrer Gesamtheit eine Relaxation der glatten Muskulatur der Corpora cavernosa und der sie versorgenden Gefäße, eine damit verbundene Steigerung des arteriellen Einstroms und eine Begrenzung des venösen Abflusses induzieren. Die Mechanismen der Kontraktion und Relaxation der glatten Muskulatur der Corpora cavernosa (Abb. 4.10) sind von wesentlicher Bedeutung bei der physiologischen Regulation des Erek-

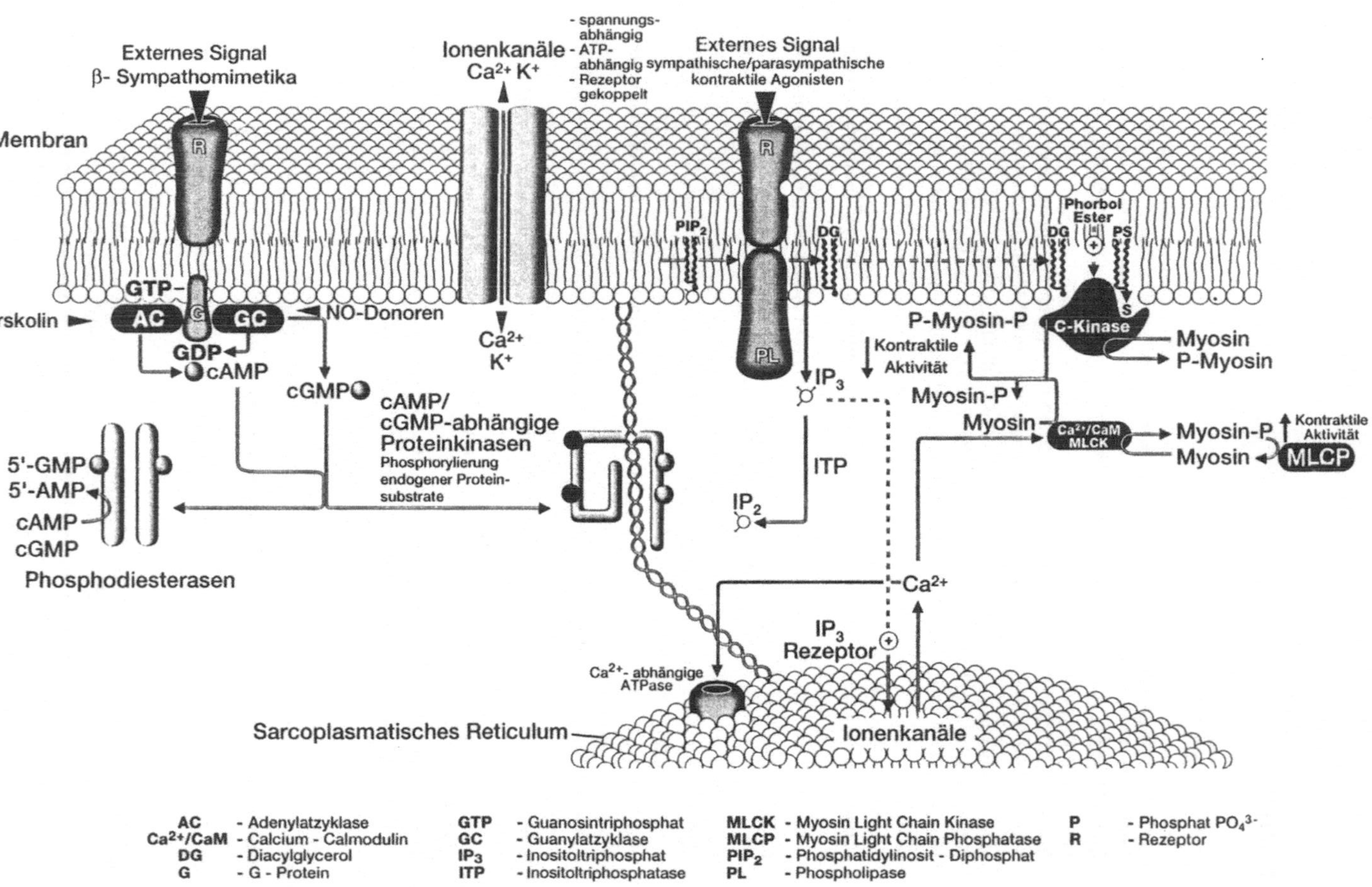

Externes Signal
β- Sympathomimetika
Ionenkanäle
Ca²⁺ K⁺
- spannungs-abhängig
- ATP-abhängig
- Rezeptor gekoppelt
Externes Signal
sympathische/parasympathische
kontraktile Agonisten
Membran
R
R
PL
GTP
AC
G
GC
GDP
cAMP
cGMP
NO-Donoren
Forskolin
Ca²⁺
K⁺
PIP₂
DG
DG
Phorbol Ester
PS
S
P-Myosin-P
C-Kinase
Myosin
P-Myosin
Kontraktile Aktivität
Myosin-P
Myosin
Ca²⁺/CaM MLCK
Myosin-P
Myosin
Kontraktile Aktivität
MLCP
IP₃
ITP
IP₂
cAMP/ cGMP-abhängige Proteinkinasen
Phosphorylierung endogener Protein-substrate
5'-GMP
5'-AMP
cAMP
cGMP
Phosphodiesterasen
Ca²⁺- abhängige ATPase
IP₃ Rezeptor
Ca²⁺
Ionenkanäle
Sarcoplasmatisches Reticulum
AC   - Adenylatzyklase
Ca²⁺/CaM - Calcium - Calmodulin
DG   - Diacylglycerol
G   - G - Protein
GTP   - Guanosintriphosphat
GC   - Guanylatzyklase
IP₃   - Inositoltriphosphat
ITP   - Inositoltriphosphatase
MLCK   - Myosin Light Chain Kinase
MLCP   - Myosin Light Chain Phosphatase
PIP₂   - Phosphatidylinosit - Diphosphat
PL   - Phospholipase
P   - Phosphat PO₄³⁻
R   - Rezeptor

tionsvorganges und wurden deshalb in den letzten 10 Jahren intensiv untersucht [1].

Isolierte glatte Muskulatur der Penisschwellkörper kann eine spontane myogene Aktivität im Sinne periodischer Kontraktionen und Relaxationen zeigen, die unempfindlich gegen den Na^+-Kanal-Blocker Tetrotodoxin und gegen Atropin, ein parasympatholytisch wirkendes Belladonna-Alkaloid, ist. Es wird postuliert, daß es sich dabei um die synchronisierte mechanische Aktivität individueller Myozyten handelt. Elektromyographische in vivo-Untersuchungen belegten außerdem eine synchronisierte elektrische Aktivität der Schwellkörpermuskulatur [16].

Auch wenn die physiologische Relevanz dieser spontanen Phänomene bisher ungeklärt ist, wird vermutet, daß diese myogene Aktivität essentiell für die Regulation der Funktionalität von Rigidität und Detumeszenz ist. Die Entdeckung verschiedener neuronaler, endothelialer und exogener Mediatoren der Relaxation der Schwellkörpermuskulatur hat ein profundes Interesse am Verständnis intrazellulärer Signalübertragungswege der Tonusregulation geweckt, das die Voraussetzung für eine effektive pharmakologische Manipulation mit geeigneten Substanzen im Rahmen der klinischen Therapie von Erektionsstörungen ist.

4.2.1
Die Bedeutung von Ca^{2+}, K^+ und zyklischen Nukleotidmonophosphaten

Wie bei der Erregung der Skelettmuskulatur, so wird auch der kontraktile Apparat glatter Muskelzellen durch eine Erhöhung der intrazellulären Konzentration freien Ca^{2+} über einen definierten Schwellenwert (ca. 0,1 – 0,17 µM) aktiviert. Es besteht eine Kopplung zwischen dem Ca^{2+}-abhängigen kontraktilen Mechanismus mechanischer Kraftentwicklung und der elektrischen Aktivität glatter Muskulatur mit phasischen Eigenschaften: Der Muskeltonus korreliert

Abb. 4.10. Intrazelluläre Mechanismen der Tonusregulation glatter Muskelzellen. Durch Bindung externer Liganden an Membranrezeptoren (R) erfolgt zunächst die Aktivierung GTP-bindender Proteine. Diese stimulieren entweder die Aktivität membranassoziierter Zyklasen oder die der Phospholipase C. Die Phospholipase hydrolisiert PIP_2 zu Inositoltriphosphat (IP_3) und Diacylglycerin. IP_3 diffundiert ins Zytoplasma und verursacht die Freisetzung von Ca^{2+} aus dem Sarkoplasmatischen Retikulum. Ca^{2+} aktiviert als Third Messenger die MLCK, eine Ca^{2+}/Calmodulin-abhängige Proteinkinase, die durch die Phosphorylierung ihres Zielproteins eine kontraktile Reaktion auslöst. Die durch Zyklaseaktivität gebildeten zyklischen Nukleotidmonophosphate binden sich an die regulatorischen Untereinheiten cNMP-abhängiger Proteinkinasen, die im aktivierten Zustand Ionenkanäle des SR oder regulatorische Proteine membranständiger ATPasen phosphorylieren. Die Phosphorylierungsreaktionen führen letztlich zu einer Herabsetzung der zytoplasmatischen Konzentration des freien Ca^{2+} und somit zu einer Relaxation der Muskelzelle. Externe Signalmoleküle sind z.B. das Adrenalin, das an α- und β-adrenergen Rezeptoren bindet, das an Muscarinrezeptoren bindende Acetylcholin, das β-Sympathomimetikum Isoproterenol und die bioaktiven Peptide VIP und ANP. (Mod. nach Berridge 1985)

mit der Frequenz der Aktionspotentiale. Ursache eines Aktionspotentials ist die Aktivierung von Ca^{2+}-Kanälen in der Membran der glatten Muskelzelle durch die Depolarisierung der Membran und die damit verbundene Bewegung extrazellulären Ca^{2+} in das Zytoplasma, die eine Aktivierung Ca^{2+}-abhängiger K^+-Kanäle und damit eine Bewegung von K^+ in den extrazellulären Raum auslöst.

Die transmembrane Ca^{2+}-Permeabilität wird durch 2 Typen von Ca^{2+}-Kanälen in der Membran reguliert, die in spannungsabhängige und rezeptorgekoppelte Ca^{2+}-Kanäle unterschieden werden. Jede exzitatorische Substanz, die eine Depolarisierung der Myozytenmembran verursacht, induziert eine Öffnung der spannungsabhängigen Ionenkanäle, einen Einstrom extrazellulären Ca^{2+} und eine Kontraktion.

Rezeptorgekoppelte Ca^{2+}-Kanäle werden als Reaktion auf die Interaktion eines Rezeptors der Zellmembran mit einer Transmittersubstanz oder einem spezifischen Agonisten aktiviert. Daß die kontraktile Wirkung depolarisierender Agenzien, z. B. des K^+, in vitro durch die Applikation geringer Konzentrationen von Ca^{2+}-Antagonisten blockiert wird, bestätigt die Notwendigkeit eines anhaltenden Ca^{2+}-Einstroms in das Zytoplasma der Muskelzelle während des Kontraktionsvorganges.

Über die funktionelle Relevanz der verschiedenen Ca^{2+}-Kanäle in den Muskelzellen der Corpora cavernosa ist bisher wenig bekannt. Nifedipin und Diltiazem, Inhibitoren spannungsabhängiger Ca^{2+}-Kanäle, blockieren K^+-induzierte Kontraktionen isolierter humaner Schwellkörpermuskulatur komplett und verringern die kontraktile Reaktion des Gewebes auf Norepinephrin um 50 % [6]. Die physiologische Bedeutung von K^+-Kanälen der kavernösen Muskulatur wird durch die Beobachtung belegt, daß Pinacidil und Nicorandil, sog. K^+-Kanal-Öffner, die aufgrund ihrer Molekülstruktur die Eigenschaft haben, K^+-Kanäle zu aktivieren, in vitro humane Schwellkörpermuskulatur relaxieren und bei intrakavernöser Injektion in die Schwellkörper verschiedener Tierpezies Rigidität verursachen. Die in vitro-Effekte von Nicorandil auf humanes Corpus cavernosum werden durch Glibenclamid, einen Inhibitor ATP-abhängiger K^+-Kanäle, antagonisiert.

Die Ca^{2+}-Abhängigkeit der Muskelkontraktion wird von einer Gruppe spezifischer Proteine vermittelt, die eng mit den Aktinfilamenten der Zelle assoziiert sind. Die hydrolytische Aktivität der Myosin-ATPase der glatten Muskelzelle ist Ca^{2+}-abhängig, da die Myosin Light Chain Kinase (MLCK), das die Phosphorylierung des Myosins katalysierende Enzym, durch Ca^{2+} aktiviert wird. Die Ca^{2+}-Wirkung wird durch Calmodulin, ein Ca^{2+}-bindendes Protein, vermittelt. Der Komplex aus Ca^{2+} und Calmodulin aktiviert die MLCK, die die Phosphorylierung der leichten 20-KD-Kette des Myosins katalysiert. Diese Phosphorylierung ist Voraussetzung für die Aktivierung der Mg^{2+}-abhängigen ATPase-Aktivität des Myosins durch Aktin, die zur zyklischen ATP-Hydrolyse während der Muskelkontraktion führt.

Um einen entspannten Zustand der Muskulatur zu erreichen, ist es notwendig, daß die intrazelluläre Konzentration des freien Ca^{2+} unter 0,1 µM sinkt. Dazu wird zytosolisches Ca^{2+} innerhalb der Zelle an Proteine und Membranstrukturen gebunden, in zelluläre Kompartimente aufgenommen oder über Ionenkanäle der Zellmembran in den extrazellulären Raum verbracht. Der

Transport von Ca²⁺ über die Zellmembran in den extrazellulären Raum erfolgt in der Regel gegen den elektrischen und chemischen Gradienten des Ions, ist also ein energieabhängiger Vorgang, der die Aktivität ATP-abhängiger Ca²⁺-Pumpen benötigt.

Als intrazelluläre Ca²⁺-Speicher dienen das Sarkoplasmatische Retikulum (SR) und – im Falle einer Überladung der Zelle mit Ca²⁺ – die Mitochondrien. Das SR glatter Muskelzellen kann bis zu 30 mmol Ca²⁺/kg Trockengewicht akkumulieren; diese Menge ist ausreichend, um bei einer dem Konzentrationsgradienten folgenden passiven Freisetzung in das Zytoplasma den kontraktilen Apparat maximal zu aktivieren. Der Transport des Ca²⁺ aus dem Zytoplasma in das SR erfolgt durch ATP-abhängige Ca²⁺-Pumpen in der Membran des SR.

Seit mehr als 20 Jahren ist bekannt, daß die zyklischen Nukleotidmonophosphate (cNMP) cAMP und cGMP als universelle intrazelluläre Second Messenger auch an der Regulation der Kontraktion und Relaxation glatter Muskulatur beteiligt sind. Für die Aktivierung der cNMP-Synthese ist ein System membrangebundener Proteine verantwortlich, das aus einem Rezeptor, einem Bindungsprotein und den Enzymen Adenylatzyklase (AC) und Guanylatzyklase (GC) besteht. Die Bindung eines externen Liganden – dabei kann es sich um einen Neurotransmitter, ein Hormon oder einen anderen primären Botenstoff handeln – an einen Membranrezeptor bewirkt zunächst eine Änderung der Konformation des Rezeptorproteins. Diese Konformationsänderung teilt sich einem rezeptorassoziierten Bindungsprotein (G-Protein) mit, welches GTP bindet. Eine anschließende Dislokation des G-Proteins innerhalb der Membran und seine Assoziierung mit einer membrangebundenen Zyklase initiiert deren cNMP-Synthese aus den Nukleosidtriphosphaten ATP oder GTP und die GTPase-Aktivität des G-Proteins. Damit nehmen das G-Protein und der Membranrezeptor wieder ihre Ausgangskonfiguration ein und sind für den nächsten Aktivierungszyklus bereit.

cAMP vermittelt die durch β-Sympathomimetika oder andere Aktivatoren der AC (z. B. Forskolin) induzierte Relaxation, cGMP vermittelt die relaxierende Wirkung zahlreicher NO-freisetzender Vasodilatatoren wie Natriumnitroprussid und die endogener Hormone und regulatorischer Substanzen wie *atrial natriuretic peptide* (ANP) und *endothelium derived relaxing factor* (EDRF). Die Wirkung von cAMP und cGMP beruht auf deren Bindung an regulatorische Untereinheiten cNMP-abhängiger Proteinkinasen (PK), wodurch die katalytische Untereinheit dieser Enzyme für die Phosphorylierung spezifischer Proteine aktiviert wird. Die Anwesenheit cNMP-abhängiger PK ist Voraussetzung für eine Verringerung zytoplasmatischer Ca²⁺-Konzentrationen nach Erhöhung des zellulären cNMP-Gehalts.

Es wird vermutet, daß PK im aktivierten Zustand eine Untereinheit der MLCK und integrale Proteine des Sarkoplasmatischen Retikulums phosphorylieren. Bei den SR-Proteinen handelt es sich wahrscheinlich um Ca²⁺-Kanäle und um Phospholamban, ein regulatorisches Protein SR-assoziierter, Ca²⁺-bindender ATPasen, die den aktiven Ca²⁺-Transport aus dem Myoplasma in das Lumen des SR energetisch vermitteln. Diese Phosphorylierungsreaktionen führen zu einer Inaktivierung der MLCK oder, über eine Änderung der räumlichen Struktur der Ionenkanäle oder eine Aktivierung der ATPasen, zu einer Verringerung der intrazellulären Konzentration des freien Ca²⁺ durch einen Ca²⁺-Efflux aus dem

Zytosol in das Speicherkompartiment SR oder die Bindung an Ca^{2+}-abhängige ATPasen. Die Verarmung des zytosolischen Raumes an Ca^{2+} teilt sich dem kontraktilen Apparat der Muskelzelle mit und induziert eine Relaxation.

Die Effekte einer Erhöhung der intrazellulären cNMP-Konzentrationen und die funktionelle Bedeutung dieser Second Messenger für die Kontrolle physiologischer Reaktionen variieren innerhalb verschiedener Gewebe. Während in der glatten Muskulatur der Atemwege eine Erhöhung des cAMP-Gehalts zu einer Relaxation führt, ist es in der Gefäßmuskulatur die Erhöhung des cGMP-Gehalts, die diese Reaktion auslöst. Im Gegensatz dazu führt ein cAMP-Anstieg im Herzmuskel nicht zu einer Relaxation, sondern induziert einen positiv inotropen Effekt.

Von wesentlicher Bedeutung für die intrazelluläre Signalübertagung bei der Tonusregulation ist neben der AC/GC-cNMP-PK-Kaskade das Phosphatidylinositol (PI), ein Phospholipid der Membraninnenseite. Nach einem externen Signal, z.B. der Bindung eines kontraktilen Agonisten an einen Rezeptor der Membran, wird PI zum Phosphatidylinositolbisphosphat (PIP_2) phosphoryliert und anschließend von einer Phospholipase zu Inositoltriphosphat (IP_3) und Diacylglycerin (DG) hydrolisiert. Das wasserlösliche IP_3 diffundiert ins Zytoplasma und bindet sich an Rezeptoren des SR, was einen Ca^{2+}-Efflux aus dem SR bewirkt. Das auf diese Weise mobilisierte Ca^{2+} aktiviert dann als Third Messenger die Ca^{2+}/Calmodulin-abhängige MLCK, die durch die Phosphorylierung ihrer Zielproteine eine kontraktile Reaktion auslöst.

Das DG, eine Verbindung aus Glycerin und den Fettsäuren Stearin- und Arachidonsäure, verbleibt in der Membran und aktiviert dort die Proteinkinase C (PKC), ein in eukaryontischen Zellen ubiquitäres phosphorylierendes Enzym. Zu den von der PKC phosphorylierten Proteinen gehören in glatten Muskelzellen u.a. mikrotubuliassoziierte Proteine des Zytoskeletts und das Myosin. Eine Aktivierung der PKC bewirkt synergistisch mit dem durch IP_3 mobilisierten Ca^{2+} eine kontraktile Reaktion. Das Phänomen der durch Phorbolester induzierten Ca^{2+}-unabhängigen Kontraktionen glatter Muskulatur wird durch eine Aktivierung der PKC und die darauf folgende Phosphorylierung des Myosins vermittelt.

4.2.2
Phosphodiesterase-Isoenzyme

Die intrazellulären Konzentrationen zyklischer Nukleotide werden durch das Verhältnis zwischen deren Synthese durch Adenylat- und Guanylatzyklasen und deren Degradierung durch Phosphodiesterasen (PDE), einer heterogenen Gruppe hydrolytischer Enzyme, reguliert. Den Phosphodiesterasen kommt damit eine zentrale Rolle bei der Tonusregulation glatter Muskulatur zu. PDE-Isoenzyme werden nach ihren Substrataffinitäten für cAMP und cGMP und ihrer Sensitivität für allosterische Modulatoren in 5 Familien eingeteilt, die innerhalb der Gewebe einer Spezies eine spezifische Verteilung zeigen und divergierende funktionelle Relevanz haben.

Beschrieben wurden bisher eine Ca^{2+}/Calmodulin-abhängige PDE I (Substrat cAMP/cGMP), eine cGMP-abhängige PDE II (Substrat cAMP/cGMP), eine cGMP-inhibierte PDE III (Substrat cAMP), eine cAMP-spezifische PDE IV und eine cGMP-spezifische PDE V; von jedem dieser PDE-Isoenzyme existieren verschiedene Isoformen, die sich durch ihre kinetischen Charakteristika unterscheiden.

Diese Kenntnis hat zur Entwicklung zahlreicher spezifischer PDE-Inhibitoren geführt, deren therapeutisches Potential in der selektiven pharmakologischen Beeinflussung von Organ- und Gewebefunktionen gesehen wird. Isoenzymspezifische PDE-Inhibitoren werden bereits als positiv inotrope Wirkstoffe zur Behandlung von Herzinsuffizienzen sowie als Vaso- und Bronchodilatatoren verwendet [9]. In der urologischen Praxis findet der unspezifische PDE-Inhibitor Papaverin in Kombination mit dem α_1-Adrenozeptor-Antagonisten Phentolamin Verwendung als Wirkstoff zur intrakavernösen Injektion.

Initiale Studien unserer Arbeitsgruppe über die PDE-Isoenzyme der humanen Schwellkörpermuskulatur und das potentielle pharmakologische Potential selektiver PDE-Inhibitoren zur Behandlung der erektilen Dysfunktion [13, 14] weckten lediglich ein geringes Interesse der Fachwelt. Erst die Vorstellung von UK 92480 (Sildenafil), eines Inhibitors der cGMP-spezifischen PDE (PDE Typ V), und seine mögliche Bedeutung als oraler Wirkstoff zur Wiederherstellung der erektilen Funktion, anläßlich der 91. Tagung der Amerikanischen Gesellschaft für Urologie 1996 lenkte die Aufmerksamkeit erneut auf den klinischen Nutzen von PDE-Inhibitoren zur Behandlung von Erektionsstörungen und die therapeutischen Perspektiven einer pharmakologischen Modulation der Aktivität von Schlüsselenzymen der kavernösen Signalübertragungswege [2, 3, 5, 7].

4.2.3
Intrazelluläre Rezeptoren zyklischer Nukleotide: Proteinkinasen

Die wichtigsten intrazellulären Rezeptoren der zyklischen Nukleotide cAMP und cGMP sind cNMP-abhängige Proteinkinasen (PK). Wie die PDE sind auch die PK in den Geweben des Säugetierkörpers weit verbreitet, wobei sich relativ hohe Aktivitäten dieser Enzyme in der Lunge, dem Herzen und in der glatten Muskulatur der Blutgefäße finden [10]. Die Hypothese, daß die regulatorischen Effekte von cAMP und cGMP im Metabolismus eukaryontischer Zellen von cNMP-abhängigen PK durch Phosphorylierung endogener Proteinsubstrate vermittelt werden, wird allgemein akzeptiert.

Experimentelle Arbeiten belegen, daß die sympatholytische Wirkung des Diterpens Forskolin, von Prostaglandin E_2, PDE-Inhibitoren und des β-Sympathomimetikums Isoproterenol mit einer intrazellulären cAMP-Erhöhung und einer Aktivierung der cAMP-abhängigen PK in intakten Zellen einhergeht [15]. Studien mit ANP, Nitroverbindungen und Verbindungen, die eine Freisetzung endothelialer Vasodilatatoren induzieren, zeigten, daß ein selektiver Anstieg des intrazellulären cGMP-Gehalts, eine Aktivierung cGMP-abhängiger PK und eine Erniedrigung der intrazellulären oder zytoplasmatischen Ca^{2+}-Konzentration mit dem mechanischen Effekt der Relaxation korrelierten [4, 17]. Eines der endogenen Substrate der cAMP-abhängigen PK ist wahrscheinlich die MLCK, deren Affinität zu Ca^{2+}/Calmodulin durch die Phosphorylierung reduziert wird, was zu einer Dephosphorylierung der leichten Kette des Myosins führt [8].

Raeymaekers et. al. [11] und Sarcevic et. al. [12] demonstrierten, daß die cGMP-abhängige PK in den aus Homogenaten glatter Muskulatur isolierten partikulären Fraktionen ein regulatorisches Protein der Ca^{2+}-ATPase des Sarkoplasmatischen Retikulums, das Phospholamban, phosphoryliert.

Die pharmakologische Relevanz einer selektiven Aktivierung intrazellulärer PK in vivo mit PDE-resistenten Strukturanaloga der zyklischen Nukleotide cAMP und cGMP wird zukünftig sicher Gegenstand weiterer experimenteller Untersuchungen sein.

LITERATUR

1. Andersson KE (1993) The pharmacology of lower urinary tract tract smooth muscle and erectile tissues. Pharmacol Rev 45:253–308
2. Ballard SA, Burslem FMF, Gingell CJC, Price ME, Tang K, Turner LA, Naylor AM (1996) In vitro profile of UK 92480, an inhibitor of cyclic GMP-specific phosphodiesterase V for the treatment of male erectile dysfunction. J Urol 155 [Suppl]:495A
3. Boolell M, Gepi-Attee S, Gingell CJC, Allen M (1996) UK 92480, a new oral treatment for erectile dysfunction. A double blind, placebo-controlled crossover study demonstrating dose response with rigiscan and efficiacy with outpatient diary. J Urol 155 [Suppl]: 495A
4. Diamond J, Chu EB (1983) Possible role for cyclic GMP in endothelium-dependent relaxation of rabbit aorta by acetylcholine: comparison with nitroglycerine. Res Commun Chem Pathol Pharmacol 41:369–381
5. Eardly I, Morgan RJ, Dinsmore WW, Pearson J, Wulff MB, Boolell M (1996) UK 92480, a new oral therapy for erectile dysfunction. A placebo-controlled trial with treatment taken as required. J Urol 155 [Suppl]: 495A
6. Fovaeus M, Andersson KE, Hedlund H (1987) Effects of some calcium channel blockers on isolated human penile erectile tissue. J Urol 138:1267–1272
7. Gingell CJC, Jardin A, Olsson AM et al. (1996) UK 92480, a new oral treatment for erectile dysfunction: A double-blind, placebo-controlled, once daily response study. J Urol 155 [Suppl]:495A
8. Haeberle JR, Hathaway DR, De Paoli-Roach AA (1985) Dephosphorylation of myosin by the catalytic subunit of a type 2 phosphatase produces relaxation of chemically skinned uterine smooth muscle. J Biol Chem 260:9965–9968
9. Hall IP (1993) Isoenzyme selective phosphodiesterase inhibitors: potential clinical uses. Br J Clin Pharmacol 35:1–7
10. Lincoln TM, Hall CL, Park CR, Corbin JD (1976) Guanosin-3'5'-cyclic monophosphate binding proteins in rat tissues. Proc Natl Acad Sci USA 73:2559–2563
11. Raeymakers L, Hofman F, Casteels R (1988) Cyclic GMP-dependent protein kinase phosphorylates phospholamban in isolated sarcoplasmatic reticulum from cardiac and smooth muscle. Biochem J 252:269–273
12. Sarcevic B, Brookes V, Martin TJ, Kemp BE, Robinson PJ (1989) Atrial natriuretic peptide dependent phosphorylation of smooth muscle cell particulate fraction is mediated by cGMP-dependent protein kinase. J Biol Chem 264:20648–20654
13. Stief CG, Ückert S, Truß MC, Becker AJ, Taher A, JonasU (1995) Cyclic nucleotide phosphodiesterases in human cavernous smooth muscle: characterization and functional effects of various PDE-inhibitors in vitro and in vivo. Int J Impot Res 7 [Suppl 1]:6
14. Ückert S, Stief CG, Becker AJ, Truß MC, Thon WF, Jonas U (1994) The effect of specific phosphodiesterase III-inhibitor milrinone on human and rabbit erectile tissue. J Urol 151: 495A
15. Vegesna RVK, Diamond J (1984) Effects of isoproterenol and forskolin on tension, cyclic AMP-levels, and cyclic AMP-dependent protein kinase activity in bovine coronary artery. Can J Physiol Pharmacol 62:1116–1123

16. Wagner G (1988) Electrical activity of the corpus cavernosum: functional and pharmacological perspectives. Proceedings of the Third Biennal World Meeting on Impotence (Boston/MA), Int Soc Impotence Res 7
17. Waldman SA, Rapaport RM, Murad F (1984) Atrial natriuretic factor selectively activates particulate guanylate cyclase and elevates cGMP in rat tissues. J Biol Chem 259: 14332–14334

4.3
Pathophysiologie von Erektionsstörungen

G. POPKEN und U. WETTERAUER

In der Diagnostik und Therapie sowie der Grundlagenforschung der erektilen Dysfunktion sind in den letzten 15 Jahren richtungsweisende Fortschritte erzielt worden. Heute bestimmen zunehmend die Kenntnisse von Physiologie und Pathophysiologie die Therapie von Erektionsstörungen (Abb. 4.11). Meilensteine für diese Entwicklung waren neben der Erprobung intrakavernös verabreichter gefäßwirksamer Medikamente [6, 24] die Entwicklung eines Tiermodells, mit dessen Hilfe durch Neurostimulation Erektionen ausgelöst werden konnten. Hiermit wurde es möglich, hämodynamische Aspekte der verschiedenen Erektionsphasen im Detail zu untersuchen [11, 14].

Funktionelle, morphologische und insbesondere ultrastrukturelle Untersuchungen [22] zeigten, daß Erektionsstörungen überwiegend ein organisches Korrelat zugrunde liegt. Die wichtigsten Ursachen der organisch bedingten erektilen Impotenz sind:

- Erkrankungen der Blutgefäße: 33 %,
- Diabetes mellitus: 25 %,
- radikale Tumoroperation im Becken: 10 %,
- Verletzungen und Erkrankungen des Rückenmarks incl. multipler Sklerose: 11 %,

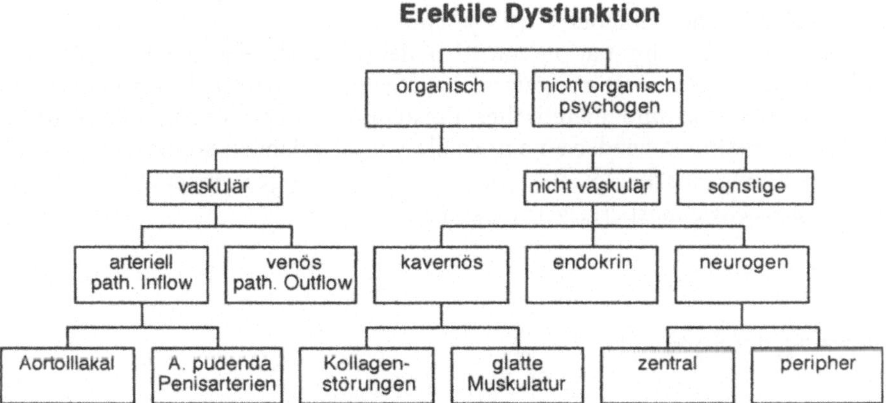

Abb. 4.11. Einteilung der Erektionsstörungen

- Medikamenteneinnahme: 8%,
- hormonelle Störungen: 6%,
- Drogenmißbrauch: 7%.

Am Beispiel des Diabetes mellitus wird deutlich, daß es bei der Einteilung nach Ursachen der erektilen Dysfunktion zu Überschneidungen kommt. Folge des Diabetes sind einerseits eine Mikroangiopathie, also Veränderungen im Bereich der Rankenarterien, andererseits eine periphere Neuropathie. Führt nun die verminderte Durchblutung oder die gestörte autonome Innervation zu einer Degeneration der Schwellkörpermuskulatur? In den meisten Fällen einer organisch bedingten erektilen Dysfunktion sind wir auch heute noch weit davon entfernt, eine kausale Pathogenese aufstellen zu können. Dies wird zusätzlich dadurch erschwert, daß selbst rein organisch bedingte Formen immer zu einer psychischen Mitreaktion führen, die das Selbstbewußtsein des Mannes beeinträchtigen und zu Persönlichkeitsveränderungen führen.

Als Risokofaktoren für eine erektile Dysfunktion gelten chronischer Nikotinabusus, Diabetes mellitus, Hypertonie, Hyperlipidämie, chronische Niereninsuffizienz. An unserem eigenen Krankengut konnten wir folgende Häufigkeit der Risikofaktoren finden:

- chronischer Nikotinabusus (> 20 Zig./Tag): 87%,
- Hyperlipidämie: 83%,
- Hypertonie: 33%,
- Diabetes mellitus 27%.

Am Beispiel des Nikotins wird deutlich, daß ganz unterschiedliche Mechanismen eine Erektion negativ beeinflussen können. Ein kurzfristiger pharmakologischer Effekt ist die Blockierung der postganglionären Neurotransmission der parasympathischen, für die Auslösung einer Erektion verantwortlichen Fasern (Nikotin als Ganglienblocker). Dieser Vorgang ist konzentrationsabhängig und reversibel. Tierversuche konnten zeigen, daß nach Inhalation von Nikotin die Relaxation der glatten Muskulatur ausbleibt und trotz erhöhtem arteriellem Bluteinstrom keine Druckzunahme im Schwellkörper erfolgt [10]. Der langfristig wirksame und wahrscheinlich wesentliche Schädigungsmechanismus ist eine Muskeldegeneration der Schwellkörper.

Wie wichtig die Elimination von Risikofaktoren ist, zeigt die Tatsache, daß Patienten mit Erektionsstörungen nach Aufgabe des Nikotinabusus oder einer Gewichtsreduktion und diätetischer Einstellung einer Hyperlipidämie ohne weitere Maßnahmen wieder eine normale Potenz erlangen konnten. Der Grad der Schädigung entscheidet, ob es sich um reversible oder irreversible Veränderungen des Schwellkörpergewebes handelt.

4.3.1
Psychische Störungen

Aufgrund der Gegensätze psychoanalytischer und lerntheoretischer Ansichten gibt es über die psychischen Ursachen von sexuellen Funktionsstörungen eine

Vielzahl von hypothetischen Ansätzen [2, 5, 12]. Aufgrund der Schwierigkeit, zwischen organischen und psychischen Ursachen einer sexuellen Funktionsstörung zu unterscheiden, gibt es unterschiedlichste Angaben über die Häufigkeit bzw. den Anteil von psychisch bedingten Erektionsstörungen. Bei psychosexuellen Funktionsstörungen finden sich meist eine Vielzahl von Ursachen, wobei erst die Summe ungünstiger Erfahrungen und Erlebnisse in verschiedenen Bereichen und Altersstufen eine sexuelle Störung entstehen läßt. Auslösende Momente können hierbei potenzierend wirken. Individuelle Reaktionen auf gleiche negative Situationen scheinen von Persönlichkeitsvariablen und Reaktionen des Partners abzuhängen.

Abwehr von Angst

In der Psychoanalyse wird eine sexuelle Funktionsstörung als ein Abwehrmechanismus von Ängsten gesehen, wobei das Symptom einen stabilisierenden Faktor besitzt. Die Ängste sind den Patienten oft nicht bewußt, höchstens vorbewußt. Sie können deshalb nur selten sofort auf Nachfragen angegeben werden. Beispiele hierfür sind die Abwehr von Triebängsten, Beziehungsängsten (Mutter/Kind, Partner), sozialen Ängsten (gesellschaftliche Normen) und Tabuisierung des Sexuellen (Religion).

Partnerprobleme

Bei sexuellen Funktionsstörungen gibt es keinen unbeteiligten Partner. Sexuelle Hemmungen eines Partners wirken auf den anderen zurück. Die sexuelle Erregung stellt in der Regel eine Funktionseinheit von männlichen und weiblichen Elementen dar [15].

Selbstverstärkungsmechanismen

Bei sexuellen Funktionsstörungen sind Erwartungs- und Versagensängste von zentraler Bedeutung. Sie wirken als mitbedingende oder aufrechterhaltende Faktoren. Aufgrund dieser Ängste werden Sexualkontakte gemieden und werden dann zu phobischen Gebilden. Aus lerntheoretischer Sicht besteht bei ungestörtem Sexualverhalten das Prinzip der positiven Verstärkung. Ein gestörtes Sexualverhalten kann durch negative Verstärkung bedingt oder aufrechterhalten werden. Auch beim Fehlen von organischen Störungen können Ängste, Anspannungen oder negative Partnerreaktionen zu negativen Erfahrungen führen. Wiederholen sich diese Situationen, können Ängste auftreten, die ebenfalls zu sexuellen Funktionsstörungen führen können.

Ursachen im höheren Lebensalter

Erektionsstörungen treten im Alter häufiger auf. Zum einen nimmt die Wahrscheinlichkeit anderer Erkrankungen zu, die zu einer erektilen Dysfunktion führen können (Diabetes mellitus, arterieller Hypertonus, Hyperlipidämie, periphere Durchblutungsstörungen). Zum anderen treten Veränderungen im

Alter ein, die das partnerschaftliche, soziale und psychische Umfeld der Partner beeinflussen. Oft wird eine Monotonie in der sexuellen Beziehung und/oder ein Desinteresse eines oder beider Partner angegeben. Ebenso können Veränderungen der Sexualfunktion und nachlassende Libido die Partner verunsichern und physiologische Veränderungen mißverstanden werden. Geistige und körperliche Überanstrengung sowie übermäßige Beanspruchung im beruflichen Bereich können sich negativ auf die Sexualfunktion auswirken.

4.3.2
Neurogene Störungen

Das zerebrale Sexualzentrum liegt im limbischen System. Spinal unterscheidet man das thorakolumbale sympathikotone psychogene Erektionszentrum (Th10–L1) und das sakrale parasympathikotone reflexogene Erektionszentrum (S2–S4).

Durch zerebrale und spinale Reize wird das erektile Gewebe angeregt. Die glattmuskulären Strukturen der Schwellkörper relaxieren, wodurch es zu einer Herabsetzung des peripheren Widerstandes kommt. Gleichzeitig kommt es zu einer Steigerung der Durchblutung in den A. pudendae internae bis zum 50fachen der Ruhedurchblutung. Hierdurch wird die Tumeszenz und durch eine zusätzliche Aktivität der somatisch innervierten Beckenbodenmuskulatur die folgende vollständige Rigididät des Penis erzielt (Abb. 4.12).

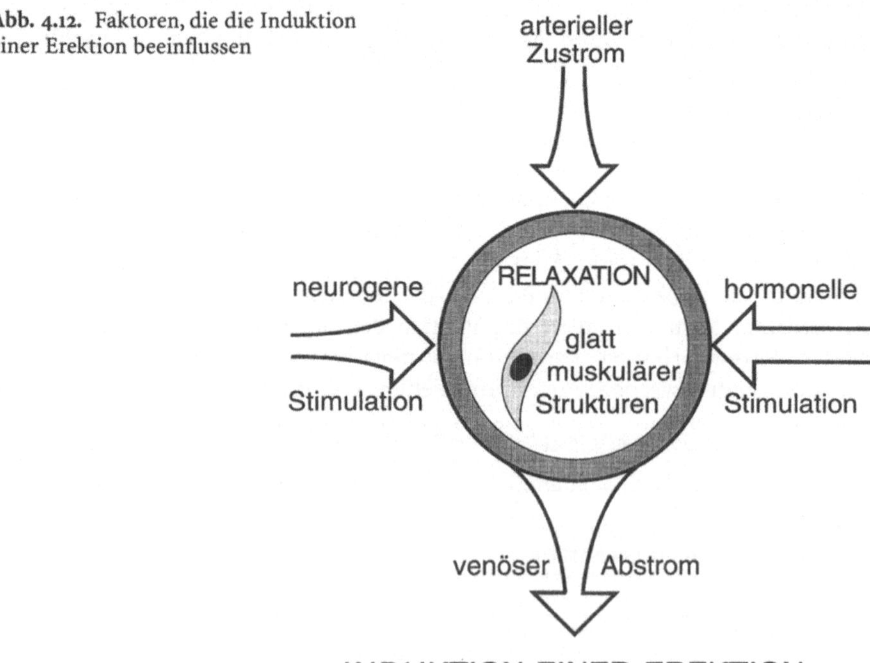

Abb. 4.12. Faktoren, die die Induktion einer Erektion beeinflussen

Unter klinischen Aspekten lassen sich die neurogenen Ursachen einer Erektionsstörung wie folgt einteilen:

- Läsion des anterioren Temporallappens.
- Störungen des Rückenmarks.
- Störungen der sensorischen Bahnen:
  - Diabetes mellitus,
  - Neuropathien,
  - Tabes dorsalis,
  - Störungen der Hinterwurzel.
- Störungen der Nn. erigentes:
  - radikale Prostatektomie,
  - Rektosigmoidoperationen,
  - Bestrahlungen des kleinen Beckens,
  - Aorten-Bypass-Operationen,
  - Beckenverletzungen.

Die Ursachen neurogener Schädigungen auf zentraler und peripherer Ebene können metabolisch, toxisch, iatrogen, vaskulär, durch Raumforderungen und Systemerkrankungen bedingt sein. Zentrale und periphere neurogene Ursachen der erektilen Dysfunktion:

- *Zerebral/spinal:*
  - Morbus Parkinson,
  - Apoplex,
  - Temporallappenepilepsie,
  - Myotona dystrophica,
  - multiple Sklerose,
  - Querschnittslähmung.
- *Peripher:*
  - Conus-cauda-Syndrom,
  - Meningomyelozele,
  - Polyradikulitis,
  - Bandscheibenprolaps,
  - Polyneuropathie,
  - Nervenverletzungen.

Bei neurogenen Ursachen von Erektionsstörungen reagieren die glattmuskulären Strukturen der Schwellkörper initial gut auf intrakavernös applizierte vasoaktive Substanzen. Aufgrund der neurogenen Schädigung kommt es zu einer Degeneration der glattmuskulären Strukturen der Schwellkörper, so daß letztendlich auch nach intrakavernöser Gabe vasoaktiver Substanzen keine Erweiterung der kavernösen Räume mehr stattfinden kann.

Diabetes mellitus

2–3 % der Bevölkerung der Bundesrepublik sind manifest an einem Diabetes mellitus erkrankt. Klinisch unterscheidet man den juvenilen Typ I vom Altersdiabetes Typ II. Etwa jeder zweite männliche Diabetiker berichtet über se-

Abb. 4.13. Kompletter Verschluß einer Rankenarterie bei einem 19jährigen insulinpflichtigen Diabetiker. Das elektronenmikroskopische Bild zeigt eine Degeneration der Myozyten der Gefäßwand

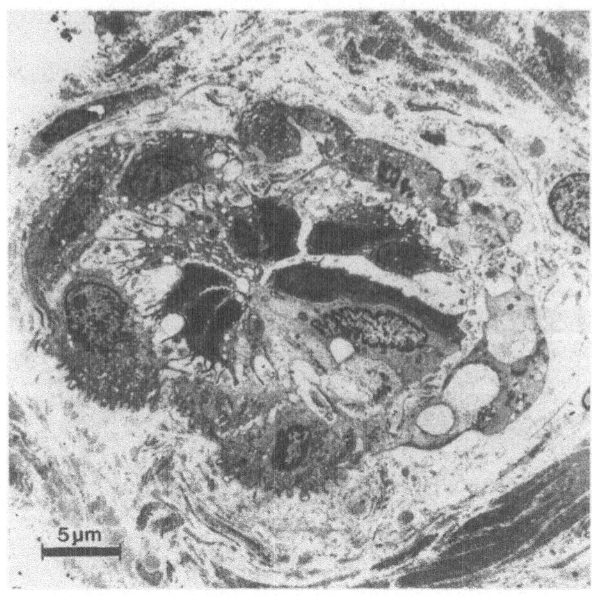

xuelle Funktionsstörungen im Verlauf seiner Erkrankung. Die erektile Dysfunktion verläuft chronisch progredient und führt nach etwa 5 Jahren zum vollständigen Erektionsverlust. Es besteht eine Korrelation zwischen Diabetesdauer sowie ungünstiger Stoffwechsellage und der Inzidenz von Erektionsstörungen.

Die Hauptursache der erektilen Dysfunktion stellt die Mikro- und Makroangiopathie der Becken- und Penisgefäße dar, die bei Diabetikern mit einer erhöhten Inzidenz vorzufinden ist. Es korreliert das Ausmaß der Arterio- und Arteriolosklerose mit dem Grad der Erektionsstörung (Abb. 4.13). Eine weitere Ursache der erektilen Dysfunktion beim Diabetes mellitus besteht in der Neuropathie. Bei Diabetikern wurden Fehlfunktionen der penilen Nervenbahnen, fibrotische Gefäßveränderungen der kleinen Penisarterien und ausgeprägte perivaskuläre, perineurale und intrakavernöse Fibrosen beobachtet [8, 9].

4.3.3
Arterielle Störungen

Die erektile Dysfunktion kann als Frühsymptom und empfindlicher Indikator einer einsetzenden generalisierten Arteriosklerose aufgefaßt werden und ist mit der Angina pectoris bei der koronaren Herzkrankheit zu vergleichen. Bei beiden Erkrankungen kann eine funktionell geforderte Durchblutungssteigerung aufgrund peripherer Gefäßwandveränderungen nicht ausreichend erfolgen. Der Alterungsprozeß der Gefäße beginnt bereits mit dem 20. Lebensjahr erkennbar zu werden und schreitet ab diesem Zeitpunkt fort. Das Vorhandensein von Risikofaktoren führt zu einer verstärkten und verfrühten Ausprägung der Gefäßveränderungen.

Risikofaktoren haben eine unterschiedliche Bedeutung für die einzelnen Gefäßregionen. Periphere Gefäßveränderungen werden hauptsächlich begünstigt durch Nikotin, Fettstoffwechselstörungen und Diabetes mellitus. Eine Kombination mehrerer Risikofaktoren führt zu einem Potenzierungseffekt der einzelnen Faktoren. Das Symptom der erektilen Dysfunktion aufgrund arteriosklerotischer Veränderungen entwickelt sich allmählich und beginnt mit verzögert einsetzenden und sich zunehmend abschwächenden Tumeszenzphasen bei einem fortschreitendem Rigiditätsverlust. Gleichzeitig kommt es zu einer Abschwächung der nächtlichen und morgendlichen Tumeszenzen. Dies kann bis zum vollständigen Erektionsverlust führen [21, 26].

Aortoiliakal

Bei dem klassischen Verschlußsyndrom [13] kommt es neben den Symptomen der peripheren arteriellen Verschlußkrankheit zu einer erektilen Dysfunktion. Bei der aotoiliakalen Gefäßerkrankung tritt das Symptom der Impotenz zeitlich deutlich vor den Symptomen der arteriellen Insuffizienz auf. Die Inzidenz der erektilen Dysfunktion wird zwischen 8 % (Aortenaneurysmen) und 42 % – 81 % (aortoiliakale Stenosen oder Verschlüsse) angegeben (Abb. 4.14). Als Ursache wird eine rapide Blutdrucksenkung distal der Stenose oder der Verschlüsse und weniger eine verminderte Flußrate postuliert.

Das sich nach gefäßchirurgischen Rekonstruktionen die Symptome der erektilen Dysfunktion z. T. nicht bessern, liegt zum einen an der operationtechnisch bedingten Läsion des nervalen Plexus hypogastricus und zum anderen an einer gleichzeitigen Schädigung der Endstrombahn, einem sog. Pelvic-steal- oder Iliaca-externa-steal-Phänomen sowie Kollateralen zwischen Becken- und Beinstrombahn [7, 16 – 18].

Abb. 4.14. Die Gefäßdarstellung zeigt einen hochgradigen Verschluß am Abgang der A. iliaca interna

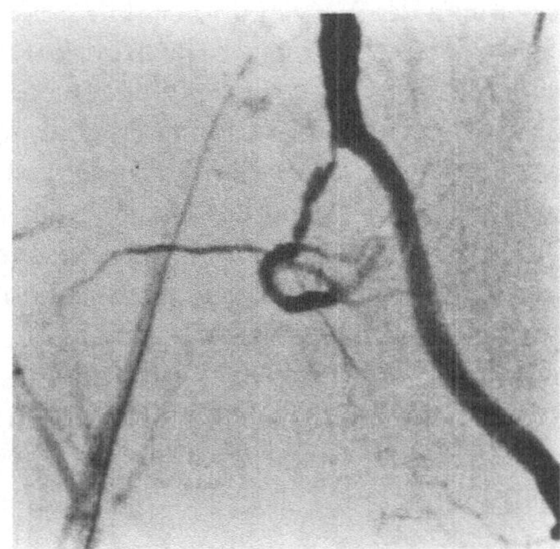

Arteria pudenda interna/Penisarterien

Die dramatischen hämodynamischen Veränderungen in den penilen und vorgeschalteten pudendalen Gefäßen, die für das Zustandekommen und Aufrechterhalten einer Erektion erforderlich sind, setzen eine ausreichende Elastizität der zuführenden Gefäße sowie der Strukturen der Schwellkörper voraus. Gehen diese durch die klassischen arteriosklerotischen Umbauvorgänge (Intimaödem, Sklerose, Hyalinisierung) (s. Abb. 4.13) verloren oder ist durch einen Verschluß ein Teil der Schwellkörperdurchblutung vermindert, dann reichen zwar die kollateralen Querverbindungen zur Aufrechterhaltung einer Ruhedurchblutung aus, jedoch fehlt die funktionell erforderliche Steigerung der penilen Durchblutung, um einen intrakavernösen Druck aufzubauen.

Gefäßdysplasien

Ursache der primären erektilen Dysfunktion aufgrund arterieller Störungen können Aplasien und Hypoplasien einzelner Penisgefäße sein. Eine umfassende Darstellung peniler Gefäßdysplasien oder eine Klassifikation derartiger Läsionen [3] hat für die Praxis allerdings nur eine eingeschränkte Bedeutung.

Die grundlegende Problematik bei der Beurteilung der penilen Gefäßmorphologie besteht darin, eine Korrelation zwischen dem Gefäßstatus einerseits und dem Ausmaß der allein dadurch hervorgerufenen Funktionsstörung andererseits herzustellen. Abweichungen von der paarigen penilen Gefäßversorgung sowie Hypoplasien einzelner Gefäße sind häufig und führen ebenso wie eine einseitige Versorgung der Schwellkörper allein nicht zur primären Impotenz. Einzelne Patienten mit einer primären Erektionstörung weisen eine beidseitige Gefäßfehlanlage auf, wobei mindestens 2 von 4 Gefäßen betroffen sind. In Abhängigkeit vom Alter des Patienten und Risikofaktoren der Arteriosklerose kann es zu einer sekundären Erektionsstörung kommen.

Postraumatisch/iatrogen

Läsionen der Nerven und Gefäße des Penis treten aufgrund der engen topographischen Beziehung zu Harnröhre und Beckenboden meist mit Verletzungen, Operationen oder Bestrahlungen des kleinen Beckens (unterer Harntrakt, Darm) auf und können eine Erektionsstörung hervorrufen. Bei tumorchirurgischen Eingriffen im kleinen Becken ist in der Regel eine Durchtrennung beider neurovaskulärer Bündel Ursache der erektilen Dysfunktion. Nach Rektumresektion liegt die Impotenzrate zwischen 60 und 100 %. Bei der radikalen Prostatektomie gelingt es bei nervenschonender Operationstechnik [27] die neurovaskulären Bündel zu identifizieren, eine Schonung ist jedoch häufig aus tumorchirurgisch nicht zu rechtfertigen. Es ist mit einer Impotenzrate von 10 bis 40 % nach der radikalen Prostatektomie zu rechnen.

Nach einer perkutanen Hochvoltbestrahlung der Prostata kann eine dauerhafte Schädigung der autonomen Innervation des Penis in etwa 40 % der Fälle zu einer Impotenz führen.

4.3.4
Venöse Störungen

Eine massive Zunahme des arteriellen Einstroms in die Schwellkörper, die Relaxation der glattmuskulären Strukturen der Schwellkörper und eine Erhöhung des venösen Ausstromwiderstandes sind die hämodynamischen Vorraussetzungen einer physiologischen Erektion (s. Abb. 4. 12). Durch die Ausdehnung der Schwellkörperhohlräume (Sinusoide) wird das Venengeflecht unter der Schwellkörperwandung (Tunica albuginea) komprimiert und somit der Ausstromwiderstand erhöht [11]. Versagt der Mechanismus der venösen Drosselung, so kann es zu einer Tumeszenz und Längenzunahme des Penis kommen, die jedoch aufgrund der mangelnden Versteifung (Rigidität) nicht für eine vaginale Penetration ausreicht.

Pathologische venöse Drainagen können lokalisiert oder diffus sein. Typische pathologische Abströme erfolgen über die V. dorsalis penis profunda, die Vv. profundae penis, über korporospongiöse Shunts, ektope Venen oder über posttraumatische oder iatrogene Fisteln. Die Diagnose eines pathologischen venösen Abflusses erfolgt aus der Anamnese und der Kavernosographie und -metrie. Isolierte venöse Leckagen mit niedrigem Flow haben therapeutisch die beste Prognose [20, 23, 25].

Elektronenmikroskopische Untersuchungen konnten zeigen, daß die Ursache des sog. venösen Lecks nicht auf einer Texturstörung der Tunica albuginea, sondern auf einer Degeneration der glatten Schwellkörpermuskulatur zurückzuführen ist [28]. Ein venöses Leck ist also nicht Ursache, sondern lediglich ein Symptom einer Erektionsstörung.

4.3.5
Penile und kavernöse Störungen

Verschiedene lokale Fehlbildungen des Penis und der Harnröhre können zu sexuellen Funktionsstörungen führen. Spaltbildungen der Harnröhre beeinflussen die Erektionsfähigkeit des Penis nicht. Es kann jedoch aufgrund von Narbensträngen zu einer Penisschaftabknickung kommen. Bei ausgeprägten Formen kann die Harnröhrenöffnung so weit verlagert sein, daß die Zeugungsfähigkeit beeinträchtigt sein kann. Ebenso kann eine angeborene Penisschaftverkrümmung zu Beschwerden beider Partner beim Geschlechstverkehr führen.

Entzündliche oder traumatische Narbenzüge sowie tumoröse Veränderungen der Penishaut und der Vorhaut (Präputium) können ebenfalls die erektile Funktion aufgrund auftretender Schmerzen beeinträchtigen.

Die Induratio penis plastica (M. Peyronie) ist eine Erkrankung des Penis mit einer lokalen fibrösen Induration, die zu Erektionsstörungen, Penisschaftverkrümmungen und Schmerzen bei der Erektion führen kann.

Verschiedene Noxen (Nikotin) und Erkrankungen (Diabetes mellitus, Denervierung) können zu einer Schädigung der glattmuskulären Strukturen der

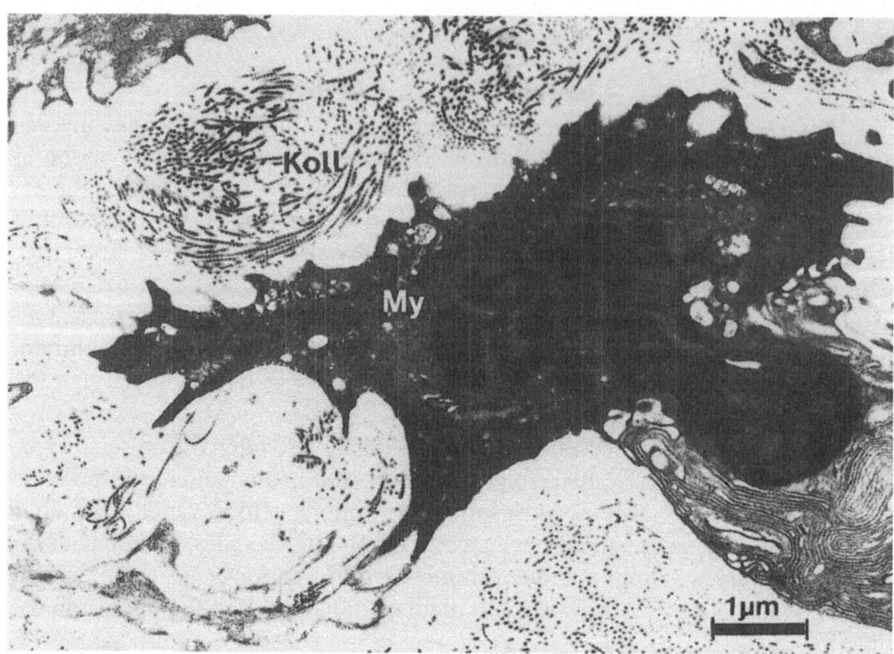

Abb. 4.15. Degeneration glatter Muskelzellen im Schwellkörper. Die elektronenmikroskopische Aufnahme zeigt einen Myozyten *(MY)* im Zustand einer fortgeschrittenen Schrumpfnekrose neben vermehrten Kollagenablagerungen *(Koll)*

Schwellkörper führen. Bei der physiologischen Erektion spielt die Relaxation der glattmuskulären Strukturen neben einer maximalen Steigerung des Bluteinstromes und einer Steigerung des Ausstromwiderstandes eine zentrale Rolle [1]. Relaxieren die glattmuskulären Strukturen nicht, dann können sich die kavernösen Räume nicht ausdehnen; somit kann kein weiteres Blut einströmen.

Typisch für arterielle Durchblutungsstörungen und insbesondere das venöse Leck sind die Degeneration glatter Muskelzellen (Abb. 4.15) und die Einlagerung von Verkalkungen und Fetten zwischen den glatten Muskelzellen (Abb. 4.16). Hierdurch gehen die für eine geordnete glattmuskuläre Aktion erforderlichen myo-myozytären Kontakte (gap-junctions) verloren. Weiterhin findet keine Kompression des subtunikal gelegenen Venenplexus statt, wodurch der Auslaßwiderstand nicht erhöht wird und eine venöse Insuffizienz entsteht.

4.3.6
Endokrine Störungen

Der Anteil endokriner Störungen als Ursache von Erektionsstörungen wird zwischen 2 % und 8 % angegeben. Vor allem Störungen der Achse von Hypothalmus–Hypophyse–Gonaden mit einem Mangel an Testosteron können, wie auch Erkrankungen der Schilddrüse, Nebennierenrinde oder hormonproduzie-

Abb. 4.16. Elektronenmikroskopischer Ausschnitt aus dem Trabekelgewebe des Schwellkörpers mit 2 schrägverlaufenden unauffälligen Muskelzellen *(My)*. Dazwischen liegen zentral helle Aussparungen, die Verkalkungen entsprechen *(Ca)*

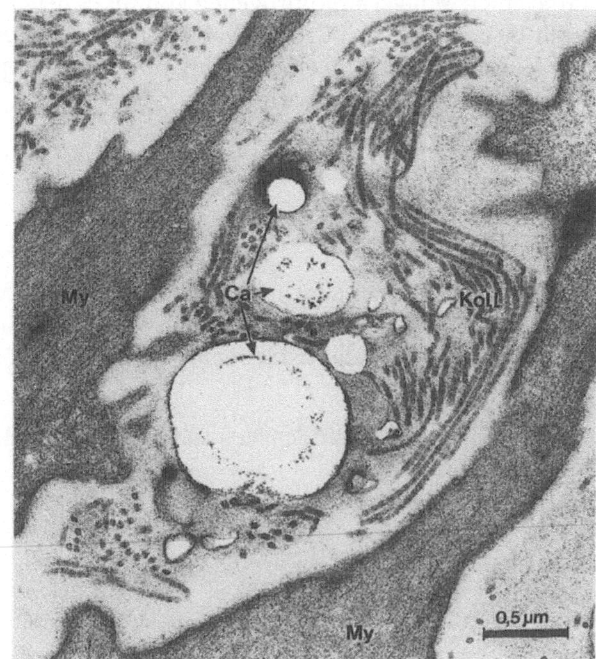

rende Tumoren (Prolaktin) mit Beeinflussung dieser Achse, zu Erektionsstörungen führen:

- Androgenmangel (Hypogonadismus) mit überschießender zentraler Stimulation (hypergonadotroper Hypogonadismus):
  - konnatale Anorchie,
  - Hodenatrophie,
  - hereditär-degenerative-Syndrome,
  - Klinefelder-Syndrom (XXY).
- Androgenmangel mit mangelnder zentraler Stimulation (hypogonadotroper Hypogonadismus):
  - allgemeiner Gonadotropinmangel,
  - Hypophysenerkrankungen,
  - postpubertale Leydig-Zell-Insuffizienz,
  - Climacterium virile.
- Hyperprolaktinämie.
- Schilddrüse:
  - Hypothyreose,
  - Hyperthyreose.
- Nebennierenrinde:
  - Morbus Cushing,
  - Morbus Addison.
- Hormonproduzierende Tumoren,
- Lebererkrankungen.

Durch einen Mangel an Androgenen kommt es neben einer Senkung der Libido durch bislang nicht eindeutig geklärte Mechanismen zu Erektionsstörungen. Möglicherweise scheint eine Modulation der Rezeptoren von Gefäßen und kavernösen Strukturen zu erfolgen [4, 19].

4.3.7
Medikamente

Medikamente können aufgrund verschiedener Wirkungsmechanismen – neurogen (zentral oder peripher), arteriell, glattmuskulär – zu Erektionsstörungen führen. Die wichtigsten Medikamentengruppen sind im folgenden aufgeführt:

- Antihypertonika,
- Psychopharmaka (Antidepressiva, Neuroleptika, Hypnotika, Tranquilizer),
- Antiepileptika,
- Lipidsenker,
- Antiphlogistika,
- Opiate,
- Drogen (Marihuana, Heroin),
- viele Hormonpräparate,
- Anticholinergika.

LITERATUR

1. Aboseif SR, Wetterauer U, Breza J, Bénard F, Bosch R, Stief CG, Lue TF, Tanagho E (1990) The effect of venous incompetence and arterial insufficiency on erectile function: an animal model. J Urol 144:790–793
2. Angermann I (1980) Psychodynamik und Psychotherapie der gestörten Sexualität. In: Eicher W (Hrsg) Sexualmedizin in der Praxis. Fischer, Stuttgart
3. Bähren W, Gall H, Scherb W, Holzki G, Sparwasser C (1991) Pharmacoarteriography in chronic erectile dysfunction. In: Jonas U et al. (eds) Erectile dysfunction. Springer, Berlin Heidelberg New York Tokyo, pp 34–43
4. Bartsch G, Scheiber K (1983) Endocrinologic aspects of disturbed potency. World J Urol 1: 197–202
5. Becker N (1975) Psychoanalytische Ansätze bei der Therapie sexueller Funktionsstörungen. In: Sigusch V (Hrsg) Therapie sexueller Störungen. Thieme, Stuttgart
6. Brindley GS (1983) Cavernousal alpha-blockade: a new technique for investigating and treating erectile impotence. Brit J Psychiat 143:332
7. DePalma RG, Levine SB, Feldmann S (1978) Preservation of erectile function after aorto-iliac reconstruction. Arch Surg 113:958
8. Ellenberg M: Impotence in diabetes: the neurologic factor. Ann Intern Med 75:213
9. Jevtich MJ, Kass M, Khawand N (1985) Changes in the corpora cavernosa of impotent diabetics. Comparing histological with clinical findings. J Urol (Paris) 91:281
10. Jünemann KP, Lue TF, Luo JA, Benowitz NL, Abozeid M, Tanagho EA (1987) The effect of cigarette smoking on penile erection. J Urol 138:438–441
11. Jünemann KP, Lue TF, Melchior H (1987) Die Physiologie der penilen Erektion. II. Neurophysiologie der penilen Erektion. Urologe [A] 26:283–288
12. Kockott G (1981) Sexuelle Funktionsstörungen des Mannes. Enke, Stuttgart (Beitr Sexualforsch 58)

13. Leriche R, Morel A (1948) The syndrome of thrombotic obliteration of the aortic bifurcation. Ann Surg 127:193
14. Lue TF, Zeineh SJ, Schmidt A, Tanagho EA (1984) Neuroanatomy of penile erection: its relevance to iatrogenic impotence. J Urol 131:273
15. Matussek P (1971) Funktionelle Sexualstörungen. In: Giese H (Hrsg) Die Sexualität des Menschen. Enke, Stuttgart
16. May AG, DeWeese JA, Rob CG (1969) Changes in sexual function following operation on the abdominal aorta. Surgery 65:41
17. Metz P, Herning M (1984) Impotence and aorto-iliac disease with special reference to the pelvic steal syndrome. Int Angiol 3:259
18. Nath RL, Menzoian JO, Kaplan KH, McMillian TN, Siroky MB, Krane RJ (1981) The multidisciplinary approach to vasculogenic impotence. Surgery 89:124
19. Nickel CJ, Morales A, Condra M, Fenemore J, Surridge DH (1984) Endocrine dysfunction in impotence: incidence, significance and cost-effective screening. J Urol 132:40–43
20. Porst H, Ahlen HV, Leipner N, Köster O (1986) Dynamische Kavernosographie. Fortschr Röntgenstr 145:80
21. Rotter W, Schürmann R (1950) Die Blutgefäße des menschlichen Penis. Arch Path Anat 318:352
22. Staubesand J , Wetterauer U, Kuvelis F (1991) Ultrastuctural findings in patients with erectile dysfunction. In: Jonas U et al. (eds): Erectile dysfunction. Springer, Berlin Heidelberg New York Tokyo, pp 34–43
23. Stief CG, Thon WF, Gall H, Scherb W, Schnell D, Altwein JE, Bähren W (1987) Die venöse Insuffizienz der Corpora cavernosa als (Mit-)Ursache der erektilen Dysfunktion. Urologe [A] 26:83
24. Virag R (1982) Intracavernous injection of papaverine for erectile failure. Lancet II:938
25. Virag R, Frydman D, Legman M, Floresco J, Bouilly P (1984) Hemodynamic evaluation of arterial and venous lesions as a cause of impotence. Int Angiol 3:241
26. Wagner G (1984) Vascular mechanism involved in human erection. Int Angiol 3:221
27. Walsh PC, Donker PJ (1982) Impotence following radical prostatectomy: insight into etiology and prevention. J Urol 128:492
28. Wetterauer U, Stief CG, Kuvelis F, Staubesand J, Sommerkamp H (1989) Ultrastukturelle Veränderungen des cavernösen Gewebes und der Tunica albuginea bei erektiler Impotenz. Verh Ber Dt Ges Urol 27:356–358, 1989

KAPITEL 5

Psychologische Aspekte   **5**

5.1
Grundlagen der Entstehung psychogener Erektionsstörungen

U. HARTMANN

Die Kategorie „psychogen" wurde in der urologischen Fachliteratur der vergangenen 10–15 Jahre überwiegend als Sammel- oder Restdiagnose verwendet. Während es die Resultate der Grundlagenforschung zum gestörten und ungestörten Erektionsablauf sowie die neuen Verfahren der somatischen Diagnostik dem Kliniker ermöglichten, die somatischen Ursachen mit einer vormals nicht denkbaren Präzision und Differenziertheit zu erfassen, blieb die psychogene Erektionsstörung ein gleichsam monolithischer, nicht weiter aufzuklärender Block.

Sieht man von wenigen Ausnahmen wie den Beiträgen der Arbeitsgruppe um den Angst- und Streßforscher Barlow (s.unten) ab, so hat die Erforschung der Ursachen und der Pathomechanismen psychogener Erektionsstörungen seit der Entwicklung der „neuen Sexualtherapie" in den 60er und 70er Jahren stagniert. Dies manifestiert sich auch im „Consensus Statement" der US-Amerikanischen National Institutes of Health [19], das als Ergebnis von Expertenhearings zur Impotenz publiziert wurde und in dem psychologische Ursachen überwiegend als Sekundärfaktoren betrachtet werden, während es heißt, daß „davon auszugehen sei, daß die meisten Patienten eine organische Komponente aufweisen".

Der renommierte Sexualforscher und Leiter des Kinsey-Instituts Bancroft kennzeichnete in einer Kritik des Konsensusberichts [2] dessen Ausführungen zur Entstehung psychogener Erektionsstörungen als „in atemberaubender Weise inadäquat" (breathtakingly inadequate) und verwies nachdrücklich auf den unbefriedigenden Kenntnisstand zu den psychischen Pathomechanismen erektiler Dysfunktionen, die seiner Ansicht nach auch bei organisch bedingten Störungen von Bedeutung sind. Auch Lue [17] hat unlängst darauf hingewiesen, daß psychogene Erektionsstörungen keine homogene Klasse bilden, sondern eher ein Syndrom, für das dringend eine Subklassifizierung benötigt wird.

Für die skizzierte Stagnation der Erforschung psychogener Erektionsstörungen sind eine Reihe von z. T. ineinandergreifender Gründe verantwortlich. Es ist in gewisser Weise paradox, daß gerade der Erfolg der „neuen Sexualtherapie" dafür mitverantwortlich sein dürfte, da die – im Vergleich zu den vorher zur Verfügung stehenden Therapieverfahren – eindrucksvollen (inzwischen allerdings nach unten korrigierten) Erfolgsquoten in der Behandlung sexueller Funktionsstörungen weitere Forschungsanstrengungen überflüssig zu machen schienen. Auch die Verursachung wurde als hinreichend geklärt angesehen, mit der Versagens- bzw. Leistungsangst als zentralem Faktor.

Ein weiteres Merkmal der „neuen Sexualtherapie" dürfte ebenfalls einen wichtigen Beitrag geleistet haben, nämlich der Leitsatz, daß ein *vollständiges* Verständnis der Verursachung der psychogenen erektilen Dysfunktion für eine erfolgversprechende sexualtherapeutische Behandlung nicht notwendig ist. Nicht selten wurde die Betonung auf „vollständig" ungenügend beachtet und ohne ausreichendes Verständnis der individuellen Verursachung das sexualtherapeutische Standardvorgehen angewendet.

Der seit den 80er Jahren mit großem Impetus erfolgte Aufschwung der somatischen, allen voran urologischen Erektionsforschung hat in der Folge auch nicht zu einem verstärkten Interesse an psychologischen Verursachungsmechanismen geführt. In Anbetracht der offensiven Einführung neuer Behandlungsmethoden ist die psychologische Medizin und Sexualforschung eher in die Defensive geraten und der kontraproduktive Streit über den Anteil organogener versus psychogener Erektionsstörungen hat mehr zur Verhärtung von Fronten beigetragen, als daß er fruchtbare Forschungsanstrengungen angeregt hätte. Zudem wurde von einem Teil der somatischen Behandler ein Fehler der psychologischen Sexualtherapie wiederholt, da man sich durch die Schwellkörperinjektionen im Besitz eines Universalheilmittels wähnte, das eine eingehende Diagnostik und Subklassifizierung von Erektionsstörungen überflüssig machen sollte.

Während dieser Irrtum von der klinischen Wirklichkeit inzwischen hinlänglich korrigiert wurde, ist ein letzter Grund für den unbefriedigenden Stand unserer Kenntnisse wohl so aktuell wie eh und je. Gemeint ist das Doppelgesicht psychogener Erektionsstörungen, das bestimmt wird von der scheinbaren Trivialität psychischer Verursachung auf der einen und der Unerklärlichkeit einer nichtsomatischen Pathogenese auf der anderen Seite. Daß belastende Lebensereignisse, Streß oder Partnerprobleme zu erektilen Dysfunktionen führen können, scheint so auf der Hand zu liegen, daß keine wissenschaftlichen Fragen mehr gestellt worden sind, z.B. ob solche Zusammenhänge tatsächlich bei der Mehrzahl psychogener Erektionsstörungen maßgeblich beteiligt sind und – wichtiger noch – auf welche Weise, durch welche pathogenetischen Mechanismen die Probleme zu einer erektilen Dysfunktion führen können.

Dieser Schein-Trivialität stehen die beunruhigenden und unerklärlichen Momente der psychischen Verursachung gegenüber. Der Patient selbst erlebt in der sexuellen Situation nur seine Angst und sein Erektionsversagen, dessen Entstehungsweg ihm nicht bewußt ist und ihm – speziell bei einer psychogenen Erektionsstörung – wie ein Mysterium erscheint, dem er ausgeliefert ist. Zwar gelingt es ihm manchmal kognitiv, bestimmte Erklärungszusammenhänge herzustellen (*Ich hatte in letzter Zeit viel Streß, wir hatten in der Beziehung wenig Zeit füreinander etc.*), doch gab es vergleichbare Phasen vielleicht schon vorher, ohne daß es zu einer sexuellen Dysfunktion kam, und meist ist er von diesen Zusammenhängen selbst nicht richtig überzeugt.

Aus diesem Grund besteht eine der wichtigsten Aufgaben und Zielsetzungen der Diagnostik und Behandlung psychogener Erektionsstörungen in der Dechiffrierung und Übersetzung der dem Patienten unerklärlichen Symptombedeutung und -entstehung (s. Kap. 2.1.2, „Sexualtherapie"). Dabei gibt es zwischen somatisch und psychisch bedingten erektilen Dysfunktionen eigentlich viele Parallelen. Auch bei organogenen Erektionsstörungen spürt der Patient nicht, welche Störfaktoren – seien sie nervaler, hormoneller oder vaskulärer Natur – seine Symptomatik bedingen. Diese Faktoren sind jedoch (inzwischen) leichter nachzuweisen und besser „anschaulich" zu machen als die psychischen Ursachen, die in ähnlicher und doch anderer Weise „unbewußt" sind.

Entscheidend ist aber, daß die Pathomechanismen sehr viel deutlicher, plausibler, klarer und für den Patienten nachvollziehbarer sind als die psychischen Faktoren. Gerade dieser Umstand und die Notwendigkeit der für den Patienten zu leistenden Übersetzungsarbeit machen es notwendig, daß der Arzt einen basalen Überblick über die psychischen Ursachen und die Entstehungsmodi psychogener Erektionsstörungen besitzt. Den Kenntnisstand über die Ursachen und die Entstehungswege psychogener erektiler Dysfunktionen haben wir an verschiedenen Orten ausführlich dargestellt [7, 9, 14] und werden im Rahmen dieses Buches nur einen knappen Abriß, mit besonderer Berücksichtigung neuerer Ansätze, geben.

5.1.1
Klassische Konzepte psychogener Erektionsstörungen

Die Modellvorstellungen zur Ätiopathogenese psychogener Erektionsstörungen sind geprägt von den Annahmen der verschiedenen Denkschulen und -traditionen der klinischen Psychologie bzw. Psychiatrie zur Entstehung psychischer Störungen und Symptome im allgemeinen. Die einflußreichsten klassischen Konzepte sind das psychoanalytische und das vor allem von Helen Kaplan ausgestaltete Modell der „Neuen Sexualtherapie".

Das psychoanalytische Verständnis psychogener Erektionsstörungen folgt den Leitlinien der allgemeinen psychoanalytischen Neurosenlehre, nach der unaufgelöste, unbewußte Konflikte, die bestimmten kindlichen Entwicklungsphasen entstammen, zur Symptombildung führen, die ihrerseits ausgelöst wird durch einen aktuellen Konflikt, der dem ursprünglichen ähnlich ist. Für Freud war die „psychische Impotenz" des Mannes auf eine mißglückte oder unvollständige Auflösung der ödipalen Konfliktkonstellation zurückzuführen, also der Entwicklungsphase, in der der Junge etwa zwischen dem 4. und 6. Lebensjahr um die Mutter wirbt und mit dem Vater rivalisiert. In der normalen Entwicklung kommt es durch die Verdrängung dieser Wünsche (und der damit verbundenen Kastrationsängste) sowie durch die Identifikation mit dem Vater zu einer stabilen Auflösung der ödipalen Situation.

Gelingt eine solche Bewältigung nicht, dann kann es zu einer dauerhaften Konfusion zwischen dem aktuellen Liebesobjekt und den inzestuösen Objekten der Kindheit kommen. Der sexuelle Kontakt mit der geliebten Partnerin wird dann zu einer gefährlichen, tabuisierten Handlung, und die sexuelle Funktionsfähigkeit wird störungsanfällig oder ganz unmöglich. Ist die Fixierung an das inzestuöse frühkindliche Liebesobjekt zwar vorhanden, aber nicht vollständig, so resultiert nach Freud ein bei erwachsenen Männern häufig vorfindbarer Zustand, der als „Madonna-Hure-Spaltung" berühmt geworden ist. Mit der bekannten Formel „Wo sie lieben, begehren sie nicht, und wo sie begehren, können sie nicht lieben" hat Freud [6] diese Spaltung umrissen, in der sexuelles Begehren und Potenz einerseits sowie partnerschaftlich-respektierende Liebe andererseits nicht in *einer* Frau gefunden werden können und sexuelle Funktion und Befriedigung nur bei einer Abwertung und Erniedrigung der Sexualpartnerin sicher erreichbar sind.

Freuds Erklärungsmodell besagt also, daß eine unbewußt fortbestehende Fixierung an das frühkindliche mütterliche Liebesobjekt beim sexuellen Kontakt mit der erwachsenen Sexualpartnerin eine Hemmung der Potenz bewirkt. Später hat Fenichel [5] den Aspekt der Abwehr bei der Entstehung psychogener Erektionsstörungen noch stärker hervorgehoben: Da sexuelle Aktivität unbewußt mit Gefahr und erheblicher Angst assoziiert ist, „verzichtet" das bewußte Ich auf sexuelle Lust, um die drohende Angst abzuwenden. Die Erektionsstörung tritt somit in den Dienst der psychischen Abwehr.

Die traditionelle Sichtweise ist von der modernen Psychoanalyse erweitert worden, von der psychogene Erektionsstörungen als Ergebnis verschiedener Einflußfaktoren der Vergangenheit und Gegenwart betrachtet werden. Neben der beschriebenen ödipalen Dynamik können noch früher angelegte („präödipale") Separations-Individuations-Konflikte den Grundstein einer erektilen Dysfunktion legen, aber auch Störfaktoren aus der Adoleszenz (nicht integrierbare Phantasien, traumatische Erfahrungen) oder starke Sexualängste aus verschiedenen Quellen können entscheidende Faktoren bei der Entstehung von Erektionsstörungen sein. Nach wie vor wird der zentrale Mechanismus allerdings in einer *Hemmung* der sexuellen Funktion gesehen, die entweder auftritt, wenn die psychische Abwehr versagt und das Individuum von Angst überschwemmt wird (Angsteinbruch) oder die selbst einen Abwehrmechanismus darstellt, der via sexuellen Funktionsverzicht das Individuum vor Gefahren schützen soll (Angstabwehr).

Der Faktor Angst stellte bereits ein bedeutsames Element der psychoanalytischen Verursachungskonzepte dar und wurde später in Gestalt der Versagensangst (performance anxiety) zur zentralen Dimension der Konzepte der neuen Sexualtherapie. Für Helen Kaplan, die in ihrem Buch *The New Sex Therapy* [12] die eher pragmatisch-atheoretischen Überlegungen der sexualtherapeutischen Pioniere Masters und Johnson strukturierte und um psychodynamische Elemente ergänzte, war sexualbezogene Angst „die gemeinsame Endstrecke, auf der vielfältige seelische Ursachen sexuelle Funktionsstörungen bewirken" [13]. Diese Angst kann bewußt oder unbewußt, eher leichtgradig oder intensiv und tief verwurzelt sein, ihre physiologischen Begleiterscheinungen sind nach Kaplan jedoch immer die gleichen.

Kaplan entwickelte ein 2-Ebenen-Konzept der Entstehung sexueller Funktionsstörungen, das sie als „duales psychosomatisches Verursachungskonzept" bezeichnete (Abb. 5.1). Das Konzept berücksichtigte die klinische Erfahrung, nach der nicht jede Erektionsstörung auf tieferliegenden (neurotischen) Konflikten beruht, dies andererseits aber durchaus der Fall sein kann.

Gegenüber den psychoanalytischen Vorstellungen wies dieses Modell mehrere Vorteile auf: Es führte die praktisch sehr bedeutsame Unterscheidung ein zwischen *unspezifischen tieferliegenden Ursachen* (Ebene 1) in Form von intrapsychischen und Paarkonflikten sowie *unmittelbaren Ursachen* (Ebene 2), die in stärkerem Maße spezifisch für die einzelne Störung sind. Für die Pathogenese bedeutet das: Nur wenn es den zugrundeliegenden Konflikten gelingt, über die Ebene der unmittelbaren Ursachen die physiologischen Abläufe der sexuellen Reaktion im Hier und Jetzt, also direkt während einer sexuellen Situation zu stören, kommt es zu einer sexuellen Funktionsstörung. Diese An-

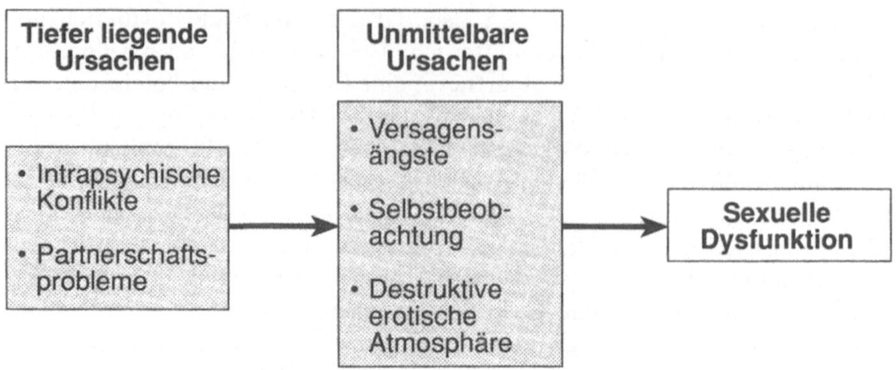

Abb 5.1. Verursachungsmodell von H. S. Kaplan

nahme impliziert, daß eine Reihe von Männern mit tiefverwurzelten sexuellen Problemen oder Paarkonflikten *keine* Erektionsstörungen entwickelt, weil es nicht zu einer Störung des sexuellen Reaktionsablaufs kommt, während gerade dies andererseits bei Männern passieren kann, die keine tieferliegenden Probleme aufweisen.

Darüber hinaus betonte das Modell von Kaplan die enorme Bedeutung von Versagensängsten, ablenkenden Gedanken und Vermeidungsverhalten als ätiopathogenetische Faktoren, die auf einer eher „oberflächlicheren" Ebene operieren. Bei Erektionsstörungen hielt Kaplan die Versagensangst für den entscheidenden Verursachungsfaktor und die erektile Dysfunktion für die physiologische Begleiterscheinung der Angst, die Anzeichen dafür ist, daß die psychischen Abwehrmechanismen überfordert und ineffektiv sind und das Aufkommen der destruktiven Gefühle nicht verhindern können. Im Konzept von Kaplan ist die Versagensangst also nicht nur ein universelles Erleben, das bei den meisten Männern mit Erektionsstörungen vorzufinden ist, sondern der zentrale unmittelbare Verursachungsfaktor, der die Erektion direkt stört oder verhindert.

5.1.2
Neuere Ansätze

Mit seinem kognitiven Interferenzmodell sexueller Dysfunktionen hat Barlow [4] ein Arbeitsmodell der Entstehung sexueller Funktionsstörungen vorgelegt, welches sich dezidiert gegen die Vormachtstellung des Faktors Angst als zentraler Störungsursache wendete. Barlow verwies darauf, daß Angst die genital-physiologisch meßbare Erregung sogar erhöhen kann und wahrscheinlich in einer U-förmigen Beziehung zur sexuellen Erregung steht. In einer Reihe durchdachter und origineller Laboruntersuchungen versuchten Barlow und seine Mitarbeiter die Abfolge kognitiv-affektiver Prozesse herauszuarbeiten, die während sexueller Erregung bei sexuell gestörten und nichtgestörten Männern ablaufen. Als Ergebnis dieser Studien beschrieb Barlow 5 Unterschiede zwischen den beiden Gruppen:

1. Sexuell gestörte Männer erleben in sexuellen Situationen mehr negative Affekte;
2. sexuell gestörte Männer unterschätzen den Grad ihrer Erektionen und erleben sich in geringerer Kontrolle über ihre sexuelle Erregung;
3. sexuell gestörte Männer werden von neutralen, nichtsexuellen Reizen in ihrer Erregung im Gegensatz zu nichtgestörten Männern *nicht* abgelenkt;
4. Reize, die mit sexuellen Anforderungen oder Erwartungen verbunden sind, *senken* die sexuelle Erregung von sexuell gestörten und *erhöhen* sie bei sexuell nichtgestörten Männern;
5. Angst hemmt die sexuelle Erregung bei sexuell gestörten und erhöht sie – bis zu einem gewissen Grad – bei sexuell nichtgestörten Männern.

Barlows Modell legt eine besondere Betonung auf das Zusammenspiel von autonomer Erregung und kognitiven Prozessen, deren Interaktion entscheidet, ob es zu einem positiven oder negativen Rückkoppelungskreis und damit zu einer funktionalen oder dysfunktionalen Reaktion kommt (s. dazu Langer u. Hartmann [14]). In seinem Kern geht das Modell von Barlow davon aus, daß eine erektile Dysfunktion durch einen kognitiven Interferenzprozeß verursacht wird, der im wesentlichen bestimmt wird von Ablenkung, der mangelnden Aufmerksamkeit gegenüber sexuellen Reizen und der Verarbeitung irrelevanter Informationen.

Die Ergebnisse der Barlow-Gruppe sind für die sexualtherapeutische Praxis allerdings kaum direkt verwertbar; zudem ist Kritik an den Schlußfolgerungen Barlows laut geworden. So stellte Bancroft [3] in Frage, ob die von Barlow gefundenen Unterschiede zwischen sexuell gestörten und nichtgestörten Männern tatsächlich kausalätiologische Faktoren repräsentieren oder eher Folgen der Dysfunktion bei den sexuell gestörten Männern darstellen. Darüber hinaus bezweifelte er, ob die von Barlow herausgearbeiteten Mechanismen ausreichend sind, um das weite Spektrum psychogener Erektionsstörungen zu erklären.

Größere Praxisrelevanz besitzen die Überlegungen zur Entstehung psychogener erektiler Dysfunktionen, die von der Arbeitsgruppe um Levine [15] und Althof [1] in Cleveland ausgearbeitet wurden und die eine Reihe von Parallelen zu unseren weiter unten dargestellten, unabhängig davon entwickelten eigenen Vorstellungen aufweisen. In seinem Modell der Pathogenese psychogener Erektionsstörungen unterscheidet Levine 3 Bereiche von Kausalfaktoren, die wiederum 3 Zeitphasen bzw. biographischen Abschnitten im Leben des betroffenen Mannes zuzuordnen sind:

1. Versagensangst, die unmittelbar im Hier-und-Jetzt der sexuellen Begegnung wirkt;
2. Lebensereignisse, die der Erektionsstörung vorausgehen und die der „aktuelleren" Lebensgeschichte des Mannes, d. h. den letzten Monaten oder Jahren entstammen;
3. entwicklungsbedingte Vulnerabilitäten, die der länger zurück liegenden Lebensgeschichte (Kindheit/Adoleszenz) zuzuordnen sind.

Levine sieht diese Sphären von Kausalfaktoren als das „Skelett" an, dessen „Fleisch" der Kliniker durch seine Untersuchung und Behandlung ergänzen muß. Darüber hinaus sieht er das Gewicht der 3 Bereiche bei sekundären und primären Erektionsstörungen unterschiedlich. Sekundäre erektile Dysfunktionen beruhen für ihn in erster Linie auf belastenden Lebensereignissen, deren emotional destruktiven oder zumindest störenden Auswirkungen auf die Sexualität sich der Mann nicht bewußt ist oder die er nicht wahrhaben will und die qua Versagensangst dann zum Erektionsversagen führen. Zwar kann es auch bei sekundären Erektionsstörungen bedeutsame entwicklungsbedingte Vulnerabilitäten geben, doch spielen diese bei den primären erektilen Dysfunktionen eine viel wichtigere Rolle. Bei den primären Erektionsstörungen führen diese früh angelegten Konflikte und Traumatisierungen nie zur Herausbildung einer stabilen sexuellen Funktionsfähigkeit und manifestieren sich ebenfalls in Form sexueller Versagensängste, während die „mittlere" Ebene der belastenden Lebensereignisse bei der Pathogenese kaum eine Rolle spielt.

Unsere eigenen konzeptuellen Überlegungen, mit denen dieses Kapitel abgeschlossen werden soll, sind das Ergebnis jahrelanger klinischer Erfahrung und hunderten von diagnostischen und therapeutischen Gesprächen mit erektionsgestörten Männern einerseits sowie verschiedener empirischer Studien und umfangreicher Datenanalysen andererseits [7, 9, 14]. Das von uns entworfene 4-Ebenen-Modell psychogener Erektionsstörungen, dessen aktuelle Version in Abb. 5.2 dargestellt ist, ist ursprünglich als Weiterentwicklung des obenbeschriebenen Modells von Kaplan entstanden.

Anders als Kaplans Modell enthält es eine Ebene dispositioneller Faktoren, die der spezifischen Anfälligkeit des sexuellen Reaktionssystems auf Stressoren und die damit assoziierte Labilität der sexuellen Funktion Rechnung trägt. Von Janssen und Bancroft [11] ist in jüngster Zeit die Hypothese aufgestellt worden, daß eine erhöhte Irritabilität des ansonsten recht robusten und automatisierten Erektionsmechanismus mit einer bei diesen Männern stärker ausgeprägten (zentralnervösen) Hemmungsseite zusammenhängt, die nach den Vorstellun-

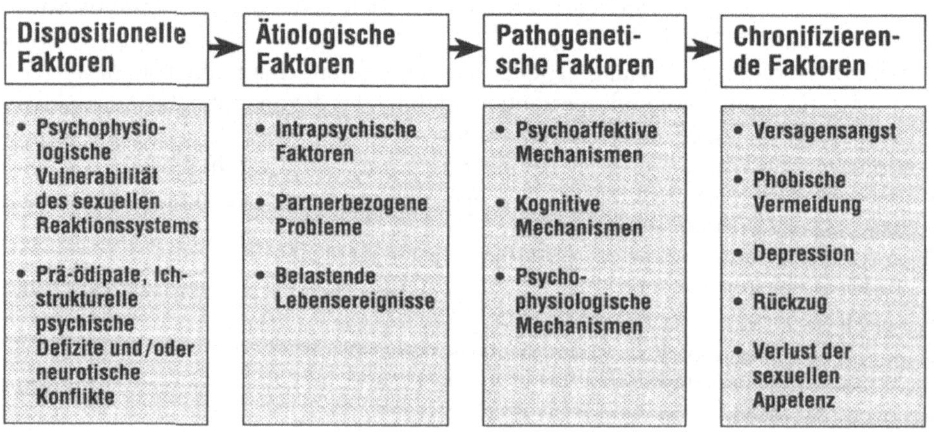

Abb. 5.2. Ein 4-Ebenen-Modell psychogener Erektionsstörungen

gen der Autoren mit der proerektilen, erregenden Seite im ständigen Wechselspiel steht. Während sich in einem Extrembereich einer durch dieses Merkmal aufgespannten Verteilung Männer befinden, die „automatisch" und mehr oder minder bei jeder Gelegenheit sexuell funktionieren können, sind auf der anderen Seite Männer, deren sexuelles System durch eine viel stärkere Anfälligkeit gegenüber hemmenden Einflüssen von vornherein irritierbarer und störungsdisponierter ist. Es bleibt abzuwarten, ob sich diese Hypothese weiter bestätigen läßt, sie fügt sich jedoch gut in unsere Ebene der dispositionellen Faktoren ein, da davon auszugehen ist, daß sie mit der zweiten Faktorengruppe, die früh angelegte psychische Defizite und Konflikte zusammenfaßt, die ebenfalls zu einer Vulnerabilität des sexuellen Systems disponieren, in Wechselwirkung steht.

Die folgende Ebene der ätiologischen Faktoren entspricht weitgehend den tieferliegenden Ursachen des Kaplan-Modells, enthält aber zusätzlich die belastenden Lebensereignisse, deren Bedeutung ja auch von Levine betont wird.

Die Ebene der pathogenetischen Faktoren unterscheidet sich dagegen deutlich von den anderen Ansätzen. Hier sind die kognitiven Mechanismen zu finden, die Barlow herausgearbeitet hat, aber auch die Angstabwehr, der Angsteinbruch sowie Konversion und Dissoziation, zusammengefaßt unter dem Begriff psychoaffektive Mechanismen. Schließlich sind psychophysiologische Mechanismen von Bedeutung, wie die erhöhten Level von Aktivierung und sympathikotoner Erregung, die bei Patienten häufig vorfindbar sind.

Die letzte Ebene der chronifizierenden Faktoren enthält die Versagensangst (die nach unserer Auffassung häufiger als aufrechterhaltender denn als pathogenetischer Faktor wirkt), die Vermeidung sexueller Situationen, die Depression und den Verlust sexueller Appetenz.

Ausgehend von diesem Modell stellten wir uns die Frage, *wie* eine bestimmte Konstellation von Risikofaktoren oder belastenden Lebensereignissen letztendlich eine manifeste erektile Dysfunktion verursacht. Diese Frage betrifft die in der Ätiopathogenese von Erektionsstörungen wirksamen Vermittlungs- bzw. Transmissionsmechanismen, es ist aber gleichzeitig die Frage nach den verschiedenen Varianten der Pathogenese psychogener erektiler Dysfunktionen. Wir haben diese Frage unter einer psychologischen Perspektive betrachtet und 4 verschiedene Verursachungsmodi differenziert, die a. a. O. [7, 9] ausführlicher beschrieben und in Abb. 5.3 schematisch dargestellt sind.

Das Diagramm zeigt, daß wir die Bezeichnungen der Modi der Psychopathologie bzw. psychiatrischen Nosologie entlehnt haben, ohne damit implizieren zu wollen, daß wir die Prozesse für exakt identisch halten. Ähnlich wie Janssen und Bancroft [11] sind wir der Ansicht, daß psychogene erektile Dysfunktionen als Störungen der *Regulation* des komplexen Systems interagierender erregender und hemmender Mechanismen konzeptualisiert werden können, in deren Wechselspiel eine Vielzahl von psychologischen und somatischen Variablen involviert ist.

Entsprechend diesem Konzept der Regulationsstörung kann man eine *emotionale* oder *psychologische* Dysregulation von einer eher *vegetativ-neuroendokrinologischen* unterscheiden. Bei den emotionalen Dysregulationen wird die Entstehung und Aufrechterhaltung sexueller Erregung durch verschiedene Formen kognitiv-affektiver Pathomechanismen gehemmt (darunter Angst und

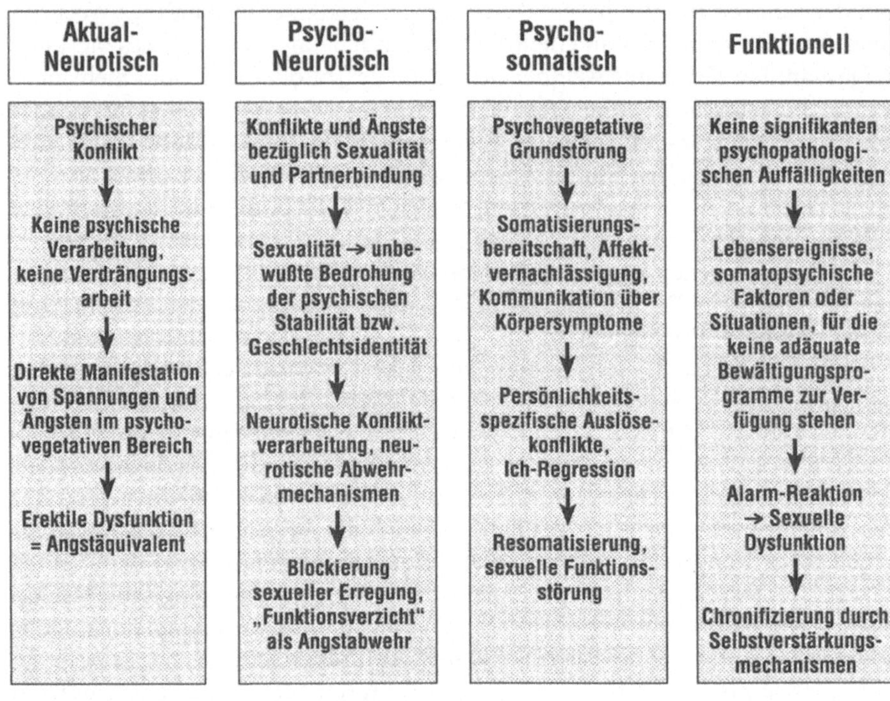

Abb. 5.3. Entstehungsmodi psychogener Erektionsstörungen

ihre vegetativen Korrelate), während bei den vegetativ-neuroendokrinologischen Modi der kavernöse Myotonus quasi direkt beeinflußt zu werden scheint, mit lediglich sekundären psychologischen Effekten, die primär das sexuelle Verlangen zu betreffen scheinen.

Eine weitere Dimension, anhand derer die verschiedenen Varianten zu klassifizieren sind, ist ihre Nähe oder Distanz zum bewußten Erleben. So können die eher bewußtseinsfernen psychoneurotischen und psychosomatischen Modi von den eher bewußtseinsnahen aktualneurotischen und funktionellen Modi differenziert werden.

Abbildung 5.4 zeigt, daß man mit Hilfe dieser beiden Achsen die 4 Modi klassifizieren und gruppieren kann. Dementsprechend steht der aktualneurotische Modus für die eher bewußte, während der psychoneurotische Modus die eher unbewußte Variante des Typus der emotionalen Dysregulation repräsentiert. In gleicher Weise bezeichnet der psychosomatische oder psychovegetative Modus den pathogenetisch komplizierteren und bewußtseinsfernen Modus der neurovegetativen Dysregulation, deren bewußtseinsnahes Gegenstück der funktionelle Modus ist.

Wir sind uns darüber im klaren, daß diese pathogenetischen Varianten psychogener Erektionsstörungen momentan nicht mehr als grobe Annäherungen und erste Versuche sind, mehr Licht in den komplexen und vielstufigen Prozeß der psychologischen Verursachung zu bringen. In der klinischen Praxis schei-

Abb. 5.4. Klassifikation der Verursachungsmodi

Aktual-neurotischer Modus	Funktioneller Modus	Bewußtseins-nah
Psycho-neurotischer Modus	Psycho-vegetativer Modus	Bewußtseins-fern

Emotional   Vegetativ

nen die meisten Patienten den funktionellen und psychoneurotischen Modi anzugehören, doch auch die anderen Varianten lassen sich identifizieren, wobei es natürlich häufiger „Mischformen" gibt.

Für die Zukunft wird es eine wichtige Aufgabe sein, die Behandlunsgsstrategien auf die unterschiedlichen Kernprobleme in den verschiedenen Gruppen feiner abzustimmen und einzustellen. Dabei scheint die Sichtweise erektiler Dysfunktionen als Regulationsstörungen mit der integrierenden Betrachtung verbliebener proerektiler und kompensatorischer Mechanismen auf der einen Seite und hemmender Störfaktoren auf der anderen Seite einen theoretischen Bezugsrahmen zu bilden, der flexibel ist und zukünftige Forschungsergebnisse inkorporieren kann.

LITERATUR

1. Althof SE (1989) Psychogenic impotence: treatment of men and couples. In: Leiblum SR, Rosen RC (eds) Principles and practice of sex therapy. Update for the 1990s. Guilford, New York
2. Bancroft J (1993) But what is psychogenic erectile dysfunction? Int J Impot Res 5:205–206
3. Bancroft J (1994) What is psychogenic erectile dysfunction? Paper presented at the 2nd Conference of the European Federation of Sexology, Copenhagen
4. Barlow DH (1986) Causes of sexual dysfunctions: the role of anxiety and cognitive interference. J of Consult Clin Psychol 54:140–148
5. Fenichel O (1980) Psychoanalytische Neurosenlehre, Bd I. Olten, Freiburg
6. Freud S (1910) Über die allgemeinste Erniedrigung des Liebeslebens. (Gesammelte Werke, Bd 8; Fischer, Frankfurt/M, 1964)
7. Hartmann U (1994) Diagnostik und Therapie der erektilen Dysfunktion. Theoretische Grundlagen und Praxisempfehlungen aus einer multidisziplinären Spezialsprechstunde. Lang, Frankfurt/M
8. Hartmann U (1995) Die kombinierte psycho-somatische Behandlung erektiler Dysfunktionen. Psycho 21:651–657
9. Hartmann U (1997) Psychological subtypes of erectile dysfunctions: results from statistical analyses and clinical practice. World J Urol 15:56–64
10. Janssen E, Everaerd W (1993) Determinants of male sexual arousal. In: Bancroft J (ed) Annual review of sex research, vol 4. Mount Vernon: SSSS, pp 211–245
11. Janssen E, Bancroft J (1996): Dual control of sexual response: the relevance of central inhibition. Paper presented at the 22nd Meeting of the International Academy of Sex Research, Rotterdam
12. Kaplan HS (1974) The new sex therapy. Brunner & Mazel, New York

13. Kaplan HS (1981) Hemmungen der Lust. Enke, Stuttgart
14. Langer D, Hartmann U (1992) Psychosomatik der Impotenz. Enke, Stuttgart
15. Levine SB (1992) Intrapsychic and interpersonal aspects of impotence: psychogenic erectile dysfunction. In: Rosen RC, Leiblum SR (eds) Erectile disorders. Assessment and treatment. Guilford, New York
16. Levine SB, Althof SE (1991) The pathogenesis of psychogenic erectile dysfunction. J Sex Educat Ther 17:251
17. Lue TF (1993) Erectile dysfunction: Problems and challenges. J Urol 149:1256–1257
18. Masters WH, Johnson VE (1970) Human sexual inadequacy. Little & Brown, Boston (Deutsch: Impotenz und Anorgasmie; Goverts, Frankfurt/M, 1973)
19. National Institutes of Health (1992) Consensus Development Conference Statement on Impotence. National Institutes of Health, Bethesda

5.2
Die Bedeutung von Partnerin und Paarbeziehung

D. LANGER

Was ist bemerkenswert an der Rolle der Frau bei Impotenz? Als erstes vielleicht, daß bei intensiver diagnostisch-therapeutischer Beschäftigung mit erektilen Dysfunktionen dieses Thema überhaupt nur selten aufkommt. Wenn das geschieht, dann mit der Vorstellung einer zwangsläufig substantieller Befriedigung schmerzlich beraubten Partnerin. Allerdings kommen aus ganz anderer Richtung Botschaften, daß Frauen unter zu viel Potenz leiden können, weil sie sich benutzt fühlen. Im Hintergrund schließlich findet sich die dunkle Vermutung, daß es Frauen geben mag, die ihren Partnern die Potenz rauben. All dies kann vorkommen, aber es sind Extreme. Sie markieren das weite Feld, in das dieses Kapitel Streifzüge machen will.

5.2.1
Erektile Dysfunktion im sexuellen Kontext

Erektile Dysfunktion wird im wesentlichen erlebt als koitale Dysfunktion: als Mißlingen des Koitus. Wenn Männer, erfüllt von Versagensgefühlen, der Überzeugung sind, daß es hauptsächlich der Koitus ist, den die Frau vermißt, so mag das ein Irrtum sein. Oft wünscht sie sich vielmehr Zuneigung, Zuwendung und eine gute Beziehung.

Es ist kurzschlüssig, erektile und koitale Dysfunktion in unmittelbarer, unidirektionaler Relation zu sehen. Das System der Erektionsmechanismen mit seinen potentiellen oder aktuellen Störungsquellen ist eingebettet in ein personales System, in dem sexuelle Erregbarkeit, Männlichkeit und sexuelle Erfahrungen strukturiert sind. Dieses wiederum tritt in Interaktion mit einer Partnerin, die ihre Bereitschaften, Erwartungen und Reaktionsweisen in die Beziehung einbringt. Das Paar schließlich lebt seine emotionale und sexuelle Interaktion im komplexen System sozialer Einflüsse, das sich, selbst im Wandel, auf sexuelle Entwicklung und Einstellungen auswirkt.

5.2.2
Die Frau als Risiko für die Potenz?

Wie es einseitig ist, die Frau und Partnerin als zwangsläufig erektil-koital frustriert zu sehen, muß umgekehrt die Frage, ob sie Impotenz verursachen kann, in die richtige Perspektive gebracht werden. Zweifellos machen gezieltes demütigendes oder feindseliges Verhalten, auch gewollte Unattraktivität, das Ausbleiben von Erektion (und Appetenz) plausibel. Und doch kann es sein, daß Potenz über Demütigung triumphiert oder kurzfristige Versöhnung im Bett ermöglicht oder daß aus Vertrautheit Sexualität entsteht. Das Problem mit aufweisbaren Faktoren, die man für Verursachung dingfest machen möchte, liegt darin, daß man nicht weiß, wie häufig sie bei funktionsfähigen Individuen vorkommen – und das gilt für psychische wie somatische Faktoren. Man sollte ätiologische Faktoren als Risiken, Belastungen, Potentialeinschränkungen für die Funktion konzipieren und in Relation setzen zu Kräften der Abwehr oder Kompensation, Abspaltung oder Bewältigung oder, ganz allgemein, der Regulation.

Typische Risiken für die Potenz sind somatische Alterungsprozesse wie auch anhaltender psychosozialer Streß, verbrauchte Beziehungen oder konfrontativ erlebter Partnerwechsel und auch das verzerrte Frauenbild des Kontaktgestörten. Der Mann mit allmählich nachlassender oder kurzfristig beeinträchtigter Potenz, dessen Partnerin, bisher zufrieden mit dem stattfindenden Austausch von Zärtlichkeit, sich zusammen mit ihm um Verbesserung seiner Voraussetzungen für sexuelles Funktionieren bemüht, wird vermutlich kein Patient einer Erektionssprechstunde werden. Keine Bereitschaft dieser Art wird eine Frau haben, die in der Vergangenheit mit einer übermäßigen und lieblosen, jetzt nachlassenden Potenz konfrontiert war.

Zumindest für die rapide Verschlimmerung und Chronifizierung von Erektionsstörungen kann gesagt werden, daß sie aus destruktiver sexueller Partnerinteraktion resultieren. Dabei irritiert die verkrampfte, von Versagensangst gezeichnete Koitusfixiertheit des Mannes die Partnerin oft viel stärker als die schwächer werdende Erektion. Sein resignierter Rückzug löst anfangs Annäherung der Partnerin aus, die Nähe erhalten will, aber als sexuell fordernd mißverstanden wird – wenngleich sexuelles Fordern, höchst unterschiedlich motiviert, natürlich auch vorkommt. Die resultierende, fortlaufende Verschlechterung der Voraussetzungen für sexuelles Funktionieren zeigt, wie entscheidend sexuelle Interaktionen und emotionale Beziehungen in ihrer Befriedigungsqualität von der Fähigkeit des Paares abhängen, sie zu regulieren.

5.2.3
Erektionssprechstunde auch für die Partnerin?

Im Behandlungskonzept von Masters und Johnson, die erstmals wirkliche Erfolge bei sexuellen Funktionsstörungen erzielen konnten, war grundsätzlich das Paar der Patient, und es galt die Devise, daß es keinen unbeteiligten Partner gibt. In der Sexual(psycho)therapie war und ist das auch so, wenn auch nicht mehr so ausschließlich. In den Erektionssprechstunden, die aus urologischer Kompetenz seit Mitte der 8oer Jahre angeboten wurden, fanden die Partnerinnen weitgehend keine Berücksichtigung. Auch in der eigenen Arbeit, die Anfang der 8oer Jahre noch rein psychologisch, Ende der 8oer Jahre diagnostisch und therapeutisch durch somatische Methoden angereichert war, gelang es trotz intensivem Bemühen nicht, mehr als die Hälfte der (vorhandenen) Partnerinnen in Untersuchung und Behandlung einzubeziehen.

Wir wissen heute, daß Paare, die wegen Potenzproblemen sexualtherapeutisch behandelbar sind, eine sehr selektive, weil für Paarbehandlung motivierte Gruppe bilden. Es bleibt aber auch festzuhalten, daß diese auf beide Partner orientierte Behandlung sehr effektiv sein kann. Keine Erektionssprechstunde kann es sich leisten, die Rolle der Frau nicht in irgendeiner Weise mit zu bedenken. Sie ist weder nur Opfer (der Impotenz) noch nur Täterin. Bei sexuellen Unzufriedenheiten sind oft beide Partner zugleich Opfer und Täter.

Wenn institutionelle Gründe für die Nichtbeteiligung der Partnerinnen an der Erektionssprechstunde ausschlaggebend sind, muß gefragt werden, wie es begründbar sein soll, die – nicht selten von Mangel an sexuellem Verlangen oder Kontrolle der Ejakulation begleitete – erektile Dysfunktion als einen rein medizinischen Sachverhalt zu betrachten. Sicher hat sich die somatische Diagnostik auf den Mann zu konzentrieren. Aber sie folgt heute nicht mehr dem Anspruch, umfassend zu sein, sondern orientiert sich an den Behandlungswünschen des Mannes. Da scheint es schwer vertretbar, nicht auch die Wünsche der Partnerin zu erfahren.

Die im Arzt liegenden Gründe erklären sich meist aus dessen Überzeugtsein von der Angemessenheit des medizinischen Modells. Aber dieses Überzeugtsein kann Abwehrfunktion haben: Sexualität und ihre Verbalisierung kann als unbehaglich empfunden werden, Unkenntnis der Variationsbreite weiblichen sexuellen Reagierens kann vorliegen, Gespräche mit Partnerin und/oder Paar können verunsichernd sein.

Viele Gründe liegen in den Patienten selbst, die sehr häufig den Einbezug ihrer Partnerin ablehnen. Es besteht die Erwartung, daß es sich um ein körperlich verursachtes, also rein medizinisch behandelbares Problem handelt. Dies kann zu einem Arzt-Patient-Bündnis führen, das bequem, weil beide entlastend, aber ganz unproduktiv ist – und übrigens Ähnlichkeiten mit der nicht seltenen Arzt-Patient-Kumpanei hat, wo Alkoholismus das Problem ist. Ein weiteres Motiv besteht in der Überzeugung des Patienten, daß das Erektionsversagen ganz allein sein Problem ist. Hinzu kommt, daß die große Mehrheit potenzgestörter, behandlungssuchender Männer meint, für die Befriedigung der Frau verantwortlich zu sein, wobei sie oft ahnungslos sind, woraus und wodurch diese Befriedigung resultiert. Schließlich bestehen oft vage Befürchtungen, die Partnerin könnte Peinliches sagen.

Aber die Partnerinnen haben selbst Widerstreben, sich in die Erektionssprechstunde einbeziehen zu lassen. Bei deren gemutmaßter medizinischer Orientierung ist ihnen ihr Fernbleiben plausibel, sowohl wenn sie diese für angemessen als auch wenn sie sie für ganz unangemessen halten. Die von den Männern befürchteten peinlichen Mitteilungen lassen sich auf zwei Themen vereinfachen: daß die Potenzbesorgnis des Mannes belastender ist als das Erektionsproblem und daß die Störung von sexueller Interaktion und emotionaler Beziehung von der Frau wesentlich stärker als vom Mann empfunden wird. Hinzu kommt oft ein Unbehagen, (auch eigene) Sexualität zu verbalisieren, und das kann das Paargespräch in Frage stellen. Schließlich mag es sein, daß sich die Frau in der Erektionssprechstunde deplaciert fühlt, weil sie sich mehr Sprech-Stunden mit ihrem Partner wünscht.

5.2.4
Die Kerngruppe der Erektionssprechstunde

Die Mehrheit der Männer, die wegen erektiler Dysfunktion ärztliche Hilfe suchen, ist zwischen 40 und 60 Jahre alt. Allgemein nimmt in diesem Lebensabschnitt, unter Erhaltung von Zufriedenheit, die Häufigkeit von Geschlechtsverkehr ab. Es wäre denkbar, daß mehr Männer als Frauen und mehr unter dem Einfluß ständiger Medienpropagierung sexuellen Glücks als wirklichen Verlangens häufigeren Geschlechtsverkehr anstreben, was sich als Risiko für die Potenz auswirken könnte.

Bezüglich mutmaßlicher (d.h. im Einzelfall zu erkundender) Unterschiede der sexuellen Sozialisation zwischen den jetzt 60jährigen und den jetzt 40jährigen muß riskiert werden, sehr zu vereinfachen. In den 60er Jahren hat ein Prozeß begonnen und sich in der Folgezeit beschleunigt, der durch die Stichworte allgemeine sexuelle Freizügigkeit und zunehmende (auch sexuelle) Selbstbestimmung von Frauen charakterisiert werden kann. Die jüngeren Männer, und noch mehr ihre Partnerinnen, sind sozusagen in diesen sozialen Wandel hineingewachsen. Die älteren Männer und ihre langjährigen Partnerinnen sind mehr mit Sexualitätsverboten aufgewachsen und fanden sich – meist im Gegensatz zu diesen ihren Partnerinnen – herausgefordert dadurch, daß es nun nur noch Sexualitätsgebote gab. Das damit verbundene Risiko erhöht sich, wenn sie sich jüngeren Frauen zuwenden, die nicht nur jünger und vitaler, sondern auch anders sozialisiert sind.

Einiges spricht dafür, daß ein Risiko der gebotsorientierten Sexualität im Verlust sexuellen Verlangens besteht, der zur erektilen Dysfunktion disponiert, aber der Partnerin gegenüber schwer eingestehbar ist. Ein weiteres, noch vorsichtiger zu formulierendes Stichwort für den stattfindenden sozialen Wandel ist die Krise von Männlichkeit. Sie betrifft die jüngeren Männer bei weitem mehr, wobei offen bleiben muß, ob ein allgemeiner Zusammenhang mit der weiblichen Progressivität besteht. Progressive Entwicklung der Frau in konkreten Beziehungen ist allerdings ein recht typisches Risiko für die Potenz.

Man kann die Patienten nach zwei (leicht zu erfragenden) Gesichtspunkten kategorisieren: ob die erektile Dysfunktion in langer Partnerbeziehung oder bei einer neuen Partnerin auftrat und ob die Potenz früher stabil oder immer schon labil war. Ein Kommentar zu diesen Teilgruppen kann nur aspekthaft sein und dem Variantenreichtum des Vorfindbaren nicht entfernt gerecht werden.

Das Lebensalter in lange bestehenden Paarbeziehungen läßt an unterschwellige biologische Funktionsdefizite denken. Dabei kann die Beziehung funktionsstabilisierend wirken. Sie birgt aber auch das Risiko, daß zunehmende Partnerkonflikte, Minderung partnerbezogenen Verlangens oder sexuelles Desinteresse der Frau eine biologisch geschwächte Funktion dekompensieren lassen.

Zu einer solchen Dekompensation, wenn auch aus unterschiedlichen psychischen Mechanismen, kann es auch bei einer neuen Partnerin kommen. Diese kann überfordernd erlebt werden und massive Versagensängste auslösen. Es kann andererseits auch sein, daß die Trennungs- oder Trauerarbeit bezüglich der früheren Partnerin überhaupt noch nicht geleistet worden ist. Starke Ambivalenz beim Absprung aus einer länger bestehenden in eine neue Beziehung kann, sozusagen aus Angst vor Erfolg, die sexuelle Funktion und Erfüllung blockieren. Patienten, die immer schon erektionslabil (nicht impotent) waren, scheinen in mehrfacher Hinsicht gefährdet: durch alternsassoziierte somatische Defizite, durch Paarkonflikte und durch Partnerwechsel. Ein gewisser Vorteil liegt für sie darin, daß sie durch unerwartetes Erektionsversagen nicht völlig in Frage gestellt werden können, vielleicht auch ihre Funktionsvoraussetzungen besser kennen und Erektionshilfe durch die Partnerin besser akzeptieren können. Bei Männern mit stabiler Potenz in der Vorgeschichte ergibt sich der Eindruck, daß sie um so eher zu Patienten werden, je weniger die Stabilität von guter Partnerinteraktion getragen wurde und je mehr sie Stütze von Männlichkeit und in gewisser Weise gegen die Partnerin gerichtet war, worauf noch zurückzukommen sein wird.

Die jüngeren, unter 40jährigen, eher durch psychische Faktoren gefährdeten, und die alten, über 60jährigen, eher somatisch belasteten Patienten können nur mit wenigen Anmerkungen bedacht werden. Unkontrollierbar vorzeitige Ejakulation und Erektionsversagen können für die Partnerin gleichermaßen unbefriedigend sein und Inkompetenz vermitteln, erfordern aber von ihr, falls sie hilfreich sein will, ganz unterschiedliche Verhaltensweisen. Wenn sie wirklich, und nicht nur in der Vorstellung des Mannes, fordernd ist, so muß doch geklärt werden, ob sie sexuelle Leistung erwartet oder persönliche Zuwendung. Für die Zeit der Partnerfindung und -bindung sind Paarkonflikte um die Themen Intimität, gegenseitige Selbstwertsteigerung, Nähe und Distanz, Autonomie und Abhängigkeit entscheidend, mit den typischen Brennpunkten: zusammen wohnen, Eheschließung und Kinder bekommen.

Im Alter schließlich, das ein Kapitel für sich beanspruchen würde, ergeben sich wieder ganz andere Fragen. Nicht zuletzt die, ob das Paar möglicherweise innerlich bereit ist, anderen Formen von Zärtlichkeit größere Bedeutung zu geben als dem Geschlechtsverkehr. Andererseits bedarf es gewiß der Nachfrage, wenn und warum die Partnerin zu sexuellen Hilfeleistungen nicht bereit ist.

5.2.5

Männerphantasien: Stimulans und Risiko für die Potenz

Mit der Heranziehung von Männerphantasien ist keineswegs das Thema Frauen verfehlt, denn diese, und eine ganz bestimmte Interaktion mit ihnen, kommen ja in den Phantasien vor. Das Risiko entsteht daraus, daß und wenn wirkliche Frauen ganz anders sind als im Pornomodell vom Sex.

Man zögert, dieses Modell zu thematisieren, weil das schon so oft geschehen ist: Gleichwohl ist es immer noch sehr beherrschend und ein wesentlicher Störfaktor für die sexuelle Interaktion. Stichworte mögen genügen: Es handelt sich um die ungeheure Bedeutung des steifen Gliedes, dessen Aufladung mit Männlichkeit und Macht, um den Vollzug des Koitus zur Bewirkung von weiblichen Orgasmen, die dem Mann als verdiente Belohnung, die Befriedigung der Frau, zufallen. Von feministischer Seite, die wiederum nicht repräsentativ für die Mehrheit der Frauen ist, wurde dieses Modell der Lächerlichkeit preisgegeben. Seine Verwirklichung macht Sex zur Arbeit – zu leisten sind stabile Erektion und Ejakulationskontrolle –, und das kann müde machen. Ein Ausweg ist bezahlter Sex: im Grunde Kauf weiblicher Gratifikation und Ersparung von Anstrengung. Wäre es weniger verpflichtend, der Partnerin sexuelle Leistung erbringen zu müssen, zumal bei unzureichendem Verlangen, dann gäbe es weniger erektile Dysfunktionen.

Das Phantasiemodell mit seiner Beherrschungsthematik gibt Hinweise auf die Produktion männlicher sexueller Erregung aus dem spannungsvollen Wagnis der Begegnung mit Weiblichkeit, hin zur glückhaften Bewältigung des Risikos. Es möchte letztlich der schwierige Prozeß der männlichen Identifizierung sein, der dieser riskant-erregenden Konstellation zugrunde liegt. Es hat eine Bedeutung, wie sexualisiert das männliche Identitätsgefühl ist: wie überwiegend, neben anderen Lebensinhalten, es durch Potenz gestützt wird. Erektionsversagen, durch welche situativen oder interaktiven Faktoren auch immer bedingt, wirkt weniger irritierend und labilisierend, wenn es als Ausbleiben von Erregung und nicht als Einbuße von Männlichkeit gewertet wird.

Automatisches sexuelles Funktionieren wird meist als ganz natürlich, als typisch männlich angesehen – zumindest für jüngere Männer. Schwierig wird es, wenn Männer, die dieses automatische Funktionieren gewohnt sind, dies auch noch von sich erwarten, wenn sie älter werden. Stimulationshilfe durch die Partnerin kann so vehement als unmännlich abgelehnt werden, daß mitunter auch der Hinweis, sie als Ausgleich für entsprechende Hilfe, die früher, als das Paar jung war, der Partnerin gegeben wurde, den sexuellen Rückzug nicht verhindern kann. Verwunderliche Aspekte am Funktionsautomatismus – insbesondere seine offenbare, weiblichem Erleben diametral entgegengesetzte Unabhängigkeit vom situativen und emotionalen Kontext – lassen die Frage entstehen, ob er zustande kommt durch einen Abwehr-, vielleicht auch Bewältigungsmechanismus, der alle ablenkenden und interferierenden Einflüsse ausblendet und latente Funktionsbesorgnisse vorübergehend (und immer wiederkehrender Bestätigungen bedürftig) beschwichtigt. Es wäre interessant zu wissen, wie regelmäßig Erektionsautomatismus mit reflektorisch-rascher Ejakulation verbunden ist, die ihrerseits das sexuelle System labilisieren kann.

In diesem Zusammenhang ist schließlich auf das eigentümliche Phänomen hinzuweisen, daß viele älter werdende Männer heftig schon auf geringe Beeinträchtigung der Penisrigidität reagieren: Der nur tumeszente Penis ist keineswegs koitusuntauglich, aber er macht abhängiger von sexueller Partnerinteraktion. So könnte es denn sein, daß eine Funktion der so hoch geschätzten Rigidität in einer Art Intimitätsabwehr oder -vermeidung besteht. In längeren Beziehungen kann sich nicht nur sexual destruktive Feindseligkeit, sondern auch emotionale Intimität vom Typ gegenseitiger Abhängigkeit entwickeln, die, folgt man diesem Gedanken, offenbar auch zu einem Risiko für die männliche Sexualfunktion werden kann.

5.2.6
Was die Frauen wollen

Wer sexuelle Funktionsstörungen bei Männern behandelt, sollte Frauen kennen – wissen, was für sie wichtig ist, wie groß die Variationsbreite ihrer Empfindungen und Reaktionen, aber auch ihre Anpassungsfähigkeit ist. Nicht jeder hat die Möglichkeit, Erfahrungen in der Therapie sexuell gestörter Frauen zu machen, und wer sie hat, darf sich durch die Phänomene sexueller Unzufriedenheit nicht den Blick verstellen lassen für das Erlebensspektrum sexuell zufriedener Frauen. Ganz unverzichtbar und Basis für den diagnostischen und therapeutischen Umgang mit Sexualität ist, das eigene Bild von Frauen (und natürlich auch von Männern) kritisch zu reflektieren.

Selbst wenn es eine Wiederholung von Bekanntem bedeutet: Frauen erleben Sexualität in engem Zusammenhang mit Zärtlichkeit und Beziehung. Auch für sie hat Koitus große Bedeutung, dies aber auf unterschiedlichen Dimensionen und Ebenen: als inniges Verbundensein; als intensive Hautnähe; als körperinnerliches Erfülltsein; als Spielraum zur Entstehung und Steigerung sexueller Lust; als Bestätigung von Attraktivität, Identität und Selbstwert; als freudige Genugtuung über befriedigtes männliches Begehren. Orgasmen haben so viel Bedeutung, wie die Frau ihnen gibt. Sie sind nicht das einzige Kriterium für sexuelle Befriedigung, aber Ausdruck gefahrlos möglicher Regression, die ebenso Introversion wie Ekstase ist, oder ganz einfach lohnend. Viel Unglück hat die Erwartung koitaler Orgasmusfähigkeit verursacht: Manche Frauen haben sie (entwickeln können), andere haben sie nicht (sondern sind klitoral orgastisch), ohne daß sie sich im gesamten orgastischen oder Befriedigungspotential unterschieden. Bedürfnis nach Intimität, so scheint es, ist kennzeichnend für Frauen, so daß Konflikte mit der männlichen Tendenz zur Intimitätsausblendung durch sexuelles Leistungsstreben vorgegeben sind.

Der defensiven, rückzugsbereiten Koitusfixiertheit bei erektionsgestörten Männern entspricht bei sexualgestörten Frauen eine sehr ähnliche Defensivität – mit Tendenz zu Koitusvermeidung und Sexualitätsabwehr bei Suche nach Geborgenheit vermittelnder Zärtlichkeit. Zwar ist überwiegend nicht Impotenz, sondern zu viel Potenz problematisch für diese Frauen, aber man muß doch wissen, daß sexuelle Störungen bei Frauen Bedeutung haben für erektile (und ejakulative) Funktionsstörungen bei ihren Partnern. Am häufigsten ist sicher fehlendes sexuelles Verlangen. Es kann immer schon gefehlt haben und die Männer sich als nicht begehrenswert empfinden lassen oder verlorengegangen sein als Vergegenwärtigung, daß die Beziehung gescheitert ist.

Sexuelle Aversionen (z. B. gegen Penis oder Koitus) können für den Partner besonders bei erhaltener emotionaler Zuwendung irritierend sein. Vaginistische Frauen vermeiden oft jahrelang Koitus mit ihren sanften, erektionsunsicheren Partnern. Schmerzhafter Geschlechtsverkehr kann Ausdruck fehlender Erregung sein, kann sich gegen den Mann richten, aber natürlich auch körperliche Ursachen haben. Orgasmusprobleme sind bereits in den sexuellen Interaktionsstil des Paares verwickelt und sollten deshalb in Relation zu Orgasmusfähigkeit durch Selbststimulation gesehen werden.

Frauen, die mit ihrer Sexualität zufrieden sind, haben aus sich heraus eine Bereitschaft zu Partnersexualität, verbinden Emotionalität und Sexualität und erleben Intimität in zärtlichem Hautkontakt wie genitaler Erregung. Ihr Leitprinzip im sexuellen Zusammensein ist Interaktion, Wechselseitigkeit, Zusammenspiel. Sexuelle Erregung kann konfliktfrei erlebt werden, bedeutet nicht die Gefahr der Preisgabe oder Auslieferung. Der Orgasmus wird gleichsam zum Nebenprodukt intensiv genossener sexueller Erregung – ganz im Gegensatz zu sexualgestörten Frauen mit ihrem krampfhaften Anstreben eines Orgasmus bei mangelnder Erregung. Der Koitus wird als wichtigste Form sexueller Interaktion erlebt. Die persönlichen Bedingungen und Voraussetzungen für gute Sexualität sind den Frauen bekannt, und ihre Herstellung wird versucht. Auch dies wieder im Gegensatz zu den anderen Frauen, die manchmal geradezu selbstdestruktiv auf die Herstellung schlechter Bedingungen programmiert wirken und darin erektionsgestörten Männern ähneln: beide ermangeln der Fähigkeit zur Regulation der sexuellen Interaktion.

Diese Skizzen sind gewiß nicht mehr als eine Annäherung an die Frage, was denn die Frauen (sexuell) wollen, die ja bekanntlich schon Freud verwundert hat. Aus patriarchalischer Sicht dürfte sie unbeantwortbar sein. Man könnte sagen, daß Frauen, so sie denn erlebnisfähig sind und Männer mögen, zusammen mit dem Mann ihrer Wahl die ihnen eigene sexuelle Erregung erkunden und mit ihr experimentieren wollen. Chancen dafür bieten wohl weder automatisch potente noch potenzgeschwächt-besorgte Männer, hingegen vielleicht Männer, für deren Männlichkeit Potenz nicht so (vorrangig) wichtig ist.

5.2.7
Schwellkörperselbstinjektion und die Frau

Im folgenden sollen die Indikationen für Schwellkörper-Autoinjektionstherapie (SKAT) nicht direkt diskutiert werden, sondern mehr indirekt, in Hinsicht auf Chancen und Akzeptanz dieser Therapieoption in sexueller Interaktion und Paarbeziehung, reflektiert werden. Auch wird davon ausgegangen – was selbstverständlich sein sollte –, daß der Patient mit Technik und Dosierung gut vertraut ist.

Heute ist fast überflüssig zu betonen, was der Mann wissen muß: Er kann sich eine rigide Erektion bestimmter Dauer herstellen, sich an ihr erfreuen und sie benutzen – aber mehr auch nicht. Er kann die Pharmakogenese der Erektion vor einer Frau nur geheimhalten, wenn er nicht mit ihr zusammenlebt. Bei Zusammenleben ist ein Verbergen kaum möglich, so daß in der Regel die Akzeptanz der Frau ins Spiel kommt.

SKAT stellt zeitbefristet (die Penisprothese dauerhaft) eine Art von Chancengleichheit der Geschlechter her: Es können sich jetzt beide unerregt auf den Koitus einlassen. Das mag angehen, wenn die Partner sich unverkrampft und erlebnisoffen sexuell so aufeinander einlassen können. Schwierig wird es, wenn weitergehend auch das Verlangen fehlt und zum Beispiel der Mann den angestrebten Orgasmus nur mit Mühe erreicht. Schwierig wird es auch im umgekehrten Fall sehr rascher Ejakulation, wenn das Bestehenbleiben der Erektion mit fehlender Lust an weiterer Stimulation verbunden ist. Beide Situationen sind geeignet, bei beiden Partnern früher oder später eine Aversion zu verursachen.

Die Frau kann und muß davon absehen, die (hergestellte) Erektion als Indikator eines auf sie gerichteten Verlangens zu werten. Im günstigen Fall kann dies die Chance eines offeneren Austauschs über die beiderseitigen Bedürfnisse eröffnen, auch der Frau mehr Mitsprache zur sexuellen Begegnung geben. Sie wird am meisten von SKAT profitieren, wenn sie die Fähigkeit und Präferenz hat, durch Koitus zu Orgasmen zu gelangen, was sicher nicht bei der Mehrheit der Frauen der Fall ist. Es muß aber für sie die gesamte sexuelle Interaktion stimmen, so daß sie die Hergestelltheit der Erektion gleichsam vergessen kann. Auch die Reaktion von Frauen, die Penetration und Koitus mehr als intimes Verbundensein erleben, kann positiv sein, vorausgesetzt, sie empfinden die emotionale Beziehung als intakt und haben Spielraum für Orgasmen ihrer Präferenz.

Nicht wenige Männer ändern mit SKAT (oder einer Penisprothese) ihren sexuellen Verhaltensstil nicht, bleiben unsensibel für die Partnerin oder verfallen noch weiter blinder Leistungsideologie. Eine gewisse Bereitschaft zum Mitmachen ist manchen Frauen auch in diesen Fällen möglich, jedenfalls solange noch Sympathie für den Mann besteht oder sie ihn nicht verlieren wollen. Sie wird ihm dann schlicht die Freude an seinem Spielzeug und seiner Befriedigung gönnen und die Injektionsprozedur insgesamt weniger belastend finden, als was vorher war: die ständige Potenzbesorgtheit und die verkrampften Koitusanstrengungen.

Man kann wohl sagen, daß SKAT (und Penisprothese) – wie Sexualität überhaupt – eine Paarbeziehung bereichern kann, nicht aber eine verbrauchte Beziehung retten. Es sei die Behauptung riskiert, daß eine Frau, die SKAT rundheraus ablehnt, meist ihre Ablehnung gegen mehr richtet als SKAT: gegen die Wahrnehmung der Not seines erektilen Versagens, gegen seinen sexuellen Verhaltensstil und gegen den Mann als emotionalen Partner.

Die Schlußfolgerung aus diesen gewiß unvollständigen Bemerkungen könnte sein, daß man dies alles schon bei der Indikationsstellung bedenken könnte und sollte.

5.2.8
Rat für Interaktion und Beziehung

Dieser (kurze) abschließende Abschnitt will dringend nahelegen, im Gespräch mit dem Patienten nicht nur sein inneres Modell von Sexualität, sondern auch seine – alte oder/und neue – Paarbeziehung zu thematisieren. Einbeziehbarkeit der Partnerin heißt noch nicht, daß diese frei sprechen kann, aber man kann bis zu einem gewissen Grad für sie mitdenken, indem man gemeinsam mit dem

Patienten ebenso einfühlend wie kritisch die sexuelle Interaktion und die emotionale Beziehung des Paares reflektiert. Guter Rat (d.h. gute Beratung) ist nicht teuer, kann vielmehr Unglück beim Paar wie auch medizinische Kosten ersparen – gleich, zu welcher Therapieoption man gelangt.

Therapeutischer Optimismus ist sicher gut, aber ganz sicher nicht gleichbedeutend mit der hemdsärmeligen Attitüde der selbstverständlichen medizinischen Machbarkeit, die mit der häufigen Warenhausmentalität des Patienten korrespondiert. Wahrscheinlich ist es altmodisch zu denken, daß Impotenz zu einem Teil auch Schicksal ist, wie andere gesundheitliche Störungen. In vielen Impotenzen vollzieht sich ein Stück Altern – nicht nur biologisches, sondern auch psychosoziales und dyadisches. Hieraus folgt mitnichten therapeutische Resignation, vielmehr die Angebrachtheit eines ärztlichen Appells, Altern als Entwicklungs- und Umstellungsaufgabe zu begreifen, was u.a. das Paar medizinische Hilfsmöglichkeiten mehr als Geschenk sehen läßt. Daß die Menschen heute (oft multimorbid) länger leben, besagt noch nicht, daß der Mann darauf hin konstruiert ist, jenseits der 40 noch voll potent zu sein.

Man wird einem Patienten nicht die Potenzspritze oder ggf. die Prothese verweigern, auch wenn er befangen bleibt in Machbarkeits- und sexueller Leistungsideologie. Man kann ihn aber aufklären über mögliche Folgeerscheinungen, biopsychische wie dyadische, und ihm Anstöße geben für eine ruhigere, ausgewogenere Gestaltung der sexuellen Interaktion mit seiner Partnerin und für offenen Austausch mit ihr, auch über ihre wirklichen sexuellen Bedürfnisse. Mitunter ist es sogar möglich, den Patienten zu einer Rücknahme der allzusehr in die Potenz investierten Männlichkeit zu bewegen. Aber zweifellos gibt es Patienten, die in sich und ihren Beziehungen so wenige Ressourcen haben, daß ihnen nur auf dem Umweg einer artifiziellen penilen Stabilisierung zu helfen ist.

Männer sind häufig unrealistisch in der Einschätzung von Art und Qualität ihrer emotionalen Partnerbeziehungen – länger bestehender und neuer. Ein Grund dafür ist die Überschätzung des Stellenwerts von Sexualität in – ebenfalls beiden Arten – von Beziehungen. Ein anderer wichtiger Grund liegt darin, daß sie das Gefühl, eine gute Beziehung und Halt in ihr zu haben, (ebenso wie Frauen) dringend brauchen, daß sie aber zu wenig in die Beziehung investieren, sich zu wenig einbringen und Zuwendung aufbringen. Wenn ein Gemisch aus Ärger und Gleichgültigkeit die längere Beziehung beherrscht und sexuellem wie zärtlichem Begehren die Grundlage raubt, ist es manchmal nützlich, sich daran zu erinnern, warum man einmal zueinander gefunden hat, oder sich vorzustellen, wie es wäre, wenn man sich nicht mehr hätte.

Im allgemeinen ist Paarbehandlung schwierig, wenn eine Beziehungsstörung die Ursache der erektilen Dysfunktion ist – auch bei neuen Beziehungen: sei es durch Konfrontation mit einem jüngeren Konzept von Partnerschaft, sei es wegen Unabgelöstheit aus der vorangehenden, längeren Beziehung mit Kindern oder weil der den Neuanfang suchende Mann in die alten Beziehungsfallen gerät. All dies liegt jenseits der Klärungs- und Behandlungsmöglichkeiten des in der Erektionssprechstunde Tätigen. Aber wenn der Eindruck einer verursachungsrelevanten Beziehungsstörung aufkommt und ein gutes Gespräch mit dem Patienten möglich ist, dann sollte diesem die (paradox anmutende) Frage zu längerem ernsthaften Bedenken gestellt werden, wofür das Erektionsversagen denn gut sein könnte bzw. welche Nachteile es hätte, bei der jetzigen Partnerin potent zu sein.

Es ist vielleicht auch nicht banal, dem Patienten das Konzept beeinträchtigter Sexualität und Paarbeziehung als Regulationsstörung nahezubringen, wobei Regulation ganz wesentlich die Herstellung guter Bedingungen und Voraussetzungen für sexuelle Funktion und emotionale Beziehung beinhaltet. Manchmal kann man gar nicht mehr tun – zur Förderung von Schlaf wie Erektion wie Zuneigung.

LITERATUR

Der Leser hat im Text keine Literaturhinweise gefunden. Das sehr komplexe Thema hätte entweder eine rahmensprengende Fülle solcher Hinweise erfordert oder eine strenge Auswahl, die dem weiten Feld und den durchaus kontroversen Positionen und Befunden aber nicht angemessen gewesen wäre. Es wurde versucht, Anregungen für die Praxis zu geben, oft auch solche perspektivischer Art. Für vorbestehendes oder gewecktes Interesse wird ausgewählte, kurz kommentierte Literatur vorgeschlagen, die das Thema vertiefen kann.

1. Arentewicz G, Schmidt G (1995) Sexuell gestörte Beziehungen, 3. Aufl. Springer, Berlin Heidelberg New York Tokyo.
   Die Ergebnisse eines anspruchsvollen paartherapeutischen Behandlungsprogramms.
2. Buddeberg C (1995) Sexualberatung, 3. Aufl. Enke, Stuttgart.
   Das Buch vermittelt einen guten Einstieg in praktische Sexualberatung, insbesondere von Paaren.
3. Hartmann U (1995) Diagnostik und Therapie der erektilen Dysfunktion. Lang, Frankfurt a. M.
   Der Verfasser hat als Psychologe zusammen mit Urologen eine Erektionssprechstunde aufgebaut und mehrere Jahre getragen. Er analysiert die Ergebnisse, u. a. bezüglich Verbesserung der SKAT-Indikation, und gibt konkrete Praxisempfehlungen.
4. Kaplan HS (1990) Sexualtherapie, ein bewährter Weg für die Praxis, 3. Aufl. Enke, Stuttgart.
   Eines der zahlreichen Werke der bekannten Sexualwissenschaftlerin und Therapeutin, das die Prinzipien der Sexual(psycho)therapie kompakt darstellt.
5. Langer D, Hartmann U (1992) Psychosomatik der Impotenz. Enke, Stuttgart.
   Darstellung eines psychologische und somatologische Ansätze integrierenden Konzepts mit Veranschaulichung des breiten Spektrums der Impotenz durch viele Falldarstellungen.
6. Langer D, Langer S (1988) Sexuell gestörte und sexuell zufriedene Frauen. Huber, Bern.
   Eine empirische Untersuchung an Selbstdarstellungen von Frauen, die eine Charakterisierung der beiden Gruppen ermöglicht.
7. Michael RT, Gagnon JH, Laumann EO, Kolata G (1994) Sexwende. Liebe in den 90ern. Knaur, München (Knaur TB 77175).
   Diese methodisch fundierte Untersuchung belegt, daß Sexualität befriedigend erlebt wird, aber nur moderate Häufigkeit hat, die im Kontrast zu medienvermittelten Vorstellungen steht.
8. Zilbergeld B (1993) Männliche Sexualität. Tübingen, Deutsche Gesellschaft für Verhaltenstherapie.
   Ein hervorragendes praktisches Buch, das als Selbsthilfeprogramm konzipiert ist, aber auch eine Fülle von Anregungen für die Beratung von Patient und Paar gibt.

Spezifische Aspekte   6

6.1
Behandlung der prolongierten Erektion und des Priapismus

M.C. TRUSS

6.1.1
Symptomatik

Die prolongierte Erektion ist eine durch intrakavernöse Injektion vasoaktiver Substanzen induzierte Erektion, die länger als 4 h anhält. Der Terminus Priapismus geht auf den griechischen Gott der Fertilität und der körperlichen Liebe, Priapus, zurück. Mit Priapismus wird eine über mindestens 2 h anhaltende, schmerzhafte Erektion bezeichnet, die ohne sexuelle Erregung einhergeht und die *nicht* durch die Anwendung intrakavernöser, vasoaktiver Substanzen ausgelöst wird. Ist die Ursache der prolongierten Erektion eine Überdosierung der applizierten vasoaktiven Substanz, so findet sich beim Priapismus eine multikausale Genese (s. Übersicht). Pathophysiologisch läßt sich der Priapismus in einen Low-flow- und einen High-flow-Priapismus unterteilen.

Äthiologie des Priapismus

- Hämatologische Erkrankungen (z. B. Sichelzellanämie, Thalassämie, Thrombozythämie, Leukämien, paroxysmale nokturne Hämoglobinurie u. a.)
- Metabolische Erkrankungen (z. B. Amyloidose, Diabetes, Gicht, nephrotisches Syndrom u. a.)
- Querschnittlähmung oberhalb S 2
- Penile/perineale Traumen
- Peniskarzinom
- Neurologische Grunderkrankungen (multiple Sklerose, Tabes dorsales u. a.)
- Iatrogene Verletzung der Schwellkörper
- Gerinnungsstörungen
- Medikamentennebenwirkungen (Antihypertensiva, Antikoagulanzien, ZNS-wirksame Substanzen)
- Alkoholabusus
- idiopathischer Priapismus

Klinisch fällt bei der prolongierten Erektion und beim Priapismus eine schmerzlose oder schmerzhafte Erektion mit rigiden Corpora cavernosa bei detumeszenter Glans und detumeszentem Corpus spongiosum auf. Wird der Priapismus nicht behandelt, so klingt er nach 2–3 Wochen spontan ab. Hieraus resultiert ein vollständiger fibröser Umbau der Corpora cavernosa mit vollständiger erektiler Dysfunktion. In der Folgezeit schrumpfen die Schwellkörper meist, bis die Corpora cavernosa verkleinert und deutlich verhärtet sind.

Anamnestisch lassen sich bereits erste Hinweise für die Unterscheidung zwischen einem High-flow- und einem Low-flow-Priapismus erheben. Während insbesondere traumatische Ereignisse auf einen High-flow-Priapismus hindeuten, so sind die Sichelzellanämie und andere hämatologische Erkrankungen in erster Linie verdächtig auf einen Low-flow-Priapismus. Die genaue Abgrenzung erfolgt durch eine Blutgasanalyse aus aspiriertem kavernösem Blut. Beim High-flow-Typ finden sich arterielle Blutgase, bei Low-flow-Typ venöse oder subvenöse Blutgase. Meist ist eine Abgrenzung schon durch Augenschein des aspirierten Blutes (helles arterielles Blut bzw. dunkles venöses Blut) möglich. Des weiteren findet sich beim High-flow-Typ dopplersonographisch ein massiv erhöhter intrakavernöser Einstrom arteriellen Blutes.

6.1.2
Therapie

Die Therapie der prolongierten Erektion und des Priapismus ist eine urologische Notfallsituation und sollte unverzüglich erfolgen. Ein Behandlungserfolg ist nach 24–48 h nur noch selten zu erwarten, jedoch sind einzelne Fälle einer erfolgreichen Behandlung (insbesondere beim High-flow-Typ) sogar noch nach mehreren Wochen dokumentiert [2]. Das therapeutisch angestrebte Ereignis, die vollständige Detumeszenz mit konsekutiver arterieller kavernöser Durchblutung, kann in den meisten Fällen durch ein stufenweises Vorgehen erreicht werden. Vor Beginn der Behandlung sollten Routineblutparameter (Blutbild, Gerinnung, Elektrolyte, Retentionswerte) bestimmt werden. Des weiteren sollte ein venöser Zugang gelegt werden und eine kontinuierliche Kreislaufüberwachung gewährleistet sein.

Zunächst werden beide Corpora cavernosa beidseits lateral an der Penisbasis mit großvolumigen Kanülen punktiert, über die dann 200–500 ml Blut aspiriert werden. Um eine möglichst vollständige Evakuierung der Corpora cavernosa mit venösem Blut beim Low-flow-Priapismus bzw. bei der prolongierten Erektion zu erreichen, empfiehlt sich die Spülung der Schwellkörper über die liegenden Kanülen. Hierbei kann eine Spülung mit isotoner Kochsalzlösung und die Aspiration von venösem Blut abwechselnd über einen aufgesetzten Dreiwegehahn erfolgen.

Sistiert die Erektion nach der Aspiration und Spülung nicht und kommt es zu einer sofortigen erneuten Füllung der Schwellkörper mit voller Rigidität, so erfolgt die intrakavernöse Applikation von α-adrenergen Substanzen in die rigiden Corpora cavernosa (*Cave*: Injektion nur in vollständig rigide Schwellkörper zur Vermeidung schwerwiegender systemischer Nebenwirkungen!) [4, 5].

α-adrenerge Substanzen dürfen nur unter sorgfältiger und kontinuierlicher Kreislaufüberwachung appliziert werden. Für den Fall eines kritischen Blutdruckanstiegs müssen sofortige Gegenmaßnahmen eingeleitet werden (z. B. 10 mg Nifedipin sublingual oder eine halbe bis eine ganze Ampulle Clonidin). Die am häufigsten verwendeten α-adrenergen Substanzen sind in Tabelle 6.1 aufgeführt.

Insbesondere für Metaraminol sind schwerwiegende Komplikationen (Blutdruckkrisen, Apoplex, letale Verläufe) beschrieben. Deshalb ist bei Verwendung dieser Substanz besondere Vorsicht geboten, insbesondere bei Patienten mit bekannten kardiovaskulären Erkrankungen.

Tabelle 6.1. α-adrenerge Substanzen zur Behandlung der prolongierten Erektion und des Priapismus

Substanz	Dosierung
Etilefrin	5 – 20 mg
Phenylefrin	0,1 – 0,5 mg
Epinephrin	0,03 – 0,05 mg
Metaraminol	2 – 4 mg
Noradrenalin	0,01 – 0,02 mg
Adrenalin	0,01 – 0,02 mg

Jeweils unilaterale, intrakorporale Injektion an der Penisbasis. Langsam und nur bei vollständiger Erektion applizieren!

Falls die Applikation von α-adrenergen Substanzen nicht zu einer ausreichenden Detumeszenz führt, ist bei Low-flow-Priapismus und bei der prolongierten Erektion ein zusätzlicher venöser Abstrom aus den Schwellkörpern chirurgisch zu schaffen. Beim sog. Winter-Shunt werden mittels einer True-cut-Nadel mehrere Verbindungen zwischen Corpora cavernosa und Corpus spongiosum durch die Glans penis ausgestanzt [6] (Abb. 6.1). Da diese relativen dünnkalibrigen Shunts thrombosieren können und so eine sofortige Detumeszenz hierdurch nicht immer erreicht werden kann, sind wir in letzter Zeit dazu übergegangen, mit einem Stichskalpell eine V-förmige Verbindung zwischen Glans und Corpora cavernosa dorsal des Meatus urethrae zu schaffen (Abb 6.2). Hierdurch läßt sich in aller Regel ein ausreichender venöser Abstrom über die Glans penis und das Corpus spongiosum gewährleisten.

Persistiert die Erektion weiter, so kann die Schaffung eines zusätzlichen venösen Abstroms durch einen Veneninterponat zwischen Schwellkörper und V. saphena magna oder einer dorsalen Penisvene (Grayhack-Shunt) versucht werden. Eine weitere Möglichkeit eines korporospongiösen Shunts besteht in der Anlage eine sog. El-Gorab-Shunts, der offen chirurgisch zwischen Glans penis und den distalen Enden der Corpora cavernosa angelegt werden kann.

Postoperativ kann zur Aufrechterhaltung des Shunts eine Kinderblutdruckmanschette um den Penisschaft gelegt und in 5minütigen Rhythmus aufgepumpt werden. Des weiteren kann der arterielle Einstrom nach Erreichen einer Detumeszenz durch die Einlage eines Dauerkatheters, der zwischen den Beinen nach dorsal gelegt wird und dort mit Klebeband am Gesäß fixiert wird, ge-

Abb. 6.1. Winter-Shunt: Punktion der Corpora cavernosa mit einer True-cut-Nadel

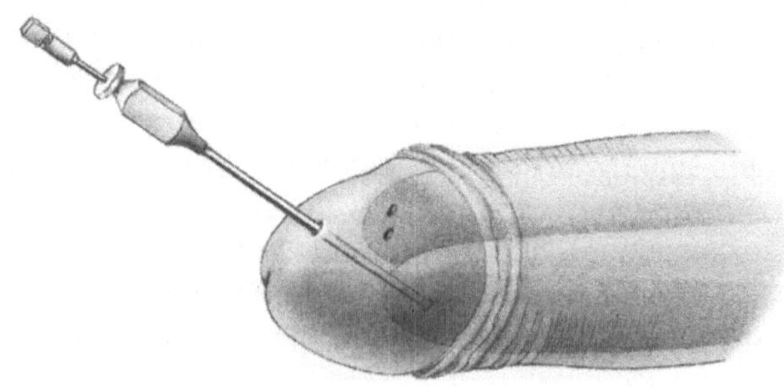

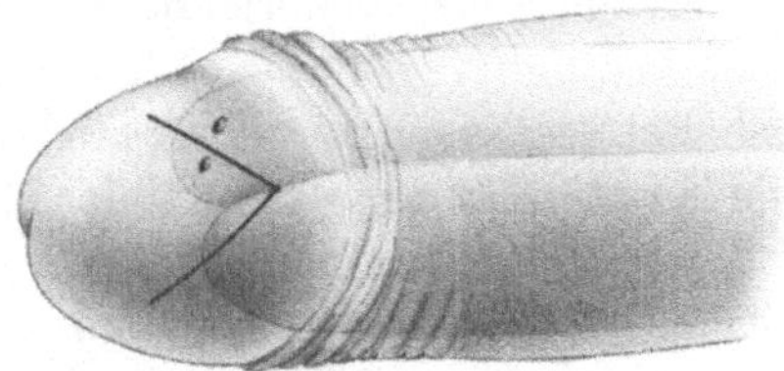

Abb. 6.2. Modifizierter Winter-Shunt: Schaffung eines weiten spongiokavernösen Shunts durch Stichinzision der Corpora cavernosa durch die Glans penis (Schnittführung)

währleistet werden [3]. Hierbei ist zu beachten, daß die die ausreichende Durchblutung der Glans penis in kurzfristigen Abständen kontrolliert werden muß und die Fixierung des Dauerkatheters nach etwa 24 h gelöst wird.

Besteht der Verdacht auf eine intrakavernöse Thrombosierung, so kann nach Versagen der intrakavernösen Injektion α-adrenerger Substanzen eine Lysetherapie mit 500 000 IE Streptokinase versucht weden.

Die therapeutische Strategie beim High-flow-Flow Priapismus unterscheidet sich ab Stufe 3 unseres Therapieschemas (Abb. 6.3) von der Strategie beim Low-flow-Typ. Wie beim Low-flow-Priapismus sollte zunächst der Versuch einer Blutaspiration aus den Schwellkörpern sowie eine Gabe von α-adrenergen Substanzen erfolgen. Kommt es daraufhin zur erneuten rigiden Erektion, so ist die supraselektive Angiographie und Embolisierung des peripheren Gefäßbetts

Abb. 6.3. Stufenplan zur Behandlung der prolongierten Erektion und des Priapismus

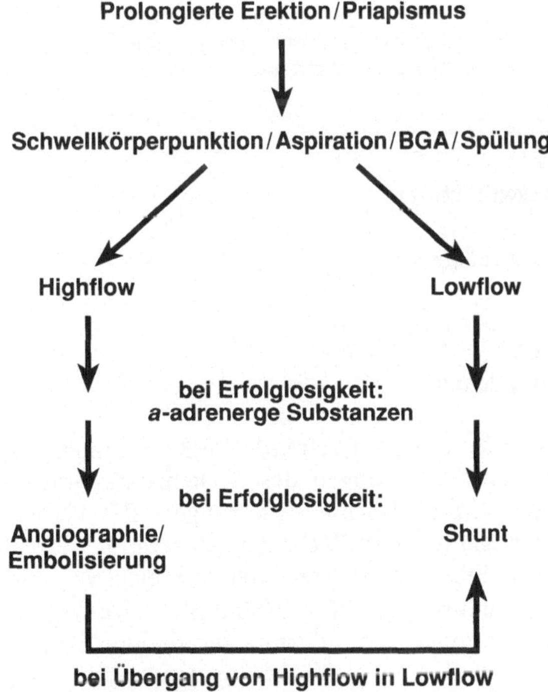

mittels autologem Material oder Bucrylat anzustreben [1, 2]. Diese interventionelle Maßnahme sollte jedoch spezialisierten radiologischen Abteilungen vorbehalten bleiben. Bei fachgerechter Embolisierung kann in der Regel eine erektile Funktion in der Mehrzahl der Fälle erhalten bleiben.

Grundsätzlich empfehlen sich nach erfolgreicher Behandlung einer prolongierten Erektion bzw. eines High- oder Low-flow-Priapismus eine lokale Kühlung mittels Eisbeutel, antiinflammatorische Maßnahmen (z. B. Diclofenac) sowie eine antibiotische Abdeckung.

Das in Abb. 6.3 skizzierte stufenweise Vorgehen hat sich in unserer Praxis in den letzten Jahren bewährt.

LITERATUR

1. Alvarez-Gonzalez E, Pamplona M, Rodriguez A, Garchia-Hidalgo E, Nunez V, Leiva O (1994) High flow priapism after blunt perineal trauma: resolution with bucrylate embolization. J Urol 151:426–428
2. Bastuba MD, Saenz de Tejada i, Dinlenc CZ, Sarazen A, Krane RJ, Goldstein L (1994) Arterial priapism: diagnosis, treatment and long-term followup. J Urol 151:1231–1237
3. Boyle ET, Oesterling JE (1990) Priapism: Simple method to prevent retumescence following initial decompression. J Urol 143:933–935
4. Potempa D, Jünemann KP, Schuller A, Löbelenz M, Rassweiler J, Alken P (1991) Die Therapie der prolongierten Erektion. Akt Urol 22:45–48
5. Rösener M, Wechsel HW, Dichgans J (1995) Intrazerebrale Massenblutung nach intrakavernöser Metaraminol-Behandlung einer prolongierten Erektion. Akt Urol 26:427–430
6. Winter CC (1979) Priapism treated by modification of creation of fistulas between glans penis and corpora cavernosa. J Urol 121:743

6.2
Beckenfrakturen

T. POHLEMANN

6.2.1
Definitionen

Stumpfe und penterierende Beckentraumen umfassen knöcherne und ligamentäre Verletzungen des Beckenringes mit einer Vielzahl von möglichen begleitenden Weichteilverletzungen. Die Verletzung kann die Integrität des osteoligamentären Beckenrings beeinträchtigen. Der Grad der resultierenden Instabilität ist unterschiedlich und reicht von der komplett erhaltenen Beckenringstabilität bis zur vollständigen Lösung einer oder beider Beckenhälften vom Rumpfskelett. Aufgrund der direkten Beziehung zu den ableitenden Harnwegen und den Geschlechtsorganen besteht bei Beckenverletzungen ein hohes Risiko für eine Mitverletzung dieser pelvinen Strukturen.

In der Nomenklatur der Beckenverletzung haben sich einige Begriffsbestimmungen für spezifische Verletzungskategorien weitgehend durchgesetzt:

- *Beckenfraktur:* Beckenrand- und -ringbrüche ohne begleitenden Weichteilschaden.
- *Komplexe Beckenfraktur:* Beckenrand- oder Beckenringfrakturen mit begleitendem pelvinen Weichteilschaden (Gefäße, Nerven, Urogenitalverletzungen, Darmverletzungen, Haut- und Weichteilverletzungen).
- *Offene Beckenfraktur:* Komplextrauma mit Eröffnung durch die Haut oder Hohlorgane (Rektum, Vagina).
- *Traumatische Hemipelvektomie:* Abrißverletzung einer Beckenhälfte mit Durchtrennung der großen Gefäß- und Nervenbahnen.
  Abb. 6.4 hier

Diese Unterscheidungen sind sinnvoll, da die Prognose der Verletzung wesentlich von dem einzelnen Verletzungstyp abhängt (Abb. 6.4).

6.2.2
Epidemiologie

Beckenfrakturen sind insgesamt seltene Verletzungen. Sie umfassen etwa 3 % aller Frakturen, treten aber gehäuft im Rahmen von Mehrfachverletzungen auf [11, 20]. Junge Patienten mit einem Altersgipfel um das 25. bis 30. Lebensjahr erleiden die Fraktur in der Regel im Rahmen eines Massivtraumas (Verkehrsunfälle, Abstürze). Über 80 % dieser Patienten erleiden neben einer instabilen Beckenringverletzung zusätzliche Verletzungen in anderen Körperregionen. Bei alten Menschen kann schon die Einwirkung einer geringen Energie, wie z. B. der häusliche Sturz, zu unverschobenen Scham- und Sitzbeinbrüchen führen. Etwa

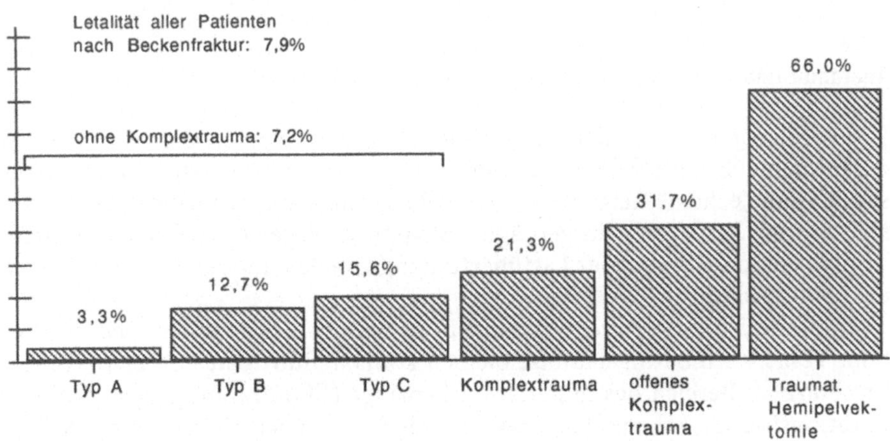

Abb. 6.4. Letalität nach Beckenfrakturen. Sie hängt neben der Schwere der Allgemeinverletzung im wesentlichen von der Beckenklassifikation ab. Es besteht ein signifikanter Unterschied zwischen den Beckenfrakturen ohne wesentliche zusätzliche pelvine Weichteilschäden (Häufigkeit etwa 90 %) und den sog. Komplextraumen, definiert als Beckenfraktur mit zusätzlichem pelvinem Weichteilschaden (Gefäße, Urogenitalsystem, Rektum, Weichteile und Nervenbahnen; Häufigkeit ca. 10 %)

Tabelle 6.2. Ätiologie der erektilen Dysfunktion. (Modifiziert nach [16, 19])

Neurogen	Zerebrale Läsion nach SHT Rückenmarkläsion Periphere Nervenläsion N. pudendus Autonomes Nervensystem
Vaskulär	Aortoiliakale Gefäße Pudendale und penile Gefäße A. pudenda Penisgefäße
Genitalverletzungen	Penisfrakturen Penisamputationen Genitalchirurgische Eingriffe

10 % der Beckenverletzten erleiden komplexe Beckentraumen [1]. Eine Besonderheit stellen die kindlichen Beckenverletzungen dar, da aufgrund der erhöhten Elastizität des Beckenrings das Ausmaß der Verletzung oft unterschätzt wird. Die Rate der komplexen Beckenverletzungen ist bei Kindern mit 20 % doppelt so hoch wie bei Erwachsenen.

In der Ätiologie der erektilen Dysfunktion (Tabelle 6.2) spielt die Beckenverletzung eine wichtige Rolle, insbesondere da Beckenverletzungen von einem im Schnitt jungen Patientenkollektiv erlitten werden. Definitionsgemäß fallen urogenitale Begleitverletzungen unter die Gruppe der „komplexen Beckentraumen". Eigene Untersuchungen zeigten, daß bei komplexen Beckenfrakturen in 43 % der Fälle mit Blasenrupturen und in 26 % mit Urethrarupturen gerechnet werden muß [12].

6.2.3
Anatomie und Pathopyhsiologie

Der Beckenring setzt sich aus den beiden Hüftbeinen sowie den Kreuzbeinen zusammen, die mit straffen, nur wenige Grad beweglichen, aber im anatomischen Sinne „echten" Gelenken (Sakroiliakalgelenke und Symphyse) verbunden sind. Die am kräftigsten ausgeprägten Strukturen liegen dorsal und vermitteln den wesentlichen Anteil der Lastübertragung von den unteren Extremitäten zu dem Stammskelett.

Während isolierte Durchtrennungen im Bereich des vorderen Beckenrings ohne Folge für die Ringstabilität bleiben können, führt eine komplette Unterbrechung im Bereich des hinteren Beckenrings (Iliumfraktur, transiliosakrale Luxationsfraktur, Sakrumlängsfraktur oder die komplette Luxation des Sakroiliakalgelenks) immer zu einer Aufhebung der Beckenstabilität [20]. Die Richtung des einwirkenden Kraftvektors und das Ausmaß der vermittelten Energie bestimmen die anatomische Lokalisation und die Art der Verletzung im Beckenring und damit den Grad der Instabilität (knöchernes Skelett, Beckengelenke, Beckenbodenligamente, ventrale und dorsale sakroiliakale Bandverbindungen).

Die straffe ligamentäre Anheftung der hinteren Harnröhre an die Membrana urogenitale und die damit direkte, sehr feste Verbindung zu den Schambein-ästen erklärt das hohe Risiko urogenitaler Begleitverletzungen bei dislozierten Frakturen im Bereich des vorderen Beckenrings. Zur Ätiologie der erektilen Dysfunktion nach Beckenverletzung wird derzeit überwiegend eine nervale Lä-sion verantwortlich gemacht, in zweiter Linie eine vaskuläre Verletzung [4, 6, 16]. Primär durchgeführte operative Maßnahmen wie vordere Beckenring-osteosynthesen oder Blutstillungsmaßnahmen (Tamponade) scheinen keinen negativen Einfluß zu haben, da auch nach nichtoperativer Therapie die Inzi-denz der ED im wesentlichen unverändert ist [5].

6.2.4
Klinik

Bedingt durch die Schwere der Allgemeinverletzung werden die Patienten mit instabilen Beckenfrakturen in der Regel schon präklinisch notärztlich versorgt und direkt in eine Schwerpunktklinik eingeliefert. Im Vordergrund der Be-handlung steht das schnelle Erkennen der instabilen Beckenverletzung und des beckenbedingten lebensbedrohlichen Blutverlusts. Hierbei haben sich sog. Not-fallalgorithmen bewährt (Abb. 6.5), die eine standardisierte Evaluation und Notfalltherapie erlauben [1, 13].

Die klinische Untersuchung umfaßt zunächst die Inspektion des entkleideten Patienten auf Wunden und Hämatomverfärbungen. Es wird auf Blutaustritt aus dem Oreficium urethrae und Anus geachtet. Der Damm wird sorgfältig auf Wun-den untersucht. Es folgt die manuelle Stabilitätsprüfung mit Kompression des Beckenkamms in anterior-posteriorer Richtung sowie in der in Frontalebene. Durch rektale Untersuchung werden anale und rektale Wunden erfaßt; beim Mann wird die Lage der Prostata bestimmt (Urethraabriß bzw. Blutauf-lagerungen und Rektumverletzungen). Beim wachen Patienten wird der Sphink-tertonus geprüft und eine orientierend-neurologische Untersuchung ange-schlossen. Eine Sonographie des Abdomens wird im Rahmen der Primärversor-gung bei allen Polytraumatisierten durchgeführt. Die wichtigste Fragestellung ist, ob freie Flüssigkeit im Abdomen vorliegt, hier insbesondere im Unterbauch.

Die radiologische Diagnostik umfaßt im Minimum eine Beckenübersichts-aufnahme. Zeigen sich hier Frakturlinien, so werden Schrägaufnahmen (Inlet-und Outletprojektionen) angeschlossen. Bei allen Verletzungen des dorsalen Beckenrings wird, sobald es der Zustand des Patienten erlaubt, eine computer-tomographische Untersuchung angeschlossen, da auf den Nativaufnahmen eine hohe Anzahl von Verletzungen übersehen oder verkannt wird (50 % der Sa-krumfrakturen werden primär übersehen! [3]). Die Kernspintomographie hat in der Primärdiagnostik noch keine Bedeutung erlangt.

Bei Verdacht auf eine begleitende Verletzung des Urogenitalsystems sollte möglicht früh, d.h. schon im Schockraum eine begleitende urologische Unter-suchung und Therapie eingeleitet werden. Bei Blutaustritt aus dem Orificium urethrae ist auf einen Katheterismus zu verzichten und zunächst eine Kontrast-darstellung der Urethra mit 20 ml wasserlöslichem Kontrastmittels durch-

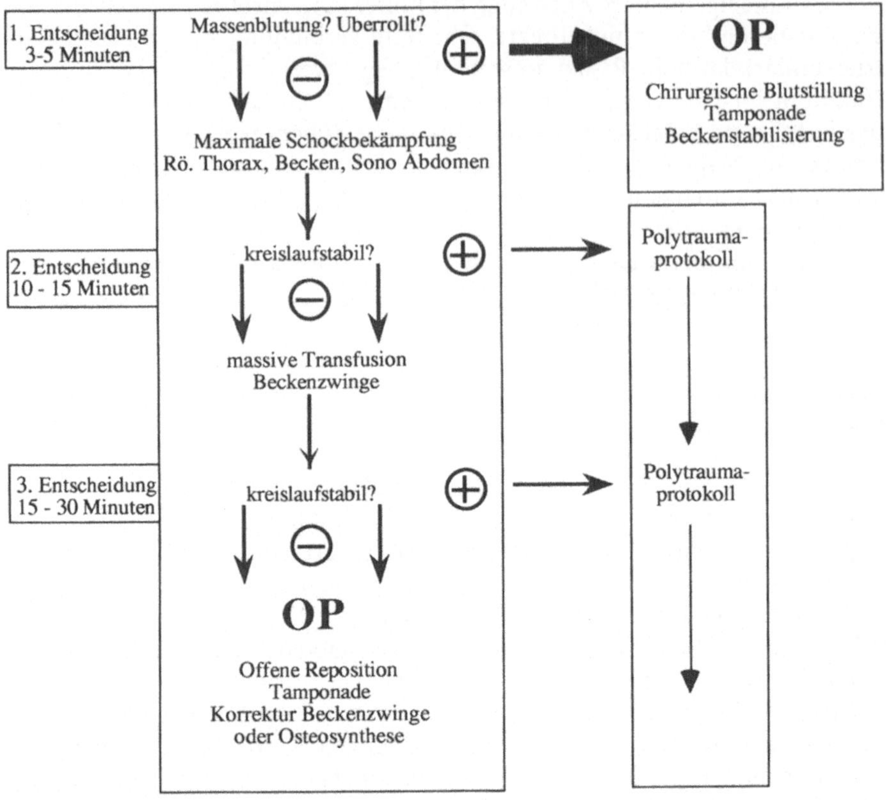

Abb. 6.5. Notfallalgorithmus zur Behandlung lebensbedrohlicher Beckenverletzungen. Die wichtigsten Entscheidungen bei lebensbedrohlichen Beckenverletzungen werden innerhalb der ersten 30 Minuten nach Aufnahme getroffen. Sie sind Teil des Primärbehandlungsprotokolls des Polytraumas. Bei allen 3 dargestellten Entscheidungen wird im wesentlichen überprüft, ob eine akut behandlungsbedürftige pelvine Blutung als „führende" Verletzung besteht oder weiterbesteht. Anderenfalls wird nach dem Standard-Polytraumaprotokoll weiterbehandelt

zuführen. Ist keine Verletzung nachweisbar, so wird nach Einlage eines transurethralen Katheters eine Zystographie inklusive einer Entleerungsaufnahme angeschlossen. Läßt sich auch hier keine Blutungsquelle finden, dann ist neben der auf alle Fälle durchzuführenden Sonographie der Nieren eine i. v.-Pyelographie bzw. (in Abhängigkeit vom Allgemeinzustand des Patienten) eine computertomographische Nierenkontrastdarstellung anzuschließen. Offene Verletzungen des Urogenitaltrakts werden nach den allgemein gültigen chirurgischen Regeln primär operativ versorgt.

Nach Beckentrauma kommt es vor allem darauf an, den Patienten frühzeitig auf möglicherweise während des stationären Aufenthaltes noch nicht offensichtliche Symptome von Spätfolgen hinzuweisen und im Verlauf von ambulanten Nachuntersuchungen gezielt nach dem Vorliegen von erektilen Funktionsstörungen zu fragen. Nur damit kann rechtzeitig eine fachurologische

Tabelle 6.3. Stufendiagnostik bei Verdacht auf ED. (Modifiziert nach [16, 19])

Unfallchirurgisch	
Primär	Identifikation von „Risikofrakturen", Patientenaufklärung
Nachkontrollen	Gezielte, möglichst frühzeitige Befragung und Anamnese in den Nachkontrollen (6–24 Monate nach Trauma)
Urologisch	
Basisdiagnostik	Anamnese, Befund, Labor, Sexualanamnese
Kavernöse Kompetenz	Penis-Dopplersonographie Schwellkörper-Pharmakontestung CC-EMG
Erweiterte Diagnostik	Dynamische Kavernosonometrie und -graphie Penisangiographie

Diagnostik (Tabelle 6.3) und ggf. Therapie eingeleitet werden. Es ist günstig, in Zentren mit einer hohen Zahl von Beckenverletzten gemeinsame „Diagnostik- und Therapieprogramme" zu etablieren, um eine lückenlose Betreuung der betroffenen Patienten zu ermöglichen.

6.2.5
Klassifikation

Die Prognose der Beckenringverletzung und damit auch die Notwendigkeit der operativen Therapie hängt wesentlich von der Instabilität des Beckenrings ab. Zur Klassifikation hat sich mit einigen Modifikationen die auf dem Unfallmechanismus beruhende Klassifikation nach Pennal und Tile (Abb. 6.6) durchgesetzt [20]. Sie dient auch der Klassifikation der Arbeitsgemeinschaft für Osteosynthesefragen (AO) als Basis [8].

- *Typ A* umfaßt Beckenfrakturen, die die Stabilität des Rings nicht beeinträchtigen (Iliumrandabbrüche, Abrißfrakturen, unverschobene Sitz- und Schambeinfrakturen, sowie Sakrumquerfrakturen). Häufigkeit ca. 50–60 %.
- *Typ B* umfaßt eine Verletzung mit dorsal wenigstens partiell erhaltener Stabilität. Eine anterior-posteriore Kompression resultiert in einer Außenrotationsverletzung einer oder beider Beckenhälften (Open-book-Verletzung). Dieser Verletzungstyp hat ein erhöhtes Risiko für begleitende Gefäßverletzungen und Blutungskomplikationen. Eine laterale Kompression mit nachfolgender Innenrotationsbewegung der Beckenhälfte hat ein erhöhtes Risiko von urogenitalen Begleitverletzungen und intraperitonealen Organverletzungen (Abb. 6.7) [2]. Häufigkeit ca. 30 %.
- *Typ C* betrifft Translationsbewegungen im hinteren Beckenring, die zu einer kompletten Durchtrennung aller stabilisierenden Strukturen des hinteren Beckenrings führen: Eine oder beide Beckenhälften sind vom Stammskelett abgetrennt. Gehäuft treten Blutungskomplikationen und urogenitale Begleitverletzungen auf. Häufigkeit: ca 20 %.

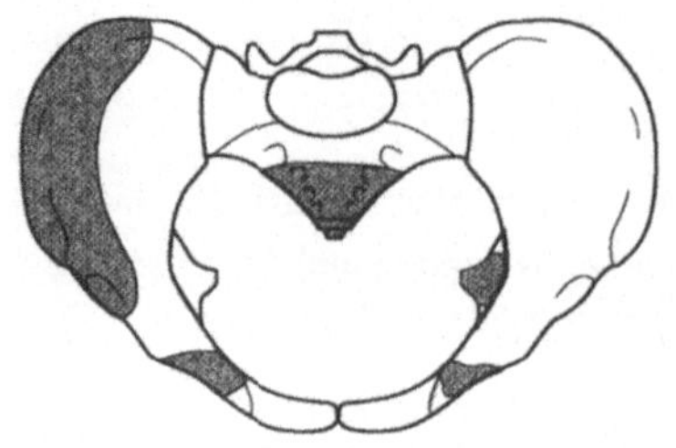

Verletzung Typ A
Beckenring stabil
z. B. Iliumrandbrüche,
unverschobene Schambeinbrüche

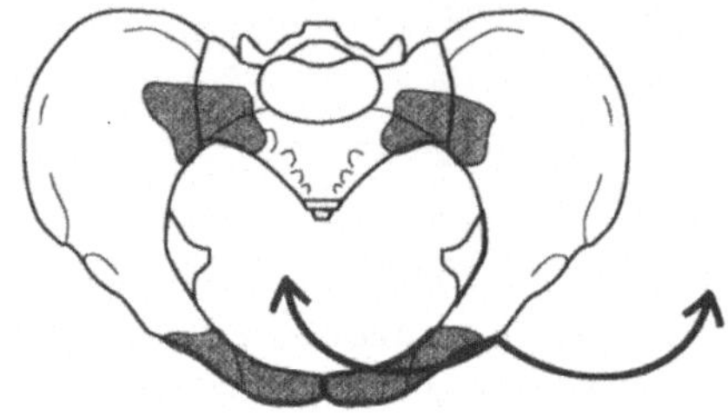

Verletzung Typ B
dorsale Stabilität teilweise erhalten
Innenrotations- und Außenrotations-
verletzungen

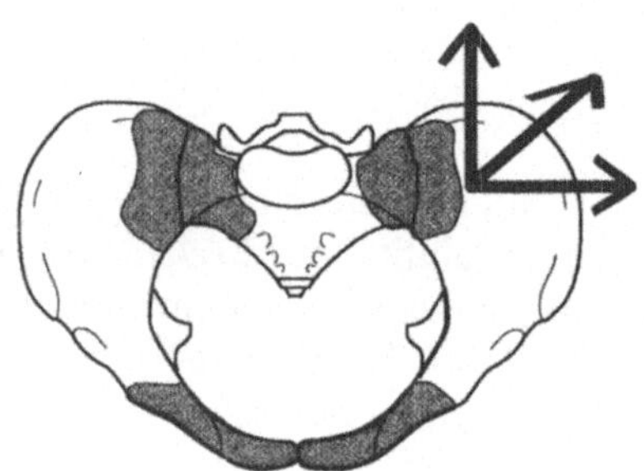

Verletzung Typ C
dorsal „komplett instabil"
Translationsverletzung

Abb. 6.6. Klassifikation der Beckenringfrakturen (in Anlehnung an Pennal und Tile, in [20]). Die Grundage der aktuellen Klassifikationssysteme am Becken ist einerseits die Identifikation eines Verletzungsmechanismus (a.-p.-Kompression, laterale Kompression und Translationsverletzung) in Kombination mit dem resultierenden Instabilitätsgrad (komplett erhaltene Beckenringstabilität: Typ A; partielle posteriore Stabilität: Typ B; komplette anteriore und posteriore Instabilität: Typ C)

Für die tägliche Praxis hat es sich bewährt, anstelle der einzelnen Untergruppen der Klassifikation („alphanumerische Einteilung") die von der Verletzung betroffenen anatomischen Regionen direkt zu benennen (transsymphysär, transpubisch, transazetabulär, transiliakal, transsakroiliakal und transsakral). Damit läßt sich die Verletzung „allgemein verständlich" mit hoher Präzision klassifizieren [11].

Abb. 6.7a–c. Beckenringfraktur vom Typ B mit einer Innenrotationsfehlstellung der linken Beckenhälfte.
a Primäre Beckenübersichtsaufnahme. Die anatomischen Läsionen im Beckenring sind eine Symphysenruptur sowie eine Kompressionsfraktur des Os sacrum links. Dieser Innenrotationstyp der Beckenverletzung geht häufig mit urogenitalen Begleitverletzungen einher.
b Die Urethrographie zeigt eine Harnröhrenruptur; zur Harnableitung wurde zunächst ein transpubischer Katheter eingelegt.
c Im Rahmen der primär durchgeführten Stabilisierung der Symphyse wurde eine transurethrale Katheterschienung durchgeführt. Eine dorsale Stabilisierung im Beckenring ist bei der Integrität der dorsalen Bandverbindungen des Beckens (Verletzungstyp B) nicht angezeigt. Der weitere Verlauf war komplikationslos, der Beckenring heilte anatomisch aus

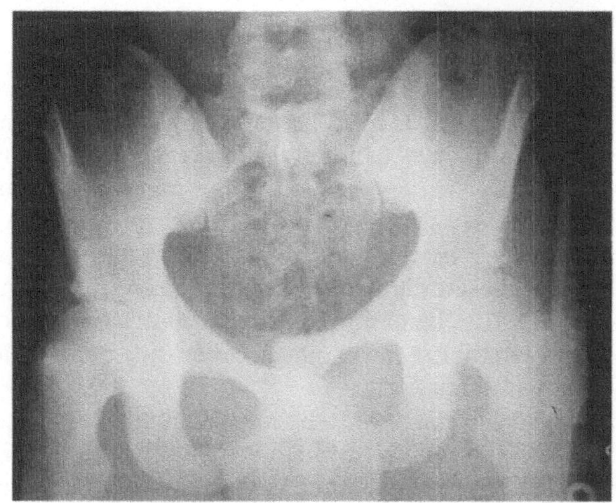

a

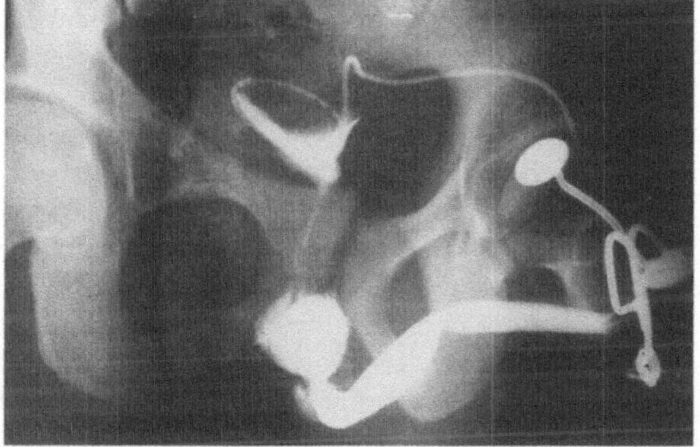

b

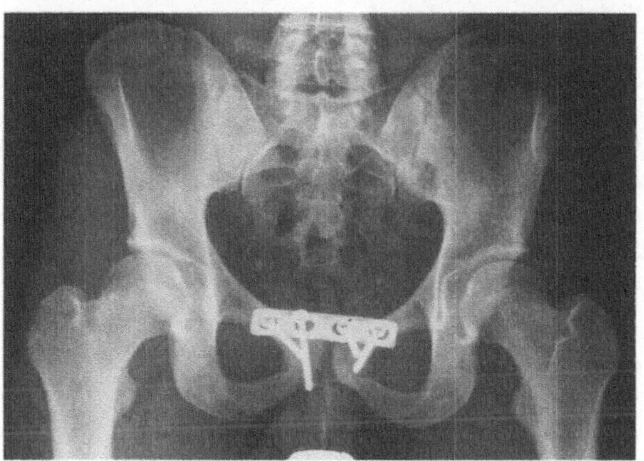

c

6.2.6
Behandlungsziel

Das Behandlungsziel ist die frühzeitige Mobilisation des Patienten nach Wiedererlangung der Stabilität des Beckenringes. Die Indikationen zu einem operativen Vorgehen ergeben sich somit im wesentlichen aus dem Verletzungsausmaß und der Klassifikation der Beckenverletzung. Absolute Indikation für die sofortige lebensrettende operative Intervention und Blutstillung sind die komplexen Beckentraumen mit externen oder internen Massenblutungen (s. Abb. 6.5). Hier kann nur ein standardisiertes Vorgehen mit sofortiger chirurgischer Blutstillung sowie die anschließende Beckenstabilisierung das Leben der Patienten retten.

Diese schwerstverletzten Patienten müssen möglichst von der Unfallstelle direkt in ein Traumazentrum eingeliefert werden. Da in 80–90 % der Fälle massive venöse Blutungen aus dem zerrissenen paravesikalen oder präsakralen Venenplexus vorliegen, hat sich bei der Technik der Blutstillung vor allem die retroperitoneale Tamponade bewährt. Diese Tamponaden (Bauchtücher) werden nach 24–48 h gewechselt oder bei stehender Blutung entfernt.

Bei extra- oder intraperitonealen Blasenverletzungen wird eine direkte Rekonstruktion der Blase angestrebt, mit suprapubischer Harnableitung und ggf. zusätzlicher transurethraler Katheterschienung. Die Therapie der Urethraverletzung wurde lange Zeit kontrovers diskutiert; aufgrund der zwischenzeitlich in zahlreichen Studien belegten deutlich günstigeren Ergebnisse nach verzögerter Rekonstruktion [4, 6, 17, 18, 21] wird derzeit im Rahmen der Primärtherapie lediglich eine suprapubische Harnableitung, in Einzelfällen kombiniert mit transurethraler Schienung, durchgeführt.

Zur Behandlung der knöchernen Läsion („mechanische Stabilität/Instabilität") ergibt sich die Indikation zum operativen Vorgehen aus der Klassifikation wie folgt:

Verletzungen des Typs A

Die Indikation zur operative Therapie ergibt sich nur in Ausnahmefällen, wie z. B. offene Verletzungen oder stark dislozierte Beckenrandfrakturen mit Gefahr der Hautperforation. Ansonsten wird eine frühe funktionelle Therapie durchgeführt. Der Patient wird analgetisch behandelt, und es wird die sofortige Mobilisation mit voller Belastung angestrebt. Je nach Ausmaß der Schmerzen des Patienten kann auch die kurzfristige Benutzung von Gehhilfen angezeigt sein.

Verletzungen des Typs B

Aufgrund der teilweise erhaltenen dorsalen Stabilität reicht hier eine anteriore Stabilisierung des Beckenrings aus. Besteht bei Innenrotationsverletzung, wie z. B. einer stabil eingekeilten, transpubische Instabilität, so wird auch hier funktionell behandelt und eine Teilbelastung der betroffenen Seite an Unterarmgehstützen für 3–6 Wochen verordnet. Ist die operative Stabilisierung notwendig, dann lassen sich für die einzelnen Verletzungsregionen bewährte, standardisierte Verfahren anwenden [10]:

Symphyse

Pfannenstiel-Querinzision oder Ausnützung der Längsinzision, falls zunächst eine Laparotomie erforderlich ist. Längsspalten in der Linia alba und vorsichtiges Einkerben des Rektusansatzes (dieser ist auf der Seite der Verletzung meist ausgerissen). Stabilisierung mit einer 4-Loch-AO-DC-Platte (Schraubenrichtung kraniokaudal).

Transpubische Instabilitäten

Bei isolierten Verletzungen oder nach Versorgung einer dorsalen Instabilität Anlage eines einfachen Fixateur externe mit supraazetabulär eingebrachten Schanzschrauben. In Kombination mit einer Symphysenverletzung wird nach der Symphysenverplattung eine transpubische Zugschraubenosteosynthese durchgeführt oder zusätzlich ein einfacher Fixateur externe angelegt.

Verletzungen des Typs C

Nur durch die kombinierte dorsale und ventrale Osteosynthese läßt sich der Beckenring ausreichend für eine Frühmobilisation versorgen. Da die Patienten in der Regel schwer verletzt sind, werden alle erreichbaren Regionen bevorzugt von ventral, d.h. in Rückenlage des Patienten versorgt. Auch hier haben sich entsprechend der Verletzungsregion standardisierte Verfahren bewährt:

Transiliakale Instabilitäten

Exposition über einen anterolateralen Zugang entlang der Crista iliaca mit subperiostalem Ablösen des M. iliacus. Je nach Frakturverlauf Versorgung mit Zugschrauben (Beckenkamm) und DC- oder Rekonstruktionsplatten (entlang der Linea terminalis).

Sakroiliakale Luxation

Im eigenen Vorgehen ist das Standardverfahren die ventrale Plattenosteosynthese mit Stablisierung durch zwei 3-Loch-4,5-mm-DC-Platten. Nach anterolateraler Inzision am Beckenkamm und Abschieben des M. iliacus nach medial ist das SI-Gelenk ausgezeichnet einsehbar. Ein weiterer Vorteil ist die Möglichkeit, Symphyse und SI-Gelenk in Rückenlage gleichzeitig darstellen zu können, was die Reposition oftmals erleichtert. Alternativ ist die transiliosakrale Verschraubung weit verbreitet [8].

Sakrumfakturen

Die Therape der Sakrumfrakturen unterliegt z.Z. einem Wandel. Die Indikation zur operativen Stabilisierung wird aufgrund unbefriedigender Ergebnisse nach nichtoperativer Behandlung zunehmend weiter gestellt. Indikationen zur operativen Therapie bestehen hier bei instabilen Längsfrakturen des Sakrums und/oder Nervenwurzelkompressionen. Die Versorgung erfolgt in

Bauchlage des Patienten. Es wird im eigenen Vorgehen eine auf das Sakrum begrenzte Plattenosteosynthese angestrebt („lokale Osteosynthese") [9]. Alternativ kann eine transiliosakrale Zugschraubenosteosynthese in Bauch- oder Rückenlage mit Bildwandlerkontrolle [7, 8] in Betracht gezogen werden. Bei unsicherem Schraubenhalt muß eine überbrückende Osteosynthese der beiden dorsalen Beckenkämme mit Sakralstäben oder DC-Platten durchgeführt werden.

6.2.7
Nachbehandlung

- Falls der Allgemeinzustand es zuläßt, Frühmobilisation mit isometrischen Übungen am 1. Tag und Aufsitzen am Bettrand. Mobilisation mit Teilbelastung an Unterarmgehstützen oder im Gehwagen am 2. Tag.
- Bei B-Verletzungen mit transpubischer Instabilität: Teilbelastung an Unterarmgehstützen für 3–6 Wochen, bei Symphysenruptur 12 Wochen.
- Nach allen Verletzungen des Typs C: Teilbelastung für 12 Wochen.
- Röntgenkontrollen postoperativ und nach 12 Wochen.
- Thromboseprophylaxe mit intravenöser kontinuierlicher Heparinisierung im Perfusor vom Unfalltag an (150 IE/kg KG/24 h) bis zur selbstständigen Mobilisation des Patienten. Danach subkutane Injektionen niedermolekularen Heparins.

6.2.8
Komplikationen

Thromboembolische Komblikationen sind nach Beckenfrakturen häufig. Eine ausreichende *Prophylaxe*, eine *frühe definitive Versorgung* und eine *Frühmobilisation* minimieren das Risiko.

Offene Beckenverletzungen und Komplextraumen haben eine erhöhte Rate an lokalen Weichteilkomplikationen. Die primäre Versorgung umfaßt daher ein ausgedehntes Debridement. Im weiteren Verlauf sind im Zweifelsfall mehrfache Revisionen durchzuführen, um Infekte in verbliebenden Hämatomen oder Seromhöhlen zu vermeiden.

Neurologische Störungen und urologische Schäden müssen derzeit noch als „schicksalshafte Komplikationen" der Beckenverletzung angesehen werden. Das frühzeitige Erkennen der Kompliktion erlaubt die sofortige Einleitung spezieller Betreuung (z. B. urologische Funktionsdiagnostik) und klärt die für den Patienten besonders nach unverschuldeten Unfällen wichtige Zusammenhangsfrage.

Im Rahmen der von urologischer Seite her bewährten „Stufendiagnostik" kommt dem primär betreuenden Unfallchirurgen eine besonders wichtige Rolle zu. Er muß den Patienten nach Beckenfraktur schon frühzeitig auf die Möglichkeit des Auftretens einer ED hinweisen und spätestens im Rahmen der ambulanten Nachkontrollen gezielt nach diesem Problem fragen. Es kann bei den überwiegend mehrfachverletzten Patienten nicht davon ausgegangen werden, daß Symptome der ED spontan vorgetragen werden! Die direkte Frage danach wird vom Patienten in nahezu allen Fällen als „befreiend" empfunden, und angebotene Diagnostikoptionen werden in der Regel gerne angenommen.

6.2.9
Nachsorge

Arbeitsunfähigkeit

Sitzende Tätigkeiten können nach 12 Wochen wieder aufgenommen werden, ansonsten bestehen Einschränkungen im wesentlichen aufgrund der Begleitverletzungen (neurologische Ausfälle, urologische oder viszerale Einschränkungen).

Vor Abschluß der Behandlung sollte nochmals eine neurologische Konsiliaruntersuchung erfolgen, da eine Vielzahl von neurologischen Defiziten primär übersehen werden. (60 % der Patienten mit Verletzungen des Typs C haben nach 2 Jahren noch nachweisbare neurologische Ausfälle; bei Verletzungen des Typs B sind es 30 %!).

Alle Patienten sollten spätestens im Rahmen der abschließenden Untersuchung direkt nach Störungen der Mikturie und auch sexuellen Einschränkungen befragt werden. Diese Beschwerden werden in der Regel nicht eigenständig von den Patienten vorgetragen! Neueste eigene Untersuchungen belegten, daß nach instabilen Beckenringverletzungen bei Männern in 12 % der Fälle mit erektilen Dysfunktionen zu rechnen ist [14, 15]. Von Frauen wurden in 2 % der Fälle verletzungsbedingte Schmerzen beim Geschlechtsverkehr angegeben. Ziel muß es sein, diese Patienten schon früh, d. h. möglichst schon im Rahmen der Primärbehandlung, einer begleitenden urologischen und ggf. gynäkologischen Begleittherapie zuzuführen.

Begutachtung

Die Begutachtung sollte im wesentlichen die funktionellen Einschränkungen des Patienten berücksichtigen. Im Bereich des Beckenrings kommt es bei einer hohen Zahl zu chronischen Schmerzen, die sich auch als tiefe Rückenschmerzen äußern (nur 40 % der Patienten mit C-Verletzungen sind 2 Jahre nach dem Unfall schmerzfrei). Kompressions- und Belastungsschmerzen im Bereich des hinteren und vorderen Beckenrings müssen berücksichtigt werden. Neurologische Ausfälle werden durch ein fachneurologisches Zusatzgutachten objektiviert. Alle Patienten sollten zu Änderungen im Sexualverhalten befragt werden, auch wenn die erektile Dysfunktion bzw. Schmerzen beim Geschlechtsverkehr z. Z. vielfach leider noch nicht in die Bemessung der Unfallfolgen eingeht.

LITERATUR

1. Bosch U, Pohlemann T, Haas N, Tscherne H (1992) Klassifikation und Management des komplexen Beckentraumas. Unfallchirurg 95:189–196
2. Burgess A, Eastridge B, Young J, Ellison T, Ellison P, Poka A (1990) Pelvic ring disruption: effective classification systems and treatment protocols. J Trauma 30:848–856
3. Denis F, Steven D, Comfort T (1988) Sacral fractures: an important problem, retrospective analysis of 236 cases. Clin Orthop 227:67–81
4. Henning F, Kirsch N, Klein P (1989) Erektile Dysfunktion nach Beckenfrakturen und Beckentraumen. Langenbecks Arch Chir 374:329–333
5. Jungbluth K, Huland H (1984) Becken und Harnorgane aus chirurgischer und urologischer Sicht. Langenbecks Arch Chir 364:95–101
6. Mark S, Keane T, Vandemark R, Webster G (1995) Impotence following pelvic fracture urethral injury: incidence, aetiology and management. Br J Urol 75:62–64
7. Matta J, Saucedo T (1989) Internal fixation of pelvic ring fractures. Clin Orthop 242:83–97
8. Müller ME, Allgöwer M, Schneider R, Willenegger H (eds) (1991) Manual of internal fixation, 3rd edn. Springer, Berlin Heidelberg New York Tokyo, ch. 9
9. Pohlemann T, Tscherne H (1996) Die operative Therapie von Sakrumfrakturen. Operative Orthop Traumatol 8:55–72
10. Pohlemann T, Kiessling B, Gänsslen A, Bosch U, Tscherne H (1992) Standardisierte Osteosynthesetechniken am Beckenring. Orthopäde 21:373–384
11. Pohlemann T, Gänsslen A, Kiessling B, Bosch U., Haas N, Tscherne H (1992) Indikationsstellung und Osteosynthesetechniken am Beckenring. Unfallchirurg 95:197–209
12. Pohlemann T, Bosch U, Gänsslen A, Tscherne H (1994) The Hannover experience in management of pelvic fractures. Clin Orthop 305:69–80
13. Pohlemann T, Gänsslen A, Bosch U, Tscherne H (1995) The technique of packing for control of hemorrhage in complex pelvic fractures. Tech Orthop 9:267–270
14. Pohlemann T, Gänsslen A, Schellwald O, Culemann U, Tscherne H (1996) Ergebnisbeurteilung nach instabilen Verletzungen des Beckenrings. Unfallchirurg 99:249–259
15. Pohlemann T, Tscherne H, Baumgärtel F, Egber H, Euler E, Maurer F (1996) Beckenverletzungen: Epidemiologie, Therapie und Langzeitverlauf. Übersicht über die multizentrische Studie der Arbeitsgruppe Becken. Unfallchirurg 99:160–167
16. Porst H (1987) Erektile Impotenz. Enke, Stuttgart, S 211
17. Porst H, van Ahlen H, Tackmann W, Koster O, Vahlensieck W (1987) Ätiologie und Therapiemöglichkeiten der posttraumatischen erektilen Dysfunktion. Aktuelle Traumatol 17:196–203
18. Sharlip I (1985) Penile arteriography in impotence after pelvic trauma. J Urol 126:477
19. Stief C (1993) Diagnostik und Therapie der erektilen Dysfunktion. Internist 34:767–774
20. Tile M (1995) Fractures of the pelvis and acetabulum, 2nd ed. Williams & Wilkings, Baltimore
21. Van Arsdalen K, Wein A, Hanno P, Malloy T (1984) Erectile failure following pelvic trauma: a review of pathophysiology, evaluation and management with particular reference to the penile prosthesis. J Trauma 24:579–585

6.3
Operationen an den großen Gefäßen

H.-J. SCHÄFERS

Atherosklerotische Veränderungen stellen die entscheidende Ursache für die beiden häufigsten Erkrankungsformen von Aorta und Beckenarterien dar. Die häufigste Manifestation ist die stenosierende Atherosklerose, d.h. arterielle Verschlußkrankheit. Die wesentlichen systematischen Beobachtungen hierzu stammen aus dem 20. Jahrhundert, beginnend mit den Veröffentlichungen von Leriche 1923 [13]. Er beschrieb die klassischen Folgen dieses Prozesses mit schweren Durchblutungsstörungen der unteren Extremitäten, die in gewissen Konstellationen auch mit erektiler Dysfunktion verbunden waren. Im Vordergrund stand damals die schwere Ischämie der unteren Extremitäten. Es erschien als logische Konsequenz, die klinischen Folgen dieser arteriellen Erkrankung dadurch zu beseitigen, daß man den das Gefäßlumen verschließenden Zylinder ausräumte.

Dos Santos, Bazy und Wiley führten zwischen 1947 und 1951 erste sog. Endarteriektomien der Aorta und Beckenarterien durch [1, 5, 7, 14, 24]. Dieses Verfahren war allerdings nur für einen Teil der erkrankten Patienten mit passender Morphologie geeignet. Dubost ersetzte 1951 erstmals eine infrarenale Aorta mit einem Gefäßtransplantat und beschritt so einen neuen Weg [6]. Mit dem Einsatz von synthetischem Material statt Homograft als Gefäßersatz erzielte De Bakey 1958 einen entscheidenden Durchbruch in der Behandlung der Erkrankungen der großen Gefäße [2].

Die Bedeutung der aneurysmatischen Dilatation als Teilaspekt der Arteriosklerose wurde ebenfalls systematisch in der zweiten Hälfte des 20. Jahrhunderts erkannt. Estes veröffentlichte 1950 eine erste Untersuchung über die konservative Behandlung bzw. Verlaufskontrolle bei infrarenalen Aortenaneurysmen [8]. Er beobachtete eine Gruppe von Patienten mit infrarenalem Anortenaneurysma. In dieser Studie überlebten lediglich 19% der Patenten 5 Jahre Beobachtungszeit.

Weitere Untersuchungen in den folgenden Jahren und Jahrzehnten zeigten auf, daß unterhalb eines maximalen Querdurchmessers von 5 cm die Gefahr der Ruptur eines infrarenal gelegenen Aortenaneurysmas gering ist. Für diese Größenverhältnisse wird somit in der Regel auch heute ein konservatives Vorgehen eingeschlagen. Oberhalb eines maximalen Querdurchmessers von 5 cm steigt die Wahrscheinlichkeit der spontanen Ruptur allerdings deutlich an, so daß hierbei ein operatives Vorgehen, d. h. der Ersatz der dilatierten Gefäßsegmente angezeigt ist. Die Endarteriektomie ist inzwischen nicht zuletzt aufgrund der hohen Komplikationsrate in bezug auf erektile Dysfunktion sowie auch aufgrund von Problemen in den Langzeitresultaten weitgehend verlassen worden.

Bei arterieller Verschlußkrankheit besteht heute die operative Strategie in der Anlage eines anatomischen oder extraanatomischen Bypass, bei Vorliegen von aneurysmatischer Degeneration wird in der Regel ein tubulärer anatomischer Ersatz der Aorta und ggf. Beckenarterien durchgeführt. Die Verfügbarkeit von synthetischen Gefäßprothesen und modernem Nahtmaterial, die Entwicklung moderner Narkoseverfahren und die Möglichkeiten der Intensivmedizin haben im Laufe der letzten 40 Jahre zu einer erheblichen Verbesserung der Ergebnisse geführt. Eingriffe an den großen Gefäßen können heute mit einem Letalitätsrisiko von 2–3% und geringer Morbidität durchgeführt werden.

6.3.1
Operationstechnik

Der für Eingriffe an Bauch- und Beckenstrombahn gebräuchlichste Zugang ist die mediane Laparatomie. Sie erlaubt weitgehend ungehinderten Zugang von der suprarenalen Aorta bis zur Iliaca externa. Der von manchen Autoren wegen des retroperitonealen Charakters vorgezogene Flankenschnitt ist insbesondere in bezug auf die Darstellung der Beckenstrombahn dem medianen Zugang sicher unterlegen. In der Regel ist entweder eine arterielle Verschlußkrankheit oder das Vorliegen einer aneurysmatischen Degeneration von Bauch- und Beckenstrombahn die Indikation zu diesem Eingriff. In bezug auf technische und strategische Überlegungen bestehen nennenswerte Unterschiede, so daß die Eingriffe für die unterschiedliche Indikation separat dargestellt werden sollen.

Arterielle Verschlußkrankheit

Der wesentliche Teil der Stenosierungen der arteriellen Strombahn liegt bei dieser Erkrankung im Bereich von infrarenaler Aorta und Iliakalarterien. Das Prinzip der Operation besteht darin, daß mit Hilfe einer Gefäßprothese der arterielle Blutstrom in die untere Extremität umgeleitet wird (Bypassverfahren). Zumeist liegt ein bilaterales Durchblutungsproblem vor, so daß auch die Revaskularisation bilateral erfolgt. Hierzu wird eine sog. Bifurkationsprothese – in der Regel aus Dacron – an die Aorta angeschlossen. Die beiden perpheren Arme der Bifurkationsprothese werden dann an A. iliaca externa oder A. femoralis anastomosiert (Abb. 6.8).

Die infrarenale Aorta wird über eine mediane Laparatomie so weit freigelegt, daß ein Segment von ca. 4–5 cm Länge seitlich ausgeklemmt werden kann. Um arterielle Kollateralen und Äste des autonomen Nervensystems weitgehend zu schonen, beschränkt sich die Präparation auf die Strecke der Aorta, die für die anschließende Aufnahme der Anastomose erforderlich ist. In der Regel besteht eine gewisse Restdurchblutung von Aorta und Iliakalarterien, so daß man die Gefäßprothese proximal in End-zu-Seit-Technik anschließt. Ist die infrarenale Aorta zusätzlich aneurysmatisch verändert oder chronisch verschlossen, so wird der End-zu-End-Anschluß zwischen infrarenaler Aorta und Gefäßprothese durchgeführt. Nach Anschluß der Gefäßprothese wird der Blutstrom durch die Prothese für eine kurze Zeit freigegeben und so thrombotisches Material und arteriosklerotische Plaques aus der Aorta herausgespült.

Beginnend an der Aortenbifurkation wird nun auf beiden Seiten ein Tunnel geschaffen, der den peripheren Arm der Gefäßprothese aufnehmen soll. Hierzu präpariert man – überwiegend stumpf – direkt anterior der A. iliaca communis und externa. Der Ureter kommt so anterior der Prothese zu liegen. Mit Hilfe des Intruments wird möglichst atraumatisch die Prothese bis in Höhe des distalen Anschlusses durchgezogen. Das periphere Gefäßsegment, d.h. Iliaca externa oder Femoralis, wird ausgeklemmt, es erfolgt hier der Anschluß der Prothese in End-zu-Seit-Technik, so daß die Perfusion nicht nur antegrad, sondern auch retrograd erfolgen kann. Indirekt wird so auch die Durchblutung des Iliaca-

Abb. 6.8. Prinzip der bilateralen Revaskularisation bei
arterieller Verschlußkrankheit. Eine vorgefertigte Bifurkationsprothese aus Dacron wird mit einem gemeinsamen proximalen Schenkel an die infrarenale
Aorta angeschlossen. Die beiden Prothesenschenkel
werden retroperitoneal bis in die Leisten durchgeführt
und hier an die Femoralarterien anastomosiert

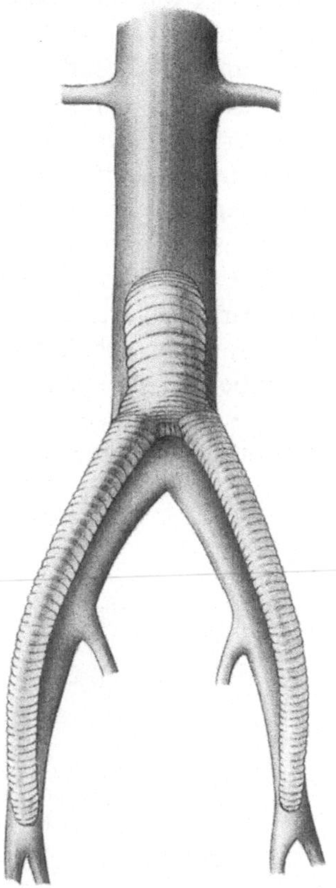

interna-Stromgebiets auch dann verbessert, wenn der Anschluß der Gefäßprothese distal des Abgangs dieser Arterie liegt.

Aneurysma

Üblicherweise wird bei Vorliegen einer aneurysmatischen Veränderung der betroffene Teil des Gefäßsystems in ganzer Länge ersetzt. Dies macht erforderlich,
daß das Gefäß über die dilatierte Strecke dargestellt wird. Nach medianer Laparatomie wird das Retroperitoneum eröffnet und das Duodenum nach rechts
verlagert. Die Aorta wird in Höhe der Nierenarterien mobilisiert. Nach kaudal
wird der rechts anterolateral gelegene Aspekt auf ganzer Länge freigelegt.

Die weitere Mobilisation hängt vom Ausmaß der Dilatation ab. Bei Vorliegen
eines rein auf die infrarenale Aorta beschränkten Aneurysmas werden die
Iliaca-communis-Arterien lediglich so weit mobilisiert, daß sie später mit einer
Gefäßklemme verschlossen werden können.

Nach Gabe von Heparin wird das Aneurysma durch Setzen von Gefäßklemmen proximal und distal auf ganzer Länge ausgeklemmt; die distalen Klemmen
werden als erste gesetzt, um Embolisation von Thrombus und atherosklerotischem Material zu vermeiden. Zurückblutende Seitenäste der Aorta, wie z.B.
Lumbalarterien oder auch die A. mesenterica inferior werden von innen

übernäht (Abb. 6.9). Eine in der Größe adäquate Gefäßprothese wird ausgewählt, und direkt unterhalb der Nierenarterien wird ein Anschluß zwischen Aorta und Gefäßprothese in End-zu-End-Technik geschaffen. Die Prothese wird auf passende Länge gekürzt und mit dem distalen Gefäß (Aorta oder Iliakalarterien) vereinigt, entsprechend dem Beginn annähernd normaler Wandqualität. Beim rein infrarenalen Aortenersatz kommt die distale Anastomose somit an der Bifurkation zu liegen (Abb. 6.10).

Ist das Aneurysma auf die Iliakalarterien ausgedehnt, so wird der Anschluß in Höhe von Iliaca communis oder externa geschaffen. Besonderes Augenmerk wird darauf gelegt, daß die Durchblutung zumindest einer der beiden Iliaca-interna-Arterien erhalten bleibt. Vor Freigabe der Durchblutung in das distale Strombett werden Gefäßprothese antegrad und distale Arterien retrograd mit Blut gespült, um so wiederum die Embolisation von Thrombus oder atherosklerotischem Debris zu vermeiden.

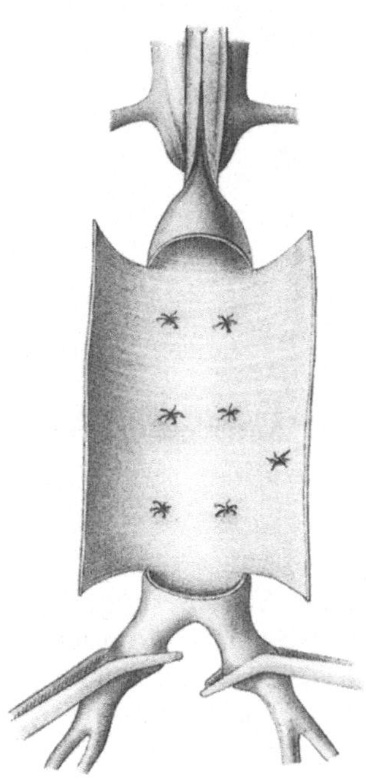

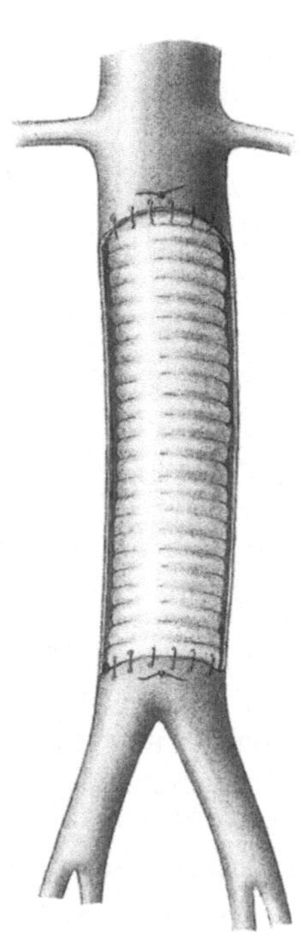

Abb. 6.9. Operationsstrategie bei Vorliegen eines Aneurysmas der infrarenalen Aorta. Gefäßklemmen sind stromaufwärts und stromabwärts des aneurysmatischen Aortenabschnittes gesetzt. In der Regel werden diese Klemmen kaudal der Nierenarterien und in Höhe der A. iliaca communis appliziert. Der aneurysmatische Aortenabschnitt ist eröffnet, Lumbalarterien und die A. mesenterica inferior sind von innen übernäht

Abb. 6.10. Schema des infrarenalen Aortenersatzes. Die tubuläre Gefäßprothese ist in anatomischer Position implantiert, die distale Anastomose liegt in der Regel oberhalb der Iliakalarterien

Nach Komplettierung der Anschlüsse und Freigabe der antegraden Durchblutung wird der verbliebene, aneurysmatische Teil der Gefäßwand um die Prothese gelegt und mit einer Naht verschlossen. Somit können kleinere Blutungen zusätzlich abgedichtet werden. Darüber hinaus wirkt die aneurysmatische Wand im Bereich der infrarenalen Aorta als Schutz gegen die Ausbildung einer Arrosion des Duodenums mit Ausdehnung einer prothesioenteralen Fistel.

6.3.2
Eingriffe an den großen Gefäßen und erektile Dysfunktion

Während die erektile Dysfunktion als Folge der stenosierenden Arteriosklerose seit längerer Zeit bekannt war [13], hat die zunehmende Erfahrung mit Eingriffen an den großen Gefäßen auch chirurgische Ursachen, d.h. Komplikationen der Eingriffe an den großen Gefäßen, bekannt werden lassen.

Die Erektion setzt einen normalen Bluteinstrom in den Penis voraus; über autonome Nervenbahnen gesteuert kommt es zu einer Einschränkung des venösen Abstroms. Der adäquate arterielle Einstrom für die Durchblutung des Penis ist unmittelbar abhängig von der Durchblutung der Iliaca interna [9, 10, 19]. Dieser Blutstrom kann antegrad im normalen Gefäßverlauf erfolgen oder auch retrograd über die zum Teil ausgeprägten Kollateralen mit der A. profunda femoris gesichert werden [17]. Bei Eingriffen wegen arterieller Verschlußkrankheit kann somit eine präexistente erektile Dysfunktion gebessert werden, indem zumindest eine Iliaca interna revaskularisiert wird [19]; bei ausgeprägten Kollateralen resultiert bereits die Revaskularisation der A. profunda femoris in einer signifikanten Verbesserung der erektilen Funktion [16].

Noch wichtiger sind diese Überlegungen beim Gefäßersatz wegen aneurysmatischer Dilatation, bei der in der Regel die Bildung von Kollateralen nur wenig ausgeprägt ist. Hier ist der Erhalt mindestens einer A. iliaca interna unbedingt erforderlich, um die Durchblutung der Beckenorgane zu sichern.

Neben anatomischen Überlegungen spielt in der Ursache peniler Durchblutungsstörungen auch die Embolie eine nicht unwesentliche Rolle im Zusammenhang mit Eingriffen an den großen Gefäßen. Per definitionem besteht bei Aneurysma wie arterieller Verschlußkrankheit eine ausgeprägte Atherosklerose. Es liegen somit ausgeprägte atherosklerotische Plaques vor, die nicht selten ulzerieren und auch im Spontanverlauf zu peripheren Embolien führen können. Darüber hinaus bestehen chronisch thrombotische Ablagerungen in den aneurysmatisch veränderten Segmenten, die ebenfalls spontan embolisieren können.

Bei den verschiedenen Operationsschritten an den großen Gefäßen, d.h. Mobilisation, Setzen von Gefäßklemmen, Naht, und Entfernen von Gefäßklemmen können sich nicht unerhebliche Mengen von thrombotischem Material oder atherosklerotischem Debris gelöst werden. Dieses wird – entsprechend dem Blutfluß – in das Stromgebiet der Iliaca externa oder interna embolisieren und somit auch die penile Durchblutung beeinträchtigen. Neben der vorsichtigen Mobilisation der großen Gefäße muß somit auch besonderes Augenmerk auf das Ausspülen der rekonstruierten Gefäßstrombahn gerichtet werden, um so diese mögliche Ursache der erektilen Dysfunktion zu vermeiden.

Weniger offensichtlich für den Gefäßchirurgen sind die neurologischen Konsequenzen einer Operation an Bauch- und Beckenstrombahn. Die normale sexuelle Funktion setzt ein intaktes Zusammenspiel afferenter und efferenter Bahnen von Sympathikus und Parasympathikus voraus. Störungen der männlichen Fertilität sind seit längerem auch nach Eingriffen bekannt, die nicht primär mit der Beckenstrombahn zusammenhängen, wie z. B. der hohen retroperitonealen Lymphadenektomie oder Sympathektomie [12, 23]. Insbesondere Beobachtungen nach Sympathektomie konnten verdeutlichen, daß ein limitierter Eingriff in paraaortal gelegene Leitungsbahnen des autonomen Nervensystems in einem hohen Ausmaß zu Störungen von erektiler Funktion oder Ejakulation führen konnten [11, 12].

Im Rahmen von Eingriffen an infrarenaler Aorta und Beckenarterien liegen die für den Gefäßchirurgen wesentlichen Strukturen in der infrarenalen Aorta, der A. mesenterica inferior sowie der A. iliaca communis. Im Bereich der paraaortalen Plexus beginnen ausgeprägte Verflechtungen zwischen Sympathikus und Parasympathikus, die sich dann in den sog. hypogastrischen Plexus fortsetzen [18]. Dieser zieht von links paraaortal über die Aortenbifurkation und die linke Iliaca communis bis in das Becken hinein. Die möglichst übersichtliche Darstellung der für den Chirurgen interessanten Strukturen beinhaltet somit eine nennenswerte Wahrscheinlichkeit von Trauma für die genannten autonomen Plexus (Abb. 6.11).

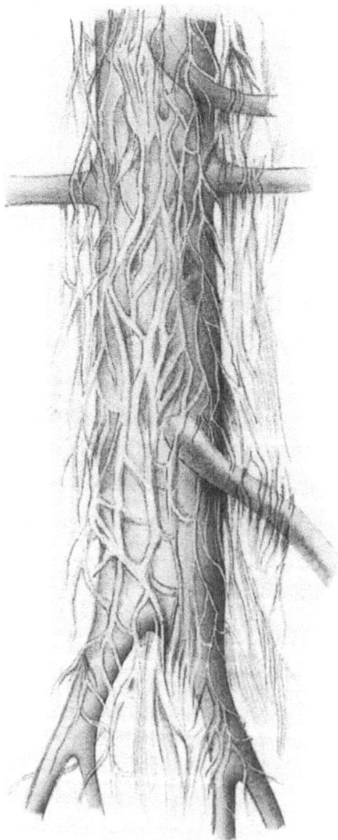

Abb. 6.11. Beziehung zwischen autonomen Nervenbahnen und Aorta bzw. Beckenarterien. Bereits oberhalb der Nierenarterien beginnend ist die Aorta von Geflechten autonomer Nervenbahnen mit Plexus umgeben. Diese ziehen entlang der infrarenalen Aorta überwiegend auf die linkslaterale Seite, formen einen weiteren Plexus um den Abgang der A. mesenterica inferior und setzen sich überwiegend über die linke A. iliaca communis bis ins Becken fort

Die Entwicklung gefäßchirurgischer Strategien im Laufe der Zeit unterstreicht die Bedeutung dieser Strukturen für peri- bzw. postoperative Störungen der penilen Funktion. Infolge der anfangs geübten Thrombendarteriektomie von Aorta und Beckenarterien, die eine komplette Mobilisation von Aorta und Beckenarterien voraussetzte, wurden Störungen der Erektion bei mehr als 70% der Patienten beobachtet [15, 20–22]. Die Beschränkung der chirurgischen Präparation auf die für die Implantation einer Y-Prothese oder Anlage eines infrarenalen Aortenaneurysmas notwendigen Gefäßsegmente konnte die Inzidenz an Störungen der penilen Erektion auf 20–30% senken [15, 22]. Unter sorgfältiger Beachtung der neuralen Strukturen und Modifikation der Operationstechnik entsprechend der Anatomie des autonomen Nervensystems (Abb. 6.12) konnte die Inzidenz dieser Komplikation auf weniger als 10% gesenkt werden [3, 4, 9].

6.3.3
Schlußfolgerung

Eingriffe an den großen Gefäßen wegen arterieller Verschlußkrankheit oder Aneurysma gehören heute zur Routine des Gefäßchirurgen und haben ihren Eingang in die Behandlung einer großen Zahl von Patienten gefunden. Bei Kranken mit primär ischämisch bedingter erektiler Dysfunktion kann die Verbesserung der Durchblutung im Iliacastromgebiet zu einer Behebung einer erektilen Dysfunktion führen.

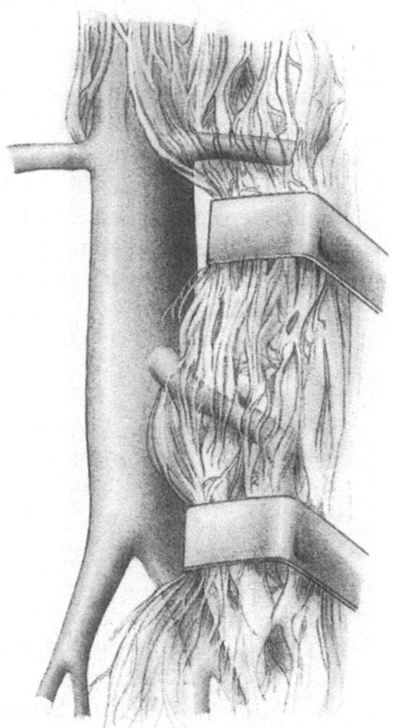

Abb. 6.12. Gegenwärtiges operatives Standardprinzip zur Darstellung der infrarenalen Aorta unter weitgehender Schonung der autonomen Nervenbahnen. Das paraaortale Bindegewebe wird an der rechtslateralen Zirkumferenz der Aorta inzidiert und durch gezielte chirurgische Dissektion von der Adventitia der Aorta und Beckenarterien mobilisiert. Durch Beiseitehalten des retroperitonealen Gewebes gewinnt man so einen ausreichenden Zugang für gefäßchirurgische Eingriffe unter Erhalt der wesentlichen autonomen Strukturen

Umgekehrt können diese Eingriffe durch nicht ausreichende Berücksichtigung der Perfusion der A. iliaca interna, Embolie von thrombotischem Material und Beeinträchtigung der autonomen Nervenbahnen zu einer erektilen Dysfunktion führen. Durch sorgfältige Beachtung bestimmter operativ-strategischer Aspekte läßt sich die Wahrscheinlichkeit dieser chirurgischen Komplikation auf deutlich unter 10 % senken.

LITERATUR

1. Bazy L, Huguier J, Reboul H et al. (1949) Technique des „Endarterectomies" pour arteritis obliterans chronique des membres inférieurs, des iliaques et de l'aorte abdominale inférieure. J Chir 65:196–210
2. De Bakey ME, Cooley DA, Crawford ES et al. (1958) Clinical application of a new flexible knitted Dacron arterial substitute. Am Surg 24:862–869
3. De Palma RG (1982) Impotence in vascular disease: relationship to vascular surgery. Br J Surg 69 [Suppl]: 514–516
4. De Palma RG, Levine SB, Feldmann S (1978) Preservation of erectile function after aorto-iliac reconstruction. Arch Surg 113:958–962
5. Dos Santos JD (1947) Sur la désobstruction des thromboses artérielles anciennes. Med Acad Chir (Paris) 73:409–411
6. Dubost C, Allory M, Oeconomos N (1952) Resection of an aneurysm of the abdominal aorta: Re-establishment of the continuity by a preserved human arterial graft with result after five months. Arch Surg 64:405–408
7. Elkin DC, Cooper FW (1949) Surgical treatment of insidious thrombosis of the aorta. Ann Surg 130:417–427
8. Estes JE (1950) Abdominal aortic aneurysm. A study of 102 cases. Circulation 2:258–264
9. Flanigan DP, Schuler JJ, Keifer T, Schwartz JA, Lim LT (1982) Elimination of iatrogenic impotence and improvement of sexual function after aortoiliac revascularization. Arch Surg 117:544–550
10. Gittes RF, Waters WB (1979) Sexual impotence: the overlooked complication of a second renal transplant. J Urol 121:719–23
11. Hallbook T, Holmquist B (1970) Sexual disturbances following dissection of the aorta and the common iliac arteries. J Cardiovasc Surg 11:255–260
12. Kedia KR, Markland C, Fraley EE (1977) Sexual function following high retroperitoneal lymphadenectomy. Urol Clin North Am 4(3):523–528
13. Leriche R (1923) Des oblitérations artérielles hautes (oblitération de la termination de l'aorte) comme causes des insuffisances circulatoires des membres inferieurs. Bull Med Soc Chir 49:1404–1406
14. Leriche R, Kunlin J (1947) Essais de désobstruction des artères thrombosées suivant la technique de Jean Cid dos Santos. Lyon Chir 42:675–682
15. May AG, DeWeese JA, Rob CG (1969) Changes in sexual function following operation on the abdominal aorta. Surgery 65: 1–47
16. Merchant RF, De Palma RG (1981) The effects of femoro-femoral grafts on post-operative sexual function: correlation with penile pulse volume recordings. Surgery 90:962–970
17. Morris GC, Edwards W, Crawford ES et al. (1962) Surgical importance of profunda femoris artery. Arch Surg 82:32–37
18. Pick J (1979) Anatomy of the autonomic nervous system. Lippincott, Philadelphia, pp 439–441
19. Queral LA, Whitehouse WM, Flinn WR et al. (1979) Pelvic hemodynamics after aorto-iliac reconstruction. Surgery 36:799–809
20. Sabri S, Cotton LT (1971) Sexual function following aortoiliac reconstruction. Lancet 2: 1218–1219

21. Spiro M, Cotton LT (1979) Aorto-iliac thrombo-endarterectomy. Br J Surg 57:161–168
22. Weinstein MH, Machleder HI (1974) Sexual function after aortoiliac surgery. Ann Surg 181:787–790
23. Winterlaw GP, Smithwick RJ (1951) Some secondary effects of sympathectomy with particular reference to disturbance of sexual function. N Engl J Med 254:120–130
24. Wiley EJ, Kerr E, Davies O (1951) Experimental and clinical experiences with the use of fascia lata applied as a graft about major arteries after thromboendarterectomy and aneurysmorrhaphy. Surg Gynecol Obstet 93:257–272

6.4
Niereninsuffizienz und Nierentransplantation

A.J. BECKER und S.A. MACHTENS

Ein aus epidemiologischen Untersuchungen bekannter Risikofaktor der erektilen Dysfunktion (ED) ist die Niereninsuffizienz. Die Angaben bezüglich Inzidenz schwanken für die terminale Niereninsuffizienz (TNI) zwischen 45 und 85 % [4].

Die Ätiologie ist in den meisten Fällen multifaktoriell und beinhaltet bereits bekannte Risikofaktoren, die zur Entstehung der erektilen Impotenz mit dem Krankheitsbild der Niereninsuffizienz vergesellschaftet sind. Die wichtigsten pathophysiologischen Faktoren sind psychologische Probleme im Zusammenhang mit der Grunderkrankung und organische Ursachen, basierend auf Urämie, Anämie, Hypertonie, neurologischen Defiziten, Gefäßerkrankung, endokrinen und Stoffwechselstörungen, und schließlich ein hoher Medikamentenbedarf mit den daraus resultierenden Nebenwirkungen. Eine erfolgreich und früh durchgeführte Nierentransplantation (NTX) kann die Entwicklung der penilen Vaskulopathie und der damit verbundenen Impotenz in einem hohen Maße (78 %) verhindern [8].

6.4.1
Pathogenese

Psychogene Faktoren

Unabhängig von den multiplen organischen Defiziten kommen bei der TNI auch erhebliche Streßfaktoren und Persönlichkeitskonflikte dazu. Die chronische Krankheit fordert viele Einschränkungen der zuvor erlebten persönlichen Freiheit. Diese Einschränkungen beziehen sich auf nahezu die gesamten Aktivitäten des Alltags und sind nicht selten mit dem Verlust des ursprünglichen Arbeitsplatzes verbunden. Hinzu kommt eine erhebliche Einschränkung der Lebensqualität durch strenge Diät, Flüssigkeitsrestriktion, Abnahme der Leistungsfähigkeit, Abhängigkeit von Dialyseterminen und einen Rückgang der erektilen Potenz in bis zu 85 % der Fälle.

Patienten nach Nierentransplantation erfahren zwar eine deutliche Verbesserung der Lebensqualität, leiden aber oft an chronischen Ängsten. Sie sind gefährdet durch eine mögliche Transplantatabstoßung, eine erhöhte Infektanfälligkeit und ein ca. 3fach höheres Risiko der Tumorentstehung, bedingt durch die notwendige Immunsuppression [9].

Arteriogene und kavernöse/venöse Faktoren

Erhebliche Bedeutung für die Entstehung der organogenen Erektionsstörung bei TNI werden den gefäßpathologischen Prozessen zugeschrieben. In Abhängigkeit der Dauer der bestehenden Niereninsuffizienz kommt es zu einer stetigen Zunahme der Arteriosklerose. Zunächst werden im Sinne einer Arteriolosklerose die kleinsten Arterien betroffen, bevor dann die großen (der Untersuchung besser zugänglichen) großlumigen Arterien pathologisch verändert sind. Diese krankhafte Veränderung der Gefäße mit Verhärtung, Verdickung, Elastizitätsverlust und Lumeneinengung bis hin zum kompletten Verschluß wird durch eine häufig bestehende Komorbidität (Hypertonie und Diabetes mellitus) noch erheblich beschleunigt [14].

Die genauen Ursachen, die zur Entstehung der Arteriosklerose bei dialysepflichtigen Patienten führen, sind weitgehend noch unbekannt. Eine mögliche Erklärung ist die urämiebedingte Hemmung von Prostaglandinen im Gefäßendothel, die eine protektive Funktion zur Vermeidung von Lipideinlagerungen ausüben. Kaufman et al. [8] geben in ihrer Studie den Prozentsatz der Patienten mit generalisierter Gefäßerkrankung im Verlauf der A. hypogastrica und dem kavernösen Gefäßbett mit 78 % an. Außerdem werden 3 weitere interessante Möglichkeiten einer nicht arteriosklerotisch bedingten Veränderung der penilen Vaskulopathie herausgearbeitet:

1. Durch einen erhöhten Sympathikotonus (möglicherweise angstbedingt) mit nachweisbar erhöhten Norepinephrinspiegeln im Plasma kommt es zu einer Verminderung der Relaxationsfähigkeit im glattmuskulären Gewebe sowohl der Gefäße als auch des Corpus cavernosum.
2. Die nächste Erklärungsvariante beschäftigt sich mit der chronisch vorhandenen Hypoxie. Sie wird auf eine Hypoventilation, eine pulmonale Mikroembolisation und schließlich auf die durch vermindertes Erythropoetin bedingte Anämie zurückgeführt. Die Hypoxie bewirkt eine Vielfalt an negativen Veränderungen, die zusammengenommen alle zur Entstehung der erektilen Dysfunktion entscheidend beitragen. So wird die Synthese von Stickoxid (NO), das entscheidend zur Erektion beiträgt, erheblich reduziert. Im Gegensatz dazu kommt es zu einer Steigerung von *endothelium derived contracting factor*, wodurch eine Kontraktion der glatten Gefäßmuskulatur hervorgerufen wird [10]. Die Unfähigkeit zur kompletten Relaxation der glatten kavernösen Muskultur bewirkt darüber hinaus auch eine kavernösvenöse Insuffizienz durch die unzureichende Kompression der subtunikal gelegenen Venen.
3. Eine weitere hypoxiebedingte Veränderung ist die Synthesesteigerung des *transforming growth factor* β_1, dem eine Schlüsselstellung in der fibrotischen Umwandlung des erektilen Gewebes zugeschrieben wird. Der daraus resultierende Verlust der Compliance der Corpora cavernosa führt ebenfalls zur

Verminderung der Kompression der subtunikal gelegenen Venen und somit zu einer kavernös-venösen Insuffizienz. In dem von Kaufman et al. [8] untersuchten Patientenkollektiv wird die venookklusive Insuffizienz mit 90 % angegeben.

Ein möglicher Therapieerfolg von Erythropoetin wird auf den Anstieg des Hämoglobins mit einer Verbesserung der bestehenden Hypoxie zurückgeführt. Hierdurch kommt es zu einer Verbesserung der allgemeinen Lebensqualität durch Rückgang der chronischen Müdigkeit, Anstieg der Leistungsfähigkeit und schließlich auch Zunahme der sexuellen Aktivität [13].

Neurogene Faktoren

Neurologische Veränderungen – als sekundäre Folge der Urämie – manifestieren sich als funktionelle periphere und autonome Neuropathie. Die Veränderungen sind denen bei Diabetes mellitus vergleichbar. Hierbei kommt es zu einer toxischen Schädigung der Axonen mit einer damit verbundenen sexuellen Dysfunktion beiderlei Geschlechts. Die Folgen sind eine gestörte sexuelle Gefühlsempfindung, die Unfähigkeit eine Erektion aufrechtzuerhalten und eine verzögerte oder ausbleibende Ejakulation. Darüber hinaus kommt es auch häufig zu einer Blasendysfunktion, was insbesondere für Patienten nach einer Nierentransplantation fatale Folgen für die neugewonnene Organfunktion haben kann [14, 15].

Endokrine Faktoren

Im Gegensatz zum „Normalkollektiv" der Patienten mit erektiler Impotenz (5–10 %) kommt es bei Patienten mit TNI zu einem deutlich vermehrten Auftreten (25–57 %) von multiplen hormonellen Dysregulationen [6]. Der Testosteronspiegel (freies Testosteron) ist als Folge einer höheren Bindungsaffinität zu seinem Carrierprotein, einer geringeren Produktion (bedingt durch eine Hodenatrophie) und eines erhöhten Abbaus häufig erniedrigt [15]. Durch den niedrigen Testosteronspiegel kommt es zu einem reaktiven Anstieg von LH (luteinisierendes Hormon). In der präpubertären Entwicklungsphase führt ein Testosteronmangel unter anderem zur Unterentwicklung der sekundären Geschlechtsmerkmale. Postpubertär resultiert daraus ein Verlust der Libido, eine verminderte Ejakulation und ein Rückgang der Spermatogenese.

In einer Studie von Mastrogiacomo et al. [11] wurde ein Rückgang der Libido mit 81 % und ein Orgasmusverlust von 38 % seit Beginn der Dialysepflichtigkeit angegeben. Bei bis zu 57 % der männlichen TNI-Patienten lassen sich erhöhte Prolaktinwerte in Verbindung mit niedrigen Testosteronwerten bestimmen [14], was als ein möglicher Kausalfaktor in der Entstehung der erektilen Impotenz anzusehen ist. Der Entstehungsmechanismus des erhöhten Prolaktinspiegels ist bisher noch unbekannt [6].

In einer Arbeit von Dalal et al. [5] wird auch auf eine mögliche Kausalität der Impotenz als Folge der Kalzifikation bei sekundärem Hyperparathyreoidismus hingewiesen. In 19 % der Fälle konnten bei den TNI-Patienten Kalzifikationen durch eine Röntgenuntersuchung des Gliedes gefunden werden. Eine effektive Behandlungsmöglichkeit bestehe bisher nicht.

Abschließend sollte noch auf die Möglichkeit einer bestehenden Hypo- bzw. Hyperthyreose hingewiesen werden, da beide Hormonstörungen erheblichen Einfluß auf die Sexualität nehmen und in der Regel gut therapiert werden können.

Medikamentöse Faktoren

Häufig handelt es sich bei dem Krankheitsbild TNI um eine Patientengruppe mit multiplen Begleiterkrankungen und einem daraus resultierenden erhöhten Medikamentenbedarf. Aus diesem Grund ist es unerläßlich, auch eine genaue Medikamentenanamnese zu erheben. Viele Pharmaka (insbesondere die Antihypertensiva) üben einen negativen Einfluß auf die erektile Potenz aus. Zu diesen Substanzen gehören z.B. Spironolacton, Reserpin, Methyldopa, Clonidin und Propranolol [14]. Auch durch den H_2-Blocker Cimetidin (möglicher Prolaktinanstieg) kann es zu einem Rückgang der erektilen Potenz kommen.

Bei den Immunsuppressiva nach Nierentransplantation wird vor allem den Glukokortikoiden ein negativer Einfluß auf die Libido zugeschrieben [2], und sie werden auch (nach einer anfänglich euphorischen Phase) für die Entstehung einer Depression verantwortlich gemacht [9].

Weitere Medikamente und Substanzen, die eine sexuelle Dysfunktion auslösen können, sind Barbiturate, Antidepressiva, Benzodiazepine, Phenothiazine, Antihistaminika, Diphenylhydantoin, Digitalis, Alkohol, Heroin, Methadon, Nikotin und Kokain [14]. Viele der genannten Pharmaka können nach Rücksprache mit dem behandelnden Internisten durch Präparate gleicher Wirksamkeit aus anderen Substanzklassen, mit geringerer Auswirkung auf die sexuelle Funktion, ersetzt werden.

6.4.2
Diagnostik

Die Diagnostik der erektilen Impotenz bei TNI oder nach einer erfolgreichen Nierentransplantation sollte die in Kap. 3.1 aufgeführten Standarduntersuchungen enthalten. Speziell für dieses Patientenkollektiv gilt es jedoch, die Hormon- und Blutanalysen genau zu beachten, da es hier wesentlich häufiger als im „Normalkollektiv" zu erheblichen Abweichungen kommt. Ebenfalls besondere Beachtung sollte die meist umfangreiche Medikamentenanamnese finden, da – evtl. nach Rücksprache mit dem behandelnden Internisten – eine Umstellung der für die Erektion negativen Präparate möglich ist [2].

Für Patienten nach erfolgreicher Nierentransplantation ist es wichtig zu wissen, wie die Gefäßanastomose zur Transplantatniere durchgeführt wurde. Eine End-zu-End Anastomose mit der A. iliaca interna kann einen Rückgang der Durchblutung des Gliedes bewirken, mit daraus resultierender erektiler Impotenz in ca. 10 % der Fälle [3]. Diese Kenntnis ist insbesondere dann wichtig, wenn durch eine notwendige Zweittransplantation beide Aa. iliacae internae End-zu-End anastomisiert wurden (ED ca. 65 %) [7]. Im Gespräch sollte auch auf häufig vorhandene psychische Alterationen, insbesondere Ängste und Depressionen, geachtet werden [9].

6.4.3
Therapie

Nach Durchsicht der Literatur und aufgrund eigener Erfahrungen kommen für die Gruppe der TNI- und NTX-Patienten in etwa die gleichen Therapieformen wie beim „Normalkollektiv" zur Anwendung. So gibt es insbesondere keine Kontraindikation gegen die Anwendung vasoaktiver Substanzen, die sog. Schwellkörper-Injektionstestung (SKIT) und Schwellkörper-Autoinjektionstherapie (SKAT), die wichtige Grundsteine in der Diagnostik und der Behandlung der ED sind [1].

Auch die Implantation einer Penisprothese, die heute als Ultima ratio nach Versagen anderer Therapieformen anzusehen ist, kommt zur Anwendung [12]. Unter strenger Beachtung der bekannten Sterilitätskriterien, die für die Implantation einer Prothese gelten, und einer prophylaktischen prä- und postoperativen Antibiose (z. B. Aminoglykosid plus Cephalosporin) wurde eine Inzidenz an Protheseninfektionen von 1–4 % gesehen. Diese Zahl liegt nicht höher als in einem „Normalkollektiv". In der Studie von Rowe et al. [12] wurde allerdings darauf hingewiesen, daß es zu besseren Ergebnissen (geringere Infektionsrate) bei einer Penisprothesenimplantation kommt, wenn bei TNI-Patienten eine geplante Nierentransplantation vorangeht. Patienten, die unter einer Dauertherapie mit Steroiden stehen, sollten diese auch präoperativ bekommen.

Die orale Therapie mit Yohimbin (α_2-Rezeptoren-Blocker) ist bei Patienten mit TNI und bei fast allen Patienten nach Nierentransplantation (Einnahme von Ciclosporin) kontraindiziert [2]. Eine deutliche Verbesserung sowohl der Lebensqualität als auch der Libido und der erektilen Funktion wird einer Anhebung des Hämoglobingehalts durch Gabe von Erythropoetin zugeschrieben. Außerdem kann es nach Korrektur der Anämie auch zu einer Stabilisierung der zuvor bestandenen Hormondysregulation kommen [13]. Ein weiterbestehendes Testosterondefizit sollte durch eine kontrollierte Substitution behandelt werden. Die gleiche Aufmerksamkeit sollte auch einer evtl. notwendigen Behandlung einer möglichen Hyper- bzw. Hypothyreose gelten.

Ein Grundsatz der Behandlung der erektilen Dysfunktion, so weit wie möglich die bekannten Risikofaktoren auszuschalten, gilt natürlich auch für diese Patientengruppe. Hierzu gehören insbesondere bestimmte Noxen wie Nikotin-, Alkohol- und Drogenabusus. Darüber hinaus sollten bei der multifaktoriellen Genese auch die in Komorbidität bestehenden Krankheiten wie Diabetes mellitus, Hypertonie, Herzinsuffizienz und Stoffwechselkrankheiten mit behandelt werden.

Wegen der speziellen psychosozialen Situation dieser Patientengruppe mit einer hohen Streßbelastung sollte noch auf eine mögliche Mitbetreuung der Patienten durch einen qualifizierten Psychotherapeuten hingewiesen werden. So fordert z. B. Levy [9] die sorgfältige Beobachtung der Patienten und empfiehlt bei Depression, Angstzuständen oder Psychose eine psychotherapeutische Mitbetreuung und, falls indiziert, den Einsatz von entsprechenden Psychopharmaka.

ZUSAMMENFASSUNG

Erektile Dysfunktion ist bei Patienten mit TNI ein häufiges Problem (45–85%). Wegen der multifaktoriellen Ätiologie ist es schwierig, den Hauptgrund des erektilen Versagens zu diagnostizieren. Der Stufenplan der Diagnostik kann (mit den obenbeschriebenen Besonderheiten) wie bei einem „Normalkollektiv" durchgeführt werden. Auch die Therapie, für die der Grundsatz einer möglichst geringen Invasivität gelten sollte, ist bis auf wenige bereits geschilderte Ausnahmen identisch.

Nach einer erfolgreichen und vor allem früh durchgeführten Nierentransplantation kommt es in ca. 50% der Fälle zu einem Wiedererlangen der Erektionsfähigkeit. Bei der Transplantation, insbesondere bei einer notwendigen Zweittransplantation, sollte jedoch unbedingt eine End-zu-End-Anastomose der beiden Aa. iliacae internae vermieden werden, da dies in ca 65% der Fälle eine erektile Dysfunktion verursacht.

LITERATUR

1. Antolin AR, Morales JM, Andres A et al. (1992) Treatment of erectile impotence in renal transplant patients with intracavernosal vasoactive drugs. Transplant Proc 24:105–106
2. Barry JM (1994) The evaluation and treatment of erectile dysfunction following organ transplantation. Sem Urol 12:147–153
3. Burns JR, Houttuin E, Gregory JG et al. (1979) Vascular induced erectile impotence in renal transplant recipients. J Urol 121:721–723
4. Cangh PJ van, Wese FX, Opsomer R, Pirson Y, Squifflet JP (1994) Review article: Urologic complications of renal transplantation. Acta Urol Belg 62:1–14
5. Dalal S, Gandhi VC, Yu AW et al. (1992) Penile calcification in maintenance hemodialysis patients. Urology 40/5
6. Foulkes CD, Cushner HM (1986) Sexual dysfunktion in the male dialysis patient: evaluation and therapy. Am J Kidny Dis 4:211–222
7. Gittes RF, Waters WB (1979) Sexual impotence: the overlooked complication of a second renal transplant. J Urol 121:719
8. Kaufman JM, Hatzichristou DG, Mulhall JP, Fitch WP, Goldstein I (1994) Impotence and chronic renal failure: a study of the hemodynamic pathophysiology. J Urol 151:612–618
9. Levy NB (1994) Psychological aspects of renal transplantation. Psychosomatics 35:427–433
10. Luscher TF, Boulanger CM, Dohi Y, Yang ZH (1992) Endothelium-derived contracting factors. Hypertension 19:117
11. Mastrogiacomo I, DeBesi L, Serafini E et al. (1984) Hyperprolactinemia and sexual disturbances among uremic women on hemodialysis. Nephron 37:195–199
12. Rowe SJ, Montaque DK, Steinmuller DR, Lakin MM, Novick AC (1993) Treatment of organic impotence with penile prosthesis in renal transplant patients. Urology 41/1
13. Sobh MA et al. (1992) Effect of erythropoietin on sexual potency in chronic haemodialysis patients. Scand J Urol Nephrol 26:181–185
14. Zarifian AA (1992) Sexual dysfunction in the male end stage renal disease patient. ANNA J 19/6
15. Zarifian AA (1994) Study of the anemic patient: epoetin alfa-focus on sexual function. ANNA J 21/6

6.5
Induratio penis plastica

M. Sohn und M. Zamani

6.5.1
Epidemiologie und Ätiogenese

Die Erstbeschreibung des Erkrankungsbildes erfolgte durch François de la Peyronie 1743. Bis heute ist die Ätiogenese dieses lokalisierten Narbenprozesses nicht geklärt [40]. Die Assoziation mit anderen lokalfibrotischen Vorgängen in elastischen Geweben wie Dupuytren-Kontraktur, fibrotischem Umbau der Plantarfaszie (Morbus Ledderhose) oder Tympanosklerose ist statistisch signifikant, jedoch ermöglicht bisher kein Testverfahren einen statistischen Vorhersagewert zur Erkrankungsinzidenz bei Verwandten [6]. Die Häufigkeit des gleichzeitigen Auftretens derartiger Prozesse bei Erkrankten mit Induratio penis plastica (IPP) liegt zwischen 4 und 48 % [29].

Seit einer großzügig angelegten retrospektiven Analyse der Mayo Clinic von 1991 liegen zuverlässige Daten zur Inzidenz der Erkrankung in der männlichen Bevölkerung vor [29]: Die jährliche Inzidenz liegt bei 22,4 pro 100 000 männliche Einwohner. Das mittlere Patientenalter lag bei Diagnosestellung bei 53 Jahren mit einer Streubreite von 19–83 Jahren. Die höchste Inzidenz wird für 50–59jährige Männer angenommen. Die Prävalenz lag 1985 bei 388,6 pro 100 000 männliche Einwohner, womit alleine in den USA 423 000 Männer betroffen waren. Auffällig in dieser Studie war eine statistisch signifikante Assoziation mit dem Auftreten einer Arthritis.

Abbildung 6.13 zeigt schematisch die spezielle Stützfunktion der Tunika der Schwellkörper, insbesondere die Rolle des interkavernösen Septums, das ventral und dorsal in der Tunika inseriert. An genau diesen Stellen kommt es bei einer IPP zur Ausbildung narbiger Plaques in der Tunika, die bei Fortschreiten der Erkrankung das Septum mit einbeziehen. Die elastische Stützfunktion der Tunika und des Septums wird durch elastische Fasern vermittelt, die im Rahmen des fibrotischen Umbaus durch kollagenes Bindegewebe ersetzt werden [6]. Bei Patienten mit IPP zeigt sich eine fokale und multifokale strukturelle Degeneration, die mit einer inflammatorischen perivaskulären Reaktion beginnt. Die Entzündung stellt somit das Frühsubstrat der Erkrankung dar, während im weiteren Verlauf der kollagene Umbau bis zur Kalzifizierung dominiert.

In Schwellkörperbiopsien von erkrankten Männern zeigte sich ein Rückgang des prozentualen Anteils elastischer Fasern parallel zur Zeitdauer der Erkrankung [24]. Neueste lokale und systemische immunologische Untersuchungen zeigten Zeichen einer zellvermittelten Immunantwort im Sinne autoimmunologischer Phänomene auf [40, 44]. Die Präsenz zirkulierender antinukleärer Antikörper, eine Hypergammaglobulinämie sowie Antikörperablagerungen innerhalb der Plaques deuten darauf hin, ebenso wie erhöhte systemische Titer an Antielastin-Antikörpern. Lokal wird das erektile Gewebe neben den Plaques

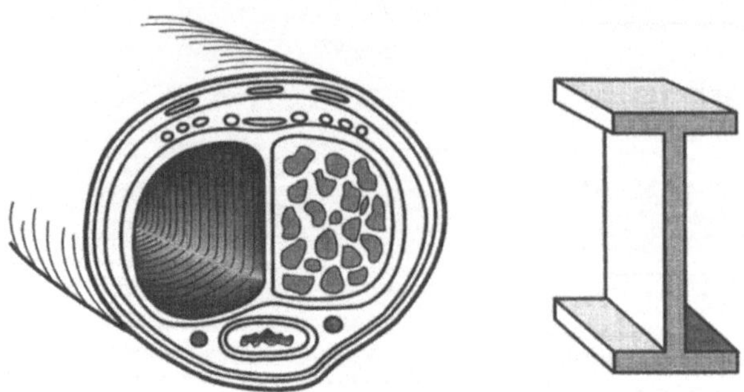

Abb. 6.13. Halbschematischer Querschnitt durch den Penisschaft. Das rechte Schwellkörpergewebe ist nicht dargestellt, um die Stützfunktion der Tunika und des Septums zu demonstrieren. *Rechts:* Schematische Darstellung der T-Struktur von Tunika und Septum mit den Prädilektionsstellen zur Ausbildung einer Plaque an der Insertion vom Septum an der Tunika [6]

von den Umbauvorgängen im Sinne einer transmuralen Inflammation mit einbezogen [32, 40], was die eintretende erektile Impotenz bei ausgedehntem Krankheitsverlauf mit erklären mag.

Als Auslöser immunologischer Prozesse an der Tunika werden traumatische Prozesse, auch sog. „Minitraumen" im Rahmen geschlechtlicher Aktivität genannt, die bei genetischer Disposition einen überbordenden immunologischen Prozeß auslösen können [6, 37]. Auch falsch plazierte Injektionen von vasoaktiven Substanzen im Rahmen der Autoinjektionstherapie und die extreme Anwendung von Vakuumerektionshilfen können zur Auslösung einer traumatisch induzierten Entzündungsreaktion mit reaktiver Plaquebildung führen [3, 18].

6.5.2
Klinik

Der natürliche Verlauf der Erkrankung ist im Vergleich zu anderen Erkrankungen sehr schwierig zu beurteilen, da die Breite der klinischen Beschwerdesymptomatik den individuellen Patienten sehr unterschiedlich trifft. Fest steht nur, daß sehr wenige Patienten unter jedweder Therapie ihren früheren Zustand vor Eintritt der Erkrankung erreichen und daß andererseits nur ein geringer Teil von Patienten eine Progression bis zur vollständigen Impotenz aufzeigt [14]. Etwa 15 % aller Patienten fallen lediglich tastbare Knötchen am Penis auf, mit denen sie aus Angst vor Krebs einen Arzt konsultieren. Diese Sorge sollte immer ernst genommen werden, da sich in Einzelfällen tatsächlich Epitheloidsarkome hinter den Plaques verbergen können [8, 23].

Schmerzen bei Erektion führen in ca. 13 % der Fälle zum Arzt, eine Abknickung des Penis (fast immer nach dorsal und in unterschiedlichem Ausmaß nach lateral) in 35 %. Eine Kombination von Schmerz und Abknickung gaben 23 % der Patienten als führendes Symptom an [29]. Erektile Impotenz wird primär von weniger als 10% der Patienten genannt, kann jedoch im weiteren Verlauf der Erkrankung an Bedeutung gewinnen. Wichtig ist, daß die palpable Ausdehnung des Defekts sowie die resultierende Abknickung des Penis nicht automatisch mit der Schwere der subjektiven Einschränkung des Sexuallebens korrelieren [14].

Eine Langzeitanalyse bei 100 Männern mit Induratio penis plastica zeigte sowohl bei behandelten als auch bei unbehandelten Patienten einen stagnierenden Verlauf in 45% der Fälle. Spontane Verbesserungen werden auch bei unbehandelten Patienten in ca. 20% der Fälle beobachtet. Hierbei scheint der Schmerz als Hauptsymptom auch ohne Behandlung im Verlauf der Zeit abzunehmen, wohingegen die Abknickung unter Erektion und die Entwicklung einer erektilen Impotenz in weniger als 10% der Fälle eine Spontanremission zeigen [14]. Die fehlende Vorhersagbarkeit des klinischen Spontanverlaufs macht Aussagen über die Therapieeffizienz jedweder Verfahren ausgesprochen schwierig bzw. unmöglich.

6.5.3
Diagnostik

Bei der ersten Konsultation eines Patienten wegen tastbarer Knötchen am Penisschaft, peniler Deviation und/oder Schmerzen bei Erektion oder gar hiermit verbundener erektiler Impotenz sollte zunächst eine kongenitale Penisdeviation abgegrenzt werden. Dies ist insbesondere bei jungen Patienten wichtig, die häufig erst im Rahmen erster sexueller Kontakte auf eine penile Deviation aufmerksam werden [22]. Die Anamnese sollte insbesondere den zeitlichen Verlauf der geklagten Beschwerden genau erfassen und dokumentieren. Mögliche Traumaereignisse und die Anwendung von Erektionshilfen sollten gezielt hinterfragt werden.

Die körperliche Untersuchung erfolgt üblicherweise zunächst im flakziden Zustand des Penis und sollte möglichst genau die Lokalisation, die Schmerzhaftigkeit und die Ausdehnung und Tiefe der Plaques dokumentieren. Objektivierbare Befunde über den Grad der penilen Abknickung und die Erektionsfähigkeit sind am einfachsten und am wenigsten invasiv über eine definierte Autofotografie des erigierten Penis in standardisierter Aufnahmetechnik nach Kelami zu erlangen [26]. Bei uns hat es sich bewährt, den Patienten schon bei der ersten telefonischen Anmeldung zur Vorlage einer derartigen Fotodokumentation zu bewegen: Mit einer Sofortbildkamera (keine professionelle Entwicklung der Aufnahmen durch dritte erforderlich) sollte der erigierte Penis zu Hause in 3 Ebenen aufgenommen werden.

Mit Hilfe der Fotos können die Grade der Abknickungen ausgemessen und dokumentiert werden. Dorsale Abknickungen unter 45° führen nur in seltenen Fällen zur Unmöglichkeit des Sexualverkehrs, ventrale Abknickungen können dagegen schon ab 30° zum Verlust der Kohabitationsfähigkeit führen. Wenn aus besonderen Gründen keine Autofotografie durch den Patienten erfolgen kann, hat sich im eigenen Haus die Durchführung einer artifiziellen Erektion unter Injektion vasoaktiver Substanzen bewährt. Andere Autoren empfehlen die Anwendung einer Vakuumerektionshilfe, um das Ausmaß der Abknickung zu quantifizieren [46, 50].

Mögliche Kalzifikationen innerhalb der Plaques sind am besten durch eine Nativröntgenaufnahme mit 30 kV und 100 mAs abzubilden [22]. Kalzifikationen sind in einem Viertel bis einem Drittel aller Fälle zu beobachten und entsprechen einem fortgeschrittenen Stadium der IPP, ohne jedoch Aussagen über die bisherige Zeitdauer des Prozesses zu ermöglichen [6, 11].

Die Sonographie unter Anwendung hochfrequenter Schallsonden ist bei IPP das Verfahren der Wahl, um die Größe und Tiefenausdehnung einer Plaque zu dokumentieren [19]. Die Untersuchung eignet sich auch zur Dokumentation und Objektivierung von Veränderungen unter medikamentöser Therapie [22].

Die Kernspintomographie kann unter Anwendung von paramagnetischen Signalverstärkern zwar die Sensitivität in der Plaqueerfassung erhöhen und insbesondere entzündliche Aktivitäten in der Plaque sichtbar machen, bietet jedoch im Vergleich zur Sonographie nicht genügend Vorteile, um eine generelle Anwendung zu fordern [47].

Bei Patienten, die für eine operative Therapie vorgesehen sind, empfiehlt sich präoperativ die Durchführung einer Duplexsonographie unter medikamentös induzierter Erektion [6]. Falls der Patient schon präoperativ über Erektionsschwierigkeiten klagt, ist diese Untersuchung obligat und sollte auch die Entscheidung über die Operationstechnik mitbestimmen. Bei über 60 % aller Patienten mit IPP und erektiler Dysfunktion läßt sich ein venöses Leak bzw. eine Insuffizienz der venokavernösen Okklusion nachweisen [30, 35]. Dieser Prozentsatz liegt deutlich höher als in Kollektiven impotenter Patienten ohne IPP.

Da die Duplexsonographie zwar ein venöses Leak grundsätzlich nachweisen kann, jedoch nicht die Untersuchung der Wahl bei venokavernöser Insuffizienz darstellt, empfiehlt sich die zusätzliche Durchführung einer dynamischen Kavernosometrie bzw. -graphie unter pharmakoninduzierter Erektion [6, 30]. Da es gerade bei operativ aufwendigen Verfahren, wie der Plaqueexzision und Defektdeckung zu einer Verschlechterung der venokavernösen Okklusion kommt, erhält die exakte präoperative Abklärung des Erektionsverhaltens forensische Bedeutung [16].

6.5.4
Therapie

Konservative Therapie

Die Unklarheiten über Ätiogenese und natürlichen Verlauf der Erkrankung bedingen die Schwierigkeiten in der Erfolgsbeurteilung medikamentöser Therapie bei IPP. Grundsätzlich kann zwischen lokal und systemisch applizierten Therapieformen unterschieden werden.

Zu den lokalen Therapieformen zählt das Einspritzen von Hyaluronidase, Kortison, Zytostatika, Orgotein, Interferonen, Kollagenasen und Kalziumantagonisten in oder um die Plaques [15, 28, 31]. Orgotein zeigte bei wiederholter lokaler Applikation in ca. 50 % der Fälle eine Besserung [31]. Die Notwendigkeit einer Lokalanästhesie sowie schwere allergische Reaktionen stehen einer weiteren Verbreitung im Wege. Chlostridienkollagenase zeigte bei intralesionaler Anwendung in einer plazebokontrollierten Studie eine statistisch signifikante Wirkung, wobei Patienten im Anfangsstadium besonders profitierten [15]. Kalziumantagonisten führen in vitro und in vivo zu einer verminderten Sekretion und Synthese von Kollagen, Glycosaminglycanen und Fibronectin. Eine Pilotstudie zeigte in über 50 % der Fälle eine subjektive und objektive Verbesserung der Befunde; eine Kontrolle in Form einer plazebokontrollierten Studie steht noch aus [28]. Ähnliches gilt für die Applikation von Interferonen, wobei in vitro Interferon α und β den γ-Interferonen in ihrer Hemmung von Fibroblastenaktivitäten überlegen erschienen [9].

Weiter problematisch bleibt die Rolle der Strahlentherapie. Bei ähnlichen Erfolgsraten wie lokal-medikamentöse Therapieformen kommt es jedoch zu einem Strahlenschaden an penilen Strukturen, der den Erfolg späterer plastischer Operationsverfahren unkontrollierbar einschränkt [6, 7, 17, 31]. Im eigenen Hause wird generell von dieser Therapieform abgesehen.

Unter den systemisch-medikamentösen Therapieformen haben die Verordnung von Vitamin E und p-Aminobenzoat einzeln oder in Kombination die weiteste Verbreitung gewonnen. Die Erfolgsraten schwanken in der Literatur zwischen 0 und 91 % [31], allerdings fehlt auch hier der objektive Wirkungsnachweis in größeren plazebokontrollierten Studien. Die notwendige Tagesdosis für p-Aminobenzoat (Potaba-Glenwood) liegt bei 12 g, das bedeutet für den Patienten die Einnahme von 24 Tabletten oder Kapseln täglich. Gastrointestinale Nebenwirkungen und hohe Kosten (3 Monate ca. 1000 DM) sollten bei noch ausstehendem Wirkungsnachweis eine breitere Anwendung limitieren; tatsächlich wird jedoch die Mehrzahl der einmal diagnostizierten Patienten derart behandelt.

Einen vom theoretischen Ansatz her eleganten Therapieversuch stellt die systemische Gabe von Tamoxifen dar. Tamoxifen hemmt in vitro die inflammatorische Aktivität von Fibroblasten [31, 39]. Die Therapie hat somit nur Sinn in der akuten Anfangsphase der Erkrankung. Nach einem 3monatigen Zyklus von 20 mg Tamoxifen täglich kam es bei 80 % der Patienten zu einem Rückgang der Schmerzen und bei 34 % zu einer Reduktion der Plaques, wobei signifikant mehr Patienten in der Anfangsphase der Erkrankung profitierten. Mit einem Wirkungseintritt kann in den ersten 6 Wochen der Therapie gerechnet werden, bei fehlendem Ansprechen ist eine Fortführung der Therapie sinnlos. Auch hier fehlen jedoch plazebokontrollierte Studien. Der Vollständigkeit halber seien noch Therapieversuche mit Prostacyclininfusionen und oraler Colchicingabe erwähnt, die ebenfalls nicht über das Stadium von Pilotstudien hinaus gelangten [2, 45].

Das Dilemma des Urologen bei Erstdiagnose einer akut eingetretenen Induratio penis plastica ist multifaktoriell bedingt: Es fällt Arzt und Patient schwer, angesichts einer progredienten deformierenden Erkrankung des Genitales keinen Therapieversuch zu unternehmen. Da chirurgische Therapien erst bei Stillstand der Erkrankung einsetzen sollten, liegt ein medikamentöser Therapieversuch auf der Hand, zumal ein Stillstand der Erkrankung dann gerne auf die Therapie zurückgeführt wird.

Oral applizierte Substanzen geben Arzt und Patient das Gefühl, nichts unversucht zu lassen, zumal In-vitro-Ergebnisse die meisten Substanzen in ihrer Wirkung bestätigten. Keine der genannten Substanzen konnte jedoch in plazebokontrollierten Studien ihre Überlegenheit nachweisen.

In dieser Situation hat sich im eigenen Vorgehen ein zeitlich limitierter Therapieversuch mit Tamoxifen bewährt. Wiederholte subjektive und objektive Kontrollen der Lokalbefunde sind erforderlich, um einen Stillstand der Erkrankung festzustellen und den Zeitpunkt dann evtl. erforderlicher chirurgischer Maßnahmen festlegen zu können. Die jahrelange Verordnung kostenintensiver und den Patienten belastender Medikationen ist aus heutiger Sicht nicht mehr indiziert.

Chirurgische Therapie

Die Indikation zur operativen Therapie ist gegeben, wenn die Erkrankung zu einer penilen Deviation geführt hat, die einen für beide Partner befriedigenden Geschlechtsverkehr einschränkt oder unmöglich macht. Die Erkrankung muß zu einem Stillstand gekommen sein, der seit ca. 6 Monaten keine Veränderung aufzeigt [2]. Die Indikation zum operativen Vorgehen kann auch ohne deutliche Abknickung bei Ausbildung einer erektilen Dysfunktion gegeben sein. Letztere sollte jedoch zuvor durch Duplexsonographie und dynamische Kavernosometrie bestätigt und quantifiziert werden.

Grundsätzlich ist die präoperative Evaluation der erektilen Potenz von entscheidender Bedeutung für die Auswahl des geeigneten Operationsverfahrens. Es kommen 3 verschiedene Prinzipien beim operativen Vorgehen zur Anwendung:

1. Die Korrektur der Abknickung kann durch Verkürzung der gegenüberliegenden Tunika der Schwellkörper erfolgen, wobei der Plaque nicht direkt operativ angegangen wird.
2. Die Plaque kann exzidiert und der entstehende Defekt der Tunika durch unterschiedliches Gewebe gedeckt werden.
3. Bei schon präoperativ bestehender erektiler Impotenz ist die Implantation einer Penisprothese die Methode der Wahl, wobei das Verfahren mit einer Tunikainzision, mit Plaqueresektionen und/oder Tunikaraffungen kombiniert werden kann.

Zu 1: Seit 1977 wurde die nach Nesbit benannte Technik der Tunikainzision und Raffung auf der Gegenseite der größen Krümmung bei IPP angewandt. Der überwiegende Teil aller operierten Patienten mit IPP wird noch heute nach diesem Verfahren versorgt [38]. Das Verfahren geht automatisch mit einer Penisverkürzung einher, über die der Patient schriftlich aufgeklärt werden sollte. Bei schon primär kleinem Penis und ausgeprägter Krümmung sollte daher die Indikation sehr streng gestellt werden. Die resultierende Penisverkürzung sollte nicht mehr als 2 cm betragen. Pro 10° Krümmung muß mit einer Verkürzung von 1–2 mm Penislänge gerechnet werden [38]. Abbildung 6.14 zeigt den Beginn der Operation.

Die Schnittführung sollte zirkulär erfolgen und eine Zirkumzision beinhalten, um postoperative Nekrosen und langdauernde Ödeme zu vermeiden. Die

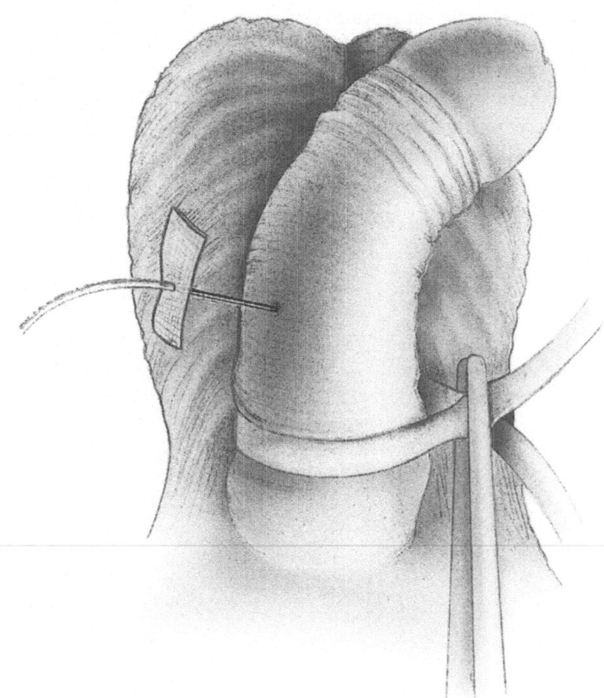

Abb. 6.14. Nesbit-Operation: Zirkumferente Schnittführung; Erektionsprüfung unter NaCl-Injektion der Schwellkörper über eine Butterflykanüle mit Anlage eines proximalen Tourniquets an der Penisbasis [33]

Penisschafthaut mit Colle-Faszie wird bis zur Penisbasis von den Schwellkörpern abpräpariert. Ein Tourniquet wird um die Penisbasis gelegt, und mittels einer Butterflykanüle und physiologischer Kochsalzlösung wird eine artifizielle Erektion ausgelöst. Mittels Allis-Klemmen kann an der der maximalen Krümmung gegenüberliegenden Seite der Schwellkörper die Tunika gefaßt und gerafft und so das Ausmaß der zu exzidierenden Fläche markiert werden. Je nach Richtung der Krümmung kann es erforderlich sein, Harnröhre oder dorsales Gefäßnervenbündel vorsichtig von der Tunika abzupräparieren [33] (Abb. 6.15).

In der Originaltechnik nach Nesbit werden oväläre Fenster der Tunika exzidiert, wobei das Schwellkörpergewebe und die A. profunda penis sorgfältig geschont werden müssen. Über die Wahl des idealen Nahtmaterials zum Verschluß der Tunika besteht noch immer Unklarheit. In den eigenen Händen hat sich geflochtenes synthetisches, nicht resorbierbares Nahtmaterial der Stärke 2×0 bewährt (z. B. Kardiophil). Da die Fäden und die Nahtreihen später als Wulst unter der Haut zu tasten sind, wurde die Originaltechnik wiederholt modifiziert.

In Abb. 6.16 ist die Modifikation nach Schröder/Essed dargestellt, bei der lediglich eine Raffung der Tunika ohne Exzision vorgenommen wird. Im Rahmen einer vergleichenden Studie wurde jedoch eine deutlich höhere Rezidivrate im Vergleich zur Originalmethode gesehen [42]. Einen idealen Kompromiß zwischen beiden Methoden stellt eine Technik dar, bei der nur zwei sehr schmale Exzisionen (1–2 mm Breite) in ca. 1–1,5 cm Abstand vorgenommen werden. Die

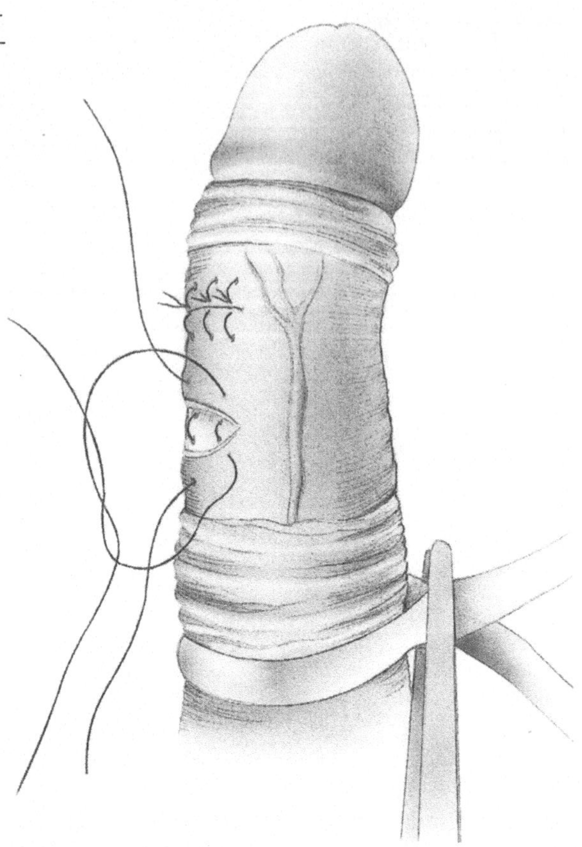

Abb. 6.15. Nesbit-Operation. Originalmethode mit ovalärer Wandexzision an der der maximalen Krümmung gegenüberliegenden Tunika. Verschluß der Exzision mit Einzelkopfnähten [33]

dann nach innen geknüpften Fäden bewirken eine Raffung und Vernarbung, wobei Wulstbildungen weitgehend vermieden werden [43].

Wichtig ist bei jedweder Modifikation, abschließend durch eine erneute artifizielle Erektion die erreichte Begradigung zu überprüfen und ggf. nachzukorrigieren. Gleichzeitig kann hiermit die notwendige Dichtigkeit der Nähte überprüft werden. Die subjektive Patientenzufriedenheit nach dieser Operationstechnik wird mit ca. 82 % angegeben [38], wobei die Ergebnisse schlechter sind, wenn präoperativ schon eine Einschränkung der Erektionsfähigkeit bestand.

Zu 2: Die Indikation zur Plaqueexzision und Defektdeckung stellt sich, wenn durch die erforderliche Tunikaraffung eine nicht tolerable Penisverkürzung eintritt. Nach jüngsten Erkenntnissen sollte von diesen Techniken Abstand genommen werden, wenn schon präoperativ eine Einschränkung der Erektionsfähigkeit besteht [4, 16]. Die Einschränkung muß nicht klinisch relevant sein, kann jedoch durch eine dynamische Kavernosometrie nachgewiesen werden. Die enttäuschenden Ergebnisse einer Follow-up-Studie von Grein und Schreiter [16] zeigten, daß postoperativ nur 14,8 % aller operierten Patienten eine suffiziente Erektionsfähigkeit aufwiesen. Der kavernosometrisch ermittelte Er-

Abb. 6.16. Modifikation der Nesbit-Operation. Technik nach Schröder/Essed mit Raffnähten, die ohne Wandexzision der Tunika geknotet werden [33]

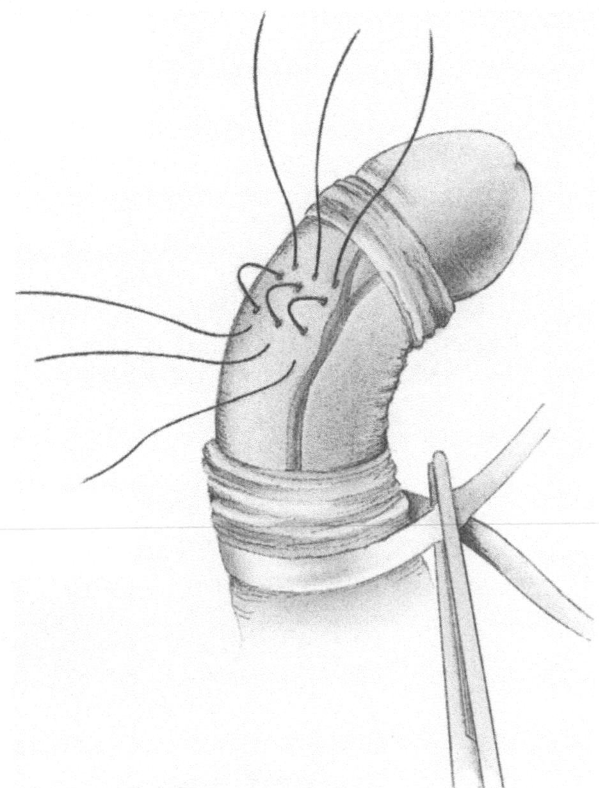

haltungsflow stieg von präoperativ 17 ml /min auf 77 ml/min, wobei die Pathomechanismen des so induzierten venösen Leaks noch nicht geklärt sind.

Ebensowenig besteht Klarheit über das ideale Material zur Defektdeckung. Verwendet werden z. Z. deepithelialisierte Dermis, Patchs aus V. dorsalis penis oder Tunica vaginalis testis, Gore-Tex- und Dacronpatchs, Fascia-temporalis-free-Flaps, lyophylisierte Dura mater sowie Pudenda-externa-gestielte Flaps [1, 10, 12, 20, 21, 36, 41]. Eine relativ neue Variante beinhaltet die Plaqueinzision und Abtragung mit CO_2-Lasern sowie die Inzisionsdeckung mit kleinen Venenpatchs [27]. Die Methode wurde auch ohne Inzision mit gegenseitiger Raffung der Tunika publiziert [43].

Generell ist die Defektdeckung mit autologem Material gegenüber xenogenem oder alloplastischem Material aufgrund geringerer Infektneigung und Vermeidung von Fremdkörperreaktionen vorzuziehen. Hierbei hat die Verwendung von de-epithelialisierter Dermis die weiteste Verbreitung erreicht [5, 20] (Abb. 6.17).

Bei Exzision von Plaques aus dem Dorsum penis ist die Verwendung von mikrochirurgischem Instrumentarium und Lupenbrille hilfreich, welche Verletzungen der dorsalen Gefäß- und Nervenstrukturen verhindern helfen. Das dorsale Gefäßnervenbündel wird mit Vessel-Loops angeschlungen und vollständig von der Tunika gelöst.

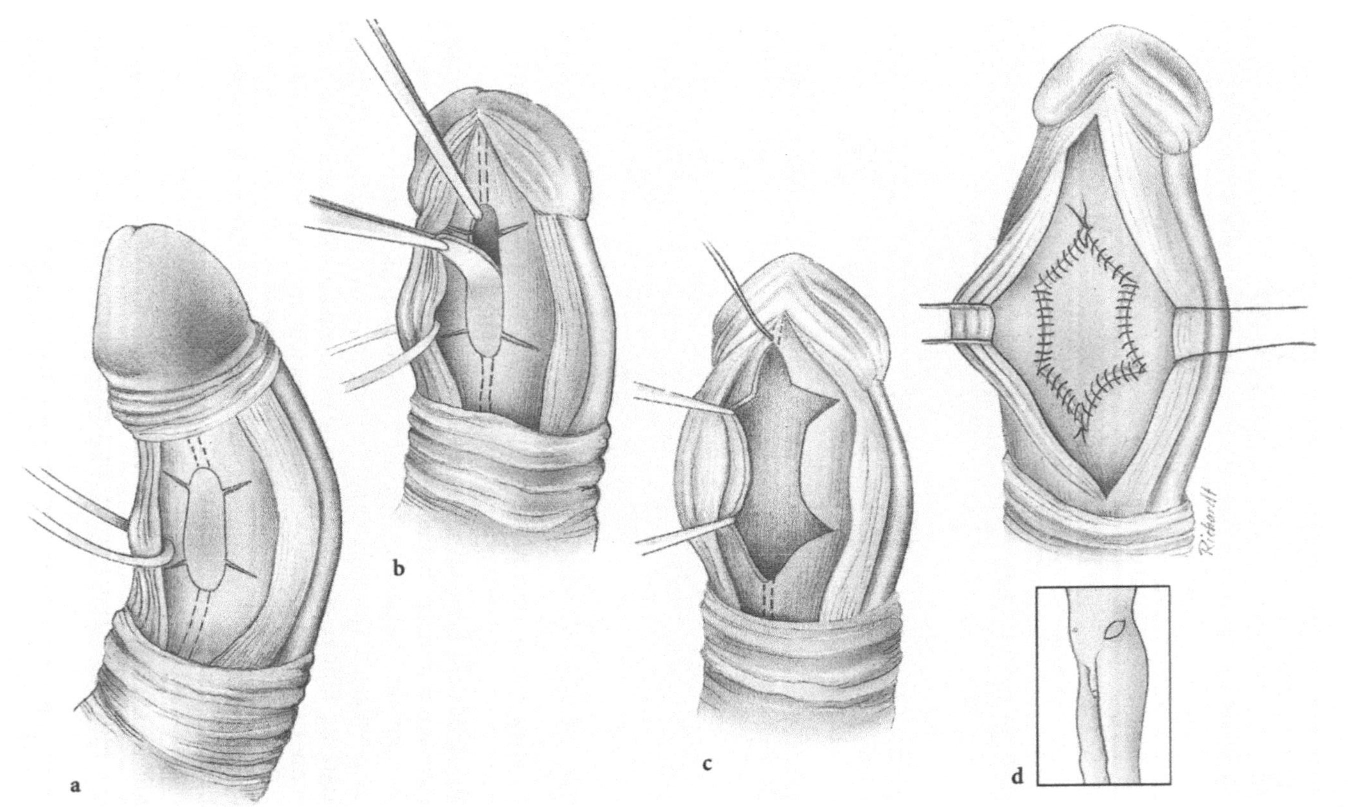

Abb. 6.17a–d. Methode der Plaqueexzision und Defektdeckung mit Dermalgraft nach Devine und Horton [5]. **a** Präparation des dorsalen Gefäßnervenbündels und Anzügeln. Plaqueinzision mit sternförmigen Ausläufen. **b** Plaqueexzision unter Schonung des intrakavernösen Gewebes. **c** Defektdeckung durch deepithelialisiertes Dermisgraft aus der Leistenregion. **d** Einnähen des Grafts mit fortlaufender 4 × o- oder 5 × o-Naht [5, 6]

Die Plaque wird im Gesunden umschnitten und vollständig unter Schonung des Schwellkörpergewebes exzidiert [6]. Die zusätzlichen sternförmigen Inzisionen führen zu einer weiteren Relaxierung und verhindern eine narbige Kontraktur. Der freie Dermislappen zur Deckung wird am günstigsten aus der möglichst haarfreien hohen Leistenregion entnommen, wobei der Patch den Defekt um ca. 30 % an Größe übertreffen sollte. Epidermis und subcutanes Fett müssen sorgfältig entfernt werden, danach kann der Patch mit 5 × 0 oder 4 × 0 starken monophilen resorbierbaren Nähten eingenäht werden (s. Abb. 6.17 d).

Sollte es postoperativ zu einer erektilen Impotenz kommen, was nach den neuesten Erkenntnissen in der Mehrzahl der Fälle zu erwarten ist, dann kann nach vollständiger Einheilung bei einem erneuten Eingriff eine Penisprothese implantiert werden, ohne die Durchblutung des Grafts zu gefährden. Das Ziel der Begradigung des Penis wird mit dieser Methode in ca. 90 % der Fälle erreicht [16].

Zu 3: Wenn als Konsequenz aus den zuvor dargelegten Überlegungen zur Entwicklung eines postoperativen venösen Leaks bei allen Patienten mit fortgeschrittener IPP eine präoperative invasive Abklärung des Potenzstatus erfolgt, werden in Zukunft mehr Patienten für die primäre Implantation einer Penisprothese in Frage kommen [25]. Grundsätzlich gilt, daß hydraulischen Mehrkomponentenprothesen gegenüber semirigiden Prothesen der Vorzug zu geben ist, da u. a. die betroffenen Patienten aufgrund der häufig zwar eingeschränkten, aber noch vorhandenen Erektionsfähigkeit anspruchsvollere Erwartungen haben als sonstige potentielle Empfänger von Penisprothesen [34].

Die Wand der neuen hydraulischen Schwellkörperzylinder ist aus mehreren Lagen zusammengesetzt (AMS CX), so daß es möglich ist, relaxierende Querinzisionen durch die Plaques durchzuführen, ohne eine Aneurysmabildung der Prothese zu riskieren [13, 49]. Sind Plaqueexzisionen zur Begradigung jedoch unvermeidbar, so daß kein sicherer Sitz der Prothese ohne Defektdeckung möglich ist, dann sollte der Defekt durch ein Graft gedeckt werden [49]. Dermisgrafts erscheinen hier ungeeignet, da durch die Zerstörung des Schwellkörpergewebes keine Blutzufuhr gewährleistet ist [16]. Patchs aus Venenmaterial sind zu diskutieren, Fremdmaterialien wie Gore-Tex oder Dacron erhöhen das ohnehin bei Penisprothetik gegebene Infektrisiko. Auf die Implantation von Ultrex-Zylindern mit zusätzlicher Längenausdehnung in inflatiertem Zustand sollte bei dieser Patientengruppe verzichtet werden [48, 49].

Die Prothese sollte in allen Fällen vor Plaqueinzision und/oder Exzision eingeführt und inflatiert werden, da es durch forcierte Streckung häufig zur Plaqueruptur und Dehnung kommt, so daß auf aufwendige Exzisionen und Defektdeckungen verzichtet werden kann. Bei ausreichender Penislänge kann die Prothesenimplantation auch mit einer Nesbit-Korrektur verbunden werden.

LITERATUR

1. Abe S, Takami Y, Yamahuchi Y (1992) Penile reconstruction with de-epithelized superficial external pudendal artery flap. J Urol 147:155–157
2. Akkus E, Carrier S, Relunan J (1994) Is Coldicine effective in Peyronie's disease? A pilot study. Urology 44:291–295

3. Chen J, Godschalk M, Katz PG (1994) Peyronie's-like plaque after penile injection of prostaglandin EI. J Urol 152:961–962
4. Dalkin B, Carter MF (1991) Venogenic impotence following dermal graft repair for Peyronie's disease. J Urol 146:849–851
5. Devine CJ, Horton CE (1974) Surgical treatment of Peyronie's disease with a dermal graft. J Urol 111:44–50
6. Devine CJ, Jordan GH, Schlossberg SM (1992) Surgery of the penis and urethra . In: Walsch PC, Retik AB, Stamey TA, Vaughan ED (eds): Campbell's Urology, vol III. Saunders, Philadelphia
7. Dittmanns BJ, Atzinger A (1991) Strahlentherapie der Induratio penis plastica. Bildgebung 58 [Suppl]:50–52
8. Dominguez G, Proseta E, Alonso C (1993) Epitheloid sarcoma of penis simulating Peyronie's disease. Br J Urol 72:975
9. Duncan MR, Berman B, Nseyo UO (1991) Regulation of the proliferation and synthetic activities of cultured human Peyronie's disease fibroblasts by interferons alpha, beta and gamma. Scand J Urol Nephrol 25:89–94
10. Faerber GJ, Konnak JW (1993) Results of combined Nesbit penile plication with plaque incision and placement of Dacron patch in patients with severe Peyronie's disease. J Urol 149:1319–1320
11. Gelbard MK (1988) Dystrophie penile calcification in Peyronie's disease. J Urol 139:738–740
12. Gelbard MK, Hayden B (1991) Expanding contractures of the tunica albuginea due to Peyronie's disease with temporalis fascia free flap. J Urol 145:772–776
13. Gelbard MK (1995) Relaxing incisions in the correction of penile deformity due to Peyronie's disease. J Urol 154:1457–1460
14. Gelbard MK, Dorey F, James K (1990) The natural history of Peyronie's disease. J Urol 144:1376–1379
15. Gelbard MK, James K, Riach P, Dorey F (1993) Collagenase versus placebo in the treatment of Peyronie's disease: a double blind study. J Urol 149:56–58
16. Grein U, Schreiter F (1996) Kavernöse Insuffizienz nach Dermalgraftkorperoplastik. Urologe [A] 35:11–13
17. Hall SJ, Basile G, Bertero E, Goldstein J (1995) Extensive corporal fibrosis after penile irradiation. J Urol 153:372–377
18. Hakim LS, Munarrz RM, Goldstein J (1996) Vacuum erection associated impotence and Peyronie's disease. J Urol 155:534–535
19. Hamm B, Friedrich M, Kelani A (1986) Ultrasound imaging in Peyronie's disease. Urology 28:540–544
20. Hanisch H, Clotten M, Schwartmann K, Boeninghaus F (1991) Mikrochirurgische, neuroprotektive Plaqueisolation bei Induratio penis plastica. Urologe [A] 30:249–252
21. Helal MA, Lockhart JL, Sanford E (1995) Tunica vaginalis flap for the management of disabling Peyronie's disease: Surgical technique results, and complications. Urology 46:390–392
22. Helweg G (1992) Die Wertigkeit bildgebender Verfahren in der Diagnostik und Therapiekontrolle der Induratio penis plastica. Urologe [A] 31:19–23
23. Huang DJ, Stanisic TH, Hansen KK (1992) Epitheloid sarcoma of the penis. J Urol 147:1370–1372
24. Jacono F, Barra S, de Rosa G (1993) Microstructural disorders of tunica albuginea in patients affected by Peyronie's disease with or without erection dysfunction. J Urol 150:1806–1809
25. Jordana GJ, Angemaier KW (1993) Preoperative evaluation of erectile function with dynamic infusion cavernosometry/cavernosography in patients undergoing surgery for Peyronie's disease: Correlation with postoperative results. J Urol 150:1138–1142
26. Kelami A (1985) Klassifikation der kongenitalen und erworbenen penilen Deviation. In: Weissbach L, Boedefeld EA, Widmann T (Hrsg) JPP-Symposion, Berichtsband 1985. Brimberg, Aachen

27. Kim ED, Mc Vary KT (1995) Longterm followup of treatment of Peyronie's disease with plaque incision, carbon dioxide laser plaque ablation and placement of a deep dorsal vein patch graft. J Urol 153:1843–1846

28. Levine LA, Merrick PF, Lee RC (1994) Intralesional Verapamil injection for the treatment of Peyronie's disease. J Urol 151:1522–1524

29. Lindsay MB, Schain DM, Benson RC (1991) The incidence of Peyronie's disease in Rochester, Minnesota, 1950 through 1984. J Urol 146:1007–1009)

30. Lopez JA, Jarow JP (1993) Penile vascular evaluation of men with Peyronie's disease. J Urol 149:53–55

31. Ludwig G (1991) Evaluation of conservative therapeutic approaches to Peyronie's disease. Urol Int 47:236–239

32. Mersdorf A, Goldsmith PC, Diederichs W (1991) Ultrastructural changes in impotent penile tissue: a comparison of 65 patients. J Urol 145:749–758

33. Moll V,Becht E, Ziegler M (1994) Operative Therapie der kongenitalen und erworbenen Penisdeviation mittels Raffplastik In: Hohenfellner R (Hrsg) Ausgewählte urologische OP-Techniken. Thieme, Stuttgart

34. Montorsi F, Guazzoni G, Bergamaschi F (1993) Patient-partner-satisfaction with semirigid penile prostheses for Peyronie's disease: a 5-year followup-study. J Urol 150:1819–1821

35. Montorsi F,Guazzoni G, Bergamaschi F (1994) Vascular abnormalities in Peyronie's disease: the role of color doppler-sonography. J Urol 151:373–375

36. Moriel EZ, Grinwald A, Rafjer J (1994) Veingrafting of tunical incisions combined with contralateral plication in the treatment penile curvature. Urology 43:697–701

37. Penson DF, Seftel AD, Kraue RJ (1992) The hemodynamic pathophysiology of impotence following blunt trauma to the erect penis. J Urol 148:1171–1180

38. Ralph DJ, Al-Akraa M, Pryor JP (1995) The Nesbit-operation for Peyronie's disease: 16 year experience. J Urol 154:1362–1363

39. Ralph DJ, Brooks D, Bottazzo GF, Pryor JP (1992) The treatment of Peyronie's disease with Tamoxifen. Br J Urol 70:658–651

40. Ralph DJ, Mirakian R, Pryor JP (1996) The immunological features of Peyronie's disease. J Urol 155:159–162

41. Sampaio JS, Passarinko A, Oliveira AG (1991) Surgical correction of severe Peyronie's disease without plaue excision. Eur Urol 22:130–133

42. Schreiter F (1991) Chirurgische Therapie der Penisschaftverkrümmung bei kongenitaler Penisdeviation und Induratio penis plastica. Helv Chir Acta 58:243–256

43. Stein R, Müller SC, Hohenfellner R (1994) Ausfräsen des Plaques und mod. „Nesbit"-Nähte bei der IPP. In: Hohenfellner R (Hrsg) Ausgewählte urologische OP-Techniken. Thieme, Stuttgart

44. Steward S, Malto M, Sandberg L (1994) Increased serum levels of anti-elastin antibodies in patients with Peyronie's disease. J Urol 152:105–106

45. Strachan JR, Pryor JP (1988) Prostacyclin in the treatment of painful Peyronie's disease. Br J Urol 61:516–517

46. Strub MD, Michaelis EK (1990) Diagnostic arteficial erection without corpus cavernosum injection. J Urol 143:562

47. Vosshenrich R, Schroeder-Printzen J, Weidner W (1995) Value of magnetic resonance imaging in patients with penile induration (Peyronie's disease) J Urol 153:1122–1125

48. Wilson SK, Cleves MA, Delk II JR (1996) Ultrex cylinders: Problems with uncontrolled lengthening (the S-shaped deformity). J Urol 155:135–137

49. Wilson SK, Delk II JR (1994) A new treatment for Peyronie's disease: Modeling the penis over an inflatable penile prosthesis. J Urol 152:1121–1123

50. Yachia D (1990) Negative pressure induced erection for the assessment of impotent patients with Peyronie's disease. Br J Urol 66:106–108

6.6
Tumorchirurgische Eingriffe im kleinen Becken

R. RAAB

Tumorchirurgische Eingriffe im kleinen Becken werden auf abdominalchirurgischem Gebiet in allererster Linie wegen kolorektaler Karzinome erforderlich. Die kumulative Wahrscheinlichkeit, im Laufe des Lebens einen solchen Tumor zu entwickeln, beträgt in Ländern mit westlichem Lebensstil ca. 4 %. Während bei rechtsseitigen Kolonkarzinomen das Geschlechterverhältnis nahezu ausgeglichen ist, findet sich bei Sigma- und Rektumkarzinomen ein deutliches Überwiegen der Männer. Gerade bei der Operation von Rektumkarzinomen (in geringerem Maß auch bei Sigmakarzinomen) bestehen Risiken für die Sexualfunktion.

Für das Gebiet der Bundesrepublik Deutschland kann geschätzt werden, daß jährlich ca. 14 000 Männer neu an einem Rektumkarzinom erkranken. Hinzu kommen mindestens 6000 Männer mit neu aufgetretenem Sigmakarzinom. Das Durchschnittsalter beträgt ca. 65 Jahre, aber etwa 15 % bzw. jährlich 3000 Männer mit Sigma- oder Rektum-Ca. sind jünger als 50 Jahre und 4 % oder 800 Männer sind sogar jünger als 40 Jahre.

Die radikale Resektion des betroffenen Darmabschnitts mit den versorgenden Lymphbahnen ist die einzige therapeutische Maßnahme mit Aussicht auf Kuration. Alle Stadien zusammengenommen ist dadurch in etwa 50 % der Fälle eine Dauerheilung erreichbar. Im Gegensatz zu den urologisch-onkologischen Eingriffen im Becken, bei denen Potenzstörungen häufig unvermeidlich sind, kann die Rate an somatisch bedingten sexuellen Dysfunktionen bei vielen kolorektalen Tumoroperationen durch eine geeignete Operationstechnik (s. unten) durchaus günstig beeinflußt werden.

6.6.1
Spezielle Anatomie des autonomen Nervensystems im Becken

Abbildung 6.18 zeigt eine schematische Darstellung des vegetativen Nervengeflechtes im Becken. Es besteht aus sympathischen und parasympathischen Anteilen.

Die *sympathischen Nervenfasern* entstammen dem Plexus hypogastricus superior (PHS), der ventral der Aorta und dem Promontorium aufliegt. Er stellt einerseits die kaudale Fortsetzung des Plexus aorticus abdominalis dar und erhält auf diesem Weg Fasern aus den oberen lumbalen Grenzstrangganglien, andererseits strahlen Fasern aus den unteren lumbalen Grenzstrangganglien direkt in den PHS ein. Am Eingang des kleinen Beckens, knapp unterhalb des Promontoriums, teilt sich der PHS in den rechten und linken N. hypogastricus. Die Nn. hypogastrici sind unterschiedlich ausgeprägt. In der Regel haben sie 1–3 beieinanderliegende Stränge und einen Durchmesser von 1,5–3 mm. Somit

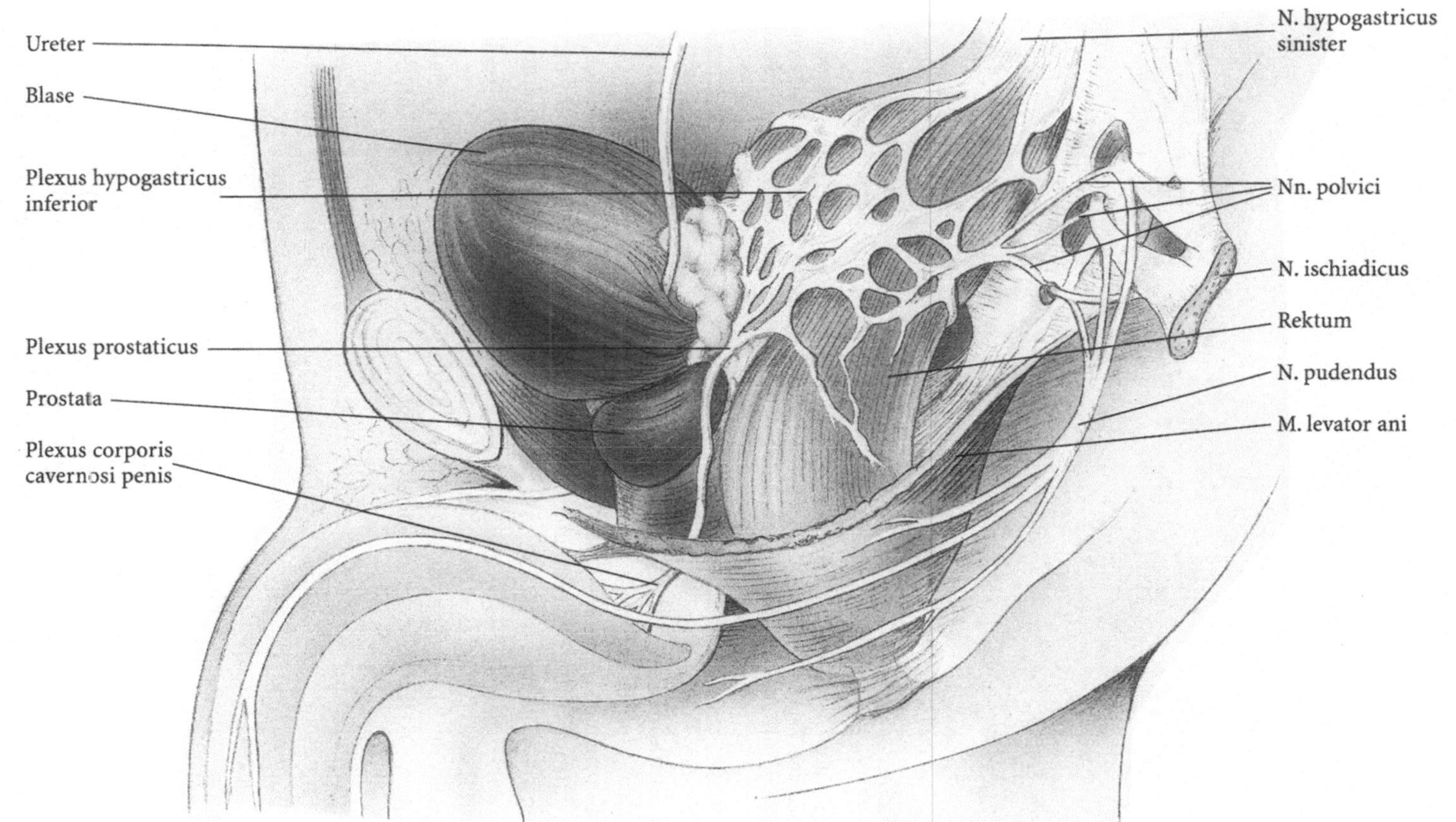

Abb. 6.18. Schematische Darstellung des autonomen Nervensystems im Becken

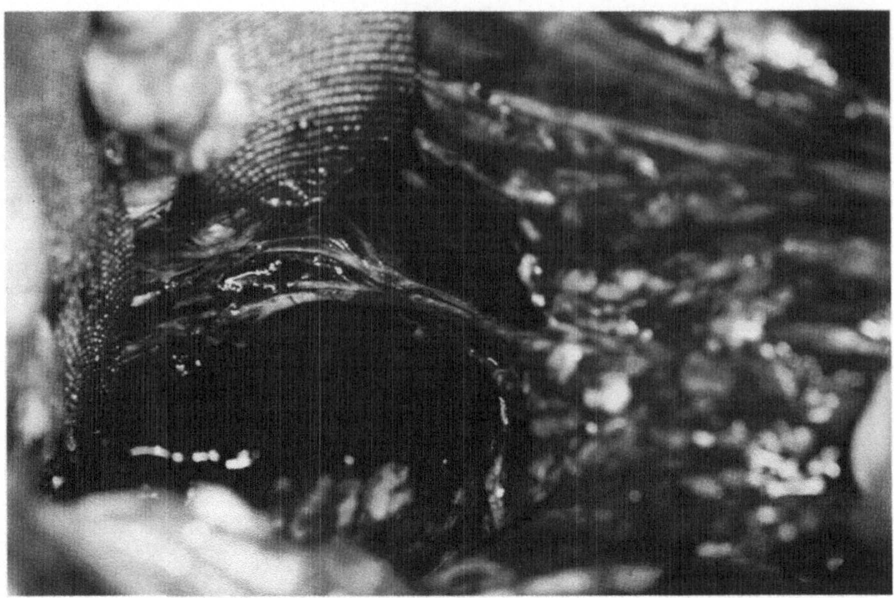

Abb. 6.19. Intraoperatives Erscheinungsbild eines N. hypogastricus dexter bei seinem Eintritt ins kleine Becken (Blick von links ins kleine Becken; *linker Bildrand:* kaudal, *rechter Bildrand:* kranial). Deutlich erkennbar auch die weiter kaudal wieder divergierenden Fasern

sind sie intraoperativ bei entsprechend subtiler Präparation mit dem bloßen Auge leicht identifizierbar.

Abbildung 6.19 zeigt ein typisches Beispiel eines N. hypogastricus dexter, wie er sich intraoperativ bei seinem Eintritt ins kleine Becken darstellt. In ihrem weiteren nach kaudal und teilweise dorsal gerichteten Verlauf divergieren die Nervenfasern wieder und vereinigen sich mit den parasympathischen Nn. pelvici zum Plexus hypogastricus inferior (s. unten).

Der sakrale *Parasympathikus* entstammt den vorderen Wurzeln der Sakralsegmente 2–4. Hauptsächlich handelt es sich um die Nn. pelvici und Anteile des N. pudendus.

Der N. pudendus ist bei normalen abdominalchirurgischen Eingriffen im Becken nicht in Gefahr, da er im wesentlichen unterhalb des muskulären Beckenbodens liegt. Hingegen verlaufen die für die Potenz wesentlich wichtigeren Nn. pelvici innerhalb des kleinen Beckens. Sie enthalten vasodilatatorische Fasern, die durch die Füllung der Schwellkörper die Erektion von Penis oder Klitoris ermöglichen und deshalb auch Nn. erigentes genannt werden.

Die sympathischen und parasympathischen Fasern bilden im kleinen Becken beidseits des Rektums je ein im großen und ganzen sagittal gestelltes gemeinsames Netzwerk, den Plexus hypogstricus inferior (PHI), der zwar im Bereich der Iliaca-interna-Gefäße liegt, insgesamt aber nicht direkt dem Verlauf der Blutgefäßen folgt. Aus dem PHI gehen sekundäre Geflechte hervor, die zu den verschiedenen Beckeneingeweiden ziehen. Zwei dieser Subplexus haben für die Sexualfunktion entscheidende Bedeutung: der Plexus prostaticus und seine Fortsetzung, der Plexus corporis cavernosi penis, über den die oben erwähnten vasodilatatorischen Fasern, die Nn. erigentes, schließlich die Schwellkörper erreichen. Diese dorsal ihrer Erfolgsorgane liegenden Plexus sind zum Rektum hin mit der Denonvillier-Faszie überdeckt.

6.6.2
Häufigkeit, Art und Ursachen von Sexualstörungen nach kolorektalen Operationen

Häufigkeit

Über Potenzstörungen wird nach Tumoreingriffen im Becken in recht hoher Frequenz geklagt. Je tiefer die Operation ins kleine Becken eindringt, desto häufiger treten sie auf. Bei der Analyse der entsprechenden Literatur fällt allerdings auf, daß die prozentuale Häufigkeit in einem weiten Bereich schwankt. Während einige Autoren nur in 15–20 % der Fälle eine Impotenz feststellen konnten [11, 18], sind anderen Arbeiten zufolge mehr als ein Drittel [5, 6] oder sogar mehr als die Hälfte der männlichen Patienten betroffen [1]. Bei mindestens einem Drittel der Männer mit erhaltener Potentia coeundi wurde eine retrograde Ejakulation gesehen [6]. Bei Operationen wegen gutartiger Erkrankungen im Becken kommen Potenzstörungen hingegen nur in ca. 10 % der Fälle vor [5].

Mögliche Ursachen

Die möglichen Ursachen für eine erektile Dysfunktion nach Tumoroperationen im Becken sind vielfältig. Wahrscheinlich ist die tatsächliche Verletzung vegetativer Nerven durch den chirurgischen Eingriff oder auch durch eine adjuvante oder neoadjuvante Strahlentherapie die Hauptursache. Daneben kommen aber auch allgemeine physische Faktoren und besonders auch psychische Faktoren in Betracht. Darüber hinaus können vorbestehende Dysfunktionen verschlechtert oder vom Patienten subjektiv der Operation zugeordnet werden.

Bei multifaktorieller Genese, wenn sich die verschiedenen Bereiche überlappen, können therapeutische Bemühungen sehr erschwert sein. Daher ist stets eine enge Abstimmung zwischen Hausarzt, Chirurgen, Urologen und ggf. auch Stomatherapeuten erforderlich. Am günstigsten ist es, wenn die Patienten schon präoperativ darauf vorbereitet werden, daß Störungen der Sexualität auftreten können, daß diese häufig vorübergehender Natur, in jedem Fall aber behandelbar und zu handhaben sind.

Allgemeine physische Faktoren
Eine allgemeine physische Schwächung kann noch Monate nach einer Operation bestehen und den Patienten behindern. Wenn sich allerdings keine Tendenz zur Besserung zeigt, sollte untersucht werden, ob bis dahin unerkannte Operationskomplikationen wie z. B. eine persistierende Anämie, ein Abszeß im Becken oder eine Anastomoseninsuffizienz vorliegen (Blutbild, C-reaktives

Protein, Sonographie, ggf. Peritrasteinlauf oder CT). Auch an psychophysische Wechselwirkungen, z. B. eine depressive Reaktion im Rahmen der Verarbeitung des Krankheitsgeschehens, sollte gedacht werden.

Psychische Faktoren

Unter psychischen Problemen leiden vorwiegend diejenigen Patienten, die mit einem dauerhaften Anus praeter zurechtkommen müssen. Sie empfinden sich häufig als behindert, entstellt oder deformiert, als abstoßend und abgelehnt, als weniger wert und als hilflos [16]. Hier ist Hilfe von mehreren Seiten (s. oben) notwendig, um den Patienten (und seine Familie) zu einer neuen Normalität zu führen. Auch Selbsthilfeorganisationen, z. B. die ILCO, können dazu einen Beitrag leisten.

Als sehr förderlich hat sich erwiesen, wenn die Betroffenen lernen, mit Hilfe der sog. Irrigationsmethode den Darm einmal täglich selbst zu entleeren. Sie bleiben dann in der Regel den Rest des Tages frei von Gas- oder Stuhlabgang und benötigen häufig auch keinen Beutel mehr; es genügt ein hautfarbenes Pflaster zur Abdeckung des Stomas. So sind sexuelle Aktivitäten (und alle Sportarten einschließlich Schwimmen und sogar Saunabesuche) ohne wesentliche Einschränkungen möglich.

Verletzungsmöglichkeiten des autonomen Nervensystems und Verletzungsfolgen

Entsprechend der unterschiedlichen Lokalisation und Zusammensetzung der einzelnen Anteile des vegetativen Nervensystems im Becken (vergl. 6.6.1) ergeben sich auch verschiedenartige Verletzungsmöglichkeiten.

Eine isolierte Schädigung der sympathischen Anteile kann bei der präaortalen Präparation oder auch beim Einstieg ins kleine Becken auftreten. Sie führt zu Störungen der Ejakulation, am häufigsten im Sinne einer sog. retrograden Ejakulation. Dies tritt nach radikalen Sigma- und Rektumkarzinomoperationen sehr häufig auf (s. oben). Es handelt sich um eine harmlose, den Patienten normalerweise nicht sehr belastende Störung.

Allerdings besteht in diesen Fällen gewöhnlich eine Impotentia generandi, was ein Problem sein kann, wenn die Familienplanung noch nicht abgeschlossen ist. Dann kann ein Therapieversuch mit α-Sympathomimetika unternommen werden [14]. Meistens reicht die Aufklärung aus, daß der Samen nach rückwärts in die Blase gelangt und folgenlos beim nächsten Wasserlasssen ausgeschieden wird, um den Patienten zu beruhigen. Er sollte aber auch darauf hingewiesen werden, daß trotz verminderter Zeugungsfähigkeit zusätzliche Verhütungsmaßnahmen erforderlich sind, falls kein Kinderwunsch besteht.

Eine Schädigung der parasympatischen Anteile, insbesondere der Nn. erigentes, führt zu erektiler Dysfunktion. Aufgrund der anatomischen Situation ist dies nur bei Operationen möglich, die mit einer tieferen Präparation im kleinen Becken einhergehen. Läsionen im Bereich des PHI können dabei direkt, z. B. Zerreißung oder Durchtrennung der Nerven, aber auch indirekt, z. B. durch Massenligaturen oder monopolare Koagulation in der Nähe der vegetativen Nerven, gesetzt werden. Die Ausprägung der funktionellen Folgen hängt davon ab, ob die Schädigung einseitig oder beidseitig erfolgt ist. Eine einseitige Schädigung bzw.

Opferung des PHI führt erfahrungsgemäß nur zu geringeren Einschränkungen [2]. Dagegen ist eine beidseitige Schädigung oder eine Verletzung der Organplexus von Prostata oder Schwellkörpern meist nicht kompensierbar.

6.6.3
Operationstechnische Aspekte

Im kleinen Becken liegen die anatomischen Strukturen zum Teil sehr dicht beieinander. Für tumorchirurgische Eingriffe ist es erforderlich, größtmögliche onkologische Radikalität mit bestmöglichem Funktionserhalt zu verbinden. In allen Zweifelsfällen gilt selbstverständlich ein Primat der Radikalität. So müssen bei fortgeschrittenen Tumoren, die die anatomischen Grenzschichten infiltriert oder durchbrochen haben, die autonomen Nerven nicht selten bewußt geopfert werden.

In noch stärkerem Maß gilt dies bei Rezidivoperationen, die z. T. sehr ausgedehnt sein müssen, wenn man eine komplette Tumorentfernung, also eine Ro-Situation, erreichen will [15]. Bei vollständigen Beckenexenterationen und besonders auch bei Os-sacrum-Resektionen ist Impotenz daher nach unserer Erfahrung eine nahezu unvermeidliche Folge. Dies sind jedoch Ausnahmesituationen. Im allgemeinen kann die unten beschriebene nervenschonende Operationstechnik Anwendung finden.

Traditionelle Operationstechnik im kleinen Becken

Die althergebrachte Operationstechnik, wie sie leider auch in neueren und neuesten Operationslehren deutscher und englischer Sprache immer noch dargestellt wird, kann die oben dargelegte Forderung nach Vereinbarkeit von onkologischer Radikalität mit Erhalt der Sexualfunktion leider nicht erfüllen [3]. Das Rektum wird dabei dorsal stumpf mit der Hand aus der Excavatio sacralis ausgelöst. Lateral werden die Strukturen ebenfalls stumpf dargestellt, zwischen Klemmen durchtrennt und anschließend ligiert. Sogar ventral, wo sich auf engstem Raum zwischen Rektum und Samenblasen bzw. Prostata der Plexus prostaticus befindet (s. Abb. 6.18), wird teilweise eine stumpfe Präparation mit dem Finger empfohlen.

Bei einer solchen Technik, bei der das Gewebe mehr zerissen als in kontrolierter Weise durchtrennt wird, besteht nicht nur Gefahr für die autonome Innervation, sondern es kann auch die Überdeckung des Mesorektums oder sogar der Tumor selbst einreißen, jeweils mit höchstem Risiko einer Freisetzung von Tumorzellen und eines späteren Lokalrezidivs. Somit wird weder den onkologischen noch den funktionellen Anforderungen Genüge getan.

Nervenschonende Operationstechnik im kleinen Becken

Onkologische Radikalität und sexuellen Funktionserhalt zu vereinbaren, ist zweifellos gerade bei Rektumkarzinomoperationen beim Mann wegen des engeren knöchernen Beckens ein größeres Problem als bei der Frau. Dennoch können in der Regel beide Forderungen erfüllt werden, denn als entwicklungsgeschichtlicher „Fremdling" im Becken ist das Rektum von Grenzlamellen umgeben, die nur von wenigen Leitungsbahnen durchbrochen werden.

Bei einer nervenschonenden Operationstechnik [4, 8, 10, 13] werden bereits im Bereich der Beckeneingangsebene der PHS und die Nn. hypogastrici identifiziert und geschont (s. Abb. 6.19). Unter Sicht wird das Rektum dann en bloc mit dem gesamten Mesorektum mit der Präparierschere zunächst dorsal direkt auf der Waldeyer-Faszie ausgelöst. Dann erfolgt die laterale Dissektion, ebenfalls scharf, ohne Setzen einer Klemme und unter Identifikation und möglichster Schonung der Nn. pelvici. Die größten Gefäße, auf die man bei schichtgerechter seitlicher Präparation trifft, sind die rectalis-media-Gefäße. Diese können in der Regel mit bipolarer Koagulation versorgt werden, eine Umstechung ist selten erforderlich.

Spezielle Sorgfalt gilt der anterioren Präparation. Sie erfolgt obligat mit der Schere, aber ohne das (leider beliebte) Spreizen der Branchen im Gewebe. Sofern es die Radikalität nicht beeinträchtigt, wird die Denonvillier-Faszie als „Schutzschild" des Plexus prostaticus geschont. Stelzner empfiehlt sogar, bei Rektumexstirpationen mit dorsal gelegenem Tumor eine Insel der muskulären Rektumwand über den kritischen Bereichen zu belassen.

Durch die hier skizzierte Technik wird bei tumorchirurgischen Eingriffen im Becken nicht nur das Lokalrezidivrisiko minimiert [9], sondern auch die Häufigkeit der Impotenz auf 10–15 % veringert [2, 7, 12, 17]. Es erscheint also legitim, einen Chirurgen, dem man sich oder seine Patienten anvertraut, zuvor nach seiner Operationstechnik und ggf. auch nach seinen Ergebnissen zu fragen.

LITERATUR

1. Dyk RB, Sutherland AM (1956) Adaption of the spouse and other family members to the colostomy patient. Cancer 9:123–128
2. Enker WE (1992) Potency, cure, and local control in the operative treatment of rectal cancer. Arch Surg 127:1396–1402
3. Enker WE (1996) Designing the optimal surgery for rectal carcinoma. Cancer 78:1847–1850
4. Enker WE, Thaler HT, Cranor ML, Polyak T (1995) Total mesorectal excision in the operative treatment of carcinoma of the rectum. J Am Coll Surg 181:335–346
5. Fazio VW, Fletcher J, Montague D (1980) Prospective study of the effect of resection of the rectum on male sexual function. World J Surg 4:149–152
6. Golligher JC (1951) Discussion on sexual function after excision of the rectum. Proc Roy Soc Med 44:824
7. Havenga K, Enker WE, McDermott K, Cohen AM, Minsky BD, Guillem J (1996) Male and female sexual and urinary function after total mesorectal excision with autonomic nerve preservation for carcinoma of the rectum. J Am Coll Surg 182:495–502
8. Heald RJ (1988) The „holy plane" of rectal surgery. J Roy Soc Med 81:503–508
9. Heald RJ, Karanjia ND (1992) Results of radical surgery for rectal cancer. World J Surg 16:848–857
10. Heald RJ, Ryall RDH, Husband E (1982) The mesorectum in rectal cancer surgery: clue to pelvic recurrence. Br J Surg 69:613–616
11. Leveckis J, Boucher NR, Parys BT, Reed MWR, Shorthouse AJ, Anderson JB (1995) Bladder and erectile dysfunction before and after rectal surgery for cancer. Br J Urol 76:752–756

12. Masui H, Hideyuki I, Yamaguchi S, Oki S, Shimada H (1996) Male sexual function after autonomic nerve-preserving operation for rectal cancer. Dis Colon Rectum 39:1140–1145
13. Moriya Y, Sugihara K, Akasu T, Fujita S (1995) Nerve-sparing surgery with lateral node dissection for advanced lower rectal cancer. Eur J Cancer 31A:1229–1232
14. Nijman JM, Jager S, Boer PW, Kremer J, Oldhoff J, Schrafford T, Koops H (1982) The treatment of ejaculation disorders after retroperitoneal lymph node dissection. Cancer 50:2967–2971
15. Raab R, Werner U, Pichlmayr R (1994) Os sacrum-Resektion und Beckenexenteration in der Therapie des Rektumkarzinoms. Langenbecks Arch Chir [Suppl] (Kongreßbericht 1994):314–316
16. Schuster MM (1986) Psychosocial problems associated with colon malignancy and its treatment. In: Beahrs OH, Higgins GA, Weinstein JJ (eds) Colorectal tumors. Lippincott, Philadelphia, pp 293–295
17. Sugihara K, Moriya Y, Akasu T, Fujita S (1996) Pelvic autonomic nerve preservation for patients with rectal carcinoma. Cancer 78:1871–1880
18. Yeager ES, van Heerden JA (1980) Sexual dysfunction following proctocolectomy and abdominoperineal resection. Ann Surg 191:169–170

6.7
Eingriffe an der Prostata

K. Höfner und C. G. Stief

Radialchirurgische Eingriffe an der Prostata waren bis vor ca. 15 Jahren fast zwangsläufig mit einer postoperativen erektilen Dysfunktion vergesellschaftet [7, 12, 16, 21, 26]. Erst die bahnbrechenden Studien von Walsh und Donker [27] über den Verlauf der autonomen Innvervation der Corpora cavernosa mit exakter Determinierung der Lokalisation der Nn. cavernosi (syn. Nn. erigentes) von der Aufzweigung des N. pelvicus bis zum Hilus corporis cavernosi ermöglichen die Entwicklung modifizierter Operationsverfahren mit möglicher Schonung der erektilen Funktion. Das Wissen um die im dorsolateralen Bereich der Prostata gelegenen Nn. cavernosi war Voraussetzung zur Etablierung der „modifiziert-erektionserhaltenen radikalen Prostatektomie", bei der bei organbegrenzten Prostatakarzinomen ein Erhalt der Erektionsfähigkeit bei ca. 50 % der Patienten erreicht werden kann [27].

Im Gegensatz zur der Einigkeit, die über die Inzidenz und Ätiologie der erektilen Dysfunktion nach radikalchirurgischen Verfahren zur Therapie des Prostatakarzinoms herrscht, besteht bezüüglich dieser Parameter bei Therapieoptionen (BPH) kein breiter Konsensus. Dies ist zum einen darauf zurückzuführen, daß die meisten Untersuchungen zur Morbidität der TURP retrospektiv durchgeführt wurden und nach einem langen Beobachtungszeitraum nicht mehr sicher zwischen alterungs- oder operationsbedingten Veränderungen der erektilen Funktion unterschieden werden kann. Zum anderen wurde die erektile Funktion oft nur mittels unzureichender Kriterien erfaßt, und dies bei einer Population, bei der die erektile Funktion im Vergleich zur Normalpopulation signifikant verminder ist [20].

Im folgenden soll nun versucht werden, die anatomischen Voraussetzungen der erektilen Funktion durch apparative Eingriffe an der Prostata zu erläutern und einen kurzen Überblick über die Literatur zu geben.

6.7.1
Anatomische Lagebeziehungen

Die *autonome Innervation* des Schwellkörpergewebes erfolgt sympathisch und parasympathisch (s. auch Kapitel 4.1 und 4.3). Das spinale *sympathische* „Erektionszentrum" liegt thorakolumbal in Höhe Th 11 – L 2 in der intermediolateralen grauen Substanz. Die Umschaltung vom ersten auf das zweite sympathische Neuron erfolgt in den Ganglien des sympathischen Grenzstranges: Ein Teil dieser Ganglien liegt in Höhe von Th 11 – L 2, von wo aus Verbindungen zum auf den großen Gefäßen liegenden Plexus hypogastricus superior bestehen; dieser teilt sich nach kaudal in die beiden Nn. hypogastrici, die ihrerseits Verbindungen zum Plexus pelvicus halten.

Eine zweite Lokalisation sympathischer Ganglien findet sich im kaudalen lumbalen und im sakralen Bereich; von hier kommunizieren sie mit den Vorderwurzeln von S 2 – S 4, um dann als sympathische Nervenfasern innerhalb der Nn. cavernosi zu verlaufen [6, 8 – 10, 13, 18, 22, 23]. Weitere sympathische Nerven des Schwellkörpers verlaufen mit den Gefäßen sowie dem N. pudens [10].

Das *parasympathische* Erektionszentrum ist im Sakralmark in Höhe S 2 – S 4 lokalisiert. Die präsynaptischen parasympathischen Fasern verlaufen zuerst als Nn. pelvici und dann als Nn. erigentes über das Rektum und den dorsolateralen Bereich der Prostata (Abb. 6.20). In dieser Region findet sich der Plexus pelvicus, in dem unter anderem ein Teil der parasympathischen Verschaltung stattfindet. Am Apex der Prostata kommen die Nn. erigentes unmittelbar in der Nähe der Urethra bei 3 und 9 Uhr zu liegen (Abb. 6.21); nach dem Durchbrechen des Diaphragma urogenitale treten die Nn. erigentes zusammen mit A. und V. profunda penis bei 1 und 11 Uhr in der Crura penis ein [4, 10, 17, 22].

Die *somatosensible Innervation* des Penis wird über den N. pudendus gewährleistet. Er ist aus afferenten und efferenten Anteilen zusammengesetzt, die den Segmenten S 2 – S 4 entspringen. Von der A. pudenda begleitet, verläuft der N. pudendus durch den Alkock-Kanal und dann unterhalb des Diaphragma urogenitale (s. Abb. 6.20). Neben sensiblen Anteilen zur Versorgung der Perineums, der Glans sowie der Penisschaft- und dorsalen Skortalhaut enthält der N. pudendus motorische Fasern zur Versorgung der Mm. ischio- und bulbocavernosi, des Levator ani sowie der Sphincter urethrae und ani extermus [10, 17].

Die *arterielle Versorung* der Corpora cavernosa erfolgt durch eine Endarteric der A. iliaca interna, die A. pudenda. Nach Abgabe der A. rectalis media verläuft die A. pudenda parallel dem gleichnamigen Nerv. Laterokaudal des Bulbus urethrae zweigt die A. bulbi penis ab. Wenig später zweigt sich das A. pudenda in die A. urethrais, die A. profunda penis und die A. dorsalis penis auf (s. Abb. 6.20 und 6.21).

Die A. profunda penis stellt bei 75 % der Untersuchten die alleinige arterielle Versorung der Schwellkörper dar; bei 25 % bestehen genügend große arterielle Verbindungen zwischen A. dorsalis und A. profunda penis [4]. Bei 40 – 70 % der Untersuchten fand sich neben der obenbeschriebenen arteriellen kavernösen Versorung eine zusätzliche Vaskularisation über eine A. pudenda accessoria, die zumeist aus der A. obturatoria entsprang [4].

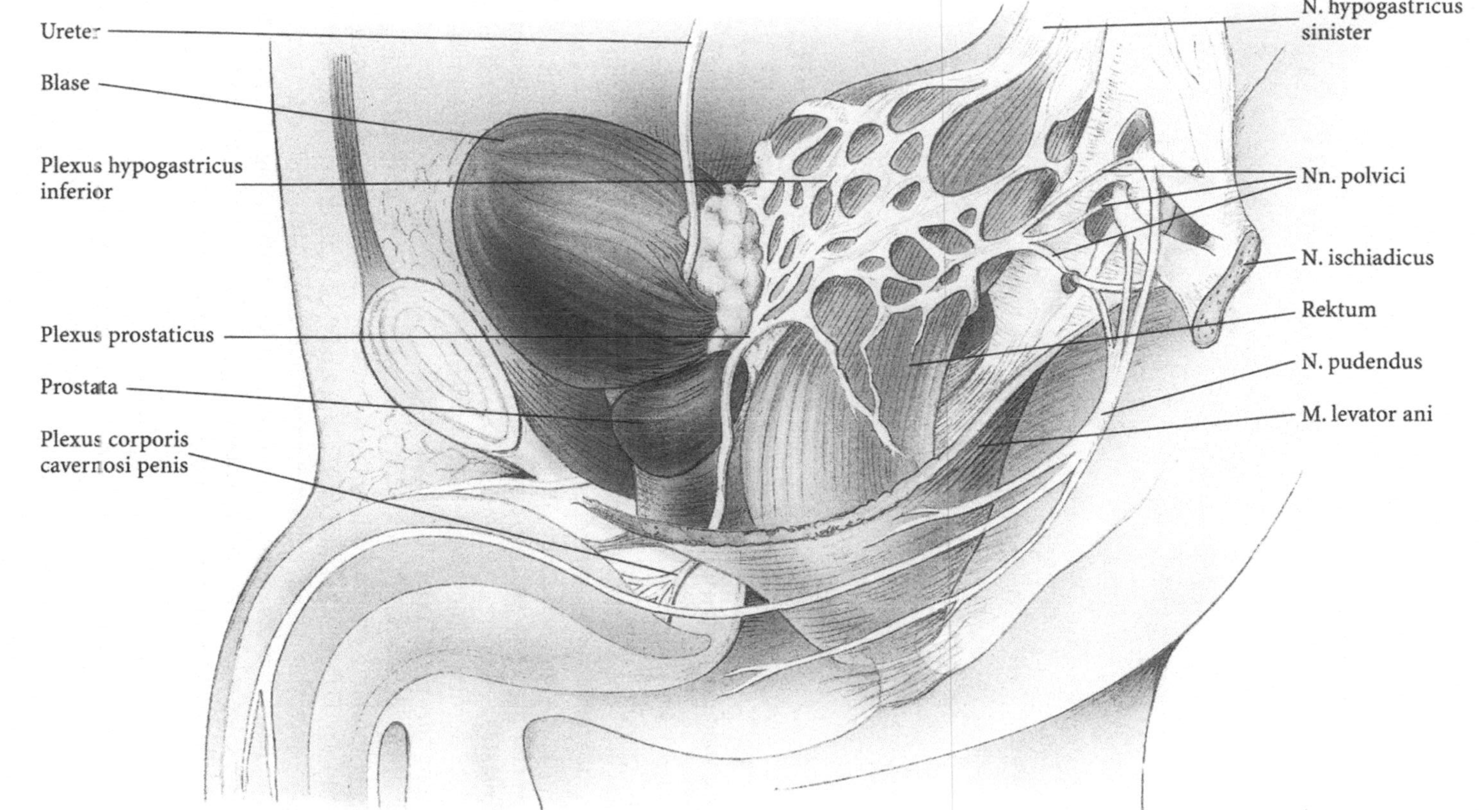

Abb. 6.20. Diese seitliche Schemazeichnung illustriert den Verlauf der autonomen sympathischen und parasympathischen Fasern sowie de somatischen Nerven. Deutlich sichtbar ist der Verlauf sowohl de Nn. pelvici dorsolateral der Prostata als auch des N. pudendus innerhalb des Alkockschen Kanals und unterhalb des Beckenbodens

Abb. 6.21. Die ventrale Ansicht auf die Prostata und den Hilus des Corpus cavernosum zeigt die enge anatomische Lagebeziehung zwischen Arterien, Venen und somatischen und autonomen Nervenfasern

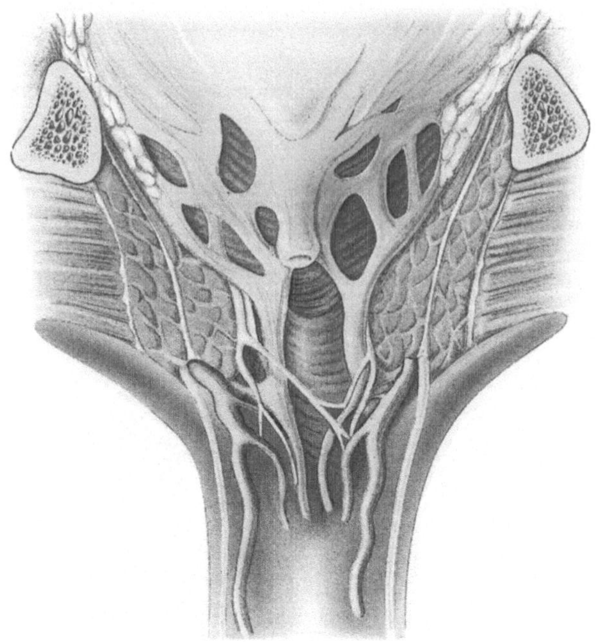

6.7.2
Beeinflussung der erektilen Funktion durch apparative Verfahren zur Therapie der BPH

Die beschriebene anatomischen Lagebeziehungen zwischen Prostata einerseits und neurogener sowie arterieller Versorung der Corpora cavernosa andererseits verdeutlichen, daß insbesondere die parasympathische autonome neurogene *Versorung der Schwellkörper durch ihren* unmittelbar an der dorsolateralen Prostatakapsel vorbeiziehenden *Verlauf* bei apparativen BPH-Verfahren geschädigt werden kann. (Auf sympathische Läsionen folgen sehr selten Erektionsstörungen [14]).

Zu einer solchen nervalen Läsion kann es unmittelbar und mittelbar kommen; die direkte Nervenschädigung erfolgt z.B. durch eine Kapselperforation während der TURP, insbesondere bei ca. 4 und 8 Uhr; an diesen sensiblen Stellen ist es auch vorstellbar, daß eine längerdauernde Koagulation oder evtl. solgar eine Resektion bis auf die Kapsel eine solche Schädigung induziert. Eine indirekte oder sekundäre Destruktion kann z.B. durch regenerative oder degenerative Prozesse infolge einer kapselnahen thermischen Läsion – (Vapo)-Resektion, Vapoablation, Laser, Hyperthermie – erfolgen.

Zu den genannten neurogenen-autonomen Destruktion gesellen sich Läsionen der akzessorischen penilen Gefäße (die Aa. pudendae verlaufen geschützt unterhalb des Beckenbodens!), die insbesondere bei zu großer thermischer Energie im apikalen Prostataanteil ober bei Kapselpenetration in diesem Bereich auftreten können.

Grundsätzlich kann aus diesen Ausführungen darauf geschlossen werden, daß sämtliche apparativen BPH-Verfahren mit dem Risiko der behandlungsinduzierten erektilen Dysfunktion behaftet sind. Über diese Komplikation sind alle Patienten vor der Therapie aufzuklären. Zur endgültigen Abschätzung dieses Risikos sind randomisierte Multicenterstudien mit mehrjährigen Follow-up für jede apparative therapeutische Option der BPH notwendig.

6.7.3
Erektile Dysfunktion nach TURP

Wie oben erwähnt, wird die Möglichkeit einer TURP-induzierten erektilen Dysfunktion sehr kontrovers diskutiert. In den Standardwerken für die (studentische) Lehre findet sich keine Erwähnung dieser möglichen Komplikation [1, 2]. In der neuen urologischen Literatur wird die Inzidenz einer TURP-induzierten erektilen Dysfunktion mit 0–40 % angegeben, bei einem Durchschnittswert von ca. 25–30 % [5, 11, 15, 19, 24, 25].

In Studien aus der jüngsten Zeit wurde die Verursachung der TURP-induzierten erektilen Dysfunktion vor dem Hintergrund des Zugewinns an anatomischen und physiologischen Kenntnissen der letzten 15 Jahre untersucht [3, 11]. Die Autoren konnten zeigen, daß eine intraoperative Kapselperforation in der Region des neurovaskulären Bündels signifikant mit dem Auftreten einer erektilen Dysfunktion nach der TURP korrelierte [3], während Kapselperforationen außerhalb dieser Zonen keinen Einfluß auf die Erektionsfähigkeit aufwiesen. Weiterhin wurde herausgearbeitet, daß Patienten mit kleinvolumiger BPH ein signifikant größeres Risiko einer postoperativen erektilen Dysfunktion trugen als Patienten mit großvolumiger BPH [3, 25].

LITERATUR

1. Alken P und Walz PH (1992) Urologie. VCH
2. Altwein JE und Rübben H (1993) Urologie 4. Auflage, Enke Verlag
3. Bieri S, Iselin CE, Rohner S (1997) Erectile dysfunktion following TURP. Eur Urol
4. Breza J, Aboscif SR, Orvis BR, Lue TF, Tanagho EA (1989) Detailed anatomy of penile vascular structures. J Urol 141:437
5. Bruskewitz RC, Larsen EH, Madsen PO, Dorflinger T (1986) 3 year follow up after transurethral resection of the prostate. J Urol 136:613
6. Carati CJ, Creed KE, Keogh EJ (1987) Autonomic control of penile erection in the dog. J Physiol 384:525
7. Corea RJ, Gibbons RP, Cummings RP (1977) Total prostatectomy for stage B carcinoma of the prostate. J Urol 117:328
8. Dail WG, Manzarnares K, Moll MA, Minorsky N (1985) The hypogastric nerve innervates a population of penile neurons in the pelvic plexus. Neuroscience 16:1041
9. Domer FR, Wessler G, Brown R, Charles C (1978) Involment of the sympathetic nervous system in the urinary bladder internal sphincter and in penile erection in the anesthctized cat. Invest Urol 15:404
10. de Groat WC, Steers WD (1988) Neuroanatomy and neurophysiology of penile erection. In: Contemporary managment of impotence and infertility, ed by Tanagho EA, Williams and Wilkins, Baltimore

11. Hanbury DC, Sethia KK (1995) Erectile function following TURP Br J Urol 75:12
12. Jewett HJ, Bridge RW, Gray GF (1968) The palpable nodule of prostatic cancer. J Am Ass 203:403
13. Jünemann KP, Persson C, Lue TF, Tanagho EA (1989) Neurophysiological aspects of penile erection: the role of the sympathetic nervous system. Br J Urol 64:84
14. Kedia KR, Markland C, Frayley EE (1975) Sexual function following high retroperitoneal lymphadenectomy. J Urol 114:237
15. Keuler FU, Altwein JE (1990) Ist vor einer transurethralen oder offenen Prostatektomie über erektile Impotenz aufzuklären? Urologe A 26:A99
16. Kopecky AA, Laskowsky TZ, Scott R (1970) Radical retropubic prostatectomy in the treatment of prostatic carcinoma. J Urol 103:641
17. Lepor H, Gregerman M, Crosby R, Mostofi F, Walsh PC (1985) Precise localization of the autonomic nerves from the pelvic plexus to the corpora cavernosa. J Urol 133:207
18. Lue TF, Zeineh S, Schmidt RA, Tanagho EA (1984) Neuroanatomy of penile erection: its relevance to iatrogenic impotence. J Urol 131:273
19. Malone PR, Cook A, Edmonson R, Grill MW, Shearer RJ (1988) Prostatectomy. Br J Urol 61:234
20. McCulloch AR, Dorvilus P, Fine DL, Cohen H (1996) A comparison of sexual behaviour in men with symptoms of bladder outlet obstruction versus men with symptoms of erectile dysfunction. Int J. Impotence Res 8:119
21. Middletown AW (1981) Pelvic lymphadenectomy with modified radical retroubic prostatectomy as a singe operation. J Urol 125:353
22. Morgan C, de Groat WC, Nadelhalft I (1986) The spinal distribution of sympathetic preganglionic and visceral primary afferent neurons that send axons into the hypogastric nerves of the car. J Comp Neurol 40:243
23. Semans JH, Langworthy O (1938) Observations on the neurophysiology of sexual function in the male cat. J Urol 40:836
24. Soderdahl D, Knight RW, Hansberry KL (1996) Erectile dysfunktion following transurethral resection of the prostate. J Urol 156:1354
25. Tscholl R, Largo M, Poppinghaus E, Recker F, Subotic B (1995) Incidence of erectile impotence secondary to transurethral resection of BPH assesed by preoperative and postoperative snap gauge test. J Urol 153:1491
26. Veenema RJ, Grusel EP, Latimer LK (1977) Radical retropubic prostatectomy for prostate cancer. J Urol 117:330
27. Walsh PC, Donker P (1982) OImpotence following radical retropubic prostatectomy. J Urol 128:492

6.8
Verhaltenstherapie bei Diabetes mellitus

B. KULZER

I mpotenz ist bei Männern mit Diabetes eine der häufigsten Folgekomplikationen der Erkrankung. Das Auftreten von Potenzproblemen steht in einer deutlichen Beziehung zur Qualität der Stoffwechseleinstellung, dem Vorhandensein anderer Risikofaktoren, der Diabetesdauer und dem Alter. Aus Untersuchungen weiß man, daß rund 30–50% aller Diabetiker im Verlauf ihrer Erkrankung damit rechnen müssen, mit dem Problem der erektilen Dysfunktion konfrontiert zu werden [10, 16]. In Deutschland sind schätzungsweise rund 750000–1250000 Männer mit Diabetes irgendwann von diesem Problem betroffen. Im Vergleich zu Männern ohne Diabetes haben Diabetiker somit vergleichsweise ein deutlich erhöhtes Risiko bezüglich des Auftretens der erektilen Dysfunktion. Personen mit Diabetes stellen daher zahlenmäßig eine der größten Gruppen von Männern mit Potenzproblemen dar.

Im Vergleich zu allen anderen Folgeerkrankungen des Diabetes fällt es anscheinend Fachleuten wie auch Betroffenen jedoch auch gegenwärtig noch sehr schwer – trotz einer Enttabuisierung im Umgang mit sexuellen Themen im Alltag und der sog. „sexuellen Befreiung" unserer heutigen Zeit –, mit dieser Komplikation des Diabetes umzugehen. Impotenz ist die mit Abstand am wenigsten erforschte, diagnostizierte und therapierte Folgekomplikation des Diabetes [7]. Nicht anders ist der Umstand zu erklären, daß die wenigsten männlichen Diabetiker dieses Problem von sich aus im ärztlichen Gespräch erwähnen, nur ein verschwindend geringer Prozentsatz gezielt eine weiterführende diagnostische Abklärung anstrebt und noch weniger therapeutische Hilfsmöglichkeiten akzeptieren [2, 6].

Insgesamt überwiegt – zumindest zum heutigen Zeitpunkt – der Anteil der Männer mit Diabetes und Potenzproblemen, die bisher noch nie eine professionelle Hilfe aufsuchten, sich keiner weiterführenden Diagnostik unterzogen und keine therapeutische Hilfestellung wie z. B. Medikamente, Hilfsmittel oder therapeutische Gespräche in Anspruch nahmen (s. Abb. 6.22). Auf der anderen

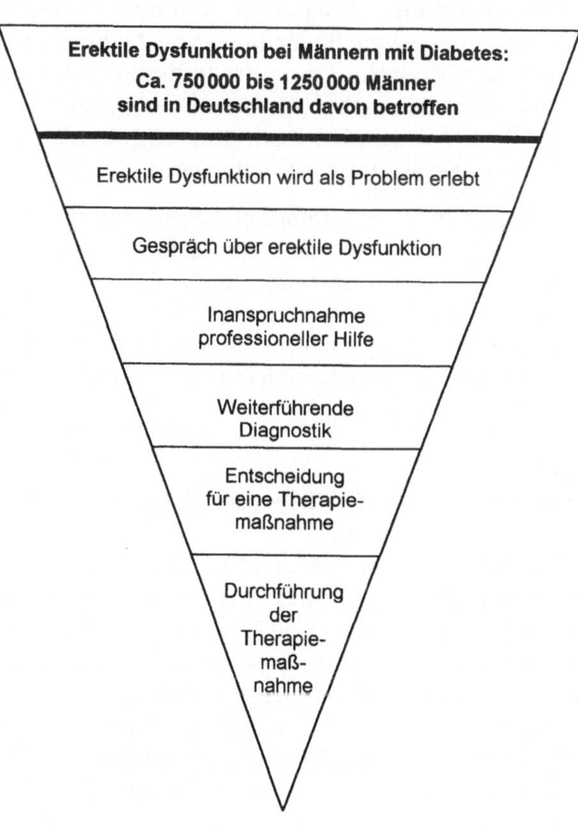

Abb. 6.22. Praxis der Therapie der erektilen Dysfunktion bei Diabetes. Psychologische Faktoren bestimmen zu einem großen Ausmaß, ob die erektile Dysfunktion als Problem erlebt wird und weiterführende diagnostische sowie therapeutische Schritte erfolgen

Seite wird das Problem der erektilen Dysfunktion jedoch auch von der Mehrzahl der Ärzte und den Mitgliedern des Diabetesteams geflissentlich übergangen, häufig als unabänderbares Schicksal des Krankheitsverlaufes des Diabetes dargestellt, mit untauglichen Therapieempfehlungen (z. B. Verschreibung pseudodurchblutungsfördernder Medikamente) behandelt und viel zu selten fachgerecht diagnostiziert und therapiert.

Will man das Hauptziel der Diabetestherapie – den Erhalt einer möglichst befriedigenden Lebensqualität trotz und mit Diabetes – ernstnehmen, dann sollte eine fundierte Diagnostik bezüglich sexueller Funktionsstörungen und Behandlungsangebote zur Therapie der erektilen Dysfunktion jedoch ein selbstverständlicher, integraler Bestandteil jeder Diabetestherapie sein: Immerhin ist fast jeder zweite bis dritte männliche Diabetiker von dieser Problemsituation betroffen!

In der Praxis kann dies nur gelingen, wenn

- im Rahmen der Diabetesbehandlung das Problem der Impotenz nicht verdrängt oder delegiert wird;
- in der Diabetesschulung das Thema Impotenz nicht nur als eine mögliche Folgeerkrankung erwähnt wird, sondern auch darüber gesprochen wird;
- jeder Mann mit Diabetes im Rahmen der Anamnese nach möglichen sexuellen Funktionseinbußen befragt wird;
- bei Bedarf ein weiterführendes – idealerweise sehr niederschwellig gehaltenes – Beratungs-, Diagnostik- und/oder Therapieangebot erfolgt, das auf die unterschiedlichen Bedürfnisse von Männern mit Erektionsproblemen, die von dem Wunsch nach reiner Information bis hin zu zeit- und kostenintensiven therapeutischen Interventionen reichen können, abgestimmt ist;
- in der behandelnden Institution ein interdisziplinäres Beratungs- und Behandlungsangebot vorgehalten wird.

Zumindest jede diabetologische Schwerpunkteinrichtung, ob stationär (z. B. Diabetes-Fachklinik) oder ambulant (diabetologische Schwerpunktpraxis), sollte verpflichtend eine enge Kooperation mit einem Urologen oder einer urologischen Abteilung und einem Psychotherapeuten oder einer psychotherapeutischen Einrichtung pflegen, so daß die unterschiedlichen diagnostischen und therapeutischen Schritte aufeinander abgestimmt werden können.

6.8.1
Erektile Dysfunktion bei Diabetes mellitus als verhaltensmedizinisches Problem

Während man früher die erektile Dysfunktion auch bei Diabetikern primär als ein psychogen verursachtes Problem verstand, gewann man im Verlauf der letzten 10 Jahre durch intensive Forschung und bessere Möglichkeiten der Diagnostik ein deutlich besseres Verständnis der Regulationsmechanismen der männlichen Erektion und möglicher pathologischer Prozesse [8]. Hierbei wurde zunehmend deutlich, daß es sich bei der Genese der erektilen Dysfunktion häufig um ein multikausales Geschehen handelt und organische Gründe bei der Verursachung eine weit wichtigere Rolle spielen, als früher angenommen.

Das gilt insbesonders für Männer mit Diabetes, bei denen organische Faktoren bezüglich der Genese der erektilen Dysfunktion im Vergleich zu psychischen Ursachen überwiegen. Dies ist dadurch begründet, daß viele Diabetiker neben dem Diabetes eine Reihe anderer Risikofaktoren aufweisen (z. B. Hypertonie, Dyslipoproteinämie). In seltenen Fällen – beim Typ-II-Diabetes – kann die erektile Dysfunktion auch schon der Diabetesmanifestation vorangehen oder das erste Anzeichen dieser Krankheit sein, da der Ausbruch des Diabetes nur eine Komponente des komplexeren „metabolischen Syndroms" darstellt, das bereits vor dem Diabetes über einen längeren Zeitraum gefäßschädigend wirken kann.

Bei längerer Diabetesdauer und einer chronischen hyperglykämischen Stoffwechseleinstellung nimmt das Risiko zu, Folgekomplikationen des Diabetes zu bekommen, die das für eine Erektion notwendige Wechselspiel von kavernös-venösen, arteriellen und nervalen Komponenten empfindlich stören oder auch vollständig blockieren können. Vor allem vaskuläre Schädigungen (durch Mikro- und/oder Makroangiopathien) als auch neurogene Läsionen (Polyneuropathien) sind hierfür hauptsächlich verantwortlich. Darüber hinaus besteht die Möglichkeit einer temporären, passageren Potenzstörung als Folge momentan stark erhöhter Blutzuckerwerte. Zudem nehmen Diabetiker auch häufig Medikamente ein, die einen erektionshemmenden Effekt besitzen (z. B. antihypertensive Medikation, Lipidsenker).

Diese veränderte Sichtweise der erektilen Dysfunktion hat dazu geführt, daß von verschiedenen Autoren sehr vorschnell der Schluß gezogen wurde, bei der erektilen Dysfunktion – und insbesondere bei der Gruppe der Diabetiker mit häufig zusätzlichen, krankheitsbedingten somatischen Risikofaktoren – handle es sich um ein rein organisch bedingtes Problem, das relativ unabhängig von psychologischen Faktoren zu betrachten und behandeln sei [4]. Während die Tendenz, sexuelle Störungen somatisch zu begreifen, durchaus sinnvoll ist und zu mehr Klarheit bei der Diagnosestellung und den Therapieempfehlungen führt, birgt diese Sichtweise jedoch die Gefahr, die erektile Dysfunktion zu einer Störung einer Organfunktion zu reduzieren. Dies wird jedoch der Bedeutung und Komplexheit der menschlichen Sexualität in keiner Weise gerecht.

Bei der erektilen Dysfunktion des Diabetes sind organische und psychologische Faktoren auf verschiedensten Ebenen so eng miteinander verwoben, daß es schwerfällt und oft sogar unmöglich ist, organische und psychogene Faktoren zu trennen. Das gilt z. B. für die Genese der Impotenz, die nur selten durch eine einzige Ursache erklärt werden kann, da sie oft multifaktoriell bedingt ist und in einem Ursachenbündel Organogenese und Psychogenese ineinandergreifen. Liegt beispielsweise eine erektile Dysfunktion bei einem Diabetiker im Gesamtzusammenhang mit erhöhten Blutzuckerwerten, Folgeerkrankungen des Diabetes, einer Fettstoffwechselstörung, hohem Blutdruck, zusätzlicher Medikamenteneinahme, Alkoholkonsum, Nikotinabusus, psychischen Belastungen im Zusammenhang mit der Erkrankung und chronischen Partnerschaftsproblemen vor, so ist es fast völlig aussichtslos, die eigentliche Ursache der erektilen Dysfunktion bestimmen zu wollen.

Da die verschiedenen Einflußfaktoren der erektilen Dysfunktion auf der somatischen, psychischen und Verhaltensebene in einer Art Ursachenbündel ineinandergreifen, kann somit eine Unterscheidung in „organische" und „psychogene" Erektionsstörungen nur heuristischen Wert besitzen, da es sich hierbei in der Regel nur um sehr unscharfe Mischkategorien handelt. Aus diesem Grund wird zurecht von verschiedenen Autoren [1, 9, 12] vorgeschlagen, die traditionelle Unterscheidung einer „Organogenese" und „Psychogenese" der erektilen Dysfunktion zugunsten einer biopsychosozialen Perspektive aufzugeben, wie dies auch einem verhaltensmedizinischen oder psychosomatischen Denken entspricht.

6.8.2
Psychologische Aspekte

Psychologische Faktoren sind zu einem hohen Maße dafür verantwortlich, ob ein Diabetiker Impotenz als Problem erlebt, wie er auf die Diagnose reagiert und damit umgeht, ob und in welchem Umfang er sich für eine weiterführende Diagnostik und Therapie entscheidet und die vorgeschlagenen Therapiemaßnahmen auch tatsächlich durchführt. Auch die Auswirkungen der erektilen Dysfunktion auf das Selbstwertgefühl, die Partnerschaft und die erlebte Lebensqualität hängt oft viel weniger von dem Schweregrad der Funktionsstörung, sondern eher von der individuellen psychischen Bewältigung bzw. der Art der Kommunikation zwischen den Partnern ab.

- Die *individuelle Problemsicht* der erektilen Dysfunktion wird entscheidend von psychologischen Faktoren bestimmt, denn keineswegs alle Männer mit Erektionsproblemen empfinden diese auch als gravierendes Problem, während andere Diabetiker darunter sehr leiden. Gerade Männer im fortgeschrittenen Alter (in dieser Altersgruppe befinden sich viele Typ-II-Diabetiker, welche die Mehrzahl aller Diabetiker ausmachen) messen oft der Sexualität in ihrem Leben keine so große Bedeutung mehr zu oder berichten über ein nachlassendes sexuelles Interesse ihrer Partnerin, so daß sie die erektile Dysfunktion nicht als eine gravierende Einbuße ihrer Lebensqualität ansehen.

Dieser Umstand bedeutet jedoch keineswegs, daß diese Männer nicht auch ein Bedürfnis danach haben, sich im Rahmen einer Schulungsveranstaltung, einem Einzelgespräch oder einer Gruppe Gleichbetroffener über ihre verminderte Sexualität auszutauschen. Häufig wird hierbei die Frage gestellt, ob dieses Verhalten „normal" sei und ob dies anderen Männern auch so gehe. Für wieder andere Männer hat die Sexualität entweder aus persönlichen Gründen oder aufgrund der Partnersituation keinen großen Stellenwert, so daß auch der Verlust der Erektionsfähigkeit als nicht sehr problematisch erlebt wird.

Von den Männern, für die die erektile Dysfunktion ein Problem darstellt (und dies ist der weitaus größere Anteil aller Betroffenen), sucht jedoch wiederum nur ein gewisser Prozentsatz – zumeist unabhängig vom Ausmaß der erektilen Dysfunktion – das Gespräch über die sexuellen Schwierigkeiten oder versucht gezielt Hilfestellungen zu bekommen. Das Ansprechen von Erektionsschwierigkeiten scheint noch immer für viele Männer sehr problematisch zu sein, so daß über diese im Rahmen der Anamnese zumeist nicht spontan, sondern erst auf genaues Nachfragen berichtet wird [5].

Welche Auswirkungen ein Nichtkommunizieren über Potenzschwierigkeiten haben kann, illustriert sehr eindrucksvoll ein Fallbericht von O'Dell und Shipp [11], die beschreiben, wie sich ein Mann wiederholt Insulin in den Penis spritzte, in der Vorstellung, dadurch seine Potenz wieder zu erlangen.

Auf der anderen Seite ist es heute leider noch immer nicht selbstverständlich, daß jeder Mann im Rahmen der Diabetestherapie nach möglichen sexuellen Funktionseinbußen befragt wird und ein Beratungsangebot erhält. Wie Smith [14] in einer Untersuchung an Patienten mit erektiler Dysfunktion im Alter zwischen 20 und 54 Jahren zeigen konnte, wurde fast keiner der betroffenen Diabetiker professionell beraten. Die Männer wandten sich daher zunächst an Menschen außerhalb des Diabetesbehandlungsteams: 46,2% suchten das Gespräch mit einem Apotheker, 15,3% mit einem Priester, 11,5% redeten mit Freunden über die Problematik, 7,7% suchten von sich aus einen Urologen auf und 3,8% einen Psychologen.

Zu einem ähnlichen Ergebnis kamen wir bei der Auswertung der Patientenfragebogen im Rahmen der „Männerrunde" unserer Klinik, wo der überwiegende Anteil aller Männer angab, bisher noch keinerlei Behandlungsversuche unternommen zu haben. Hier bietet gerade eine diabetologische Schwerpunkteinrichtung einen geeigneten Rahmen für das Ansprechen dieser Problematik, da dort die Barriere zum Reden über sexuelle Schwierigkeiten von den Betroffenen als deutlich geringer erlebt wird als bei ihrem Hausarzt oder Urologen vor Ort. Auch fällt es unserer Erfahrung nach viel leichter, im Zusammenhang mit der Erkrankung Diabetes mögliche Erektionsprobleme anzusprechen.

- Angesichts der noch immer weitverbreiteten Scheu, über sexuelle Dinge zu reden, muß das Ansprechen möglicher sexueller Probleme daher eine Aufgabe des Arztes oder eines anderen Mitgliedes des Diabetesteams im Rahmen der Anamnese sein und kann nicht als „Bringschuld" des Diabetikers angesehen werden.

Auch der weiterführende Schritt, sich einer ausführlichen *Diagnostik* zu unterziehen, wird weniger von dem klinischen Befund als vielmehr von den persönlichen Einstellungen der Betroffenen beeinflußt. Vielfach verzichten Männer mit Diabetes nach genauer Aufklärung über mögliche Therapieempfehlungen, die sich aus dem Diagnostikprozeß ergeben könnten – z.B. Schwellkörper-Autoinjektionstherapie (SKAT), Vakuumpumpe, Penisprothese, Sexualberatung/-therapie – auf weitere diagnostische Maßnahmen [2]. Hierfür können Schamgefühle oder Ängste (z.B. Angst, sich eine vasoaktive Substanz in die Peniswurzel spritzen zu lassen), moralische bzw. religiöse Vorstellungen (z.B. die Meinung, eine mögliche pharmakologische oder technische Hilfestellung zur Erlangung einer Erektion widerspreche dem eigentlichen natürlichen Verlauf einer Erektion) oder auch das fehlende Einverständnis der Partnerin verantwortlich sein.

Eine ausführliche Beratung, wie sie beispielsweise in unserer Klinik im Rahmen der wöchentlich stattfindenden „Männerrunde" erfolgt oder auch in einem Einzelgespräch stattfinden kann, in der vor einer Entscheidung für mögliche diagnostische Maßnahmen dem Patienten auch schon die möglichen therapeutischen Konsequenzen verdeutlicht werden, kann dazu beitragen, eine überflüssige Diagnostik zu vermeiden, die für den Patienten möglicherweise belastend und für den Kostenträger teuer ist. Ein gezieltes Ansprechen möglicher Barrieren für eine weiterführende Diagnostik kann auf der anderen Seite helfen, irrationale Ängste abzubauen und die Entscheidungsfähigkeit des Patienten und seines Partners für gezielte diagnostische Maßnahmen fördern.

- Selbst nach einer ausführlichen Diagnostik, die den Versuch einer Ursachenbeschreibung des Problems sowie eine Therapieempfehlung zum Ergebnis hat, entscheidet sich nur ein relativ geringer Prozentsatz tatsächlich für die *Durchführung einer empfohlenen Therapiemaßnahme* [3]. Auch hierbei bestimmen Faktoren wie beispielsweise das Alter des Patienten, seine Partnerschaftssituation, die Wünsche des Partners, die Bedeutung der Sexualität für das eigene Selbstwertgefühl und das eigene Selbstbewußtsein, moralische Vorstellungen oder das Vorhandensein von Ängsten etc. zu einem stärkeren Ausmaß die Entscheidung eines Diabetikers für SKAT-Therapie, Vakuumpumpe, Penisprothesenimplantation oder Sexualtherapie als das Ergebnis des diagnostischen Prozesses.

So kann beispielsweise die Angst vor prolongierten Erektionen oder das Schamgefühl vor der Inanspruchnahme eines urologischen Notdienstes bei einem möglicherweise auftretenden Priapismus eine ganz entscheidende Barriere für die Anwendung der SKAT-Therapie darstellen. Eine Vakuumpumpentherapie schreckt viele Männer bei der ersten Demonstration ab, da die nichtdiskrete Anwendungsweise einen selbstbewußten Umgang mit diesem Hilfsmittel erfordert. Die Implantation einer Penisprothese ist für viele Diabetiker aufgrund des hohen Aufwandes, der für diese Patientengruppe erhöhten möglichen Operationsrisiken bzw. Nebenwirkungen, der Endgültigkeit dieses Schrittes und einer oft nicht vorhandenen Akzeptanz des Partners keine realistische Alternative.

Die Entscheidung, alleine oder mit dem Partner psychotherapeutische Unterstützung in Anspruch zu nehmen, hängt ebenfalls weniger von dem diagnostischen Befund ab, sondern zu einem höheren Ausmaß von der individuellen Einstellung zur Sexualität (z. B. Bereitschaft, über die eigene Intimsphäre zu reden), der persönlichen Einschätzung des Therapeuten (z. B. Vertrauen zum Therapeuten) oder möglichen attribuierten Inhalten einer Therapie (z. B. praktische Übungen). Psychologische Unterstützung wird erfahrungsgemäß zudem in der Regel nur sehr zögerlich in Anspruch genommen, wenn es sich um einen Konsildienst oder eine externe Beratungsstelle handelt [15].

- Ganz unabhängig von den verursachenden Faktoren sind Erektionsprobleme in der Regel auch mit massiven *Selbstzweifeln und männlichen Identitätsproblemen* verbunden, da in unserem Kulturkreis die Potenz neben der Leistungsfähigkeit als ein wichtiges Merkmal der männlichen Identität angesehen wird. Diese psychologischen Auswirkungen eines gestörten Sexualverhaltens gilt es in die Diagnostik und Therapie der erektilen Dysfunktion mit einzubeziehen. Hat ein Diabetiker wegen seiner Erkrankung bereits Probleme mit seinem Selbstwertgefühl und werden dann als Folge des Diabetes die beiden zentralen „Säulen der Männlichkeit" – Leistungsfähigkeit und Potenz – gleichermaßen eingeschränkt, so erleben dies Männer mit Diabetes oft als sehr belastend und als deutliche Einbuße der Lebensqualität.

Durch eine übermäßige gedankliche Beschäftigung mit dem eigenen Sexualverhalten, durch die Neigung, sich während des Sexualaktes bewußt zu kontrollieren oder durch Gedanken an mögliche Konsequenzen einer erneuten Versagenssituation kommt es bei vielen Männern bei dem ersten Auftreten von Erektionsproblemen zu einem deutlichen Verlust an Spontaneität und einer zunehmenden kognitiven Kontrolle des Sexualverhaltens. Oft werden Männer in solch einer Situation auch sehr viel sensibler bezüglich tatsächlicher oder überspitzt wahrgenommener bzw. antizipierter negativer Reaktionen des Partners. Dies steigert wiederum die Versagensängste und führt häufig zu einem ausgeprägten Vermeidungsverhalten mit der Folge, daß sexuelle Kontakte eher vermieden werden bzw. eine Kommunikation mit dem Partner über ein Versagenserlebnis nicht stattfindet.

Wie bei allen Ängsten verstärkt ein ausgeprägtes Vermeidungsverhalten sowie eine starke kognitive Beschäftigung mit möglichen negativen Folgen die Angst vor einem erneuten Versagen („Angst vor der Angst"). Dies kann dazu führen, daß die Sexualität nicht mehr als ein spontanes, lustvolles Erlebnis wahrgenommen, sondern innerhalb einer Beziehung als zunehmend streßhaft und angstbesetzt erlebt wird und nachhaltige Auswirkungen auf die Lebensqualität und die Partnerbeziehung hat. Dieser „Teufelskreis", bestehend aus Frustrationserlebnissen, Selbstzweifeln, Versagensängsten, zunehmender kognitiver Kontrolle und Vermeidungsverhalten sowie einer erhöhten Sensibilität bezüglich tatsächlicher oder antizipierter Reaktionen der Umwelt, tritt nahezu bei allen sexuellen Funktionsstörungen – unabhängig von der ätiologischen Genese – auf. Bei Männern mit Diabetes ist aufgrund von Stoffwechselentgleisungen (passagere Potenzprobleme aufgrund einer schlechten Stoffwechseleinstellung) jedoch die Wahrscheinlichkeit erhöht, daß irgendwann sexuelle Versagensängste auftreten und damit der beschriebene „Teufelskreis" in Gang kommt.

Auch das Wissen um ein erhöhtes Risiko, als Diabetiker Potenzprobleme bekommen zu können – was beispielsweise in der Diabetesschulung thematisiert wird – kann zu einer ausgeprägten Erwartungsangst mit selbstverstärkendem Charakter führen. Wie stark die erektile Dysfunktion hierbei das eigene Selbstwertgefühl und die Partnerschaft beeinflußt, ist hierbei oft relativ unabhängig von dem Schweregrad der Funktionsstörung und hängt vielmehr von der individuellen Bewältigung, der Kommunikation zwischen den Partnern bzw. der Inanspruchnahme von kompetenten Hilfsmöglichkeiten ab.

6.8.3
Konsequenzen für die Praxis

Schulung

Da sexuelle Probleme eine sehr häufig auftretende Folgekomplikation der Grunderkrankung Diabetes sein können, sollte dieser Aspekt der Erkrankung auf jeden Fall in der Diabetesschulung behandelt werden. Dies hat zum einen präventive Bedeutung, da Potenzprobleme ja keineswegs eine unausweichliche

Konsequenz des Diabetes darstellen und ein Diabetiker somit Möglichkeiten aufgezeigt bekommt, wie Potenzprobleme verhindert werden können. Zum andern kann ein Diabetiker bei bereits bestehenden Potenzproblemen näheres über mögliche Einfluß- und Bedingungsfaktoren der Impotenz und weiterführende Diagnostik- und Therapiemöglichkeiten erfahren. Auch der Austausch mit anderen Gleichbetroffenen, die sich aufgrund der Prävalenzzahlen der Impotenz bei Diabetes in fast jeder Gruppe finden, kann eine wertvolle Hilfe für den weiteren Umgang mit dem Problem darstellen.

Sowohl die Art der Schulung (möglichst nicht im Vortragsstil, sondern im Dialog) als auch das Setting (möglichst nicht in einer Großgruppe, Gruppe gemeinsam mit Frauen) sollte der Behandlung dieses auch für viele Therapeuten nicht einfach anzusprechenden Themas angepaßt sein. Obwohl wir in unserer Klinik sehr gute Erfahrungen mit wöchentlichen Gruppenveranstaltungen gleichbetroffener Männer gemacht haben, sollte auf jeden Fall die Möglichkeit gegeben sein, in einem separaten Rahmen (Einzelgespräch in einem Raum, der einen Schutz der Intimsphäre des einzelnen garantiert) diese Problematik besprechen zu können.

Verhaltensmedizinische Diagnostik

Das Ziel aller therapeutischen Bemühungen bei der erektilen Dysfunktion im Zusammenhang mit Diabetes sollte darin bestehen, dem Patienten eine Möglichkeit anzubieten, mit einem möglichst sowohl diabetologisch als auch sexualmedizinisch versierten Fachkundigen über seine Problematik reden zu können, ihm weiterführende diagnostische Abklärungsmöglichkeiten vorzuschlagen und ggf. verschiedene Behandlungsmöglichkeiten zu offerieren.

Häufig steht jedoch in der Praxis die somatische Diagnostik mit der Argumentation, vor einem zielführenden Gespräch müßten erst die Befunde erhoben werden, in der Reihenfolge vor einem ausführlichen anamnestischen Gespräch. Dabei kann man mit Hilfe einer strukturierten Anamnese oft schon ausreichende Informationen über die Genese bzw. das weitere diagnostische Vorgehen der erektilen Dysfunktion erlangen [1, 13]. Folgende Faktoren können hierbei als Hinweise für eine eher organische oder psychogene Verursachung der erektilen Dysfunktion angesehen werden:

- *Primäre (initiale) ED:* Tritt die erektile Dysfunktion schon initial auf (primäre ED) und können organische Gründe als ursächlich ausgeschlossen werden, so liegt der Verdacht nahe, daß hierfür eine mangelnde Sexualaufklärung, Erziehungsfaktoren oder Probleme mit der Geschlechtsidentität verantwortlich sein könnten. Daran ist vor allem bei juvenilen Typ-I-Diabetikern zu denken, die aufgrund der Erkrankung eher überbehütet aufgewachsen sind und aufgrund den Anforderungen der Diabetestherapie einen eher sehr kognitiv kontrollierten Lebensstil pflegen und daher Ängste gegenüber Lebensbereichen entwickelten, die sehr emotionszentriert sind.
- *Langandauernder, völliger Libidoverlust:* Das Auftreten einer erektilen Dysfunktion ist in der Regel unabhängig von dem Bedürfnis nach Sexualität (Libido). Berichtet ein Patient von einem starken, langandauernden Libidoverlust, so sind häufig nicht organische Faktoren oder Folgeschäden aufgrund

des Diabetes die Ursache. Statt dessen sind andere – eher psychologische Faktoren – näher abzuklären. Hierbei gilt es jedoch, genau den zeitlichen Zusammenhang des Auftretens der Appetenz- und Sexualstörung zu erfragen, um eine primäre Libidostörung (vor dem Auftreten der Sexualstörung) von einem sekundären Appetenzmangel (als Folge der Sexualstörung) unterscheiden zu können. Als Ausnahme sind hierbei jedoch hyperglykämische Stoffwechselentgleisungen zu beachten, da bei sehr hohen Blutzuckerwerten eine allgemeine Interessenlosigkeit und Apathie auch das Bedürfnis nach Sexualität sehr einschränken kann.

- *Protrahierter oder akuter Beginn der ED:* Diabetiker, deren Erektionsprobleme in Zusammenhang mit beginnenden oder sich verschlimmernden Folgeschäden stehen, schildern typischerweise, daß ihre Potenzprobleme langsam, eher unmerklich auftraten und sich dann fast schleichend verschlimmerten. Da die erektile Dysfunktion nur selten die erste Komplikation des Diabetes darstellt, sollte bei diesem Befund der Stand der übrigen Folgeerkrankungen genauestens abgeklärt werden. Typischerweise gilt, daß die Wahrscheinlichkeit einer organischen Verursachung in dem Maße zunimmt, in dem auch andere Nerven (z. B. in den Beinen) und Gefäße (z. B. im Auge, in der Niere) durch den Diabetes bereits geschädigt sind. Ein sehr rasches, akutes Auftreten der Erektionsprobleme, evtl. noch in Verbindung mit einem deutlichen lebensgeschichtlichen Zusammenhang oder streßhaften Ereignissen, ist hingegen eher ein Hinweis für eine mögliche psychogene Verursachung.

- *Beginn der ED korrespondiert mit einer schlechten Stoffwechseleinstellung:* Geht das Auftreten der Erektionsprobleme mit einer deutlichen Verschlechterung der Blutzuckerwerte einher, so liegt der Verdacht passagerer Potenzprobleme nahe, vor allem wenn dieser Zustand mit dem Erreichen einer Normoglykämie sich als reversibel herausstellt. Der Wert des Langzeitzuckers (HbA1, HbA1c, Glyco-Hb), der bei Diabetespatienten routinemäßig erhoben werden sollte, kann eine erste Orientierung vermitteln, ob ein Einfluß der aktuellen oder chronischen Blutzuckerentgleisung auf die sexuelle Funktionstüchtigkeit bestehen könnte.

- *Auftreten der ED in einem zeitlichen Zusammenhang mit der Einnahme von zusätzlichen Medikamenten:* Bei einem zeitlichen Zusammenhang der Erektionsprobleme mit der Einnahme von zusätzlichen Medikamenten ist zudem ein möglicher medikamentöser Einfluß bezüglich der ED abzuklären. Hierbei ist zu beachten, daß recht viele Menschen mit Diabetes neben der Diabetesmedikation aufgrund anderer Risikofaktoren im Zusammenhang mit dem metabolischen Syndrom oder als Folge von diabetesbedingten oder -assoziierten Begleiterkrankungen eine Reihe andere Medikamente (z. B. Antihypertensiva, Lipidsenker, Schmerzmittel) einnehmen.

- *Situations-, partner- oder sexualpraktikbezogenes Auftreten der ED:* Tritt die erektile Dysfunktion nur in bestimmten Situationen, episodenhaft, bei einem bestimmten Sexualpartner oder nur in Verbindung mit bestimmten Sexualpraktiken auf, so ist dies eine sehr deutlicher Hinweis für psychogen verursachende Faktoren. Ein kontinuierlicher, von diesen Einflußfaktoren unabhängiger Verlauf stellt hingegen eher einen Hinweis auf eine organische Störung dar.

- *Uneingeschränktes Auftreten von Spontanerektionen, nächtlichen Erektionen und Fähigkeit zur erfolgreichen Masturbation:* Organische Störungen zeichnen sich vor allem dadurch aus, daß die Erektionsprobleme durchgängig, situationsunabhängig auftreten und auch die Fähigkeit zur Spontanerektion nicht mehr besteht. Ist dagegen eine Erektion mittels Masturbation möglich und ist die Fähigkeit zu nächtlichen oder morgendlichen Spontanerektionen nicht eingeschränkt, dann spricht dies gegen eine organische Beeinträchtigung der Erektionsfähigkeit.
- *ED in Zusammenhang mit streßhaften Lebensereignissen oder psychiatrischen Diagnosen:* Da die erektile Dysfunktion in einem höheren Ausmaß im Zusammenhang mit sehr streßhaften Lebensereignissen auftritt und bei Krankheitsbildern wie Depression, Angst oder Alkoholismus häufiger vorzufinden ist, sollte bei einem Vorliegen dieser Einflußfaktoren geprüft werden, ob hier ein deutlicher Zusammenhang mit dem Auftreten der Sexualstörung vorliegt bzw. die erektile Dysfunktion mit dieser Problematik konfundiert. Hierbei sollte beachtet werden, daß psychische Probleme wie Angst, Depressionen und Zwänge bei Diabetikern gehäuft auftreten und auch ein langjähriger Alkoholabusus zu einer Pankreatitis mit nachfolgendem sekundären Diabetes geführt haben könnte.

In einem nächsten Schritt des Gespräches können dann die anamnestisch gewonnenen Informationen zu einer „Arbeitshypothese" oder „Verdachtsdiagnose" zusammengefaßt und in einem weitergehenden Schritt die verschiedenen diagnostischen Maßnahmen auf dem Hintergrund der therapeutischen Möglichkeiten dargestellt werden. Hierbei sollte der Patient auch bezüglich seines Leidensdruckes, seiner Motivation für eine mögliche Problemlösung sowie seines Wunsches nach weiterer therapeutischer Hilfestellung befragt werden. Zudem sollte auch auf die Wichtigkeit hingewiesen werden, weiterführende diagnostische oder therapeutische Schritte nach Möglichkeit mit der Partnerin abzustimmen.

Gerade eine Zusammenfassung von Vor- und Nachteilen der jeweiligen Therapiestrategien sowie eine Vorstellung – evtl. auch ein Ausprobieren (z. B. bei der Vakuumpumpe) – der verschiedenen Hilfsmittel sollte das Ziel verfolgen, die Entscheidungsfähigkeit des einzelnen zu erhöhen, welche Form der Diagnostik er anstrebt und welche Therapieformen für ihn in Frage kommen. So stellt sich z. B. bei älteren Diabetikern, bei denen aufgrund fortgeschrittener arteriosklerotischer Veränderungen gefäßchirurgische Eingriffe, die Implantation einer Penisprothese ausscheiden oder aufgrund akuter kardiovaskulärer Probleme das Spritzen vasoaktiver Substanzen mit zu hohen Risiken verbunden ist, die Frage, ob eine weiterführende Diagnostik überhaupt Sinn macht, da die potentiellen Therapiemaßnahmen unabhängig vom Ausgang des Diagnostikprozesses bereits feststehen. Dies gilt auch für Patienten, die schon vorab technische Hilfsmittel zur Erlangung einer Erektion ablehnen oder psychotherapeutische Gespräche nicht wünschen.

Interdisziplinäre Therapieangebote

Für die Planung von Therapieangeboten ist es wichtig, den unterschiedlichen Bedürfnissen von Patienten Rechnung zu tragen, die vom Wunsch nach ausschließlichen Informationen über die Genese der erektilen Dysfunktion und deren Behandlungsmöglichkeiten bis hin zu zeit- und kostenintensiven diagnostischen wie therapeutischen Interventionen reichen können. Angesichts der geschilderten Vernetzung psychologischer und somatischer Faktoren sollten sowohl die Diagnostik als auch die Therapie der erektilen Dysfunktion bei Männern mit Diabetes auf der Basis eines verhaltensmedizinischen Denk- und Behandlungsmodells erfolgen sowie grundsätzlich interdisziplinär durchgeführt werden.

Wie die Praxis zeigt, hängt der Erfolg von Therapiemaßnahmen stark davon ab, inwieweit das Therapieangebot sehr niederschwellig gehalten wird und ein Austausch der verschiedenen Fachdisziplinen stattfindet. Daher sollte in jeder ambulanten und stationären diabetologischen Schwerpunkteinrichtung angesichts der Häufigkeit von Impotenzproblemen bei Diabetikern ein Konzept zur systematischen Anamnese, Diagnostik, Schulung und Therapie existieren und eine enge Kooperation mit einem Urologen oder einer urologischen Abteilung und Psychotherapeuten oder einer psychotherapeutischen Einrichtung vorhanden sein.

In unserer Klinik, einer Diabetesfachklinik, haben wir sehr gute Erfahrungen mit einer systematischen Befragung der Patienten in der Anamnese, einer weiterführenden Diagnostik mit Hilfe eines Fragebogens, einer gemeinsam von einem Arzt und Psychologen geleiteten wöchentlich stattfindenden „Männerrunde" zur Information, individuellen Diagnostik und Möglichkeit des Austauschs von gleichermaßen Betroffenen sowie dem Angebot weiterer Diagnostikmaßnahmen, weiterer Gespräche und des Einleitens von Therapiemaßnahmen gemacht (ausführlichere Beschreibung in [6]). Als Vorteil hat sich hierbei erwiesen, daß die Behandlung der Impotenz im Kontext der Diabetestherapie stattfindet, das Behandlungsangebot für den Patienten transparent ist und nicht zuletzt aufgrund des persönlichen Kontakts zu den Therapeuten durch die „Männerrunde" das interdisziplinäre Angebot einer weiterführenden Diagnostik und Therapie sehr häufig wahrgenommen wird.

Nimmt man das Problem der erektilen Dysfunktion bei Diabetes ernst, so sollte man sich stets bewußt sein, daß therapeutische Angebote sich nicht nur auf die Männer beschränken sollten, die von sich aus das Problem ansprechen, und auch dem Umstand Rechnung tragen, daß doch der größere Anteil von Diabetikern keine weiteren therapeutischen Schritte anstrebt. Auch für diese Patienten stellt sich jedoch die Aufgabe, mit der Tatsache einer schwindenden oder fehlenden Potenz zurecht zu kommen, sich darüber mit dem Partner auszutauschen – was vielen Männern sehr schwer fällt – und neue Formen der Sexualität auszuprobieren.

Letztendlich sollte daher das Ergebnis der therapeutischen Bemühungen darin bestehen, dem Patienten (und seinem Partner) eine Hilfestellung zu geben, zu einer Entscheidung für die Therapiemaßnahme zu gelangen, die für ihn (für beide) am besten paßt. Diese Therapiemaßnahme sollte zu einer erhöhten sexuellen Zufriedenheit, Verminderung der Versagensängste und letztendlich einer Verbesserung der Lebensqualität beitragen. Es bleibt wichtig anzumerken, daß hierzu die Wiederherstellung der Erektionsfähigkeit des Mannes entscheidend beitragen kann, nicht aber unbedingt muß!

LITERATUR

1. Ackermann MD, D'Attilio JP, Antoni MH, Campbell BM (1991) Assessement of erectile dysfunction in diabetic men: The clinical relevance of self-reported sexual functioning. J Sex Marit Ther 17:191–202
2. Alexander WD (1990) The diabetes physician and an assessment and treatment programme for male erectile impotence. Diabetes medicine 7 540–543
3. Guirguis WR (1992) Impotence in diabetes: Facts and fictions. Diabet Med 9:287–289
4. Hauri D (1989) Operative Möglichkeiten in der Therapie der vaskulär bedingten erektilen Impotenz. Urologe 28:260–265
5. Henrichs HR (1988) Sexuelle Funktionsstörungen bei Diabetes mellitus. Sexualmedizin 9: 504–510
6. Kulzer B (1995) Erektile Dysfunktion bei Diabetes – ein verhaltensmedizinisches Problem. Z Med Psychol 3:136–146
7. Kulzer B (1997) Diabetes und Sexualität. Diabetes Journal 1:10–11
8. Langer D, Hartmann U (1992) Psychosomatik der Impotenz. Bestandsaufnahme und integratives Konzept. Enke, Stuttgart
9. Meisler AW, Carey MP, Lantinga LJ, Krauss DJ (1989) Erectile dysfunction in diabetes mellitus: A biopsychosocial approach to etiology and assessment. Ann Behav Med 11:18–27
10. Miccoli R, Giampietro O, Tognarelli M, Rossi B, Giovannitti G, Navalesi R (1987) Prevalence and type of sexual dysfunctions in diabetic males: A standardized clinical approach. J Med 18:305–321
11. O'Dell K, Shipp J (1983) Fournier's syndrome in a ketoacidotic diabetic patient after intrascrotal insulin injection because of impotence. Diabetes Care 6:601–603
12. Plante TG, Kerns RD, Yelling W, Haythornthwaite J (1989) Using the biopsychosocial model to predict nocturnal penile rigidity in men with erectile dysfunction. J Sex Marit Ther 15:247–254
13. Segraves KA, Segraves RT, Schoenberg HW (1987) Use of a sexual history to differentiate organic from psychogenic impotence. Arch Sex Behav 16:125–137
14. Smith BC (1982) Sexual counseling of diabetes impotence. Pat Couns Health Educat 4: 10–13
15. Tiefer L, Melman A (1987) Adherence to recommendations and improvement over time in men with erectile dysfunction. Arch Sex Behav 16:301–309
16. Wiles PG (1992) Erectile impotence in diabetic men: Aetiology, investigation and management. Diabet Med: 888–892

6.9
Juristische und gutachterliche Aspekte

I. SCHROEDER-PRINTZEN und W. WEIDNER

Die erektile Dysfunktion (ED) stellt eine Erkrankung dar, bei der Diagnostik und Therapie weitgehend standardisiert sind [17]. Dennoch ergeben sich in der Pharmakotherapie aufgrund fehlender Medikamentenzulassung haftungsrechtliche und sozialrechtliche Probleme. Auch wird der Krankheitswert der ED im Sozialrecht nicht immer von allen Partnern in der Gesetzlichen Krankenversicherung (GKV) akzeptiert.

6.9.1
Haftungsrechtliche Aspekte

Die für die Diagnostik und Therapie der ED notwendigen Schritte bedürfen, wie in allen anderen Bereichen der Medizin, der Einwilligung durch den Patienten. Dazu muß vorher eine ausführliche Aufklärung erfolgen, die die allgemeinen und speziellen Komplikationen und mögliche Alternativen in der Diagnostik oder Therapie aufzeigt [17, 25].

Vasoaktive Substanzen

Bei der Anamnese, der körperlichen und laborchemischen (Blutzucker, Blutfette etc.) Untersuchung und der Bestimmung der Hormonwerte sind die allgemein üblichen Regeln des ärztlichen Handelns zu befolgen.

Problematisch hingegen ist die Verwendung vasoaktiver Substanzen (Papaverin, Papaverin-Phentolamin-Gemisch, Prostaglandin E_1), da für diese Substanzen keine Zulassung nach dem Arzneimittelgesetz (AMG) besteht [25]. Da sie aber dazu bestimmt sind, im Menschen „Krankheiten, Leiden, Körperschäden oder krankhafte Beschwerden zu lindern", erfüllen sie die Voraussetzungen des § 2 I AMG und sind somit als Arzneimittel anzusehen.

In der Beurteilung der rechtlichen Stellung der Medikamente muß zwischen Fertigarzneimitteln, die einer Zulassung nach dem AMG bedürfen, und Rezepturarzneimitteln, die dieser Zulassung nicht bedürfen, unterschieden werden. Das Papaverin-Phentolamin-Gemisch wird in der Regel nur für einen bestimmten Patienten in bedarfsgerechter Menge hergestellt und ist somit als Rezepturarzneimittel im Sinne von § 4 I AMG anzusehen und als solches nicht zulassungspflichtig [24]. Dabei müssen die Voraussetzungen der Herstellung (wie Chargengröße < 100 Packungen, Herstellung und Abgabe durch dieselbe Apotheke) streng beachtet werden [24].

Papaverin und Prostaglandin E_1 erfüllen die Voraussetzungen eines Fertigarzneimittels nach § 4 I AMG. Beide Medikamente sind vom Bundesinstitut für Arzneimittel und Medizinprodukte (BfAM) für andere Indikationen zugelassen worden, eine Zulassung für die Indikation ED besteht z. Z. nicht.

Grundsätzlich ergeben sich zwei Möglichkeiten zum indikationsfremden Gebrauch von Arzneimitteln. So kann der Gebrauch im Rahmen einer klinischen Prüfung (§ 40, 41 AMG) erfolgen. Dies trifft vor allem für klinische Studien zu. In der Krankenversorgung ist weiterhin die Anwendung von für die Indikation nicht zugelassenen Medikamenten als Heilversuch im Rahmen der ärztlichen Therapiefreiheit möglich [8, 13, 25], da der allgemeine Stand der medizinischen Erkenntnisse sich schneller ändert, als eine Zulassung zu erreichen ist [8].

Trotzdem unterliegt der Einsatz rechtlichen Grenzen; so sieht z. B. die Rechtsprechung die Grenzen als überschritten an, wenn der Einsatz medizinisch nicht geboten ist [19]. Medizinische Gebotenheit liegt aber vor, wenn das Medikament in seiner beabsichtigten Anwendung ausreichend medizinisch-wissenschaftlich erprobt ist und seine Nebenwirkungen und Kontraindikationen bekannt sind [19]. Da es sich bei der ED nicht um eine lebensgefährliche Erkrankung handelt, besteht aber keine Verpflichtung des Arztes, dieses Medikament einzusetzen [25].

Aus dem voran gesagtem ergeben sich die Voraussetzungen für einen indikationsfremden Einsatz von vasoaktiven Substanzen, wenn diese im Rahmen eines Heilversuches eingesetzt werden sollen:

- Wirksamkeit der Substanz bei gleichzeitig geringer Nebenwirkungsrate,
- Beachtung der Kontraindikationen,
- umfassende Aufklärung des Patienten,
- Einwilligung des Patienten.

Wirksamkeit und Nebenwirkungen

Die Wirksamkeit von Papaverin, PGE_1 und von Papaverin/Phentolamin ist in der Diagnostik und Therapie der ED weitgehend unumstritten. Die Nebenwirkungsrate ist für die Substanzen unterschiedlich (s. Kap. 3.4.1) und liegt vor allem für PGE_1 in einem vertretbaren Bereich.

Kontraindikationen

Spezielle Kontraindikationen für die ED sind bisher vom BfAM nicht festgelegt worden. Die in Tabelle 6.4 aufgeführten Kontraindikationen entsprechen denen, die vom BfAM für die systemische und intraarterielle Gabe vorgeschrieben worden sind. Aus forensischen Gründen erscheint es sinnvoll, sich an diese Kontraindikationen zu halten, bis die Substanzen zugelassen sind [25]. Die Nichtbeachtung von bestehenden Kontraindikationen führt im Falle eines Prozesses bei der Frage der Einhaltung der objektiv erforderlichen Sorgfalt zur Beweisbelastung des Arztes [7]. Dieser Beweis ist häufig schwer zu führen. Ist eine Beurteilung durch den behandelnden Arzt nicht möglich, dann sollte der Patient einem für das entsprechende Fachgebiet ausgewiesenen Spezialisten überwiesen werden.

Aufklärung

Der ausführlichen, über das Maß des Normalen hinausgehenden Aufklärung kommt bei einem Heilversuch mit einem Medikament, das für diese Indikation nicht zugelassen ist, eine ganz erhebliche Bedeutung zu [8, 13]. Es muß darauf

Tabelle 6.4. Kontraindikationen bei der intrakavernösen Verwendung vasoaktiver Substanzen. (Modifiziert nach [25])

Kardial	Unbehandelte KHK und Herzinsuffizienz, schwere Herzrhythmusstörungen, Herzinfarkt < 6 Monate
Pulmonal	Lungenödem, Pneumonie, schwere obstruktive Ventilationsstörung
Zerebral	Krampfanfallsleiden, erhöhter Hirndruck
Gerinnungsstörung	Relative Kontraindikation in Abhängigkeit von der Schwere der Störung. Acetylsalicylsäure keine Kontraindikation
Sonstige	Engwinkelglaukom, Leberfunktionsstörung, Obstipation

hingewiesen werden, daß es sich um eine Behandlung mit einer Substanz handelt, die für die Indikation ED vom BfAM keine Zulassung besitzt. Gleichzeitig sind mögliche alternative Therapien (z.B. medikamentöse Therapie, Vakuumpumpe, revaskularisierende Operationen, Penisprothetik) mit ihren Erfolgsaussichten und Risiken ausführlich zu erläutern. Dabei ist die Aufklärung individuell auf den Patienten abzustimmen.

Weiterhin ist über mögliche Nebenwirkungen bzw. Komplikationen (Tabelle 6.5) ausführlich aufzuklären. Dabei muß der Patient auf die Möglichkeit eines Priapismus eindringlich hingewiesen werden. Des weiteren müssen ihm Stellen genannt werden, an die er sich wenden kann, wenn es zu einem Priapismus gekommen ist. In der Langzeittherapie muß das Auftreten einer intrakavernösen Fibrose ausdrücklich erwähnt werden [25]. Zwischen Aufklärung und Maßnahme sollte, in Anbetracht der Rechtsprechung, ein größerer zeitlicher Abstand bestehen, damit der Patient ausreichend Zeit für eine Entscheidung hat [18].

Einwilligung

Die Aufklärung und Einwilligung des Patienten kann unter Verwendung eines Formblattes erfolgen. Trotzdem muß der Arzt den Patienten persönlich aufklären und sich davon überzeugen, daß der Patient die Aufklärung verstanden und keine weiteren Fragen mehr hat. Gerade letzteres sollte sich der Arzt handschriftlich bestätigen lassen, da im Streitfall die Behauptung ungenügender Aufklärung eine Beweislastumkehr zu Ungunsten des Arztes bewirken kann.

Bevor der Patient die Therapie mit vasoaktiven Substanzen beginnt, müssen er oder derjenige, der die Injektionen durchführt, die Injektionstechnik sicher beherrschen. Davon hat sich der Arzt zu überzeugen, da sonst eine Verletzung der Sorgfaltspflichten des Arztes vorliegt.

Werden die erhöhten Sorgfaltspflichten beachtet und wird dem erhöhten Aufklärungsbedarf Rechnung getragen, dann ist die Verwendung vasoaktiver Substanzen in der Diagnostik und Therapie der ED unproblematisch und birgt kein erhöhtes Haftungsrisiko für den Arzt; dies zeigt auch die von Sparwasser dargestellte Häufigkeit von Schadensfällen bei SKAT [29].

Tabelle 6.5. In das Aufklärungsgespräch einzubeziehende Nebenwirkungen und Komplikationen

Komplikation	Papaverin bzw. Papaverin/Phentolamin	Prostaglandin E_1
Injektions- oder Erektionsschmerz	Wenig	Häufiger
Priapismus	Häufiger	Wenig
Hämatome, Unterblutungen	Wenig	Wenig
Penile Mißempfindungen	Wenig	Wenig
Kavernitis	Selten	Selten
Kreislaufreaktionen	Selten	Selten
Leberfunktionsstörungen	Selten	Keine
Intrakavernöse Fibrose/ Verdickungen der Tunica albuginea	Häufiger	Selten

Liegt die Einwilligung des gesetzlichen Vertreters vor und sind auch alle anderen eben genannten Voraussetzungen erfüllt, dann sehen wir keine rechtlichen Probleme bei der Behandlung nicht voll geschäftsfähiger Patienten. Aus medizinisch-ethischer Sicht scheint eine solche Behandlung allerdings nicht vertretbar.

Vakuumpumpe

Bei der Vakuumpumpe muß auf die Komplikationen, wie sie in Kap. 2.8.3 dargestellt worden sind, hingewiesen werden. Dabei ist die Möglichkeit der retrograden oder schmerzhaften Ejakulation zu erwähnen. Weiterhin sollte der Patient auch im Gebrauch der Pumpe unterwiesen werden und die Handhabung sicher beherrschen.

Operative Therapie

Neben den allgemeinen Operationsrisiken sollte die Aufklärung die spezifischen Risiken und Nebenwirkungen der angestrebten Operation enthalten [9]. Bei den Venensperroperationen müssen die geringen Langzeiterfolge und eine mögliche Penisverkürzung in der Aufklärung dargestellt werden. Bei revasukarisierenden Eingriffen (z. B. Hauri, Virag V) sollten ebenfalls die unterschiedlichen Erfolgsaussichten und die Möglichkeit einer Glanshyperämie dargelegt werden.

In der Penisprothetik sollten dem Patienten die Vor- und Nachteile der verschiedenen Prothesentypen erklärt werden, damit sich der Patient frei entscheiden kann. Außerdem sollte in der Aufklärung der ultimative Charakter der Prothesenimplantation zum Ausdruck kommen. Bei den Risiken ist dezidiert auf Protheseninfektion, Durchwanderung der Prothese in Harnröhre bzw. Blase und Prothesenfehlfunktion hinzuweisen.

6.9.2
Sozialrechtliche Aspekte

Die sozialrechtlichen Aspekte der Diagnostik und Therapie betreffen mehrere Problemkreise. So ist die ED in der Vergangenheit mehrfach nicht als Krankheit im Sinne der GKV angesehen worden. Dies betraf vor allem ältere Männer. Des weiteren sind die in der Schwellkörper-Autoinjektionstherapie verwendeten vasoaktiven Substanzen nicht vom BfAM für diese Indikation zugelassen.

Erektile Dysfunktion und der Krankheitsbegriff in der GKV

Der § 27 SGB V regelt den Umfang der Krankenbehandlung und den Krankheitsbegriff in der GKV. Der Begriff der Krankheit ist in der GKV als regelwidriger Körper- oder Geisteszustand, der die Notwendigkeit einer ärztlichen Heilbehandlung oder eine Arbeitsunfähigkeit oder beides zur Folge hat, definiert [11]. Bei der Beurteilung der Frage eines regelwidrigen Körperzustandes muß vom Leitbild des gesunden Menschen ausgegangen werden [10,11]. Dabei ist letztlich entscheidend, ob der Patient in der Lage ist, normale psychophysische Funktionen auszuüben [3].

Die in Tabelle 6.6 aufgeführten Studien zeigen, daß die ED nicht zum Leitbild des gesunden, jungen Menschen gehört und somit einen regelwidrigen Körperzustand und damit eine Krankheit im Sinne der GKV darstellt [26]. Beim älteren Menschen hingegen ist die Frage zu beantworten, ob altersbedingte Organveränderungen tatsächlich als Krankheit anzusehen sind. Auch hier greift grundsätzlich das Leitbild des gesunden Menschen, und man wird altersbedingte oder begleitende Umstände grundsätzlich unter den Begriff der Krankheit subsumieren müssen [30]. Dies ist für die altersbedingte Seh- oder Hörschwäche allgemein akzeptiert [10, 30]. Mehrere Untersuchungen an über 60jährigen konnten zeigen, daß ein Interesse an sexueller Aktivität noch bei bis zu 88% der Männer besteht und es sogar noch bei bis zu 63% zum Geschlechtsverkehr kommt [1, 16, 20, 21]. Diese Ergebnisse widersprechen eindeutig der Ansicht, daß sexuelles Interesse und sexuelle Aktivität im Alter bis zur völligen Inaktivität nachlassen.

Für die aufgeworfene Thematik bedeutet das eben Gesagte auch, daß ein älterer Patient, wenn er mit einer ED zum Urologen kommt, unter einer Krankheit leidet. Da dieser Zustand für ihn unerträglich ist, ist eine Behandlung notwendig. Das Alter des Patienten ist völlig unerheblich. Das SGB V sieht keine Altersgrenze vor, nach deren Überschreitung eine Krankheit zum Normalzustand wird. Demnach sind die Voraussetzungen nach § 27 SGB V gegeben. Damit hat der Patient nach § 27 I SGB V Anspruch auf diejenige Krankenbehandlung, die notwendig ist, eine Krankheit zu erkennen, zu heilen, ihre Verschlimmerung zu verhüten oder Krankheitsbeschwerden zu lindern [26].

Dieser Ansicht, die auch von der Deutschen Gesellschaft für Urologie und vom Arbeitskreises Andrologie der Deutschen Gesellschaft für Urologie vertreten wird, hat sich die Kassenärztliche Bundesvereinigung 1991 (Anschreiben der Kassenärztlichen Bundesvereinigung an den Vorsitzenden des Arbeitskreises Andrologie der Deutschen Gesellschaft für Urologie) in einer Stellungnahme angeschlossen. Das LSG Nordrhein-Westfalen hat sich in einem Urteil vom 14.03.1996 dieser Meinung ebenfalls angeschlossen und „die Kohabitationsfähigkeit eines erwachsenen Mannes als Bestandteil seines regelrechten – gesunden – Körperzustandes" anerkannt [14].

Tabelle 6.6. Altersabhängige Impotenzhäufigkeit. (Nach [26])

Autoren	n	≥ 40 Jahre	> 60 Jahre	> 70 Jahre	> 80 Jahre
Kinsey et al. 1948	4108	1,9	23%	55%	75%
Pearlman u. Kobashi 1972	2801	5%	35,6%	59%	85%
Feldman et al. 1994	1290	17% (Komplett: 5%)	43% (Komplett: 13%)	49% (Komplett: 17%)	

Diagnostik der ED

Die Mehrzahl der notwendigen Untersuchungen finden sich direkt im EBM, E-GO, BMÄ wieder, oder es können analoge Ziffern eingesetzt werden. Dabei ist zu beachten, daß doppler- oder duplexsonographische Leistungen aufgrund der Ultraschallrichtlinien der Kassenärztlichen Bundesvereinigung (§ 10 Abs. 3 Bundesmantelvertrag Ärzte, § 27 Abs. 3 Arzt-Ersatzkassen-Vertrag) eine Zusatzqualifikation verlangen, die gegenüber der KV nachzuweisen ist. Diese kann von Bundesland zu Bundesland unterschiedlich sein. Für die dynamische Kavernosographie und -metrie wird außer einer Röntgenerlaubnis keine weitere Zusatzqualifikation verlangt.

Die Abrechenbarkeit psychodynamischer Untersuchungen dürfte in der Regel für den Urologen von einer Zusatzqualifikation abhängig sein. Erstgespräche bei Sexualkonflikten gehören aber zu den allgemeinen Leistungen und können auch ohne zusätzliche Qualifikation abgerechnet werden. Neuropysiologische Untersuchungsmethoden können unseres Erachtens ohne entsprechende Zusatzqualifikation nicht abgerechnet werden.

Therapieoptionen

Medikamentöse Therapie

In der topischen Therapie ist Glycerolnitrat-Salbe mit Erfolg bei milden arteriellen Störungen eingesetzt worden [15]. Eine Zulassung für das Indikationsgebiet der ED besteht nicht. Auf die Verordnungsfähigkeit nicht zugelassener Medikamente innerhalb der GKV wird weiter unten eingegangen werden.

Problematisch hingegen sind die oralen Therapieformen, da diese häufig als Aphrodisiaka angesehen werden. Nach Nr. 17.1 Buchst. f der Arzneimittelrichtlinien [22] dürfen Mittel, die ausschließlich der Anreizung und Verstärkung des Sexualtriebes dienen, nicht zu Lasten der GKV verordnet werden.

Eine Zwischenstellung nimmt Yohimbinhydrochlorid ein, da es teilweise als ausschließliches sexuelles Stimulans eingeordnet wird und demnach nicht verordnungsfähig wäre. Die Wirksubstanz Yohimbinhydrochlorid ist verantwortlich für eine Blockade der α_2-Rezeptoren des vegetativen Nervensystems. Im Genitalbereich bewirkt es eine Aktivitätssteigerung des Parasympathikus und eine Verminderung des Sympathikotonus. Erfolge mit dieser Substanz liegen im wesentlichen auf dem Gebiet der psychogen bedingten Impotenz, wobei die Wirksubstanz nach bisherigen Untersuchungen nicht ausschließlich der Verstärkung des Sexualtriebes dient. Somit fällt diese Substanz nicht unter den Ausschluß der Nr. 17.1 Buchst. f der Arzneimittelrichtlinien und kann bei richtiger Indikationsstellung verordnet werden [26]. Die mögliche Anreizung und Verstärkung des Sexualtriebes ist lediglich als Nebenfolge der Behandlung anzusehen.

Schwellkörper-Autoinjektionstherapie

Neben den in diesem Kapitel bereits beschriebenen haftungsrechtlichen Problemen weist die Verwendung von vasoaktiven Substanzen auch einige sozialrechtliche Probleme auf, da keines dieser Medikamente eine Zulassung für die Indikation ED besitzt.

Nach einem Urteil des Bundessozialgerichtes (BSG) aus dem Jahr 1990 [2] kann ein Medikament, das keine Zulassung nach dem AMG hat, auch in der GKV verordnet werden, wenn dieses Medikament im Einzelfall für die Behandlung notwendig ist. Dies ergibt sich aus § 27 SGB V, der den Anspruch auf alle Mittel statuiert, die zur Behandlung einer Erkrankung notwendig sind.

Durch weitere Urteile des BSG [4, 5] ist diese Möglichkeit eingeschränkt worden. So dürfen Arzneimittel, denen die Zulassung vom BfAM versagt worden ist, nicht mehr zu Lasten der GKV verordnet werden. Begründet wird diese Einschränkung durch die Tatsache, daß es den abgelehnten Arzneimitteln an einer nachgewiesenen Wirksamkeit fehlt und es damit an der in der GKV geforderten Zweckmäßigkeit des Arzneimittels fehlt (§ 12 SGB V). Ob dies auch für Rezepturarzneimittel, die dieselbe Zusammensetzung wie das abgelehnte Fertigarzneimittel haben, gilt, ist bisher höchstrichterlich nicht entschieden worden, ergibt sich aber nach Meinung der Autoren aus der Urteilsbegründung der BSG-Urteile aus den Jahren 1993 [5] und 1995 [4].

Das Wirtschaftlichkeitsgebot des § 12 SGB V schreibt vor, daß die Leistungen zweckmäßig und ausreichend sein müssen und das Maß des Notwendigen nicht überschreiten dürfen. In Anbetracht der Tatsache, daß zwischen den verschiedenen Substanzen erhebliche Preisunterschiede bestehen, ergibt sich die Frage, ob die Anwendung eines preiswerteren Medikamentes mit häufiger auftretenden oder schwereren Nebenwirkungen vom Patienten zu dulden ist.

Die Duldungs- bzw. Mitwirkungspflicht des Patienten ist in § 65 II SGB I geregelt. Sie endet dort, wo mehr als eine geringe Möglichkeit eines durch das Medikament eintretenden Schaden besteht [12]. Daraus ergibt sich, daß der Preis im Verhältnis zur Nebenwirkungsrate nur eine untergeordnete Rolle spielt und auch das teurere Medikament im Rahmen der GKV verordnet werden kann. Das LSG Nordrhein-Westfalen hat in einem Urteil von 1996 PGE_1 als verordnungsfähig anerkannt, da es trotz fehlender Zulassung für die Indikation ED für andere Indikationen zugelassen ist und seine Wirksamkeit auch für die ED als nachgewiesen gilt [14]. Weiterhin seien die Nebenwirkungen im Vergleich zu anderen Medikamenten geringer, so daß „die Verordnung von PGE_1 wirtschaftlich und ausreichend sei und insbesondere keine Überversorgung des Kassenpatienten" darstelle [14].

Vakuumpumpe
Die Spitzenverbände der Krankenkassen haben Vakuumpumpen und Erektionsringe mit Beschluß vom 07.03.1994 in das Hilfsmittelverzeichnis Produktgruppe 99 („Verschiedenes") aufgenommen. Somit können Vakuumpumpen bei entsprechender Indikation zu Lasten der GKV verordnet werden.

Operative Maßnahmen
Die operativen Therapieformen können nur unter stationären Bedingungen durchgeführt werden. Nach § 39 SGB V hat ein Versicherter Anspruch auf Behandlung in einem zugelassenem Krankenhaus, wenn eine Aufnahme nach Prüfung durch das Krankenhaus erforderlich ist [28]. Dabei werden mit dem

Tagespflegesatz alle Leistungen, die für den Heilerfolg notwendig sind, abgegolten. Dies stellt für die Implantation von hydraulischen Penisprothesen aufgrund ihrer hohen Implantatkosten (bis 11000 DM) eine finanzielle Belastung dar. Hier kann versucht werden, eine Einzelvereinbarung mit den Krankenkassen zu treffen; führt diese nicht zum Erfolg, dann müssen die Implantatkosten aus dem Budget des Krankenhauses bezahlt werden.

6.9.3
Gutachterliche Aspekte

Die Begutachtung von Körperschäden durch Arbeitsunfälle oder andere schädigende Ereignisse gehört zu den Aufgaben der ärztlichen Tätigkeit. Die gutachterliche Tätigkeit umfaßt die Erkennung der Krankheitsbilder und die Wertung dieser im Rahmen der gesetzlichen Vorschriften und der angesprochenen Fragestellung. Soll ein Gesundheitsschaden (= Schädigung für mehr als 6 Monate) als Unfallfolge angesehen werden, muß eine Kausalität mit dem schädigenden Ereignis hergestellt werden. Der Gesundheitsschaden muß nicht unbedingt direkte Folge des Unfalls sein, sondern es reicht aus, wenn er sich im Rahmen der Behandlung anderer Unfallfolgen einstellt.

Sozialrechtliche Begutachtung

In der Begutachtung im Sozialrecht kommt es auf die Begriffe „Minderung der Erwerbsfähigkeit" (MdE) für das Sozialrecht und „Grad der Behinderung" (GdB) im sozialen Entschädigungsrecht (z.B. Schwerbehindertenrecht) an.

Eine MdE im Sinne des Sozialrechts ist eine Beschränkung der Fähigkeit des Versicherten, sich unter Ausnutzung der Arbeitsgelegenheiten, die sich ihm nach seinen Kenntnissen im gesamten Arbeitsbereich bieten, einen Erwerb zu verschaffen [6]. Bei der Beurteilung einer Gesamt-MdE dürfen mehrere Einzel-MdEs nicht nur addiert werden, sondern es muß vielmehr unter Gesamtwürdigung aller Einzel-MdEs eine Gesamt-MdE festgesetzt werden, die in der Regel unter der Summe der Einzel-MdEs liegt. Im Schwerbehindertenrecht wird die Beurteilung der GdB entsprechend den Regeln der MdE durchgeführt [23].

Häufig sind zur Begutachtung nach Studium der Aktenlage weitere Untersuchungen notwendig. Nach § 60, 62 SGB I hat der Versicherte eine Mitwirkungspflicht, wenn eine Leistung beantragt wird. Dennoch hat der Patient das Recht gewisse Untersuchungen zu verweigern, ohne daß dieses einen negativen Einfluß auf das Gutachten haben darf. Dies trifft insbesondere auf invasive Untersuchungen zu. Die Mitwirkungspflicht endet nämlich dort, wo die Grenze der Zumutbarkeit überschritten wird [12].

Die in der Begutachtung *notwendige* Diagnostik [27, 31] besteht aus:

- Inspektion und Palpation des Penis,
- Blutbild, Elektrolyte, Kreatinin, Lipidstatus, Nüchternglukose,
- Hormonstatus (LH, FSH, Testosteron),

- Schwellkörperpharmakontest,
- Pharmakodoppler- oder Duplexsonographie mit PGE_1.

Des weiteren können *fakultativ* folgenden Untersuchungen in Betracht kommen:

- neurologische und neurophysiologische Untersuchung (BCR-Latenzzeit),
- nächtliche Tumeneszenzmessung,
- psychatrische Exploration,
- Beckenangiographie,
- dynamische Pharmakokavernosographie und -metrie.

Große Teile der Diagnostik können vom Urologen selbst durchgeführt werden. Bei neurologischen und psychiatrischen Fragestellungen sollte ein entsprechendes Zusatzgutachten eingeholt werden. Die Phallarteriographie muß heute ausgewählten Fragestellungen vorbehalten bleiben, da zur Beurteilung der arteriellen Strombahn in der Regel die Pharmakonduplexsonographie ausreichend ist. Bei Verdacht auf eine veno-okklusive Dysfunktion sollte eine dynamische Pharmakokavernosographie und -metrie durchgeführt werden, da die duplexsonographischen Kriterien noch nicht ausreichend standardisiert sind.

Die Phallarteriographie und die dynamische Pharmakokavernosographie sind invasive Methoden, bei denen aus verschiedenen Gründen (z. B. Strahlenbelastung, Kontrastmittelzwischenfälle, Infektion) eine Duldungspflicht in der Regel nicht besteht. Die Pharmakontestung mit PGE_1 ist ein semiinvasives Verfahren, daß relativ komplikationsarm ist. Prinzipiell besteht bei Transfusionen, Blutentnahmen und kleineren chirurgischen Eingriffen eine Duldungspflicht des Patienten [12]; aus diesen Gründen fällt nach Meinung der Autoren die Pharmakontestung bzw. die Pharmakonduplexsonographie unter die Duldungspflicht. Allerdings ist dabei der Grundsatz der Verhältnismäßigkeit zu beachten. Der Umfang der Duldungspflicht richtet sich u. a. nach der Höhe der beantragten Leistung [27].

Eine ED als solche beeinträchtigt nicht die Leistungsfähigkeit im Erwerbsleben. Sie kann jedoch zu psychischen Schäden führen, die Auswirkungen auf das Berufsleben haben. Daraus kann sich eine MdE ergeben. In Tabelle 6.7 findet sich eine Aufstellung der anzunehmenden MdE. Dabei ist zu beachten, daß neben dem

Tabelle 6.7. Minderung der Erwerbsfähigkeit bei erektiler Dysfunktion. (Modifiziert nach [27, 31])

Libidoverlust	10 – 40%
Kompletter Erektionsverlust	
– ohne psychische Beeinträchtigung	0%
– mit psychischer Beeinträchtigung je nach Schweregrad	30 – 60%
Partieller Erektionsverlust	
– ohne psychische Beeinträchtigung	0%
– mit psychischer Beeinträchtigung je nach Schweregrad	10 – 40%
Penisverlust	
– teilweise	30 – 40%
– vollständig	40 – 60%

Lebensalter des Patienten die persönlichen Umstände und vor allem das Maß der psychischen Beeinträchtigung bei der Beurteilung eine große Rolle spielen.

Zivilrechtliche Begutachtung

Im Zivilrecht stehen Fragen nach dem Schadensersatz und dem Schmerzensgeld im Vordergrund gutachterlicher Fragestellungen. Die Vorgehensweise bei der Begutachtung unterscheidet sich dabei nicht von der im Sozialrecht üblichen. Im Gegensatz zum Sozialrecht gibt es keine einheitliche Bewertung der Folgezustände. Dies spielt aber für die medizinische Begutachtung keine Rolle, da im zivilrechtlichen Verfahren nur die Folgezustände begutachtet werden dürfen.

Ein Vorschlag zur Höhe des Schmerzensgeldes etc. darf nicht gemacht werden. Bei Festsetzung des Betrages spielen nämlich neben den Folgezuständen noch eine eventuelle Mitschuld, Vorsatz, grobe Fahrlässigkeit und einfache Fahrlässigkeit eine Rolle. Eine Übersicht über entsprechende rechtskräftige Urteile bietet die Hacks-Ring-Böhm-Liste, die vom Allgemeinen Deutschen Automobilclub herausgegeben wird. Dabei reicht die Spannweite von 10 000 DM für eine ED bis zu 150 000 DM für den Penisverlust bei einem 10jährigen Jungen.

LITERATUR

1. Bretschneider JG, McCoy NL (1988) Sexual interest and behavior in healthy 80–102 years olds. Arch Sex Behav 17:109–129
2. BSG-Urteil vom 10.05.90, Az 6RKa 15/89, Krankenversicherung und Unfallversicherung in Rechtsprechung und Schrifttum, Kennziffer 120-4100/1
3. BSG-Urteil vom 08.03.1990, Az 3RK 24/89, Krankenversicherung und Unfallversicherung in Rechtsprechung und Schrifttum, Kennziffer 120-4100/2
4. BSG-Urteil vom 08.03.95, Az 1RK 8/94, Krankenversicherung und Unfallversicherung in Rechtsprechung und Schrifttum, Kennziffer 120-4120/6
5. BSG-Urteil vom 08.06.93, Az 1RK 21/91, Krankenversicherung und Unfallversicherung in Rechtsprechung und Schrifttum, Kennziffer 120-4120/3
6. Bundesminister für Arbeit und Sozialordnung (1983) Anhaltspunkte für die ärztliche Gutachtertätigkeit
7. Deutsch E (1991) Anmerkung zum Urteil des OLG Köln vom 30.05.1990 Az 27 U 169/89. VersR 5:189
8. Deutsch E (1991) Arzneimittelhaftung. In: Deutsch E (Hrsg) Arztrecht und Arzneimittelrecht, 2. Aufl. Springer, Berlin Heidelberg New York Tokyo, Kap XXIX, S 417–437
9. Deutsch, E (1991) Arzneimittelhaftung, In: Deutsch E (Hrsg.): Arztrecht und Arzneimittelrecht, 2. Aufl. Springer, Berlin Heidelberg New York Tokyo, Kap VI, S 50–80
10. Höfler K (1991) Kommentar zu §27 SGB V. In: Kasseler Kommentar, Beck, München, Stand: Juli 1991, Rz 12
11. Krauskopf D, Schroeder-Printzen G (1996) Soziale Krankenversicherung, 3.Aufl. Beck, München, Stand: Januar 1996, §27 SGB V, Rz 3ff
12. Krauskopf D, Schroeder-Printzen G (1996) Soziale Krankenversicherung, 3. Aufl. Beck, München, Stand: Januar 1996, §65 SGB I, Rz 6ff
13. Laufs A (1988) Heilversuch und klinisches Experiment. In: Laufs A (Hrsg) Arztrecht, 4. Aufl. Beck, München, S 219–234
14. LSG Nordrhein-Westfalen, Urteil vom 14.3.1996, Az L 2 Kn 36/95

15. Morales A, Heaton JPW (1990) The medical treatment of impotence: an update. World J Urol 8:80–83
16. Mulligan T, Retchin SM, Chinchilli VM, Bettinger CB (1988): The role of aging and chronic disease in sexual dysfunction. J Am Geriat Soc 36:520–524
17. National Institutes of Health (1992) Consensus developement conference statement impotence (07.–09.12.1992)
18. OLG Köln, Urteil vom 10.04.1991, Az 27 U 132/90. MedR 1 (1992):40–43
19. OLG Köln, Urteil vom 30.05.1990, Az 27 U 169/89. VersR 5 (1991):186–189
20. Pearlmann CK, Kobashi LI (1972) Frequency of intercourse in men. J Urol 107:298–301
21. Pfeiffer E, Verwoerdt A, Wang HS (1969) The natural history of sexual behavior in a biological advantaged group of aged individuals. J Gerontol 24:193–198
22. Richtlinien des Bundesausschusses der Ärzte und Krankenkassen über die Versorgung von Arzneimitteln in der vertragsärztlichen Versorgung in der Fassung vom 23.08.1994. Bundesanzeiger 185/94
23. Rösner N, Bichler K-H (1994) Das ärztliche Gutachten im Versorgungswesen. In: Bichler K-H (Hrsg) Das urologische Gutachten. Springer, Berlin Heidelberg New York Tokyo, S 14–31
24. Sander A, Köbner H (1987) Arzneimittelrecht, Erläuterungen zu § 21 AMG. Kohlhammer, Köln
25. Schroeder-Printzen I, Göben J, Weidner W, Ringert R-H (1992) Die Verwendung vasoaktiver Substanzen in der Diagnostik und Therapie der Erektilen Dysfunktion – Rechtliche Aspekte. Akt Urol 23:248–251
26. Schroeder-Printzen I, Schroeder-Printzen J, Weidner W, Ringert R-H (1994) Diagnostik und Therapie der Erektilen Dysfunktion – eine Leistung der gesetzlichen Krankenversicherung? Urologe [A] 33:252–256
27. Schroeder-Printzen I, Weidner W (1997): Traumatologie: Gutachterwesen. In: Alken P, Walz PH (Hrsg) Urologie, 2. Aufl. VCH, Weinheim
28. Schroeder-Printzen J (1993) Das Recht der Krankenversicherung. In: Schroeder-Printzen J (Hrsg) Sozialrecht für die kommunale Praxis, 2. Aufl. E. Schmidt, Berlin, Rz 715
29. Sparwasser HH (1991) Übersicht über die Auswertung von Gerichts-, Schlichtungskammer- und Versicherungsgutachten, aufgegliedert in typische Risiken. Vortrag Südwestdeutsche Gesellschaft für Urologie Koblenz, 09.–11.05.1991 (Abstraktband)
30. Spielmeyer G (1971) Zum Krankheitsbegriff der Sozialversicherung. DOK, 836–839
31. Strohmaier WL, Bichler K-H (1994) Erkrankungen und Verletzungen des männlichen Genitale. In: Bichler K-H (Hrsg) Das urologische Gutachten. Springer, Berlin Heidelberg New York Tokyo, S 156–169

Springer
und
Umwelt

Als internationaler wissenschaftlicher
Verlag sind wir uns unserer besonderen
Verpflichtung der Umwelt gegenüber
bewußt und beziehen umweltorientierte
Grundsätze in Unternehmens-
entscheidungen mit ein. Von unseren
Geschäftspartnern (Druckereien,
Papierfabriken, Verpackungsherstellern
usw.) verlangen wir, daß sie sowohl
beim Herstellungsprozess selbst als
auch beim Einsatz der zur Verwendung
kommenden Materialien ökologische
Gesichtspunkte berücksichtigen.
Das für dieses Buch verwendete Papier
ist aus chlorfrei bzw. chlorarm
hergestelltem Zellstoff gefertigt und im
pH-Wert neutral.

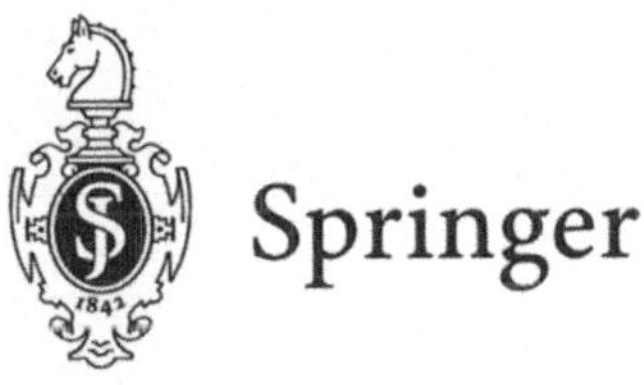